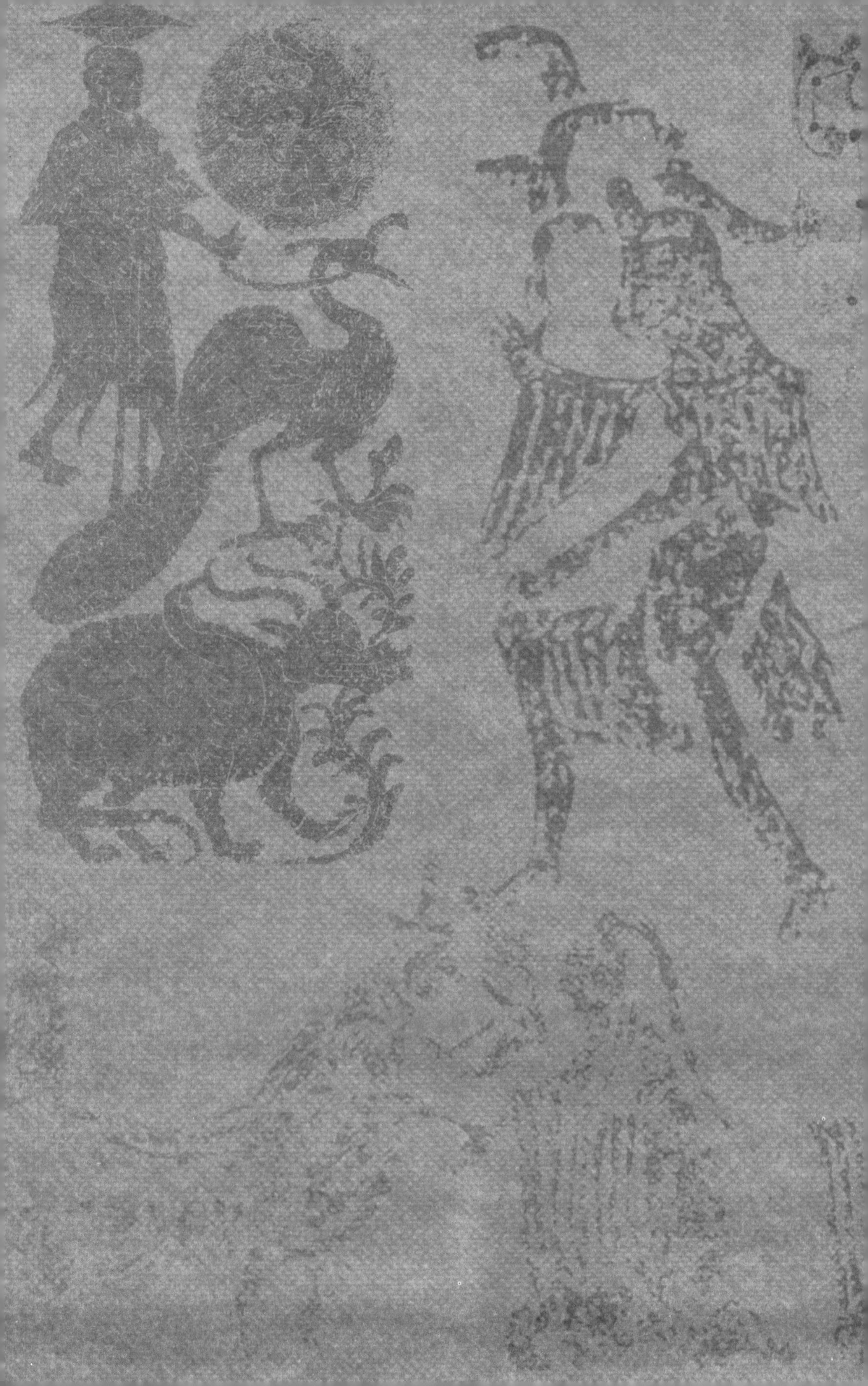

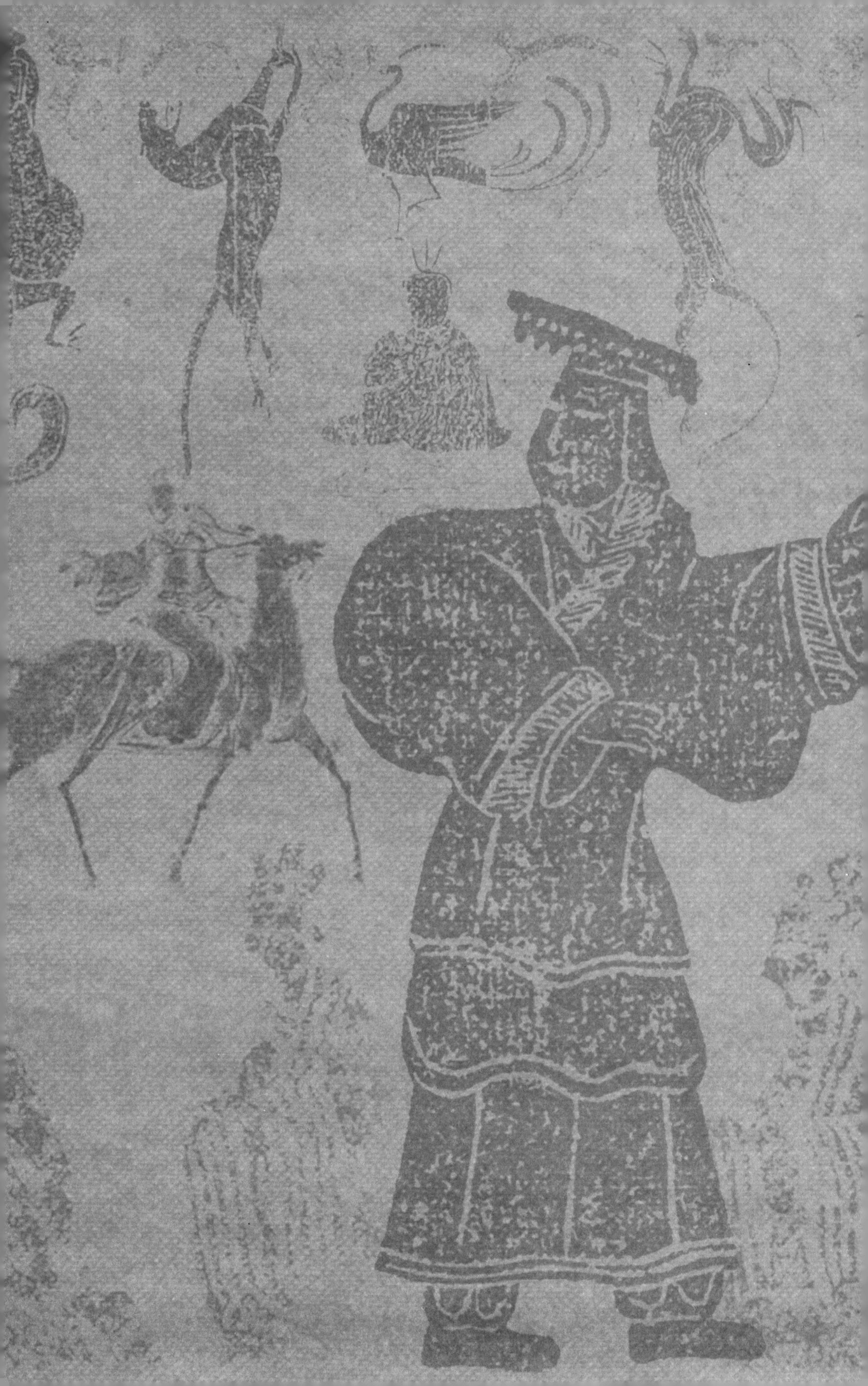

中国古医籍整理丛书

伤寒折衷

清·林澜　撰

汪泳涛　刘堂义　李瑞霞　校注

中国中医药出版社

·北　京·

图书在版编目（CIP）数据

伤寒折衷/（清）林澜撰；汪泳涛，刘堂义，李瑞霞校注．—北京：中国中医药出版社，2016.11

（中国古医籍整理丛书）

ISBN 978-7-5132-3599-0

Ⅰ.①伤…　Ⅱ.①林…　②汪…　③刘…　④李…　Ⅲ.①《伤寒论》—研究　Ⅳ.①R222.29

中国版本图书馆CIP数据核字（2016）第204718号

中国中医药出版社出版
北京市朝阳区北三环东路28号易亨大厦16层
邮政编码　100013
传真　010 64405750
保定市中画美凯印刷有限公司印刷
各地新华书店经销

*

开本710×1000　1/16　印张46.5　字数547千字
2016年11月第1版　2016年11月第1次印刷
书　号　ISBN 978-7-5132-3599-0

*

定价　130.00元
网址　www.cptcm.com

如有印装质量问题请与本社出版部调换

社长热线　010 64405720
购书热线　010 64065415　010 64065413
微信服务号　zgzyycbs
书店网址　csln.net/qksd/
官方微博　http://e.weibo.com/cptcm
淘宝天猫网址　http://zgzyycbs.tmall.com

国家中医药管理局
中医药古籍保护与利用能力建设项目
组织工作委员会

主 任 委 员 王国强

副主任委员 王志勇 李大宁

执行主任委员 曹洪欣 苏钢强 王国辰 欧阳兵

执行副主任委员 李 昱 武 东 李秀明 张成博

委 员

各省市项目组分管领导和主要专家

（山东省）武继彪 欧阳兵 张成博 贾青顺

（江苏省）吴勉华 周仲瑛 段金廒 胡 烈

（上海市）张怀琼 季 光 严世芸 段逸山

（福建省）阮诗玮 陈立典 李灿东 纪立金

（浙江省）徐伟伟 范永升 柴可群 盛增秀

（陕西省）黄立勋 呼 燕 魏少阳 苏荣彪

（河南省）夏祖昌 刘文第 韩新峰 许敬生

（辽宁省）杨关林 康廷国 石 岩 李德新

（四川省）杨殿兴 梁繁荣 余曙光 张 毅

各项目组负责人

王振国（山东省） 王旭东（江苏省） 张如青（上海市）

李灿东（福建省） 陈勇毅（浙江省） 焦振廉（陕西省）

蔡永敏（河南省） 鞠宝兆（辽宁省） 和中浚（四川省）

项目专家组

顾　问　马继兴　张灿玾　李经纬

组　长　余瀛鳌

成　员　李致忠　钱超尘　段逸山　严世芸　鲁兆麟
郑金生　林端宜　欧阳兵　高文柱　柳长华
王振国　王旭东　崔　蒙　严季澜　黄龙祥
陈勇毅　张志清

项目办公室（组织工作委员会办公室）

主　任　王振国　王思成

副主任　王振宇　刘群峰　陈榕虎　杨振宁　朱毓梅
刘更生　华中健

成　员　陈丽娜　邱　岳　王　庆　王　鹏　王春燕
郭瑞华　宋咏梅　周　扬　范　磊　张永泰
罗海鹰　王　爽　王　捷　贺晓路　熊智波

秘　书　张丰聪

前言

中医药古籍是传承中华优秀文化的重要载体，也是中医学传承数千年的知识宝库，凝聚着中华民族特有的精神价值、思维方法、生命理论和医疗经验，不仅对于传承中医学术具有重要的历史价值，更是现代中医药科技创新和学术进步的源头和根基。保护和利用好中医药古籍，是弘扬中国优秀传统文化、传承中医学术的必由之路，事关中医药事业发展全局。

1949年以来，在政府的大力支持和推动下，开展了系统的中医药古籍整理研究。1958年，国务院科学规划委员会古籍整理出版规划小组在北京成立，负责指导全国的古籍整理出版工作。1982年，国务院古籍整理出版规划小组召开全国古籍整理出版规划会议，制定了《古籍整理出版规划（1982—1990）》，卫生部先后下达了两批200余种中医古籍整理任务，掀起了中医古籍整理研究的新高潮，对中医文化与学术的弘扬、传承和发展，发挥了极其重要的作用，产生了不可估量的深远影响。

2007年《国务院办公厅关于进一步加强古籍保护工作的意见》明确提出进一步加强古籍整理、出版和研究利用，以及

"保护为主、抢救第一、合理利用、加强管理"的方针。2009年《国务院关于扶持和促进中医药事业发展的若干意见》指出，要"开展中医药古籍普查登记，建立综合信息数据库和珍贵古籍名录，加强整理、出版、研究和利用"。《中医药创新发展规划纲要（2006—2020）》强调继承与创新并重，推动中医药传承与创新发展。

2003~2010年，国家财政多次立项支持中国中医科学院开展针对性中医药古籍抢救保护工作，在中国中医科学院图书馆设立全国唯 一的行业古籍保护中心，影印抢救濒危珍本、孤本中医古籍1640余种；整理发布《中国中医古籍总目》；遴选351种孤本收入《中医古籍孤本大全》影印出版；开展了海外中医古籍目录调研和孤本回归工作，收集了11个国家和2个地区137个图书馆的240余种书目，基本摸清流失海外的中医古籍现状，确定国内失传的中医药古籍共有220种，复制出版海外所藏中医药古籍133种。2010年，国家财政部、国家中医药管理局设立"中医药古籍保护与利用能力建设项目"，资助整理400余种中医药古籍，并着眼于加强中医药古籍保护和研究机构建设，培养中医古籍整理研究的后备人才，全面提高中医药古籍保护与利用能力。

在此，国家中医药管理局成立了中医药古籍保护和利用专家组和项目办公室，专家组负责项目指导、咨询、质量把关，项目办公室负责实施过程的统筹协调。专家组成员对古籍整理研究具有丰富的经验，有的专家从事古籍整理研究长达70余年，深知中医药古籍整理研究的重要性、艰巨性与复杂性，履行职责认真务实。专家组从书目确定、版本选择、点校、注释等各方面，为项目实施提供了强有力的专业指导。老一辈专家的学术水平和智慧，是项目成功的重要保证。项目承担单位山东中医药大学、南京中医药大学、上海中医药大学、福建中医药大学、浙江省中医药研究院、陕西省中医药研究院、河南省中医药研究院、辽宁中医药大学、成都中医药大学及所在省市中医药管理部门精心组织，充分发挥区域间互补协作的优势，并得到承担项目出版工作的中国中医药出版社大力配合，全面推进中医药古籍保护与利用网络体系的构建和人才队伍建设，使一批有志于中医学术传承与古籍整理工作的人才凝聚在一起，研究队伍日益壮大，研究水平不断提高。

本着“抢救、保护、发掘、利用”的理念，该项目重点选择近60年未曾出版的重要古医籍，综合考虑所选古籍的保护价值、学术价值和实用价值。400余种中医药古籍涵盖了医经、基础理论、诊法、伤寒金匮、温病、本草、方书、内科、外科、女科、儿科、伤科、眼科、咽喉口齿、针灸推拿、养生、医案医话医论、医史、临证综合等门类，跨越唐、宋、金元、明以迄清末。全部古籍均按照项目办公室组织完成的行业标准《中医古籍整理规范》及《中医药古籍整理细则》进行整理校注，绝大多数中医药古籍是第一次校注出版，一批孤本、稿本、抄本更是首次整理面世。对一些重要学术问题的研究成果，则集中收录于各书的“校注说明”或“校注后记”中。

“既出书又出人”是本项目追求的目标。近年来，中医药古籍整理工作形势严峻，老一辈逐渐退出，新一代普遍存在整理研究古籍的经验不足、专业思想不坚定等问题，使中医古籍整理面临人才流失严重、青黄不接的局面。通过本项目实施，搭建平台，完善机制，培养队伍，提升能力，经过近5年的建设，锻炼了一批优秀人才，老中青三代齐聚一堂，有效地稳定了研究队伍，为中医药古籍整理工作的开展和中医文化与学术的传承提供必备的知识和人才储备。

本项目的实施与《中国古医籍整理丛书》的出版，对于加强中医药古籍文献研究队伍建设、建立古籍研究平台，提高古籍整理水平均具有积极的推动作用，对弘扬我国优秀传统文化，推进中医药继承创新，进一步发挥中医药服务民众的养生保健与防病治病作用将产生深远影响。

第九届、第十届全国人大常委会副委员长许嘉璐先生，国家卫生计生委副主任、国家中医药管理局局长、中华中医药学会会长王国强先生，我国著名医史文献专家、中国中医科学院马继兴先生在百忙之中为丛书作序，我们深表敬意和感谢。

由于参与校注整理工作的人员较多，水平不一，诸多方面尚未臻完善，希望专家、读者不吝赐教。

国家中医药管理局中医药古籍保护与利用能力建设项目办公室

二〇一四年十二月

许 序

“中医”之名立，迄今不逾百年，所以冠以“中”字者，以别于“洋”与“西”也。慎思之，明辨之，斯名之出，无奈耳，或亦时人不甘泯没而特标其犹在之举也。

前此，祖传医术（今世方称为“学”）绵延数千载，救民无数；华夏屡遭时疫，皆仰之以度困厄。中华民族之未如印第安遭染殖民者所携疾病而族灭者，中医之功也。

医兴则国兴，国强则医强。百年运衰，岂但国土肢解，五千年文明亦不得全，非遭泯灭，即蒙冤扭曲。西方医学以其捷便速效，始则为传教之利器，继则以“科学”之冕畅行于中华。中医虽为内外所夹击，斥之为蒙昧，为伪医，然四亿同胞衣食不保，得获西医之益者甚寡，中医犹为人民之所赖。虽然，中国医学日益陵替，乃不可免，势使之然也。呜呼！覆巢之下安有完卵？

嗣后，国家新生，中医旋即得以重振，与西医并举，探寻结合之路。今也，中华诸多文化，自民俗、礼仪、工艺、戏曲、历史、文学，以至伦理、信仰，皆渐复起，中国医学之兴乃属必然。

迄今中医犹为国家医疗系统之辅，城市尤甚。何哉？盖一则西医赖声、光、电技术而于20世纪发展极速，中医则难见其进。二则国人惊羡西医之“立竿见影”，遂以为其事事胜于中医。然西医已自觉将入绝境：其若干医法正负效应相若，甚或负远逾于正；研究医理者，渐知人乃一整体，心、身非如中世纪所认定为二对立物，且人体亦非宇宙之中心，仅为其一小单位，与宇宙万象万物息息相关。认识至此，其已向中国医学之理念“靠拢”矣，虽彼未必知中国医学何如也。唯其不知中国医理何如，纯由其实践而有所悟，益以证中国之认识人体不为伪，亦不为玄虚。然国人知此趋向者，几人？

国医欲再现宋明清高峰，成国中主流医学，则一须继承，一须创新。继承则必深研原典，激清汰浊，复吸纳西医及我藏、蒙、维、回、苗、彝诸民族医术之精华；创新之道，在于今之科技，既用其器，亦参照其道，反思己之医理，审问之，笃行之，深化之，普及之，于普及中认知人体及环境古今之异，以建成当代国医理论。欲达于斯境，或需百年欤？予恐西医既已醒悟，若加力吸收中医精粹，促中医西医深度结合，形成21世纪之新医学，届时“制高点”将在何方？国人于此转折之机，能不忧虑而奋力乎？

予所谓深研之原典，非指一二习见之书、千古权威之作；就医界整体言之，所传所承自应为医籍之全部。盖后世名医所著，乃其秉诸前人所述，总结终生行医用药经验所得，自当已成今世、后世之要籍。

盛世修典，信然。盖典籍得修，方可言传言承。虽前此50余载已启医籍整理、出版之役，惜旋即中辍。阅20载再兴整理、出版之潮，世所罕见之要籍千余部陆续问世，洋洋大观。

今复有“中医药古籍保护与利用能力建设”之工程，集九省市专家，历经五载，董理出版自唐迄清医籍，都400余种，凡中医之基础医理、伤寒、温病及各科诊治、医案医话、推拿本草，俱涵盖之。

噫！璐既知此，能不胜其悦乎？汇集刻印医籍，自古有之，然孰与今世之盛且精也！自今而后，中国医家及患者，得览斯典，当于前人益敬而畏之矣。中华民族之屡经灾难而益蕃，乃至未来之永续，端赖之也，自今以往岂可不后出转精乎？典籍既蜂出矣，余则有望于来者。

谨序。

第九届、十届全国人大常委会副委员长

许嘉璐

二〇一四年冬

王序

中医学是中华民族在长期生产生活实践中，在与疾病作斗争中逐步形成并不断丰富发展的医学科学，是中国古代科学的瑰宝，为中华民族的繁衍昌盛作出了巨大贡献，对世界文明进步产生了积极影响。时至今日，中医学作为我国医学的特色和重要医药卫生资源，与西医学相互补充、相互促进、协调发展，共同担负着维护和促进人民健康的任务，已成为我国医药卫生事业的重要特征和显著优势。

中医药古籍在存世的中华古籍中占有相当重要的比重，不仅是中医学术传承数千年最为重要的知识载体，也是中医为中华民族繁衍昌盛发挥重要作用的历史见证。中医药典籍不仅承载着中医的学术经验，而且蕴含着中华民族优秀的思想文化，凝聚着中华民族的聪明智慧，是祖先留给我们的宝贵物质财富和精神财富。加强对中医药古籍的保护与利用，既是中医学发展的需要，也是传承中华文化的迫切要求，更是历史赋予我们的责任。

2010年，国家中医药管理局启动了中医药古籍保护与利用能力建设项目。这既是传承中医药的重要工程，也是弘扬优秀民族文化的重要举措，不仅能够全面推进中医药的有效继承和创新发展，为维护人民健康做出贡献，也能够彰显中华民族的璀璨文化，为实现中华民族伟大复兴的中国梦作出贡献。

相信这项工作一定能造福当今，嘉惠后世，福泽绵长。

国家卫生和计划生育委员会副主任

国家中医药管理局局长

中华中医药学会会长

王国强

二〇一四年十二月

马 序

新中国成立以来，党和国家高度重视中医药事业发展，重视古籍的保护、整理和研究工作。自1958年始，国务院先后成立了三届古籍整理出版规划小组，分别由齐燕铭、李一氓、匡亚明担任组长，主持制订了《整理和出版古籍十年规划(1962—1972)》《古籍整理出版规划（1982—1990)》《中国古籍整理出版十年规划和"八五"计划（1991—2000)》等，而第三次规划中医药古籍整理即纳入其中。1982年9月，卫生部下发《1982—1990年中医古籍整理出版规划》，1983年1月，中医古籍整理出版办公室正式成立，保证了中医古籍整理出版规划的实施。2002年2月，《国家古籍整理出版"十五"(2001—2005）重点规划》经新闻出版署和全国古籍整理出版规划领导小组批准，颁布实施。其后，又陆续制定了国家古籍整理出版"十一五"和"十二五"重点规划。国家财政多次立项支持中国中医科学院开展针对性中医药古籍抢救保护工作，文化部在中国中医科学院图书馆专门设立全国唯一的行业古籍保护中心，国家先后投入中医药古籍保护专项经费超过3000万元，影印抢救濒危珍、善、孤本中医古籍1640余种，开展了海外中医古籍目录调研和孤本回归工作。2010年，国家财政部、国家中医药管理局安排国家公共卫生专项资金，设立了“中医药古籍保护与利用能力建设项目”，这是继1982～1986年第一批、第二批重要中医药古籍整理之后的又一次大规模古籍整理工程，重点整理新中国成立后未曾出版的重要古籍，目标是形成并普及规范的通行本、传世本。

为保证项目的顺利实施，项目组特别成立了专家组，承担咨询和技术指导，以及古籍出版之前的审定工作。专家组中的许多成员虽逾古稀之年，但老骥伏枥，孜孜不倦，不仅对项目进行宏观指导和质量把关，更重要的是通过古籍整理，以老带新，言传身教，培养一批中医药古籍整理研究的后备人才，促进了中医药古籍保护和研究机构建设，全面提升了我国中医药古籍保护与利用能力。

作为项目组顾问之一，我深感中医药古籍保护、抢救与整理工作的重要性和紧迫性，也深知传承中医药古籍整理经验任重而道远。令人欣慰的是，在项目实施过程中，我看到了老中青三代的紧密衔接，看到了大家的坚持和努力，看到了年轻一代的成长。相信中医药古籍整理工作的将来会越来越好，中医药学的发展会越来越好。

欣喜之余，以是为序。

中国中医科学院研究员

马继兴

二〇一四年十二月

校注说明

《伤寒折衷》，林澜（1627—1691）撰。林澜，字观子，明末清初杭州医家。博览群书，释老玄道靡不精通。顺治初补诸生，后弃儒研医，或因抱病十载不愈，或因朝代更迭，满清主政，不能以孔孟之道致主救世以植人心，则以岐黄之术治病惠民以寿人身，故犹深究于医道，感伤寒病证之危急，叹仲景经旨之失传误传，历三十年，考辨医书数千卷，搜采历代《伤寒论》注释诸书，互相辩驳发明，汇编成《伤寒折衷》二十卷。另著有《灵素合钞》十五卷。

《伤寒折衷》刊刻于清康熙十九年（1680），现存四部，分藏于江西中医学院、上海中医药大学、河北中医学院和中国医学科学院图书馆。中国医学科学院图书馆藏本内容完整，字迹清晰，历历可辨，故作为本次整理的底本。

1. 原书为繁体竖排，今改为简体横排，并进行标点。

2. 原书目录在每卷前，今按内容重新编排目录，并置于正文前。

3. 原书中文前四篇“序”，依次名为“杨序”“沈序”“邵序”“罗序”以别之。

4. 凡底本中因刻写致误的明显错别字，径改不出校。如大息（太息）等。

5. 原书异体字、古字、俗写字径改不出校。如“欬”改为“咳”，“寒慄”改为“寒栗”等。

6. 原书只、止不分，通用止；已、以不分，通用已；与、欤不分，通用与，今皆据义区分。

7. 原书表示前后文义的方位词“右”改为“上”，“左”改为“下”。

8. 通假字予以保留，并于首见处出注说明。

9. 原书中使用的不规范药名如“白芨”“紫苑”等，现改为规范药名“白及”“紫菀”等。

10. 原书引用《素问》《灵枢》《脉经》《伤寒论》《金匮要略》等经典原文，文字无差异者，注曰“出”；文字有出入者，注曰“本”；出处与原文所示不同者，注曰“见”。

11. 原书卷一至卷十二卷首有“南阳仲景张机著高平王氏叔和采集聊摄成氏无己注解武林观子林澜纂定”字样，卷十三至卷十六卷首有“金坛宇泰王肯堂纂本云间士材李中梓删润武林观子林澜增补”字样，卷十七至卷二十卷首有“武林观子林澜编集”字样；每卷卷末有参订、鉴定人姓名，如卷一下“同学介眉朱大年参校”，卷二下“同学亮宸沈晋垣鉴定”，卷三下“同学君求余正己参订”，卷四下“同学存甫张子马参定”，卷五下“同学育纯罗森参定”，卷六“槜李忠可徐彬参订”，卷七下“会稽汝皇姜尧参订”，卷八下“同学振公徐开先参订”，卷九下“同学夔师潘士韶参订”，卷十“同学德升赵启明参订”，卷十一“毘陵庚臣李飏参订”，卷十二下“同学冲之倪洙龙参订”，卷十三“同学亮宸沈晋垣鉴定”，卷十四“华亭若始朱世溶参订”，卷十五“同学士先闵振儒参订”，卷十六“雨施沈颖锡参订”，卷十七“同学子方沈镛锡参订”，卷十八“同学圣则马龙光参订”，卷十九“燕京远公沈弘道参订”，卷二十“弟玉上汝梅参订”，今俱删。

杨序

医之为道不易言，病之于伤寒尤不易言者，以其邪既毒烈而候[1]复迅疾也。汉长沙张仲景悯世之夭枉于伤寒者最多，有《金匮玉函经》，说者谓农轩[2]而下可称医中圣者惟长沙为然，盖阐七方十剂之精微，立汤液醪醴之矩度，后之人莫不绳墨而宗匠之，此岂他氏所能同日语哉？然仲景之书非不岿然，存二千年来徒有望洋[3]面墙[4]之叹，在庞眉[5]积学[6]恒戛戛[7]患之，若草率俚近之士竟至终生不窥为何编者，其果伤寒从事之难如此欤？抑隐其传，待其人，非析义入神未可欤？予读林子《伤寒折衷》，不禁怡然称快也。林子，儒家子，工制举业，以献赋不遇，旁通于百家艺术之言，以弱冠时多疾，困于《禁方》《肘后》诸书，尤锐意研精之。尝慨《伤寒杂病论》为医林心要，自汉迄今，读之者鲜能涣然理解，虽表章名义者代不乏人，然树异新标或渐至堕入梦呓，后学奚赖焉？于是悉力攻苦，一旦深悟古人不传之妙，集群义而折衷之，成书凡二十卷，因问序于余。余谓异学争鸣，众言淆乱，必折衷于圣道，而折衷之义始尊。然医之有仲景，犹儒之有孔孟也，无孔孟以植人心之命脉，则斯民不知底于何极；无

---

① 候：证候，五天为一候。

② 农轩：神农轩辕的简称。

③ 望洋：望洋兴叹，出自《庄子·秋水》，形容面对纷繁的局面，无从把握。

④ 面墙：面墙而立，形容面对困难，寸步难行。

⑤ 庞眉：眉毛黑白杂色，形容老貌，庞眉皓首。

⑥ 积学：饱学之士。

⑦ 戛戛（jiǎ 甲）：艰难貌。

仲景以寿人身之命脉，则此生鲜不误于庸妄，是治有形之躯体与治无形之义理，用异而功同，事殊而致一者也。方林子之殚究于讲社，抉幽彻蕴，历有年所矣。武林一时名宿，咸乐与之同游，而余葭莩亲①罗子育纯，亦时出其枕秘治案，相与辨疑义，酌损益，以扬扢②千古之隐奥。余里闬伊迩③雅④知林子于花晨月夕暑雨祁寒⑤必以一编自娱，而今则已布之通邑大都，为一时指司南⑥，为百世作津筏⑦矣。夫一事之善，一言之微，君子犹乐为扬之、永之，况极拯济之良，图跻仁寿于无穷者乎！然余闻仲景书夙称难通，故海藏《医垒元戎》⑧犹有遍国中无能指示之憾，安道门墙⑨？丹溪卒贻有志未暇，姑俟他日之语。今林子是编之成，俾凡业医者皆有以撤藩篱而披阃室⑩，无复视仲景《伤寒论》为畏途，余不禁怡然称快也，因以序之。

时康熙十八年己未岁次季冬赐进士出身通政使司

通政使年家眷弟⑪仁和杨鼐顿首撰

---

① 葭莩（jiāfú 加浮）亲：葭莩，芦苇茎中的薄膜，比喻关系疏远，指远亲。东汉班固《汉书·中山靖王传》“今群臣非有葭莩之亲。”

② 扬扢（jié 洁）：显扬。

③ 里闬（hān 酣）伊迩：里巷近邻。

④ 雅：尊敬他人的敬辞。

⑤ 祁寒：大寒。

⑥ 司南：指南针的始祖，此处指代方向。

⑦ 津筏：津为渡口，筏为渡船，代指方法、途径。

⑧ 医垒元戎：原作《树垒元戎》。

⑨ 门墙：指老师。《论语·子张》：“夫子之墙数仞，不得其门而入，不见宗庙之美，百官之富。”

⑩ 阃（kǔn 捆）室：内室。

⑪ 年家眷弟：年家即同年，眷弟即宗弟，年家眷弟用在交情不深的人之间，是客套称呼。

沈序

甚矣，医道之难言也！轩岐之书，上穷天纪，下极地理，中知人事，其间脏腑、阴阳、经络、气穴之出入升降，病机之死生变化，运气之太过不及、郁复淫胜，土地温凉高下之气宜，无不详哉言之。学者苟寝食其中，自可穷神极妙。然而上古之治病，针石灸爇①，而针为多，其治神候气之道，疾徐出入补泻之方，杳冥入神，今皆不可得而传矣。后此，越人、元化诸书，洞垣洗髓②之法，说近神秘而不可循求。其接轩皇之正传，开万世之聋聩，脉证经方随宜吻合，寒温补泻动中若神，秉天地之至中，象化工③之肖物者，盖无如仲景《伤寒》一书者矣。顾其书更千百年，编帙散逸，为后人移易更置者不知凡几，虽赖叔和收拾整齐，然已非仲景之旧矣。学者初入其间，端绪参错，眩目骇心，茫无畔岸，求其切近，惟聊摄④一注。然于三阳篇中，可疑者十之一二，至于三阴篇，首概注传邪，盖泥《内经》自表传里，寒极化热之言，而不知三阴自有真寒本病，此仲景补《内经》所未及，发千古之晦蒙者，于此混同论治，遂多矛盾牴牾，岂非智者之一失哉？赖奉议⑤发明救正于先，

---

① 爇（ruò 若）：利用燃烧草药熏灼治病的方法。

② 洞垣洗髓：看见墙垣另一侧的人，洗涤骨髓。出自《史记·扁鹊仓公列传》，比喻高超的医术。

③ 化工：自然造化，犹如鬼斧神工。

④ 聊摄：指金代成无己，成无己为山东聊摄人，著有《注解伤寒论》。

⑤ 奉议：北宋著名医家朱肱，官至奉议郎、朝奉郎，著有《类证活人书》，又名《南阳活人书》。

爰及节庵①，遂有直中三阴之论，阴阳二证始开面目。然究于三阴篇首数条未有厘正之者，盖太阴之呕吐下利，人所易明；少阴之引水自救，仲景已明训虚寒；惟厥阴之消渴疼热，俨然状类阳症，而不知其为真阴，此生死大关，分在毫厘，不可不辨者也。至若后贤如三阳②、兼善③、嗣真④以下诸公代有发明，损庵⑤《准绳》兼收最备，然广引互证，繁复颇多，读者苦其纷眩。近代高贤论著颇多，奥义奇情发人未发，然立说太高，末学莫能循明也。予友观子氏精心是道，沉思冥虑，抽绎⑥近三十年，深悟长沙了义⑦，遂于分经论治之中，祖述《金匮》之法，各立一题，使览者易于入手，一目了然。又搜采历代群贤精义真足与仲景相发者，附于正文之下。正如射之有的，太过不及皆无所用。独以一心贯彻百家，追印上圣，遂使长沙须眉面目无不毕昭，千年以来，如闻謦咳，斯其用心之勤慎精详不已至乎？又诸贤复有杂出，义意于伤寒关切而未可附于本条之下者，复为《杂说》《舌法》等卷附焉。正变之义，粲然毕备，后之业是书者可以了无疑义矣。余因是有感焉，古来贤者，阐明蕴奥，代有传人，然大抵独发一家，罕能统贯，如东垣辟升阳之论，丹溪垂养阴之旨，河间则独尚苦寒，戴人乃专工吐下。迹其发明一说，穷端引绪，畅竭无余。若天故特生是人，详明是法，然有所偏举，必有偏遗，若春无秋，若冬无夏，浅

① 节庵：明代陶华，字尚文，号节庵，著有《伤寒六书》。
② 三阳：明代王执中，字三阳，著有《伤寒指南》。
③ 兼善：明代张兼善，著有《伤寒石髓》。
④ 嗣真：明代赵嘉谟，字嗣真，著有《伤寒驳参》。
⑤ 损庵：明代王肯堂，字损庵，著有《证治准绳》。
⑥ 抽绎：整理演绎。
⑦ 了义：源自佛法教义，贯通始终的意义，此处引申为本义、真义。

学孤守一端，宁无夭枉？岂若长沙随物赋形，四时毕备？今观理中、建中诸方，已作明之[①]补中之祖；复脉、鸡黄诸剂，已开金华[②]补阴四物之源；青龙、白虎、承气即守真通圣、三一所由来；瓜蒂、栀豉、十枣实子和吐下三法所自始。其迥异者，论证、审脉、处方，精明详确，一字难移，宜其衣被[③]群贤，度越千秋也。且轩岐《灵》《素》，病能备而施治未传，神农《本草》药性明而经方不著，笃生[④]仲景，会轩农之体用而一之，学者读仲景之书，又得观子之注而深明之，不犹晦之得灯，夜之得日，于以上通羲轩，知不远哉！

康熙庚申岁花朝[⑤]同学弟仁和沈晋垣亮宸拜撰

---

① 明之：李东垣，字明之，金元四大家之一，为补土派代表人。

② 金华：朱丹溪，金华人，金元四大家之一，为滋阴派代表人。

③ 衣被：指衣服和被褥；给人衣服穿，比喻加惠于人等。

④ 笃生：生而得天独厚，如《诗·大雅·大明》中“笃生武王，保右命尔”。

⑤ 花朝：传说中的百花生日，因地区不同有农历二月初二、十二、十五的不同。

邵序

人身一天地也，日月之盈虚，寒暑之生杀，刚柔之进退，屯蒙[1]之启闭，有一不潜符于心极，密运于规中者乎？然夫人具之，莫能知之，苟知之，而万类统于阴阳，阴阳枢于一息。息也者，天地之神机也，其妙自有以握宇宙而返鸿蒙[2]。病于何生亦惟不知，其所以生而目病乎色，耳病乎声，舌病乎味，肢体病乎佚欲[3]矣，皆病也，而独责寒热燥湿之足以戕吾身，晦明风雨之足以滋吾眚[4]，惑已。既内外交病也，而徒恃草苏木荄[5]之足以全吾生，膏饵汤匕之足以续吾命，尤误已。汉之张长沙，圣于医者也，其所处铢两升龠[6]，佐使君臣，犹夫日月寒暑刚柔屯蒙之有道也。其所谓表里汗下浮沉升降，犹夫盈虚生杀进退启闭之全能也。是故虽草苏木荄之中，无非气机斡旋之妙；虽膏饵汤匕之微，无非裁成损益之精。岂彼后此之构方持论所能拟议其间哉？友人观子林氏，少涉猎于象纬[7]、形家[8]、壬乙[9]诸学，晚而一切屏去，独邃志于轩岐活人之旨，盖其不得施于朝，宁而以泽民济世之深衷，阴寓于方书伎术之内，

---

① 屯蒙：屯卦、蒙卦，喻万物初生。
② 鸿蒙：宇宙形成前的混沌状态。
③ 佚欲：犹逸豫，安逸享乐。
④ 眚（shěng）：过错。
⑤ 荄（gāi）：草根。
⑥ 龠（yuè）：古代容量单位。
⑦ 象纬：象数谶纬，星象经纬。
⑧ 形家：堪舆家。
⑨ 壬乙：十天干之二，喻天文学。

其用心良苦，其寄志诚远矣。予去武林湖山十二年，而观子之《伤寒折衷》成，邮序于予。予惟长沙之书一厄于残文断简，再厄于纵横变乱，三厄于穿凿诞妄，而《伤寒论》虽存亦亡矣。夫仲景之言，日汩没①于蠹蚀，天下之不死于病，死于医者，可胜道哉？观子之成是编也，将使凡具心目之士，无不有以登长沙之阃域，抉《玉函》之精蕴，其博采乎群言也，虽一得之微亦佐发明。是书出，而举伤寒之诸书可废，则其有裨后学，垂惠方来②之功何伟欤？夫闭户立言，高山流水，为天下后世法者，君子之事也；为术易尽，为法无穷，溥其利，俾无复聋瞽者，仁人之用也。历三十年而一编甫就，然后理贯辞明，目张纲举。魏伯阳③有云“灿彬彬兮④，万遍将可睹，神明或告人兮，心灵忽自悟”，观子之深造，自得于仲景，其世异，其心同，其理一也。今天下莫不知伤寒为重症也，得仲景之传心，而危疴可立起，十全可坐收矣。仲景不能禁后世之窜易也，有观子之折衷，而治疗复窥源，造化复剖秘矣。然则治未病固可以阴阳五行之先求之，治已病亦可以阴阳五行之用济之。故曰：人身，天地也。是编也，毋谓仅为伤寒设也，得是义而通变无方者，亦安往而非良？

康熙戊午岁孟夏之吉⑤钦天监左监副年

家眷弟西陵卲泰衢扶风甫拜题

① 汩（gǔ古）没：淹没。

② 方来：将来。

③ 魏伯阳：东汉道家人物，名翱，号云牙子，著有《周易参同契》。

④ 灿彬彬兮：语出《周易参同契》，原作“千周灿彬彬兮”。

⑤ 吉：农历每月初一。

罗 序

夫医门枢要，惟伤寒为最，其间义理深微，功非猝至，巨矣！艰矣！安敢捉笔赘言？缘予友林观子者，西泠[①]望族，早蜚声兮庠序[②]，壮推誉于旦评[③]。文史之暇，旁罗数家，地形、阴阳、象数、释老、玄修诸书靡不刻意研览之。以心力过劳，积疴不愈者十载，然方药调拯之道复津津矣。留神既久，知伤寒系生死于反掌，而仲景实百世之准绳，其书晦蚀未明，后学贯通罔措，心甚悯焉，由是发二千年以来之秘奥，成百众祀[④]法式[⑤]之真诠，凡古今流散未备者悉搜辑以求全，诸家拟议莫定者毕研绎使洞彻，岁久得帙，曰《伤寒折衷》。余尝反复玩味之，而知其命意之渊宏也。盖轩岐虽阐道首出，汤液之秘终未尽泄，宜仲景起而十剂七方咸获矩度矣。使其言一日不明，民生一日蒙害耳。今《折衷》成而仲景生面始开，义例井然，了若指掌，苟欲事正学者悟人何难？此六经诠次之不可无作也。运会[⑥]密移，化机非昔，有仲景之伤寒，又有后贤之伤寒，必欲泥古非今，其失也迂；必欲耽今废古，其失也粗。与其二者交病，何若互发其精微，共相引伸于无穷兮？此类证之不可无作也。医之为道，弥贯无崖，统汇众类，书有不尽之言，言有

① 西泠：指杭州。

② 庠（xiáng 祥）序：学校。

③ 旦评：东汉末年由汝南郡人许劭兄弟主持对当代人物或诗文字画等品评褒贬的一项活动，常在每月初一发表，故又称“月旦评”。

④ 祀（sì 四）：祭祀。

⑤ 法式：法度，规则。

⑥ 运会：时势。

不尽之义者，势也。或因时始显，或待人而行，其前兮，古者既多跃如①不发之情；后兮，古者复有疑义必析之妙，此杂说之不可无作也。且也味兮无形，不若察兮有象，镜鉴以明，肺腑可语矣，知二者神，知三者神且明，三合而行之，庶几乎上工，此舌法四诊之不可无作也。然则是编也，既以一书括群书之精粹，又以一病范百病之章程。观子虽弃章句，乐技术，身未致主泽民②，其用心之仁，利物之溥，成功之伟大，何因不长留天地间哉？余谓吾道果能从此入门，不再烦陶镕③他籍，必有取携。又若得心应手者，且奚独伤寒诸症大旨游刃矣。故不辞固陋而复赘言于上。

康熙岁次己未辰圣日武林同里弟罗森育纯甫顿首题

① 跃如：跳过，忽略。
② 致主泽民：从政当官。
③ 陶镕：原义为陶铸熔炼，此喻浸润、涉及。

自 序

夫伤寒者，医之首务也，传变多端，死生反掌。精乎此，譬舟师习惊涛急湍之险，其余皆安流矣。仲景者，方剂之祖也，诊疗入神，万世攸宗。得乎此，虽古昔称洞垣浣腹之奇，可以思过半矣。近世操术卑鄙[1]至不知仲景《伤寒论》为何物，一二嗜古之士间起而抽绎之。然条目纷然，了无伦绪可入，或穿凿妄解，或掩卷废去，不几长沙之堂奥终湮塞于榛莽[2]哉？予惟仲景之书，一节之义何其精且晰，一篇之意何其杂以乱。古人立言本旨必不至错综颠倒如是，意必遭蟊蠹害道之人，秘不欲以仲景心法示人，肆以参差变乱，古之缥缃[3]授受艰少，原书竟至遗逸欤！仆耽味是编有年，若不得其要领，恒思举而订正之，顾念生千百世之下，识浅学陋，徒开罪先圣，贻讥后贤，乌乎可？既而叹方药者，人之躯命所系；道法者，医之智巧所出。若吾之衡铨权度未明，而以人试剂，是不操刀之屠刽也如昭昭何？昔王安道[4]亦尝以此书难明，欲加编类删定，窃幸古今人具有同心。再读《千金方》，称“江南诸师多秘仲景要方不传”。噫！《伤寒论》之失其旧也，有自来矣。于是不辞以一已之肤见求合古人之传心，力索既久，豁然得解。一经之中必有常有变，一证之内必孰后孰先，或始终病在一经，或传入他经不一，或表里诸证杂沓，或已为医人所坏。奇邪之变不可胜穷，而见证有定形；见证之变不可胜穷，而汤液有定法；汤液之变不可胜

---

① 卑鄙：低下。

② 榛莽：丛林草莽。

③ 缥缃（piǎojiān 瞟兼）：丝织品，代指写在绢帛上的书。

④ 王安道：明代医家王履，著有《医经溯洄集》。

穷，而汗吐下和解温清补有定理。在此经者既不可入于彼经，在彼证者又奚可杂诸此证？循是以求，其间浅深次第条理本自秩然①，但使区别一明，无复混淆移易，且法次证，方次法，说次方，俾各以序相从，庶更易为通晓，遂诠次六经诸篇为十二卷，以仍仲景之旧。惟是古今气运既殊，南北地宜各别，残编断简所不克传，与书不尽言，言不尽意之征，不无有待于后贤之发明与变通。因复纬以《类证》等八卷，则皆长沙之功臣，斯道之羽翼，而仲景之遗蕴以尽。嗟夫伤寒有论，岂仅为伤寒立法也，得其意于治他病乎何有？天下未有精《伤寒》而不能治杂病者也。仲景此书，岂仅为仲景之书也，前此岐轩阐道，伊巫汤液，既博采而远绍之，后此魏晋唐宋名流巨公靡不从仲景出，若是其神良矣。然则是书之存，岂非有志者所当三致意哉？仆以昔岁久淹疾困，始从事于医籍，尤嗜仲景此书，晨夕所研，盖不能已已者二十六七年矣。今纸敝墨渝②，惧从沦散，敬成是编，名《伤寒折衷》。昔许学士③云：予读仲景书，师仲景法，未当守仲景方。古今以为善得仲景之心，其即折衷意乎？若夫兰秘未窥，叹考古之难备；摸象徒劳，愧析义之多遗。则俟有道君子正而教之。

康熙乙卯岁仲夏上浣④浙西莱庵道人林澜观子甫书于志济堂

---

① 秩然：次序井然，有条不紊。

② 渝：改变，此处引申为变淡，变浅。

③ 许学士：宋代许叔微，官至集贤殿学士，著有《伤寒百证歌》《伤寒发微论》《伤寒九十论》等。

④ 上浣：上旬。

例言八则

古先圣贤文字，大都最明白简易之中自有无穷意味，断非杂乱眩惑以为奇，支离破碎以为体者也。况仲景下笔一字之微具有深意，一字之间确然章程，奚独一篇之大，漫无义例，忽明忽昧，如棼丝断梗①乎？仆以为由改窜颠倒其次序致如此者，盖仲景万世之规矩准绳也，得其门而入者，靡不名世当代，前此如杜度、卫沉②、华元化、李当之、吴普、樊阿、封君达③、李子豫④、葛稚川诸贤，可想见矣。惟奸佞隐秘其传，以最无次第之法乱之，是以后之学者，白首不得其解，徒有望洋之叹。医术之不复古，盖书虽存而其脉络精蕴已早断绝也。或曰：前哲亦往往从旧编，积久贯通，何事订正？曰天下上根人⑤少，果能具敏妙之姿，加以勤劬⑥记忆，俾烂熟胸中，亦可触处洞然。然中根、下根人多，使得从此编入，尽可省半生精力也。子舆氏⑦曰大匠诲人必以规矩，学者亦必以规矩，今欲舍绳墨之常，而谓即可得引伸触类法者，无有是理。或曰：如《鲁

---

① 棼丝断梗：棼丝即乱丝，乱丝不能搓成绳子；断梗指折断的苇梗，比喻漂泊不定。此处引申为意义不明白、不确定。

② 杜度卫沉：汉魏间医家，张仲景弟子。卫沉，又作卫沈、卫汛。

③ 封君达：汉魏间道士，常骑青牛，号青牛道士，相传有起死回生之术。

④ 李子豫：晋医家，少善医方，治法神妙。

⑤ 上根人：佛教术语，天资聪颖，有慧根的人。中根、下根人指天资平庸、低下的人。

⑥ 勤劬（qú 渠）：辛勤劳累。

⑦ 子舆氏：孟子，名轲，字子舆。

论》[1] 一书，各随时随地随人所记，皆成卷帙，奚必拘拘先后为？曰：宣圣[2]之道，可一可万，或因人指点，或随事立教，义已备一章之中，故《学而》《为政》即是提纲。若方药之书大不然，阴阳经络既殊，表里邪正迥别，条分缕析，井井不紊，犹惧世降智卑，认指作月[3]，若一证未已，又杂一证，此义未明，忽间彼义，撮土拈香[4]而曰头头是道，非医门衣钵也。夫去古久远，遗文失次，昔紫阳首正《大学》[5]，九峰戛定《武成》[6]，事非创举，所谓南海北海[7]，此心此理，昔人诏我深矣。

发明伤寒之书何代蔑[8]有？若求其于仲景论文宏纲要旨，敷陈明切，微词隐句，意外传神，则两千余年来总无其人。而聊摄一注，钩深索隐，细大毕铨，虽不尽珪方璧圆之神妙，亦可谓得十中之六七，自当弃其短而集其长旨哉。损庵评之曰："虽有白璧微瑕，究无损于连城也"。乃近世弃置勿道，惟事疵

① 鲁论：即《论语》，因孔子为鲁国人。

② 宣圣：指孔子，汉平帝元始元年谥孔子为褒成宣公，此后历代王朝皆尊孔子为圣人。

③ 认指作月：禅宗的一个典故，把指月亮的手指当成月亮。

④ 撮土拈香：仓促之间，以土代香敬神灵，代指以假乱真。

⑤ 紫阳首正大学：南宋大儒朱熹别称紫阳，首次订正《大学》，成为科举考试的参考标准。

⑥ 九峰戛定武成：朱熹弟子蔡沈，隐居九峰山，号九峰先生，创九峰学派，专习《尚书》，其注成为科举的参考标准。《武成》为《尚书》中的一篇，此代指《尚书》。

⑦ 南海北海：南海代指佛法，因禅宗六祖慧能长期在南海广州生活、弘法，直至灭度；北海代指儒学，因孔子的二十世孙孔融在三国时期曾任北海相。

⑧ 蔑：无。

诋，试问舍此可为昏衢明烛[①]者谁乎？考焦弱侯[②]《经籍志》所载，伤寒之秘在兰台石室[③]，而世已失传者几四十家。外此则《明理》、《活人》、洁古、东垣、河间、戴人、丹溪、海藏诸名家，书非不各有发挥，然寥寥偶及，无当研览。下此则赵嗣真、张兼善，最为大家，宏词博议，树帜千古，惜无从得其全书读之。近代则戴复庵[④]、吴仁斋[⑤]，酌古准今，每补缺遗，可称当家。其余一得之师，会心之解，时有传人。兹欲集腋成裘，镕金作器，虽事旁罗博讨，而载籍无多，陋孤贻诮[⑥]，故吉光片羽，沧海粒珠，靡不随文补缀，以期共畅厥旨。昔人云：日之尽而月继之，月之尽而灯明继之，小大虽悬殊，其有补民生一也。

诠释之妙，虽取曲畅旁通，必以古人之真面目，而不横入已见，庶为得之。至微言大义，已经前哲道破者，即此便是本地风光，更不必构异标新，说玄说妙，以添蛇足。今观解经之弊，岂特高明之家多流为诬，暗弱之士触途成碍哉？大都自欲翻案出奇，不难放倒前人，或穿凿不遗余力，或怪诞不可方物，致使万世载道之书，幻为丛魔聚讼之物，诚所谓不穷经而经存，穷经而经欲绝也。夫履道周行[⑦]既已化为荆棘异域，钩吻野葛又皆视为家常啖饵，有辩之不胜辩者，兹惟彰明先圣之大主

---

① 昏衢明烛：昏暗的街道上照明的烛火。

② 焦弱侯：名竑，字弱侯，号漪园，又号澹园，明代晚期著名思想家、藏书家、古音学家、文献考据学家，著作甚丰，有《国史经籍志》五卷。

③ 兰台石室：兰台、石室为古代官廷、国家藏书籍典章处。

④ 戴复庵：明初医家，著有《证治类方》，见《考证诸书》。

⑤ 吴仁斋：即吴绶，明代医家，著有《伤寒蕴要》，见《考证诸书》。

⑥ 陋孤贻诮：孤陋寡闻，遭人耻笑。

⑦ 周行：大路，大道。

脑①大条目，俾人识易知、易从之妙，而即以古今诸名贤说正其渊源，庶读书穷理之下，不至为魑魅魍魉所惑溺乎。

分编六经，损庵谓叔和以凡称太阳病者入太阳中，称少阴病者入少阴中，用此分成三阳三阴。其但曰“伤寒”而难分篇者，则病属阳症皆入太阳病，属阴证者入厥阴。所以然者，太阳为三阳之首，凡阳明、少阳之病皆自太阳传来，故诸阳症皆入其篇；厥阴为三阴之尾，凡太阴、少阴之病，皆至厥阴传极，故诸阴证皆入其篇。仆谓不止一经之病，难以专属者，当别列一篇。今不别列而以阳证附三阳之首，阴证附三阴之末，似犹未为大失。惟少阳、阳明病之亦列太阳中，殊有未妥者。凡表证未罢，已见半表里证，即从少阳治，此定法也。况中有不从太阳、阳明，竟始少阳者，有已成下证、坏证，并不可与小柴胡者，此而犹以尚有太阳证在，与因其由太阳以入少阳，遂列之太阳经中，诚难解也。葛根、白虎皆专主阳明证而设，今阳明篇无葛根证，是阳明不言治经病法矣。大渴引饮，脉洪大证，病已去太阳而仍列之太阳中，其阳明病反不一列白虎证，何也？此类断宜更正，然分编甚久，后学未敢轻动，俟观者自为体会可耳。

类证之作，创始于《活人书》，莫备于《证治准绳》，第为帙既广，一时研究难尽，学者患之。李士材作《伤寒括要》，删其繁冗，撮归精粹，可谓夹袋之便物，但不无太简之弊。有言之未详明者，有遗漏者，有错误者，俱当逐一改订。且近时诸贤，灯传薪续亦复不少，兹合纂为一编，庶繁简适中而要义毕备。然首列续法之前，且谓与读仲景书有裨者，盖论文之精义

① 主脑：主旨，中心。

入神处，惟患阐释不尽，用此作一大注脚，自可纵横尽变，互相发明。且于证变参错之际，挈裘振领，举网在纲，复有范围不过之妙，诸证益了了心目矣。

汤液之作，始于伊圣①，古有祖剂，其一端也。若《伤寒》则一百十三方为鼻祖矣。海藏云：唐宋以来名医虽多，皆不出仲景书。又云：增减变易，千状万态，无有一毫不出于仲景者。仆谓由此以观，近代之数百方千方，何必如此之多也？夫方有变之而得当者，所谓拆旧料以建新房，必经匠氏之手是也。有变之而大谬者，俗子杜撰，似是而非，或子母误施，或君臣乖度，或不类不伦，或群队重叠是也。故必审于古法之渊源如是，后贤之增易如是。若者必需，若者无稽，彼伪衮赘旒②之属，自退舍以去矣。不然，方传而所以立方之义不传，不几淄渑③莫辨哉？

释经之详洽无逾聊摄，用法之赅通必推奉议，乃二贤亦往往有错解者，缘经文既高古，义复精深，后学安得洞瞩无遗也？至既已成误，若再即全文录之，势必从误处索解一番，是反为穷经者增以障碍矣。编中于斯类悉删去不存者，惧以沙砾杂金也。外此，刘河间创双解、天水等剂，韩祗和立温中诸法，籍籍耳目前，似皆擅一得之长。然律之长沙，总非正脉，编中于斯类亦弃置弗收者，虑以多歧滋惑也。

---

① 伊圣：伊尹，作《汤液经》，后尊为圣人。

② 伪衮（gǔn 滚）赘旒（liú 流）：意同画蛇添足，滥竽充数。衮，帝王的礼服；旒，帝王礼帽前后的玉串。

③ 淄渑（zīshéng 滋绳）：淄水和渑水。相传二水味各不同，混合后难以辨别。

业伤寒者，熟诵《指掌》[①] 一赋，极口[②]《伤寒六书》[③]，诚粗工之陋态。然祖述仲景者，专斥节庵为不足道，亦非通儒之见也。考节庵在当日，有陶一帖及陶天医之称，著誉一时，是其生平用药未尝失也。友人顾涵甫，专伤寒数十年，仆所知所见重证危证，靡不治之得愈，家伻[④]食复至四次，大肉几尽，亦治之而生。叩其何以擅长如是？曰：朝廷欲杀一人，官府经年累岁，文书积至一二斤，犹不遽死。吾辈一剂之间，误即不返，故予于伤寒尤所研精。问其心得，曰：陶氏《六书》而已。是师其用药者，亦未尝失也。然节庵之所以见鄙于世者，文辞既不雅驯，而又重见叠出，其所窥者只大纲粗迹，而非穷神极变之精微，诚似不足道者。抑知仲景者，神于医者也。时、地、人者，圣人复起不易者也。时有寒暄之顿异，地有南北之迥殊，人有强弱之不齐，以仲景而际东南，生斯世，亦有必出于此者，安事龃龉？张景岳曰用药之妙须逊节庵，深乎其斯言哉！节庵非可以当仲景也，由仲景而因之，而损益之，未有不底[⑤]于节庵者也。夫注外有注，疏以明疏，存节庵之言，亦可备伤寒之一大家，奚必遽非之、斥之哉？

① 指掌：即《明医指掌》，十卷，明代皇甫中撰注，王肯堂订补，邵从皋参校，仿元代吴恕《伤寒活人指掌图》之体例，歌赋与论述相结合。

② 极口：满口称赞。

③ 伤寒六书：明代医家陶节庵著。

④ 伻（bēng 崩）：仆人。

⑤ 底：抵触，牴牾，矛盾。

伤寒卒病论集

论曰：予每览越人入虢之诊，望齐侯之色，未常不慨然叹其才秀也。怪当今居世之士，曾不留神医药，精究方术，上以疗君亲之疾，下以救贫贱之厄，中以保身长全以养其生。但竞逐荣势，企踵权豪，孜孜汲汲，惟名利是务，崇饰其末，忽弃其本，华其外而悴其内，皮之不存，毛将安附焉？卒然遭邪风之气，婴非常之疾，患及祸至，而方震栗，降志屈节，钦望巫祝，告穷归天，束手就败，赍百年之寿命，持至宝之重器，委付凡医，恣其所措，咄嗟呜呼，厥身以毙，神明消灭，变为异物，幽潜重泉，徒为涕泣。痛夫！举世昏迷，莫能觉悟，不惜其命，若是轻生，彼何荣势之云哉？而进不能爱人知人，退不能爱身知己，遇灾值祸，身居厄地，蒙蒙昧昧，蠢若游魂。哀乎！趋世之士，驰竞浮华，不固根本，忘躯徇物，危若冰谷，至于是也。余宗族素多，向余二百。建安纪年以来，犹未十稔，其死亡者三分有二，伤寒十居其七。感往昔之沦丧，伤横夭之莫救，乃勤求古训，博采众方，撰用《素问》《九卷》《八十一难》《阴阳大论》《胎胪药录》，并《平脉辨证》，为《伤寒杂病论》合十六卷。虽未能尽愈诸病，庶可以见病知源。若能寻余所集，思过半矣。夫天布五行，以运万类，人禀五常，以有五脏，经络府俞，阴阳会通，玄冥幽微，变化难极，自非才高识妙，岂能探其理致哉？上古有神农、黄帝、岐伯、伯高、雷公、少俞、少师、仲文，中世有长桑、扁鹊，汉有公乘阳庆及仓公，下此以往，未之闻也。观今之医，不念思求经旨以演其所知，各承家技，终始顺旧；省疾问病，务在口给；相对斯须，便处汤药；按寸不及尺，握手不及足，人迎、趺阳，三部不参，动数发息，不满五十。短期未知决诊，九候曾无仿佛，明堂阙庭，尽不见察。所谓管窥而已，夫欲视死别生，实为难矣。孔子云：生而知之者上，学则亚之。多闻博识，知之次也。余宿尚方术，请事斯语。

汉长沙太守南阳仲景张机序

仲景列传

张机，字仲景，南阳人也。受业于同郡张伯祖，善于治疗，尤精经方。举孝廉，官至长沙太守。后在京师为名医，于当时为上手。以宗族二百余口，建安纪年以来，未及十稔，死者三之二，而伤寒居其七，乃著论二十二篇，证外合三百九十七法，一百一十二方。其文辞简古奥雅，古今治伤寒者，未有能出其外者也。其书为诸方之祖，时人以为扁鹊、仓公无以加之，故后世称为医圣。何颙①妙有知人之鉴。初，同郡张仲景总角②造颙，颙谓曰“君用思精密而韵不能高，将为良医矣”，仲景后果有奇术。

---

① 何颙：三国时期的名士。

② 总角：八九岁至十三四岁。古代儿童将头发分作左右两半，在头顶各扎成一个结，形如两个羊角，故称“总角”。

伤寒论成氏注序

夫前圣有作，后必有继而述之者，则其教乃得著于世矣。医之道源自炎黄，以至神之妙始兴经方，继而伊尹以元圣之才，撰成《汤液》，俾黎庶之疾疢[①]咸遂蠲除，使万代之生灵普蒙拯济。后汉张仲景，又广《汤液》为《伤寒杂病论》十数卷，然后医方大备，兹先圣后圣若合符节。至晋太医令王叔和，以仲景之书撰次成序，得为完帙。昔人以《仲景方》一部为众方之祖，盖能继述先圣之所作，迄今千有余年不坠于地者，又得王氏阐明之力也。《伤寒论》十卷，其言精而奥，其法简而详，非寡闻浅见所能赜究[②]。后虽有学者，又各自名家，未见发明。仆忝[③]医业，自幼徂[④]老，耽味仲景之书五十余年矣。虽粗得其门而近升乎堂，然未入乎室，常为之慊[⑤]然。昨者邂逅聊摄成公，议论赅博，术业精通，而有家学，注成《伤寒论》十卷，出以示仆。其三百九十七法之内，分析异同，彰明隐奥，候陈脉理，区别阴阳，使表里以昭然，俾汗下而灼见。百一十二方之后，通明名号之由，彰显药性之主，十剂轻重之攸分，七精制用之斯见，别气味之所宜，明补泻之所适。又皆引《内经》，旁牵众说，方法之辨，莫不允当，实前贤所未言，后学所未识，

---

① 疾疢：泛指疾病。

② 赜究：深刻探究。

③ 忝（tiǎn 舔）：谦辞，表示辱没他人，自己有愧。

④ 徂（cú 殂）：到。

⑤ 慊（qiàn 欠）然：不满足貌。

是得仲景之深意者也。昔所谓慊然者，今悉达其奥矣。亲觌[①]其书，诚难默默，不揆荒芜，聊序其略。

甲子中秋日洛阳严器之序

① 觌（dí 迪）：见。

林氏校订序

夫《伤寒论》，盖祖述大圣人之意，诸家莫其伦拟①，故晋皇甫谧序《甲乙针经》云：伊尹以元圣之才撰用《神农本草》以为《汤液》，汉张仲景论广《汤液》为十数卷，用之多验。近世太医令王叔和撰次仲景遗论甚精，皆可施用。是仲景本伊尹之法，伊尹本神农之经，得不为祖述大圣人之意乎？张仲景，《汉书》无传，见《名医录》云“南阳人，名机，仲景乃其字也。举孝廉，官至长沙太守。始受术于同郡张伯祖，时人言‘识用精微过其师’。所著论，其言精而奥，其法简而详，非浅闻寡见者所能及”。自仲景于今八百余年，惟王叔和能学之，其间如葛洪、陶弘景、胡洽、徐之才、孙思邈辈，非不才也，但各自名家，而不能修明之。开宝中，节度使高继冲曾编录进上，其文理舛错，未尝考正。历代虽藏之书府，亦阙于雠校，是使治病之流，举天下无或知者。国家诏儒臣校正医书，臣奇续被其选，以为百病之急，无急于伤寒。今先校订张仲景《伤寒论》十卷，总二十二篇，症外合三百九十七法，除复重定，有一百一十二方，今请颁行。

太子右赞善大夫臣高保衡

尚书屯田员外郎臣孙奇

尚书司封郎中秘阁校理②臣林亿等谨上

① 伦拟：比较。
② 理：原书无此字，据文义补。

王叔和、成无己小传①

王叔和，高平人也。性度沉静，博好经方，尤精诊处，洞识养生之道，深晓疗病之源。采摭群论，撰成《脉经》十卷，叙阴阳表里，辨三部九候，纤悉备具，咸可按用。又次《仲景方论》为三十六卷，大行于世。

成无已，聊摄人。家世儒医，性识明敏，记问赅博。撰述《伤寒》，义皆前人未经道者，指在定体分形析证，若同而异者明之，似是而非者辨之。古今言伤寒者祖张仲景，但因其证而用之，初未有发明其意义，成无已博极研精，深造自得，本《素》《难》《灵枢》诸书，以发明其奥，因仲景方论以辨析其理，极表里虚实阴阳死生之说，究药病轻重去取加减之意，真得长沙公之旨趣。所著《伤寒论》② 十卷、《明理论》三卷、《论方》一卷，大行于世。

---

① 王叔和成无己小传：原书无此标题，据文义加。

② 伤寒论：应是《注解伤寒论》。

考证诸书

神农本经三卷

灵枢经即《针经》九卷

黄帝素问隋全元起解，八卷；唐启玄子王冰注，二十四卷

汤液本草元圣伊尹

难经卢国秦越人，二卷

甲乙经晋士安皇甫谧，玄晏先生，十二卷

素问钞元伯仁滑寿，九卷

读素问钞省之汪机石山，正德时

内经发微仲化马莳，玄台子，十八卷

内经注鹤皋吴崑。俱万历时

类经景岳张介宾，天启时，三十二卷

内经图翼景岳，十五卷

内经补正太守丁瓒，京口人

内经类钞尚书东谷孙应奎，洛阳人

内经知要士材李中梓

灵枢摘注梅轩高武，四明人

金匮要略汉张仲景，三卷

古内照图汉元化华佗

中藏经元化，八卷

脉经晋王叔和，十卷

肘后方晋稚川葛洪，六卷

东阳方晋玄平范汪，五卷

褚氏遗书北齐彦通褚澄

名医别录梁贞白陶弘景，华阳隐居，七卷

病源论隋巢元方，五十卷

千金方唐华原孙思邈，九十三卷

千金翼方宋人增集，三十卷

天元玉册三十卷

玄珠密语十卷

昭明隐旨三卷。俱太仆令王启玄

太平圣惠方宋太宗朝集，一百卷

大观证类本草宋审元唐慎微，三十一卷

小儿直诀宋仲阳钱乙，即《钱氏小儿方》

伤寒指微仲阳，五卷

和剂局方宋元丰中奉诏集，十卷

圣济经宋徽宗朝作，十卷

明理论宋成无己，四卷

南阳活人书宋奉议朱肱，无求子，十卷
伤寒百问奉议，三卷
发微论宋知可许叔微，二卷
本事方十卷
百证歌俱许学士，三卷。
伤寒总病论宋安常庞安时，蕲水道人，七卷
养生必用方宋初虞世，十六卷
伤寒口诀宋尚药孙兆，二卷
鸡峰备急方宋子刚张锐，一卷
指南方宋载之史堪①，三卷
伤寒证治宋王实，安常高弟
易简方宋实夫王硕
百一选方宋孟玉王璆，三十卷
博济方宋王衮，五卷
直指方宋仁斋杨士瀛，二十六卷
外台秘要方唐王焘，四十卷
三因方宋无择陈言，六卷
简要济众方宋周应，五卷
本草衍义宋寇宗奭，四十二卷
图经本草宋子容苏颂，二十卷
医说宋季明张杲，十卷
澹寮方僧继洪
阴证口诀宋迪
伤寒微旨宋韩祇和，二卷
苏沈良方东坡、存中，十五卷
斗门方
拔萃方
许仁则方
济生方严用和
运气论奥宋刘温舒
医学启蒙金洁古张元素（易水老人）
珍珠囊洁古
原病式金守真刘完素（河间），一卷
宣明论方十五卷
保命集三卷
伤寒标本二卷
伤寒直格三卷
伤寒心要一卷
伤寒医鉴俱河间，一卷
伤寒心镜金子和张从正②
儒门事亲子和即戴人，十五卷
医学发明元明之李杲，九卷
兰室秘藏三卷

---

① 堪：原作“谌”，据文义改。
② 正：原作“政”，据文义改。

辨惑论三卷

脾胃论三卷

汤液本草三卷

内外伤辨俱明之（东垣），三卷

治法心要子和，一卷

医垒元戎元进之王好古（海藏），十二卷

此事难知三卷

医家大法三卷

阴证发明俱海藏，一卷

丹溪心法元彦修朱震亨，五卷

局方发挥

格致余论

伤寒辨疑

金匮钩玄即《平治荟萃》，俱丹溪，三卷

丹溪纂要廉夫卢和，八卷

心法附余古庵方广，二十四卷

卫生宝鉴元谦甫罗天益，二十四卷

伤寒内外编元沧州吕复元膺

永类钤方元碧楼李仲南，二十卷

医学启蒙元可久葛乾孙

得効方元达斋危亦林，二十卷

撄宁心要元伯仁滑寿

十四经发挥二卷

撄宁医案俱伯仁

妇人良方元良甫陈自明，二十四卷

瘈疭方论元同父戴起宗

伤寒金镜录元敖氏杜清碧

伤寒补亡论元徐止善

溯洄集元安道王履

证治要诀复庵戴元礼，丹溪门人，十二卷

证治类方复庵，明初人，四卷

医学纲目全善娄英，洪武时人，四十卷

六经辨证启东盛寅，永乐时

玉机微义宗厚刘纯，十六卷

医经小学

伤寒治例俱宗厚、宗厚父，丹溪门人

伤寒蕴要仁斋吴绶，弘治时，四卷

蕴要续编潜溪彭用光

明医杂著节斋王纶，成化进士，三卷

伤寒驳参嗣真赵嘉谟

伤寒石髓兼善张

伤寒六书《琐言》《家秘》《明理续编》《一提金》《煞

车撻》《截江网》，尚文陶华节庵，正统时

伤寒九种书六书外增《点点金》《随身备用》《医钵》，节庵

韩式医通飞霞韩懋，二卷

奇效良方院使方贤，六十九卷

石山医案

运气易览

针灸问答俱石山

医学正传天民虞抟

古今医统东皋徐春甫，一百卷

立斋十六种新甫薛己，嘉靖时

家居医录立斋

续医说俞子容，十卷

名医类案篁南江瓘，十二卷

人镜经四明王宗泉，十卷

本草纲目东璧李时珍（濒湖），五十二卷

本草经疏仲醇缪希雍（慕台），三十卷

广笔记仲醇

医方改鹤皋，四卷

运气全书熊宗立

诸证辨疑茭山吴球，六卷

伤寒类证黄仲理

伤寒启蒙兰谷黄昇，六卷

伤寒补疑王日休

伤寒指南三阳王乾

证治准绳六种，宇泰王肯堂损庵

绀珠经好谦朱抝，二卷

颐生微论士材，四卷

医宗必读十卷

伤寒括要俱念莪，三卷

医贯养葵赵献可，六卷

医学六要叔承张三锡，十二卷

济阴纲目叔卿武之望

全生集玉符朱暎璧，四卷

医学质疑子良汪心榖

伤寒选方解亮宸沈晋垣

伤寒五法陈长卿、陈养晦

观舌心法申斗垣、张诞先

万氏家抄万表，六卷

杂 引

太平广记宋李昉集

云麓漫抄

夷坚志宋邹弘逵

梦溪笔谈宋沈存中

损庵笔尘

师古吴氏勉学

恒德虞氏

龙吉骆氏

良仁赵氏

谷如黄氏

君培冷氏

卿子张氏

文禄王氏

不岩唐氏

附录考古未见书

徐文伯《伤寒辨》

巢氏《伤寒论》

张果先生《伤寒论》

玉川子《伤寒论》

《伤寒证辨集》

《伤寒论后集》

《伤寒总要》

孙王《伤寒论方》

田谊卿《伤寒手鉴》

《伤寒集论方》

《伤寒类要方》

陈昌胤《伤寒百中论》

朱旦《伤寒论》

上官均《伤寒要论》

《伤寒慈济录》

通真子《伤寒括要书》

刘君翰《伤寒式例》

曾谊《伤寒论》

李柽《伤寒要旨》

平尧卿《玉鉴新书》

陈孔硕《伤寒要方》

平尧卿《证类要略》

杨仁斋《伤寒类书》

李浩《伤寒钤法》
郑氏《伤寒方》
石昌琏《证辨伤寒论》
刘醇《伤寒秘要》
汤尹才《伤寒辨惑》
许叔微《伤寒辨疑》
李知先《活人书括》
陆彦功《类证便览》
高若纳《伤寒类纂》
《明时政要伤寒论》
东垣《伤寒正脉》
孙兆《伤寒脉诀》
沈存中《伤寒别诀》
胡勉《伤寒类例》
《长沙石函遗著》
郭白云《伤寒补亡》

上俱兰台金匮之秘见于《经籍志》所载者

音释

二①

1 几音己，安重也。

几音殊，短羽鸟飞不前，也较上字少钩挑。

2 内凡纳某药俱从内，古字通用也。

3 仆音副，倾倒也。

侠音夹，义通并也，非侠客之侠。

俛音免，低也，义同俯。

僵音姜，偃卧不动也。

4 剧音及，甚也，俗作劇。

刭音齐，刭颈，自颈分截也。

划音或，以刀破物也。

5 冽音列，严寒气也。

6 亶音丹，上声，又音袒，义同露肉也，古文作膻。

三

1 㕮附、甫二音。

咀音苴，古以舂捣令细，如咀嚼然，曰㕮咀。

呴音虚，气以温之也，与煦通用。

呷音霍，吸入汤饮也。

嗢屋、空二音，咽也。

呢喃音尼南，语不了也。

① 二：部首笔画数。

噤音近，口闭也。

噫音乙，咽也；又音厄。

噎音乙，饭窒塞也。

哕音渊，入声，又音血，音诲，逆气呕也；又与啘同。

嗄音沙，去声，声破而变也；又音隘。

嚏音帝，音涕，鼻喷嚏也。

2 沫音末，涎沫，水面浮物；又唾水也。

沴音电，阴阳气乱也；又音轸，水不利也。

淖音闹，濡湿甚也。

涌与湧同。

涸音霍，竭也。

漉音六，渗入也。

潠音巽，含水喷也，俗作噀。

淦音含，水和泥也；又音甘，水入船中也。

湔音煎，浣涤也。

溽音辱，湿热蒸也。

滀音畜，水聚也。

溯音素，向也，逆流而上曰溯洄。

滓子、止二音，浊渣也。

濈音七，汗出和也。

濡须如二音，沾湿也；又音冉，义同柔软。

淅音昔，寒而惊也，作浙者误。

溲音搜，便溺也。

潴音诸，水止聚也。

溉音既，灌涤也。

灑音洗，恭肃貌；又音洒，义同汛也，涤也。

泣瞀泣之泣，同涩。

清厕也，同圊。

澼音劈。肠澼，即下利肠间澼渍也。

3 怵音出，悚惧。

惕音剔，忧恐也。

惵音牒，震慑也。

悸音记，心动也。

惙音拙，忧也。

怫音佛，又音沸，郁不舒也。

懊音奥。

憹音农，痛悔也；又音挠，义同；又音恼，懊憹心闷乱也。

怔忡音征冲，心跳动不安，悸之类也。

懵音猛，心迷乱也；又音梦，无知也，俗作懞。

4 捻音匿，以指搯物。

搐音触，牵掣也。

搦音诺，又音衄，捉持不定也。

擷音额，捋取也。

擗音弼，拊心也；又，擗踊皆震扑之义，与分擘殊。

5 豘同豚。

猳音加，雄豕也。猳鼠，雄鼠也。

犷音拱，猛恶也。

6 尻音考，平声，脊骨尽处也。

7 圊音青，厕也，秽也。

8 岚音蓝，山气也；又大风也；一音峦。

9 娠音正。

妊音任。

姙同妊，并怀孕也。

四①

1 **芫**音元，药花之名。

芤音口，平声，驱侯切慈葱也，软而中虚之状。

茜音倩，染绛之草。

苡音以，薏苡草实也。

莝音锉，斩草之谓。

菀音郁，义同；又音远，紫茜草也。

著与着通用。

茈葫古文今通作柴胡；又，茈，音子，凫茈，水果；又染草。

萎蕤音威垂，药名；又草木盛垂貌。萎亦音委，软弱也；蕤亦音虽。

菝音勃。

葜音恰，又音惜，刺藤根，似萆薢而非，亦作菝。

蓓蕾音倍垒，花之初绽也。

萆薢音卑邂，仙遗粮草也。

薤音械，似韭之菜。

蓡音森，亦古文也，今通做蔘并参。

蔺音吝，马蔺草也；又莞属，可为席。

蘖音百，今通作柏。

薾音尔，又音你，盛貌。

艾肭亦作艾纳，大松枝节间萝蔓也。

募音暮，募犹募结经气所聚也；俞犹委输经气，自此输彼也。

2 **枘**音锐，入凿之柄也。

---

① 四：草头，一长横两短竖，古作两短横两短竖，故为四画。

札音紥，夭死曰札；又大灾为札。

杼柱、叙二音，机之杼，即梭也；又穴名。

椎音垂，与顀同，脊椎骨。

3 荥音行，阴血也。然古之营、荣皆通用。

褺音质，汗出貌。

沓音达，重叠也；与遝同，多言也，从沓也。

4 烊音羊，火消烁也。

熇许酷切，热也；又音郝，音鴞。

焮音衅，火气也，又灸也。

熁音胁，火气迫上也。《广韵》作熁。

炕音亢，火炕，北方卧具。

灸音救，以艾灼体中也。

炙音只，燔烧也。上从久，此从夕，从夕者非。

5 脘音管，胃上口也。

胫音景，脚骨也，与踁同。

膊音卜，肩膊也。

膹音愤。膹郁，谓肺逆气奔喘急也。

瞋音嗔，肉胀起也。

腘音郭，曲脚也；又音谷。

腨音篆，又音善，足肚也，亦曰腓肠。

臚音闾，腹前皮也。

胻音杭，胫骨也。

髌音并，膝盖骨也。

臀音豚，股底多肉处也。

膂音吕，脊骨也。

6 晬音翠，又音岁，周时也。

暍音谒，暑热也。

7 揫音酒，平声，手紧捽也；又音秋。

掣音出，挽曳也。

挛音鸾，手足拘曲也。

擘音拍，手分劈也。

还音旋，义同复也，返也；又音環，回也。

迤音驼，又音夷，逶迤行貌；又音以，接联也。

逦音里。逦迤，义同逶迤，俗作逦非。

8 扃音纲，外闭之关也。

9 尃音夫，花之总名，发舒意。

10 俺音遏，又音掩，义同。

氤音因。

氲音蕴，平声，气交密状。

11 戡音箴，克也，胜也。

12 棼音分，乱也。

五

1 疠音朽，又音鸠，音绞，与疠同，急痛也。

痓音炽，恶也。凡论中痓字，俱痉字之误写也。

痉音敬，病风，强急。

痂音加，与瘕同，疮蜕也。

痤音坐，平声，才何切，小疖也，又微肿。

痼音固，久病。

痎音皆，二日一发疟也。

痏音委，疮痏；又灼艾处所也。

疹音轸，同瘆，瘾疹，俱皮外小疮；又疹，唇疡也。

疡音阳，疮痍也，疽毒也。

痺音秘，痛也；又不仁也。

癖音辟，腹中积聚。

喑音阴，哑也。

痧腹急痛曰痧，俗文也。

瘳音抽，疾愈也。

瘥音钗，去声，病愈也，古作差；又音坐，平声，小疫也。

癃音隆，同瘽，疲癃也；又小水不利。

癞音赖，疥也；又恶疾。

瘈音契，又音帜。瘈疭，痫病；又惊风病；又犬狂也。

瘛与瘈同。

疭音纵。凡筋脉伸缩，手足牵引曰瘈疭，即搐搦也。

瘅丹胆二音，黄病也，从省作疸。

瘾音隐，瘾同。

𤺌音毕，枯也。

瘕音加，又音架，女子腹中疾。

2 眴音煊，目摇动也，又合目也；又音舜，邪视也。

眦音借，目锐角也，非睚眦之眦。

冒音帽，覆也，头衣也；又音昧，音莫，贪墨也。上从日从曰俱非，下从月亦非。

瞥音匹，过目暂见。

瞤音舜，目瞤动也；又同眴。

瞀音茂，又音務，音莫，并昏冒不明。

瞪音橙，又音凳，直视也。

睾音高，肾中阴丸也；又音泽，音业。

𥄕音荒，目不明也。然字书只𥆧与𥋘，此字无。

3 砭音边，以石为针刺病。

硗音掉，砂石煎器也。

硝音消，芒硝也。

4 莹音讯，玉色至洁。

5 敉音迷，安宁也。

6 秬音具，黑黍也。

7 耎音冉，同輭义，同软。杨升庵曰：古篆文软硬之软，畏懦之懦，老嫩之嫩，俱作耎。

六

1 筛音师，竹器罗物。

2 衄女六切，音朒，鼻出血也；亦作衂。

绚音渠，履上饰也。

緻音致，密也。

3 蚘音回，同蛔，又同蛕，人腹中长虫也。

蛭音质，马蝗也，亦曰马蜞，有水蛭、木蛭、草蛭、石蛭、泥蛭各种。

蠕儒冉二音，虫行动貌；又同蝡。

䗪音柘，鼠妇虫也。

虿音钗，去声，长尾为虿，短尾为蠍。

蝦音遐。

蟇音麻，蛙龟之属。

蝱音萌，同虻，嗜牛马之大虫也，善啾，故能破血积。

䘌音匿，食肛小虫也。

4 䐨音横，义同。

七

1 趺音夫。屈足坐也；又义同跗。

踁音茎，脚踁也，又同胫。

踡音权，曲不伸也。

踹音篆，足跟也。

跒音格。

躂音榻。跒躂，肉上起块也，出俗义，字书并无跒字。

2 谛音帝，义同审。

讝音占，从省作谵，病人寐中语也。

3 轺音姚，又音韶，连翘根也，或作连苕。盖轺与苕，古文通用也。

辘音六。辘辘，井上运水具。

4 豉音时。盐豉食品，淡豉入药。

豌音宛，豆名。

赭音者，紫赤色。

5 酢音措，古以之作酒醋之醋；又音昨，今以之作酬酢之酢。

歠同啜，大饮也。

6 覶音罗，与觑同。覶缕，委曲也。

八以上

1 鈆音沿，古与铅同用。

镵音谗，锐也，錾也。

铫音调，煎煮器也。

2 頞音遏，鼻梁也。

頔音拙，面骨也。

囟音信，顶门骨也。

颃音杭，颈也；又下浪切，咽也。

顴音權，颊骨也。

椎音槌，脊骨。

颅音庐，头骨。

颞音业。

颥音如。颞颥，耳前动也，又鬓骨也。

3 髀补委切，音彼，股骨也；又音婢，与腔髀同。

髃偶、于二音，膊前骨，俗曰肩头也，与腢同。

4 鼾音酣，许于切，卧息声也。

嗅音臭，鼻就气也，与齅同。

5 龂音银，亦作龈，齿根肉也。

龄音械。噤龄，齿相切也。

龃阻疽二音。

龉吾语二音。龃龉，齿一前一后，不相值也。

啮音业，噬也。

6 鞕古硬字。

7 霎音衫，入声，雨声；又猝时也。

8 饴音移，糖汁也。

饧音秦，即饴也。

飧音孙，夕哺也；又音参，与飡、餐同。

舔音忝，钩取也。

饲音乙，即噎也，又同饐。

饱音厄，气上逆作声也，又同饱，俗作呃，非。

9 驶音快，疾也，又音决。驶騠，善行良马也。

驶音史，亦马行迅速也。

骎音侵，马疾行也。

10 骛目務二音，鸭也。骛溏。大便如鸭屎也。

鹘音或。鹘突，闷乱不知所患苦也。

11 羸音雷，瘦也，惫也。

嬴音盈，女美好也；又姓。

12 黧音离，黑垢也；又黑黄色。

按字之释义既繁，音读匪一，然无关治病者，概不泛入。至字书类不能详俱者，自有医籍渊源，悉本之以备博考焉。

同订姓氏

卿子张氏 遂辰 西农 钱塘
述洲陈氏 洪谟 文若 杭州
亮宸沈氏 晋垣 拙庵 仁和
玉函吴氏 毓昌 仁和
士微倪氏 醇儒 会稽
寿子郑氏 寿昌 嵩岫 杭州
君求余氏 正巳 克斋 仁和
育纯罗氏 森 春庵 仁和
元子黄氏 卷 埜庵 钱塘
庚臣李氏 飏 常州
汝皋姜氏 垚 苍崖 会稽
若霖靳氏 鸿绪 君咸 钱塘
德升赵氏 启明 东星 仁和
夔师潘氏 士韶 仁和
雪航袁氏 灏 三原
若始朱氏 世溶 华亭
云翼张氏 鹏 羽仙 延平
亮师陈氏 棐 钱塘
雨施沈氏 颖锡 仁和
伊乘汪氏 彤 钱塘
汉持余氏 尔章 仁和
汝稷薛氏 盛豊 开封
圣则马氏 龙光 眉庵 仁和

邓林潘氏 汝楫 硕甫 仁和
子由卢氏 之顾 钱塘
开之张氏 文启 杭州
茂先吴氏 嗣昌 仁和
重华薛氏 国桢 开封
忠可徐氏 彬 嘉典
存父张氏 子马 钱塘
冲之倪氏 洙龙 钱塘
翼时锁氏 名臣 钱塘
石匏沈氏 穆 旦及 湖州
昭明卢氏 之鸿 钱塘
御公尚氏 絅 杭州
用晦吕氏 光轮 石门
幼庵仁氏 启烽 仁和
太士陈氏 晋 会稽
文昭翁氏 魁垣 兰仙 钱塘
振公徐氏 开先 钱塘
士先闵氏 振儒 钱塘
子方沈氏 镛锡 仁和
子久王氏 璋 仁和
御六胡氏 乘龙 仁和
介眉朱氏 大年 靖齐 仁和
卫美周氏 淇 仁和

形上王氏 不器 仁和
远思徐氏 时迈 钱塘
次暗陈氏 殷 仁和
玉上林氏 汝梅 仁和
世仍张氏 于祐 钱塘
大畏罗氏 本 仁和
一大郦氏 琦 仁和
久庵靳氏 吉 仁和
士宁任氏 英 仁和
历山冯氏 琬 仁和
卫公朱氏 轮 钱塘
幹元郭氏 桢 仁和

振公陈氏 启麟 钱塘
仁若靳氏 谦 以吉 钱塘
远公沈氏 弘道 顺天
世佳张氏 于祉 钱塘
可亭仲氏 诘 钱塘
子恒单氏 德漠 诸暨
久嘉王氏 之孚 海宁
翼生孙氏 文彪 仁和
大年薛氏 稔丰 钱塘
上衡卢氏 廷机 钱塘
延龄郑氏 松 钱塘
亦周吴氏 景濂 钱塘

目 录

卷 一

卷 二

卷 三

卷 四

卷 五

卷　六

卷　七

卷　八

卷　九

卷　十

卷十一

卷十二

卷十三

卷十四

卷十五

卷十六

卷十七

卷十八

卷十九

卷二十

卷　一

伤寒例篇

冬时严寒，万类深藏，君子固密则不伤于寒，触冒之者，乃名伤寒耳。冬三月，纯阴用事，阳乃伏藏，水冰地坼，寒气严凝。当是之时，善摄生者，出处固密，去寒就温，则不伤于寒。其涉寒冷，触冒霜雪为病者，谓之伤寒也。**其伤于四时之气皆能为病，以伤寒为毒者，以其最成杀厉之气也。**（观子①）四时之气者，春风、夏暑、秋湿、冬寒也。皆能为病者，春伤于风，夏必飧泄之类也。然独冬伤于寒最毒者，以阳主生，阴主杀，冬时阴寒用事，万物遭之靡不陨落，故其气尤杀厉而暴速也。

中而即病者，名曰伤寒。不即病者，寒毒藏于肌肤，至春变为温病，至夏变为暑病。暑病者，热极，重于温也。《内经》曰"先夏至日为温病，后夏至日为暑病②。"温、暑之病，本皆伤于寒而得之，故太医均谓之伤寒。（仁斋③）伤寒者，人之冬月着寒而即病者也；若不即病，至春变为温病，至夏变为热病也。然温病、热病，即因伏寒而变，则不得复为寒，明矣。（观子）同是冬伤于寒，何以有即病、不即病之殊？大抵元气衰，邪客尤浅者，即病是也；元气衰，邪留连内伏者，不即病是也。《内经》又曰：冬不藏精，春必病

---

① 观子：本书作者，林澜，字观子。

② 先夏至日……为暑病：语出《素问·热论》。

③ 仁斋：明代医家吴绶，字仁斋，著有《伤寒蕴要》。见本书卷首《考证诸书》。

温①。少阴真气既虚，邪必深入，是不即病之致病不为不重于即病者也。即病，始于肌肤；不即病，极于骨髓。即病，寒尤未变，不离于表；不即病，郁久化热，自内而出，其治自不同矣。曰热极重于温，不言温重于伤寒者，举一以赅一也。曰暑病不曰热病者，《内经》有后夏至日为暑病之文，因推本言之，其实热病也，下文春夏句甚明。肌肤《千金》作肌骨。**是以辛苦之人，春夏多温热病者，皆由冬时触寒所致，非时行之气也。**（观子）辛苦之人，腠理易开，里气不守，最善中邪，故得伤寒者多，后云小人触冒即此义矣。此节又重明温热病之由伤寒不即病而变，非如应寒反温，应暖复寒时行之比。盖《序例》一篇，只是反复辨明病之不同，由病因各异，名正因别，而投治自不谬矣。

凡伤于寒，则为病热，热虽甚不死。《内经》曰“风寒客于人，使人毫毛毕直”②，皮肤闭而为热，是伤寒为病热也；《针经》曰“多热者易已，多寒者难已”③，是热虽甚不死也。（观子）邪留荣卫间，则张弛之机窒，正气欲周肤腠，而邪固闭之不得通，此所以内郁而大热作也。热虽甚不死者，正犹能与邪相持者，且一汗一下即可除，非阴阳偏胜离绝之谓也。**若两感于寒而病者，必死。**表里俱病谓之两感。（观子）两感则脏腑交病，内外并伤矣，故不治。下数节之义，皆由此三语发其纲，而各分别言之，最联贯照应。

尺寸俱浮者，太阳受病也，当一二日发。以其脉上连风府，故头项痛，腰脊强。太阳为三阳之长，其气浮于外，故尺寸俱浮，是邪气初入皮肤，外在表也，故当一二日发。风府穴在项中央，太阳之脉，从巅入络脑，还出别下项，是以上连风府，其经循肩膊内，

---

① 冬不藏精春必病温：语本《素问·金匮真言论》：“藏于精者，春不病温。”

② 风寒客于人使人毫毛毕直：语出《素问·玉机真脏论》。

③ 多热者易已多寒者难已：语出《灵枢·论痛》。

夹脊抵腰中，故病则头项痛、腰脊强。（景岳）邪之中人，必自外而内者，如《皮部论》等篇曰“邪客于皮则腠理开，开则邪入客于络脉，络脉满则注于经脉，经脉满则入舍于腑脏”，此所以邪必先于皮毛，经必始于太阳，而后三阴三阳、五脏六腑皆病。**尺寸俱长者，阳明受病也，当二三日发。以其脉夹鼻，络于目，故身热，目疼，鼻干，不得卧。**阳明血气俱多，尺寸俱长者，邪并阳明而血气淖溢①也。太阳受邪不已，传于阳明，是当二三日发。其脉夹鼻者，阳明脉起于鼻，交頞中也。络目者，阳明脉正上䪼頞，还出系目系也。身热者，阳明主身之肌肉也，《针经》曰“阳明气盛，则身以前皆热”②。目疼鼻干者，经中客邪也。不得卧者，胃气逆，不得从其道也，《内经》曰“胃不和则卧不安”③。（景岳）伤寒多发热，而此独云身热者，阳明主肌肉，身热尤甚也。不得卧者，邪热在胃也。尺寸俱弦者，少阳受病也，当三四日发。以其脉循胁，络于耳，故胸胁痛而耳聋。《内经》曰“阳中之少阳，通于春气”④，春脉弦，尺寸俱弦者，知少阳受邪也。阳明之邪不已，传于少阳，是当三四日发。胸胁痛而耳聋者，经壅而不利也。（景岳）少阳经脉出耳前后，下循胸胁，故为胁痛耳聋之症。（宇泰⑤）查《少阳篇》有胸胁满而无痛症，《太阳篇》中则有“邪高痛下”之文。**此三经皆受病，未入于腑者，可汗而已。**三阳受邪，为病在表，法当汗解。然三阳亦有便入腑者，入腑则宜下，故云未入于腑者可汗而已。（观子）按未入于腑，《内经》作“未入于脏”⑥，谓未入三

---

① 淖（nào 闹）溢：浑浊，外溢。

② 阳明气盛则身以前皆热：语出《灵枢·脉气》。

③ 胃不和则卧不安：语出《素问·逆调论》。

④ 阳中之少阳通于春气：语出《素问·六节藏象论》。

⑤ 宇泰：明代医家王肯堂，字宇泰，亦字损中，别号损庵，著有《证治准绳》。

⑥ 未入于脏：语出《素问·热论》。

阴之脏者，故可从汗散。

尺寸俱沉细者，太阴受病也，当四五日发。以其脉布胃中，络于咽，故腹满而咽干。阳极则阴受之，邪传三阳已遍，次乃传于阴经。在阳为表，在阴为里，邪在表则见阳脉，在里则见阴脉，阳邪传阴，邪气内陷，故太阴受病而尺寸俱沉细也。自三阳传于太阴，是当四五日发也。邪入于阴则里渐成热，腹满咽干者，脾经壅而成热也。（亮宸①）热邪传入，脉当见洪大而长，今反沉细者，以太阴主内，明邪热伤之，邪虽阳而脏则阴，故见阴脉也；邪壅于腹，故腹满；太阴脉夹咽，里热甚而水干，不得上行，故咽干也。宜小承气以下之。**尺寸俱沉者，少阴受病也，当五六日发。以其脉贯肾，络于肺，系舌本，故口燥，舌干而渴。**少阴肾水也，水性趋下，故少阴受病，尺寸俱沉。太阴之邪不已，至五六日则传少阴。少阴为病，口燥，舌干而渴者，邪传入里，热气渐深也。（景岳）肾经属水而邪热涸之，故口舌为之干渴。**尺寸俱微缓者，厥阴受病也，当六七日发。以其脉循阴器，络于肝，故烦满而囊缩。**缓者风脉也，厥阴微缓者，邪传厥阴，热气已剧，近于风也，当六七日发。少阴邪传于厥阴，烦满囊缩者，热气聚于内也。（全善②）烦满，少腹烦满也，观下云“少腹微下”可见。（《活人》③）厥阴脉浮缓者，囊必不缩，外证必发热恶寒似疟，为欲愈，宜桂枝麻黄各半汤。若尺寸俱沉短者，必囊缩，毒气入脏，宜承气下之。（三阳④）缓脉多是胃气脉，及欲愈之候。病传厥阴，亦甚危笃矣，岂有胃气乎？必缓中带弦，直无神气，方是传厥阴之恶候耳。**此三经皆受病，已入于腑，可下而已。**

---

① 亮宸：明末清初医家沈晋垣，字亮宸，见于本书《同订姓氏》中，并为本书作序，著有《伤寒选方解》。

② 全善：明代医家娄英，字全善，著有《医学纲目》。

③ 活人：即宋代朱肱所著《类证活人书》，亦名《南阳活人书》。

④ 三阳：明代医家王乾，著有《伤寒指南》。

三阴受邪，为病在里，于法当下。然三阴亦有在经者，在经则宜汗，故云已入于腑者，可下而已。（观子）此以上是申言伤于寒则病热，热虽甚不死之义也。病热者，传邪也，传邪在表当汗，在里当下，故以未入腑、已入腑别之。

按：伤寒一证，头绪最繁，其大纲之必分者有六：曰即病、曰不即病、曰传经、曰两感、曰加异气、曰时行疫疠。其间再为分之：即病有冬时伤寒、余月伤寒之异，不即病有至春温病、至夏暑病之异，传经有循经传、越经传、表里传、首尾传，及不始太阳，从各经始之传与两经三经齐病之异，加异气有温疟、风温、温毒、温疫之异，时行有春大寒、夏大凉、秋大热、冬大温之异，惟两感无甚大异。至其间又细分之，则一冬时即病，伤寒有六经不同、表里不同、后先常变不同、误治坏证不同，虽尽六经诸篇，详哉言之，而有终不能罄者，夫伤寒之难穷如此，合之可一，推之可万，然则将奚统括哉？其首篇曰《伤寒例》者，义甚明也。盖由冬时即病，一端推之，其难尽已如此，则其余变病、异气、时行诸病，从可知矣。今以六经各篇分言一病之目，而复以《伤寒例》一篇统言诸病之纲，则举一而其余可例，法之所不尽，言之所未及者，皆将自此摄入而通之矣。后人不悟一隅三反即此知彼之妙，而谓六经篇为仲景之书，例篇为叔和之文，且于温暑异气诸病种种牴牾，夫以为非仲景之言欤？按仲景自序云“撰用《素问》《阴阳大论》《八十一难》”，何其引用之文，皆出此篇中也？以为果叔和之言欤？传称叔和篇次仲景方论而已，即叔和自称，亦只云搜采录其旧论而已，未有所谓自撰以补仲景之未备而冠诸首也。或有撰述，亦必稍为别白，如《脉经》分列前人语及已新撰甚明。叔和，贤者，不应鱼目混珠，泾渭莫辨如此也。且世人但知极诋叔和以快胸臆，不思仲景果只六经诸篇，则冬时即病之外不复一及他症，而不尽之病反属遗漏不少矣。又谓变病异气，俱叔和妄增入。噫！《太阳篇》中，复有温病、风温之条又何耶？然所以不能不疑于世者，则以此六经之单就热证言也。考六经诸语，大旨俱出《素问·热病》篇，仲景因之更不他及者，犹是举一传经之常以概无穷之变而已。若欲并及其余，岂是一二日太阳，三四日阳明之可尽哉？或者又谓阴阳寒热二端，伤寒之大纲也。三阴寒证，耳目前之证也，六经中悉之矣，而《序例》不言，且并《素问》亦只言传邪之常，若不知世有真寒证者，何欤？盖尝思之，此古今强弱不同，气化渐漓①所致耳。轩岐论道之日，去上古犹未远，必禀质尚庞厚，意其时风寒荣卫之伤，多自表而渐入，其里证亦不过外邪内传而已。所谓里虚直中，根本将拨，不从经络始而竟自脏伤之病甚少，故其言惟详于病热，而不一及乎真寒也。逮乎汉世，气运日薄，死于阴寒者必已多，故其言始详于仲景，而后热虽甚不死之外，遂有绝无热而多死之证矣，《序例》未之及者，如太史公作《史记》，凡《诗》《书》《左》《国》旧文，可推本者，只将本文《序例》润色之，不复添入已说，在仲景，祖述《素问》，不离此体也。或又谓斯言有可据欤？曰以《内经》证之而已。经言“上古作汤液醪醴，为而弗用，移精变志而病可已；今世之病，必齐毒药攻其中，镵石针艾治其外，何者？嗜欲无穷而忧患不止，精气驰坏，荣泣卫除也”②，夫以中古视上古，已大径庭矣，则由仲景以视轩岐之日，焉得不殊异乎？由当今之世而视仲景，则强弱又有相去远者，是知古不言三阴寒证，必其时之禀赋犹未至衰弱如此也。又尝观之杂病矣，中风一症，古所谓八风之邪从外而得者也，今且中气、中痰、中热，属内伤者十之八九，而真中风反仅见矣，是知房劳七情内虚之病，后世滋多，先哲云补中、还少③日就增多，承气、抵当渐归减少，而谓古今形气病气可尽同耶？不可尽同耶！

若两感于寒者，一日太阳受之，即与少阴俱病，则头痛太阳，

① 漓：本意淡薄，引申为虚弱。
② 上古作……荣泣卫除也：语出《素问·汤液醪醴论》。
③ 还少：还少丹，又名滋阴大补丸。

口干，烦满而渴少阴。二日阳明受之，即与太阴俱病，则腹满太阴，身热阳明，不欲食太阴，谵语阳明。三日少阳受之，即与厥阴俱病，则耳聋少阳，囊缩而厥厥阴。水浆不入，不知人者，六日死。若三阴三阳五脏六腑皆受病，则荣卫不行，脏腑不通，则死矣。阴阳俱病，表里俱伤者为两感。以其阴阳两感，病则两证俱见。至于传经，则亦阴阳两经俱传也。一日太阳少阴同病者，膀胱与肾表里也；二日阳明太阴同病者，胃与脾表里也；三日少阳厥阴同病者，胆与肝表里也。然一日至二日，太阳传阳明，而少阴则传太阴矣；二日至三日，阳明传少阳，而太阴则传厥阴矣。水浆不入，不知人者，胃气不通也，六经俱病，则荣卫之气不得行于内外，脏腑之气不得通于上下，故六日而死矣。（三阳）二三日内，谵语囊缩，水浆不入，不知人者，真两感也，其死必矣。太阳少阴俱病，头痛口干烦满而渴，有似暑病热病，宜细辨也。且太阳入本亦渴，不可便断为两感也。两感证先少阴，而传经证先太阴者，两感表里同病，传经阳邪内陷，脾胃为仓廪之官，且木来克土，势易侵也。（观子）此申言两感于寒而病必死之义也。《素问》："帝曰：五脏已伤，六腑不通，荣卫不行，如是之后，三日乃死，何也?"① 盖谓三日之间，既传遍六经，其人当即死，何以又复三日，至六日乃死乎?"岐伯曰：阳明者十二经脉之长也，其气血盛，故不知人三日，其气乃尽，死矣"②，夫阳明多气多血之经，水谷之海，故虽经尽，亦必再经三日，然后胃气尽也。

其不两感于寒，更不传经，不加异气者，至七日太阳病衰，头痛少愈也；八日阳明病衰，身热少歇也；九日少阳病衰，耳聋微闻也；十日太阴病衰，腹减如故，则思饮食；十一日少阴病

① 帝曰五脏已伤……何也：语出《素问·热论》。
② 岐伯曰……其气乃尽死矣：语出《素问·热论》。

衰，渴止，舌干已，而嚏也；十二日厥阴病衰，囊纵少腹微下，大气皆去，病人精神爽慧也。（士材[①]）夫六经以次受病，其愈皆当以七日为期，此论原本《素问》，而从来注解不能无误，故请疏之。不两感者，非表里双传也；更不传经者，邪但在此经，更不传他经也；不加异气者，不复感寒、感风、感温、感热、感湿而变他病也，如是则可期以六经病愈之日矣。《太阳篇》云“发于阳者七日愈”，以是计之，乃知六经之病，自一日受者七日当衰，二日受者八日当衰，故一日邪在太阳，不传阳明，更无变证，则至七日，太阳病衰，头痛少愈；二日传阳明，更不传变，至八日，阳明病衰，身热少歇；三日传少阳，更不传变，至九日，少阳病衰，耳聋微闻；四日传太阴，更不传变，至十日太阴病衰，腹减如故，则思饮食；五日传少阴，更不传变，至十一日，少阴病衰，渴止，舌干已，而嚏；六日传厥阴，至十二日，厥阴病衰，囊[②]纵，少腹微下，大气皆去，精神慧爽也。大气，大邪之气也。（观子）此节首一句结前两感节之义，二句结前病热传经节之义，“不加异气”句则承上而兼起下者也，下文“更感异气”以下，又以申明加异气之义耳。**若过十三日以上不间，尺寸陷者大危。**间者，瘳也。十二日传经尽，则当愈。若过十三日以上不瘳，更尺寸脉沉陷，则正气内衰，邪气独胜，故云大危。

若更感异气，变为他病者，当依旧坏证病而治之。若脉阴阳俱盛，重感于寒者，变为温疟；异气者，先病未已又感别气也，两邪相合，变为他病。脉阴阳俱盛，伤寒之脉也，《难经》曰“伤寒之脉，阴阳俱盛而紧涩”[③]，经曰“脉盛身寒，得之伤寒”，则为前病热

---

① 士材：明末医家李中梓，字士材，号念莪，著有《内经知要》。

② 囊：原作“腹”，据上文改。

③ 伤寒之脉阴阳俱盛而紧涩：语出《难经·五十八难》。

未已，再感于寒，寒热相搏，变为温疟。（嗣真①）更感异气变为他病者，即索矩所谓二气三气杂合为病是也，是为变病，虽云当依坏证，然与医人坏病各别矣。**阳脉浮滑，阴脉濡弱者，更遇于风，变为风温；**此前热未已，又感于风者也，《难经》曰“中风之脉，阳浮而滑，阴濡而弱”②，风来乘热，故变风温。**阳脉洪数，阴脉实大者，更遇温热，变为温毒，温毒为病最重也；**此前热未已，又感温热者也。阳主表，阴主里，洪数实大皆热也，两热相合，变为温毒，以其表里俱热，故为病最重。**阳脉濡弱，阴脉弦紧者，更遇温气，变为瘟疫。以此冬伤于寒，发为温病，脉之变证方治如说。**此前热未已，又感温气者也，温热相合，变为瘟疫。（观子）窃谓此皆不即病而加感异气为病者也。严寒之毒，伏藏至春，变为温气矣。以温气之在内，而或重感于寒，则为温疟；重感于风则为风温；重感于热则为温毒；重感疫气则为瘟疫。所感虽各异，而在内之温气无异也，故皆谓之温，且曰此皆以冬伤于寒，至春发为温病所致者也。然既属变病，脉证方治，可不各随其异气而求之？本为春温之病，今由复感异气而变，曰依坏证而治者，见不得再同春温之治也。然何从知之？如得阴阳俱盛之脉，即知其重感于寒矣。下皆仿此。

《阴阳大论》云“**春气温和，夏气暑热，秋气清凉，冬气冷洌**”，**此皆四时正气之序也。**（观子）天地之道，阴阳而已。春为阳中之阴，夏为阳中之阳，秋为阴中之阳，冬为阴中之阴，由是四序以成温凉寒热，各正一气之候矣。此将言时行之变，故先以四时之正气言之。**凡时行者，春时应暖而复大寒，夏时应大热而反大凉，秋时应凉而反大热，冬时应寒而反大温，此非其时而有其气，是以一岁之中，长幼之病，多相似者，此则时行之气也。**（观子）阴阳顺

---

① 嗣真：明代医家赵嘉谟，字嗣真，著有《伤寒驳参》。

② 中风之脉……阴濡而弱：语出《难经·五十八难》。

常则为四时正气，阴阳反常则为非时疫疠，既应暖复大寒，应热反大凉，气之乖戾极矣，故其邪最能伤人，而人莫不感受之也。谓之时行者，即天行疫气也，以非时不正之气轧疠于人，所以境邑均之，长幼尽伤矣。然此气候有重轻，累百年一作者，往往非常而多不治；数十年一作者，不过疾困而犹可生，是又五运六气胜复之所致，未可一例概视也。

夫欲候知四时正气为病，及时行疫气之法，皆当按斗历占之。（观子）此结上二节，而又起下数节之纲者也。斗历者，月建斗柄所指，节气由此分也。一岁之序，四分之为温凉寒热，细分之为二十四节气，岂独三月之久，为一时之变哉？其间节异而气不同者，气之正与不正，皆可于斗历见之矣，故曰审其时候之寒温，以察邪气之轻重，如下所云是也。**九月霜降节后，宜见寒，向冬大寒，至正月雨水节后宜解也。所以谓之雨水者，以冰雪解而为雨水故也。至惊蛰二月节后，气渐和暖，向夏大热，至秋便凉。**（观子）此又先备言四时正气之序。**从霜降以后，至春分以前，凡有触冒霜露，体中寒即病者，谓之伤寒也。**九月十月寒气尚微，为病则轻。十一月十二月，寒冽已严，为病则重。正月二月，寒渐将解，为病亦轻。此以冬时不调适，有伤寒之人即为病也。（观子）此言得之霜降后春分前即病者，为正伤寒也。一岁之寒，惟九月节至二月中最为杀厉之气，故特分别而言之。然其间亦有轻重，如成氏所推言是也。**其冬有非节之暖者，名曰冬温。冬温之毒，与伤寒大异。冬温复有先后，更相重沓，亦有轻重，为治不同，证如后章。**（观子）此言得之冬月非时之暖者，为时行冬温也。冬不伤于寒，反伤于暖，所云冬应寒而反大温是已，故曰冬温所伤之气既不同，则其主治自大异矣。然所谓后先轻重更相重沓之法，则皆佚而无可考也。（吴氏①）伤寒由天令

① 吴氏：明代医家吴毓昌，字玉函，见本书《同订姓氏》。

大寒而感之也，若天令温暖而感之，则为冬温矣。一伤于大寒，一伤于温暖，岂可同治哉？**从立春节后，其中无暴大寒，又不冰雪，而有人壮热为病者，此属春时阳气发于冬时伏寒，变为温病。**（观子）此言得之立春后，无新受寒邪而壮热者，由不即病之伤寒至春温病也。春时既无暴寒冰雪卒感之邪，乃壮热为病者，则必亦以冬伤于寒，不即病，发于春时而病耳，既伏寒所变，其治自殊矣。独不言暑热者，义可类推也，暑热者又过一时而发，重于温者是也。**从春分以后至秋分节前，天有暴寒者，皆为时行寒疫也。**（观子）此言三时之伤于暴寒，但为寒疫也。凡伤于寒必为病热，是内外证亦多同矣，然所感致病之气大不同者，则以冬月之寒，既非他时之可并，而春夏秋阳气用事之时，其寒邪之外薄，必伤浅而病轻也，既邪由各异，寒疫一证，治亦悬殊矣，味此则桂枝、麻黄不可通治三时之病，仲景言之已甚明，后人复纷纷臆说，何欤？寒不过六淫之一，何以曰毒？曰暴沴[①]？曰最成杀厉？曰毒烈之气？且其杀人既速，而证变极多。按《灵枢》所谓“贼邪者，当以冬至之日，天必应之以风雨，其虚风来者，主杀主害，昼至必万民多病。虚邪入客于骨而不发于外，至春夏其气大发，腠理开，又或中于虚风，两邪相搏，经气结代矣。诸逢其风而遇其雨者，命曰岁露焉。岁多贼风邪气，寒温不和，民多病而死矣”[②]，窃谓严冬之时，不独阴寒重于三时，盖别有一种杀物之邪气，乘此阴阳禅代，贞元[③]欲尽之际，中伤于人，故较六气之沴，重而且暴，为诸邪之最也。在他时，不过相胜相克而已，岂冬令可同之比？故别谓之寒疫，而各从邪气轻重以治之。然伤寒之外，惟时行疫疠亦最重者，应寒反温，应热反凉，气既不正之极，其孽恒降自天，则虽非阳生阴杀之苛毒，孰能婴此反常之乱气哉？**三月四月，或有暴寒，**

---

① 沴（lì 力）：灾气，伤害。
② 贼邪者……民多病而死矣：语出《灵枢·岁露》。
③ 贞元：元真之气，正气。

其时阳气尚弱，为寒所折，病热犹轻；五月六月，阳气已盛，为寒所折，病热则重；七月八月，阳气已衰，为寒所折，病热亦微。其病与温及暑病相似，但治有殊耳。（观子）此复言寒疫之中又有重轻也。寒之因于时者，既有微甚，则病亦不同。然五六月重，而春秋轻者，夏大热之时，反得寒折，是以其邪尤重也。寒疫亦谓之四时伤寒，故证颇相似，既曰治与温、暑病殊，则其更与伤寒殊，不言可知矣。寒疫既不可同温、暑治，则温、暑不可同伤寒治，又不言可知矣。

十五日得一气，于四时之中，一时有六气，四六名为二十四气。（观子）此即前斗历之义，因下文将言气化太过不及亦致病，遂先申言之。然气候亦有应至而不至，或有未应至而至者，或有至而太过者，皆成病气也。疑漏“或有至而不去”一句，《要略》曰“有未至而至，有至而不至，有至而不去，有至而太过，何故也？师曰：冬至之后，甲子夜半，少阳起，少阳之时，阳始生，天得温和，以未得甲子，天因温和，此为未至而至也；以得甲子而天未温和，此为至而不至也；以得甲子天大寒不解，此为至而不去也”①。《内经》曰“至而和则平，至而甚则病，至而反者病，至而不至者病，未至而至者病”②，即是观之，脱漏明矣。（观子）一岁之气化，必始于冬至后者，以其为阴阳绝而复续，死而复生之界限也。然致病有岁多岁少者，皆平气与太过不及之故也。如未至而至，至而不去，是为太过；应至不至是为不及，皆于冬至后所得甲子夜半起少阳推之，而知病气矣。君子于此际，观天道之盈虚而节宣之，焉有实实虚虚之患哉？然此非独伤寒也，凡一岁六气之邪，胥③于此定之矣。但天地动静，阴

---

① 有未至而至……而不去也：语出《金匮要略·脏腑经络前后病脉证治》。

② 至而和则平……未至而至者病：语出《素问·至真要大论》。

③ 胥（xū需）：齐，皆。

阳鼓击者，各正一气耳，是以彼春之暖，为夏之暑，彼秋之忿，为冬之怒。天地阴阳之气鼓击而生春夏秋冬，寒热温凉，各正一气。春暖为夏暑，从生而至长也；秋忿为冬怒，从肃而至杀也。（观子）春为暖，夏为热，秋为凉，冬为寒，四时各正一气也。春之暖即夏之暑，秋之忿即冬之怒者，四气又总由一元之变化鼓荡也。是以冬至之后，一阳爻升，一阴爻降也；夏至之后，一阳气下，一阴气上也。斯则冬夏二至，阴阳合也；春秋二分，阴阳离也。阴阳交易，人变病焉。十月，六爻皆阴，坤卦用事，阴极则阳生，冬至之后一阳来复；四月，六爻皆阳，乾卦用事，阳极则阴生，夏至之后一阴成姤，《内经》曰"冬至四十五日，阳气微上，阴气微下；夏至四十五日，阴气微上，阳气微下"①，此阴阳升降之常道也。二至则阳生于子，阴生于午，阴阳相接故曰合；二分则阳退于酉，阴退于卯，阴阳相背故曰离。天地阴阳之气，既交错而不齐，人随气易，所以病生而变出也。此君子春夏养阳，秋冬养阴，顺天地之刚柔也。《内经》曰"养生者必顺于时"②，春夏养阳，以凉以寒；秋冬养阴，以温以热。所以然者，从其根故也。小人触冒，必婴暴沴，须知毒烈之气留在何经而发何病，详而取之。（观子）夫由斗历推之，岂独正气为病与时行为病之可明哉？彼伤寒、温、暑、非时寒疫，靡不由此辨焉矣，此所以或气候太过不及而病，或阴阳升降离合而病，惟君子顺其道而养之、从之，小人则触其沴而婴之、留之。凡累乎气交之间者，可不审而调之欤？

是以春伤于风，夏必飧泄；夏伤于暑，秋必病痃；秋伤于湿，冬必咳嗽；冬伤于寒，春必温病。此必然之道，可不审明之？当春之时，风气大行，春伤于风，风气通于肝，肝以春适于风，虽入之不

---

① 冬至四十五日……阳气微下：语出《素问·脉要精微论》。
② 养生者必顺于时：语出《素问·四时调神大论》。

能即发，至夏肝衰然后始动。风淫末疾，则当发于四肢，夏以阳气外盛，风不能外发，故攻内而为飧泄。飧泄者，下利米谷不化而色黄也。当夏之时，暑气大行，夏伤于暑，夏以阴为主内，暑虽入之，势未能动，及秋，阴出而阳为内主，然后暑动传阴而为痎疟。痎者二日一发，疟者一日一发。当秋之时，湿气大行，秋伤于湿，湿则干肺，肺以秋适王，湿虽入之不能即发，至冬肺衰然后湿始动也。雨淫腹疾，则当发为下利，冬以阳气内固，湿气不能下行，故上逆而为咳嗽。当冬之时，寒气大行，冬伤于寒，冬以阳为主内，寒虽入之，势未能动，及春，阳出而阴为内主，然后寒动传阳而为温病。是感冒四时正气为病，必然之道矣。（景岳）春伤于风，木气通于肝胆，即病者乃为外感；若不即病而留连于夏，脾土当令，木邪相侮，变为飧泄。夏伤于暑，金气受邪，即病者乃为暑病；若不即病而暑汗不出，延至于秋，新凉外束，邪郁成热，金火相拒，寒热交争，故病为痎疟。夏秋之交，土金用事，秋伤于湿，其即病者，湿气通脾为濡泄等症；若不即病，而湿畜金脏，久之变热，至冬则外寒内热，相搏乘肺，病为咳嗽。冬伤于寒者，以类相求，其气入肾，其寒侵骨，其即病者为六经之伤寒；不即病者，至春夏则阳气发越，营气渐虚，所藏寒毒外合阳邪而变为温病，然其多从足太阳始者，正以肾与膀胱为表里，受于阴而发于阳也。然四气为病，春夏以木火伤人，而病反寒，秋冬以寒湿伤人，而病反热，此正《内经》“重阴必阳，重阳必阴”①之义欤？（观子）若不能顺时以养阴阳，则岂独伤于寒者之必病哉？凡四时正气皆能为病矣，如“春伤于风，夏必飧泄”类，皆必然之道也。然独冬寒之伤，证变无穷，则四气之病洵②伤寒居其最巨欤！首言四时之气皆能为病，此因备述伤寒已尽，复结归四时为病上，文之

① 重阴必阳重阳必阴：语出《素问·阴阳应象大论》。
② 洵（xún 询）：诚然，实在。

绾合①照应处一线不漏矣。伤寒既由正气为病，则时行疫气之由不正气为病者，自迥殊矣。

伤寒之病，逐日浅深以施方治。今世人伤寒，或始不早治，或治不对病，或日数久淹，困乃告医，医人又不依次第而治之，则不中病，皆宜临时消息制方，无不效也。(叔和) 今搜采仲景旧论，录其证候，诊脉声色，对病真方，有神验者，拟防世急也。(观子) 世以此二十八字，遂疑《例》篇俱为叔和所作。夫叔和果属序述仲景一经大义，亦必稍为指陈明白，岂可以是数语了却发挥之意？且叔和乃表章先圣之人，岂故为疑似难明以作混乱僭窃之人？盖缘此数语，本属叔和注脚，如后“此以前是伤寒热病证候”，及“疑非仲景义”之类，只因传书者，不难颠倒错乱仲景之文，又何难将叔和注语混录为一，令人莫辨？今观通篇文字，势如常山之蛇②，首尾毕应，无一笔闲剩语，何特此间杂出此数句，与上下文义绝不相联属？故知为叔和之注脚无疑也。曰“皆宜临时消息制方”者，仲景意中处疗语也；曰“录其真方有神验者”，叔和意中编集语也，只此二句，为两人胸臆甚明，焉得误合为一？又土地温凉高下不同，物性刚柔餐居亦异，是以黄帝兴四方之问，岐伯举四治之能，以训后贤，开其未悟者，临病之工宜须两审也。(庞氏③) 非圆机通方之士，孰能臻此也？一州之内，有山居者，为居积阴之所，盛夏冰雪，其气寒，腠理闭，难伤于邪，其人寿。其有病者，多中风中寒之疾也；有平泽居者，为居积阳之所，严冬生草，其气温，腠理疏，易伤于邪，其人夭。其有病者，多中温中暑之疾也。(观子) 四方之问，四治之能，俱详《内经》。观此则所谓风气厚薄，时令寒燠，方土南

---

① 绾合：连接，联系。

② 常山之蛇：兵法之一，出《孙子兵法》，形容首尾相顾连贯，无前后矛盾。

③ 庞氏：宋代医家庞时，字安常，著有《伤寒总病论》。

北，种种不同，当分别施治，仲景论列已甚明矣，然则临病者可无酌剂其宜乎？

凡人有疾，不时即治，隐忍冀瘥以成痼疾，小儿女子，益以滋甚。（观子）小儿幼而不知，女子柔而多讳，故其求治尤迟。**时气不和，便当早言，寻其邪由，及在腠理，以时治之，罕有不愈者。患人忍之，数日乃说，邪气入脏，则难，可制此为家有患备虑之要。**腠理者，津液腠泄之所，文理缝会之中也，《要略》曰“腠者，三焦通会元真之处，为血气所注；理者，皮肤藏府之文理”①。邪客于皮肤，则邪气浮浅，易为散发，若以时治之，罕有不愈者矣，《玉函》曰“主候长存，形色未病，未入腠理，针药及时，服将调节，委以良医，病无不愈”②，盖在皮肤，则外属阳而易治，传入里，则内属阴而难治。《内经》曰：“善治者治皮毛，其次治肌肤，其次治筋脉，其次治六腑，其次治五脏，治五脏者半死半生也”③，昔桓侯怠于皮肤之微疾，以至骨髓之病，家有患者，可不备虑乎？（《千金》）扁鹊曰“病在腠理，汤熨之所及也；病在血脉，针石之所及；病在骨髓，无可奈何”。而凡医治病，或言且待，使病成乃顿去之，此为妄矣，当预约束家中及所部曲，具语解此意，使有病者知之为要。**凡作汤药，不可避晨夜，觉病须臾，即宜便治，不等早晚，则易愈矣。若或差迟，病即传变，虽欲除治，必难为力。**传，有常也；变，无常也。传为循经而传，如太阳传阳明是也；变为不常之变，如阳证变阴证是也。邪既传变，病势深也，《本草》曰“病势已成，可得半愈；病势已过，命将难全”④。服药不如方法，纵意违师，不须治之。（观

---

① 腠者……皮肤藏府之文理：语出《金匮要略·脏腑经络先后病脉证》。

② 主候长存……病无不愈：语出《金匮玉函经·证治总例》。

③ 善治者治皮毛……半死半生也：语出《素问·阴阳应象大论》。

④ 病势已成……命将难全：语出《本草经·序》。

子）昔淳于氏有六不治，骄恣不论于理者一不治，即“纵意违师”之谓矣。

凡伤寒之病，多从风寒得之，始表中风寒，入里则不消矣，未有温覆而当，不消散者。凡中风与伤寒为病，自古通谓之伤寒，《千金》曰“夫伤寒者，起自风寒，入于腠理，与精气分争，荣卫偏隔，周身不通而病，始自皮肤，入于经络，传于脏腑”①，若邪客皮肤，便投汤药，温暖发散而当，则无不消散之邪矣。**不在证治，拟欲攻之，尤当先解表，乃可下之。**（观子）不在证治者，证在两可疑似之间也。拟欲攻之，尤先解表者，伤寒表不解者，不可攻里，必先解外，乃可攻内也。如阳明病当下，若发热恶寒脉浮紧，遂下之，表邪陷入，必腹满小便难也。**若表已解，而内不消，非大满，犹生寒热，则病不除。**表证虽罢，里不至大坚满者，亦未可下之，是邪未收敛成实，下之则里虚而邪复不除，犹生寒热也。**若表已解，而内不消，大满大实，坚有燥屎，自可除下之，虽四五日不能为祸也。**外无表证，里有坚满，为下证悉具，《外台》云“表和里病，下之则愈”②，下证既具，则不必拘于日数。若不宜下而便攻之，内虚热入，协热遂利，烦躁，诸变不可胜数，轻者困笃，重者必死矣。下之不当，轻者犹难治，矧③重者乎。（华氏④）伤寒六日入胃，入胃乃可下也。若热毒在外，未入于胃而先下之者，其热乘虚入胃，即烂胃也。热既入胃，须下去之，不可留于胃中也。胃若实热为病，三死一生矣。

夫阳盛阴虚，汗之则死，下之则愈；阳虚阴盛，汗之则愈，

---

① 夫伤寒者……传于脏腑：语出《备急千金要方·伤寒例》。

② 表和里病下之则愈：语出《外台秘要》卷一。

③ 矧（shěn 审）：况且。

④ 华氏：汉末名医华佗，字元化，据本书《考证诸书》载，著有《中藏经》。

下之则死。表为阳，里为阴，阴虚者阳必凑之，阳盛之邪，乘其里虚而入于腑者，为阳盛阴虚也，下之，除其内热而愈；若反汗之，则竭其津液而死。若阴邪乘其表虚，客于荣卫之中者，为阳虚阴盛也，汗之，散其表寒而愈；若反下之，则脱其正气而死。（嗣真）《内经》曰“邪气盛则实，精气夺则虚”①，盖盛者指邪气而言，虚者指正气而言。正气在人，阳主表而阴主里；邪气中人，表为阴而里为阳。夫表之真阳先虚，故阴邪乘之而盛实，表受邪者阳虚也，脉浮紧者阴邪盛于外也，是谓阳虚阴盛，所以用桂枝辛甘温剂，汗之则阴邪消，温之则真阳长，使邪去正安，故愈。又若里之真阴先虚，故阳邪入之而盛实，里受邪者阴虚也，脉沉实者阳邪盛于内也，是谓阴虚阳盛，所以用承气酸苦寒剂，下之则阳邪消，寒之则真阴长，邪去正安故愈。如其不然，阳盛而用桂枝，下咽即毙；阴盛而用承气，入胃即亡，是皆盛盛虚虚而致邪失正也。《活人》所引《素问》“阳虚则外寒，阴虚则内热，阳盛则内热，阴盛则外寒”②，四证皆杂病也；《难经》“阳虚阴盛，汗出而愈，下之即死；阳盛阴虚，汗出而死，下之即愈者”③，说脉也；《外台》“表病里和，汗之则愈；表和里病，下之则愈者”④，说阴阳表里也，皆非仲景之意。夫仲景所论阴阳虚实者，邪正消长之机也，其义深矣。且和者无病也，以和字训虚字恐碍理。（安道⑤）阴阳之在人，均则宁，偏则病，盛则过，虚则不及，岂可以盛为和乎？《微旨》曰“此阴阳，指脉之尺寸言。尺实大，寸短小，名阴盛阳虚，可汗；寸实大，尺短小，名阳盛阴虚，可下”⑥，窃意越人设难，以病不以脉，其答

---

① 邪气盛则实精气夺则虚：语出《素问·通评虚实论》。
② 阳虚则外寒……阴盛则外寒：语出《素问·调经论》。
③ 阳虚阴盛……下之即愈者：语出《难经·五十八难》。
④ 表病里和……下之则愈者：语出《外台秘要》。
⑤ 安道：元代医家王履，字安道，著有《伤寒溯洄集》。
⑥ 此阴阳……可下：语出《伤寒微旨论·阴阳盛虚篇》。

也，何反以脉不以病乎？且脉以候病也，倘汗下之际，证已不可少缓，脉待应而未应，欲不待则惑于心，欲待之又虑其变，二者之间，将从病欤？将从脉欤？吾不能无疑于此也。盖所谓阳盛则毙者，是言表证已罢而里证既全，可攻而不可汗也；所谓阴盛以亡者，是言里证未形而表证独全，可汗而不可攻也。由此观之，越人仲景之本旨庶乎畅然其中矣。夫如是，则神丹安可以误发，甘遂何可以妄攻？虚盛之治，相背千里；吉凶之机，应若影响①，岂容易哉？神丹者，发汗药也。甘遂者，下药也。汗下不当之凶，如影随形，如响应声矣。**况桂枝下咽，阳盛则毙；承气入胃，阴盛以亡。**桂枝者，汗也；承气者，下也。《玉函》曰“不当汗而强与汗之者，令人夺其津液，枯槁而死；不当下而强与下之者，令人开肠洞泄，便溺不禁而死”②。(节庵③）方其风寒初客皮毛之间，阴气乃盛，闭塞腠理，身中阳气已虚，不能外御，当此之时，桂枝辛甘温之药，助阳抑阴而发之阴，阴邪既散，表气冲和而愈。不知用此，而反以承气苦寒之药下之，表里俱伤，不亡何待？若表邪既罢，寒作为热，阳陷入深而盛于里，则津液消耗，肠胃燥涩而脏腑之真阴虚矣，当此之时，宜用承气苦寒之剂，扶阴抑阳而泄去热气，阳邪既退，胃中真阴来复，里气和平而愈。不知用此，而反以桂枝辛热之药，助邪伐正，安有不毙者乎？此越人仲景所以深致意其间，而云桂枝下咽云云也。（全善）阳盛，则阳并于阴，故宜下；阴盛，则阴并于阳，故宜汗。阳并于阴，沉而实也；阴并于阳，浮而实也。阳盛阴虚，是病在里；阳虚阴盛，是病在表。（观子）此数节前后反复言之，只是发汗吐下不可相反之义耳。阳盛阴虚者，四字总言邪之已入里也，故下愈汗死；阳虚阴盛者，四字总言邪之犹在表也，故汗愈下

---

① 影响：立竿见影，桴鼓响应。
② 不当汗……不禁而死：语出《金匮玉函经·证治总例》。
③ 节庵：明代医家陶华，字尚文，号节庵，著有《伤寒六书》。

死。又继之曰阳盛则毙者，入里则阳邪盛矣，而乃误以桂枝阳药反攻表也；阴盛则亡者，在表则阴邪盛矣，而乃误以承气阴药反攻里也，有不速其死乎？滑伯仁注《难经》谓“受病为虚，不受病为盛”①，与《外台》之表和里和“和”字义同，抑知此阳盛阴盛之不可作本气论，仲景已明言于桂枝下咽四句之内哉。**死生之要，在乎须臾，视身之尽，不暇计日。**投汤不当，则灾祸立见，岂暇计其日数哉？**此阴阳虚实之交错，其候至微，发汗吐下之相反，其祸至速。而医术浅狭，懵然不知病源，为治乃误，使病者殒殁，自谓其分，至今冤魂塞于冥路，死尸盈于旷野，仁者鉴此，岂不痛欤？**

凡两感病俱作，治有先后，发表攻里本自不同，而执迷妄意者，乃云神丹甘遂合而饮之，且解其表，又除其里，言巧似是，其理实违。（观子）盖尝读此而有感焉。神丹甘遂合而饮之，似乎后世为必无之事矣，然近人发表兼消导之说，药虽不同而意实一辙，何哉？彼意以外既感邪，内必停物，借口于夹食伤寒之治，遂以芎苏羌防类解其外，枳朴楂卜类消其中，一举两得，岂不有理？不知伤寒之初，邪只在腠理肌表，并未深入，只一汗可除，焉事兼求里实？昧者施此，其罪有三：本太阳表病，妄攻阳明之里，诛伐无过，以犯经禁，其失一也；邪在皮毛，必从汗解，胃主津液，内夺其气，得汗反艰，其失二也；邪未入腑，胃本无实可除，先事削伐，令邪乘虚内陷，其失三也。夫表不解者，不可攻里，仲景法也。病在外，反以兼内误之，是邪方欲从汗去，而里虚夺之内留矣。汗之非法，虽解表奚用乎？所以里气未甚败者，不过侵入阳明，而血弱气尽者，变端且不可数矣。夫伤寒惟患自表传里，何为速之死人也？然庸工习此为常胜之兵，是伤寒非必死之病，而昧者操必杀之

① 受病为虚不受病为盛：语出《难经·五十八难》。

机也，言巧似是，其理实非，可不深省欤？夫智者之举错也，常审以慎；愚者之动作也，必果而速，安危之变，岂可诡哉？世上之士，但务彼翕习之荣，而莫见此倾危之败，惟明者居然能护其本，近取诸身，夫何远之有焉！两感病俱作，欲成不治之疾，医者大宜消息，审其先后次第而治之。若妄意攻治以求速效者，必致倾危之败矣。（叔和①）此以前是伤寒热病证候也。

① 叔和：晋代医家王叔和，著有《脉经》，搜集整理编次《伤寒论》。

卷　二

太阳经证治篇上

太阳之为病，脉浮，头项强痛而恶寒。（观子）太阳者，巨阳也，为诸阳之长，主气于表，故其脉浮，《经》云“尺寸俱浮，太阳受病”① 是矣。其经脉从头下项，行身之背，故邪中之则头项强痛；恶寒者，伤于寒则恶之也，二证皆系表症，盖邪初入人，尚在腠理，而太阳为经，亦病在表，斯脉与证各应之耳。**太阳病，发热，汗出，恶风，脉缓者，名为中风。**风，阳也，风则伤卫，卫为阳，卫外者也，病则不能卫固其外，而皮腠疏，故汗出而恶风也；伤风脉缓者，风性懈缓故也。**太阳病，或已发热，或未发热，必恶寒，体痛，呕逆，脉阴阳俱紧者，名曰伤寒。**寒，阴也，寒则伤荣，寒气客于经中，阳气怫结而成热也。中风即发热者，风为阳也；伤寒或未发热者，寒为阴邪，不能即热，郁而方变热也。卫虚者恶风，荣虚者恶寒，荣伤寒者，必恶寒也。气病者麻，血病者痛，风令气缓，寒令气逆，体痛呕逆者，荣中寒也。《经》曰“脉盛身寒，得之伤寒”，脉阴阳俱紧，知其伤寒也。（观子）紧者气为寒束，寒性敛缩，阳不得伸，故脉形急切如绞绳，《要略》曰“寒令脉急”②，是也。

中风表证

太阳中风，阳浮而阴弱。阳浮者热自发，阴弱者汗自出。啬啬恶寒，淅淅恶风，翕翕发热，鼻鸣干呕者，桂枝汤主之。阳以候卫，阴以候荣。阳脉浮者，卫中风也；阴脉弱者，荣气弱也。风并于

---

① 尺寸俱浮太阳受病：语出《伤寒论·伤寒例》。
② 寒令脉急：语出《金匮要略·脏腑经络前后病脉证治》。

卫，则卫实而荣虚，故发热汗自出也。啬啬，不足恶寒之貌也，淅淅，洒淅恶风之貌也，卫虚则恶风，荣弱则恶寒，荣弱卫强，恶寒复恶风者，以自汗则皮肤缓，腠理疏，亦恶风也。翕翕者，熇熇然热也，若合羽所覆，言热在表也。鼻鸣干呕者，风壅而气逆也。与桂枝汤和荣卫而散风邪。（观子）此言脉浮弱，发热，自汗，恶风寒，鼻鸣，干呕之为中风，宜主桂枝汤。言卫实者，邪气实；又言卫虚者，正气虚也。**太阳病，头痛，发热，汗出，恶风者，桂枝汤主之。**（观子）此言头痛，发热，汗出，恶风之亦为中风，宜主桂枝汤。**太阳病，发热，汗出者，此为荣弱卫强，故使汗出。欲救邪风者，宜桂枝汤。**（观子）此言发热汗出之亦为中风，宜桂枝汤。均是太阳中风，或有鸣呕，或无鸣呕，或头痛，或不头痛者，中风以自汗为主，余症不必悉具也，故各分举而备言之。若脉之阳浮阴弱，虽不再言，当无有或异者矣。

病尝①自汗出者，此为营气和，营气和者外不谐，以卫气不共营气和谐故耳。以营行脉中，卫行脉外，复发其汗，营卫和则愈，宜桂枝汤。卫受风邪而荣不病者，为营气和；卫既客邪，则不能与营气和谐，亦不能护卫皮腠，是以当自汗出，与桂枝汤解散风邪，调和营卫则愈。（观子）此言中风自汗之伤卫而不伤营，故主桂枝汤。**太阳病，外证未解，脉浮弱者，当以汗解，宜桂枝汤。**（观子）此言脉浮弱之外证未解，必从汗解，故主桂枝汤。**太阳病，外证未解者，不可下也，下之为逆。欲解外者，宜桂枝汤主之。**（观子）此言中风外证未解之可汗不可下，故主桂枝汤。

太阳病，先发汗不解而复下之，脉浮者不愈，浮为在外，而反下之，故令不愈。今脉浮，故知在外，当须解外则愈，宜桂枝汤主之。《经》曰“柴胡汤证具而以他药下之，柴胡症仍在者，复与

---

① 尝：《伤寒论》通行本作“常”。

柴胡汤”①，即此类矣。（观子）此言误下而表症仍在，宜复用桂枝汤。太阳病，下之后其气上冲者，可与桂枝汤，方用前法；若不上冲者，不可与之。太阳病属表，而反下之，则虚其里，邪欲乘虚传里，若气上冲者，里不受邪而气逆上与邪争也，则邪仍在表，故当复与桂枝汤解外；其气不上冲者，里虚不能与邪争，邪气已传里也，故不可更与桂枝攻表。（观子）此言误下，而里气实，不受邪陷，宜仍进桂枝汤。**太阳病，初服桂枝汤，反烦不解者，先刺风池风府，却与桂枝汤则愈**。烦，热也，服桂枝汤后，当汗出而身凉和，今反烦热不解，风盛而未能即散也，先刺风池、风府，以通太阳之经而泄风气，后与桂枝汤解散则愈。（洁古②）卫为阳主表，阳维受邪，亦病在表，二穴乃阳维之会，故服桂枝后，尚自汗发热，脉寸浮尺弱，反烦，为病在阳维，宜先针此二穴也。（观子）此言邪盛，服桂枝反烦，必兼刺风池风府穴。太阳，诸阳之长；阳维，诸阳之会，此必不但病在太阳，而阳维亦病者，桂枝不能兼解阳维之邪，故服后反烦，泻此二穴而并治之始愈也。风府穴见《序例》③内，风池穴在风府两旁大筋陷中。**病人脏无他病，时发热，自汗出而不愈者，此卫气不和也，先其时发汗则愈，宜桂枝汤主之**。脏无他病，里和也；卫气不和，表病也，《外台》云“里和表病，汗之则愈”④。所谓先其时者，先其发热汗出之时，发汗则愈也。（宇泰）时发热者，有时而发热也，时作时止，病流连不愈，候其时止而与之，曰先其时也，《素问》“因其衰也，事必大昌”⑤，其此之谓欤。（观子）此言发热自汗而时作时止，宜先其未作，迎而夺之，故主桂枝汤。

---

① 柴胡汤证……复与柴胡汤：语出《伤寒论·辨太阳病脉证并治下》。
② 洁古：金代医家张元素，字洁古，号易水老人，著有《医学启源》。
③ 序例：即卷一《伤寒例》。
④ 里和表病汗之则愈：语出《外台秘要》。
⑤ 因其衰也事必大昌：语出《素问·疟论》。

太阳病三日，已发汗，若吐，若下，若温针，仍不解者，此为坏病，桂枝不中与也，观其脉证，知犯何逆，随证治之。太阳病三日中，曾经发汗吐下温针，虚其正气，病仍不解者，谓之坏病，言为医所坏也，不可复与桂枝汤，审观脉症，随所逆而救之。（宇泰）逆者，谓不当汗而汗，不当下而下，或汗下过甚，皆不顺于理，故云逆也；随症治之者，如云汗后病不解及发汗若下之病仍不解，某汤主之之类也。王韩诸家，以坏病另作一证，而以羊肉汤主之，误矣。（观子）此言坏病之不宜主桂枝。桂枝本为解肌，若其人脉浮紧，发热汗不出者，不可与也。常须识此，勿令误也。（观子）此言伤寒之不宜主桂枝。脉浮紧无汗，乃寒伤营，麻黄汤证，岂可误与桂枝？若酒客病，不可与桂枝汤。得汤则呕，以酒客不喜甘故也。酒客内热，喜辛而恶甘，得桂枝汤则中满而呕。（观子）此言酒客之不可例用桂枝。喘家作桂枝汤，加厚朴杏子仁。仁，一本作佳。太阳为诸阳主气，风盛气壅则生喘，与桂枝汤以散风，加厚朴杏仁以降气。（观子）此言喘家之不可例用桂枝。凡服桂枝汤吐者，其后必吐脓血也。内热者服桂枝汤则吐，如酒客之类也，既亡津液，又为热所搏，其后必吐脓血，而为肺痿矣，《要略》曰“热在上焦为肺痿”①，谓“或从汗，或从呕吐，重亡津液故得之”②。

桂枝汤方

桂枝去皮　芍药各三两　甘草二两，炙　生姜三两，切　大枣十二枚，擘

上五味㕮咀，以水七升，微火煮取三升。去滓，适寒温服一升。服已须臾，歠同啜热稀粥一升余以助药力，温覆令一时许，遍身漐漐昌立切，汗出貌微似有汗者益佳，不可令如水流漓，病必

① 热在上焦为肺痿：语出《金匮要略·五脏风寒积聚病脉证治》。

② 或从汗……重亡津液故得之：语出《金匮要略·肺痿肺痈咳嗽上气病脉证治》。

不除。若一服，汗出病差同瘥，停后服，不必尽剂；若不汗，更服依前法；又不汗，后服当小促其间，半日许令三服尽。若病重者一日一夜服，周时观之，服一剂尽，病证犹在者更作服，若汗不出者，乃服至二三剂。禁生冷、黏滑、肉面、五辛、酒酪、臭恶等物。（三阳）太阳汗出，服桂枝，只使之似有汗者，邪已去矣，“似”字当细玩，不可认作发汗，与麻黄汤同例看。（观子）不能卫外者，表之阳气虚也；汗随邪越者，里之津液损也。桂枝一汤，虽曰解肌去邪，实护持元气为急，故品味稍变即建中，而啜粥助力，岂非大扶胃气法乎？

《内经》“辛甘发散为阳”①，桂枝汤辛甘之剂，所以发散风邪。“风淫所胜，平以辛，佐以苦甘，以甘缓之，以酸收之”②，是以桂枝为主，芍药甘草为佐；“风淫于内，以甘缓之，以辛散之”③，是以生姜、大枣为使。

桂味辛热，用之为君，桂犹圭也，宣导诸药为之先聘，是谓“辛甘发散为阳”之意。生姜、大枣，不特专于发散，以脾主为胃行其津液，姜枣之用，专行脾之津液，和荣卫者也。麻黄汤不用姜枣者，专于发汗，不待行化而津液得通矣。凡第二段皆《明理论》④。

（海藏⑤）或问仲景治伤寒，当汗者皆用桂枝汤，又云无汗不得用桂枝，汗多者桂枝甘草汤，一药二用，其义何也？曰：仲景云“太阳中风，阴弱者汗自出”，卫实荣虚故发热汗出；又云“太

---

① 辛甘发散为阳：语出《素问·至真要大论》。

② 风淫所胜……以酸收之：语出《素问·至真要大论》。

③ 风淫于内……以辛散之：语出《素问·至真要大论》。

④ 凡第二段皆明理论：指所有方解的第二段，未注明出处者，皆取自成无已的《伤寒明理论》。

⑤ 海藏：元代医家王好古，字进之，号海藏，著有《医垒元戎》。

阳病，发热汗出者，此为营弱卫强”，阴虚阳必凑之，故皆用桂枝发汗，此乃调其营气则卫气自和，风邪无所容，遂从汗解，非桂枝能开腠发汗也。汗多用桂枝者，以之调和营卫，则邪从汗出而汗自止，非桂枝能止汗也。桂枝汤下发汗“发”字，当作“出”字，营卫和，汗自然出，非若麻黄之开腠发汗也。（濒湖①）桂枝透达营卫，故能解肌而风邪去，脾主营，肺主卫，甘走脾，辛走肺也。（念莪）卫气不能卫外为固则有汗，成②云卫实何耶？盖邪气盛则实，非正气也。既曰邪实，则热在表矣，其恶风又何耶？盖汗能开腠也。既曰热在表，则汗出而腠开亦宜解矣，乃不解者又何耶？赵嗣真所谓惟脏腑可分表里，皮肤骨髓但分浮沉浅深，俱属于表。若以皮肤为表，骨髓为里，则麻黄汤证骨节疼痛，其可谓有表复有里耶？然则不解者，骨髓之邪自在，正与啬啬恶寒之义相合，所谓热在皮肤，寒在骨髓也。如骨髓无寒则桂枝不宜与矣，论曰“桂枝下咽阳盛则毙”，其是之谓乎？（亮宸）此证虽曰风邪搏而阳盛，实则卫虚，虽曰卫虚，实亦荣弱，桂枝一汤，专为救卫益荣而设。荣卫之气皆生于脾胃，大枣、甘草之甘，益脾胃而生津液，生姜之辛以行之，芍药之酸以敛之，然后用桂枝之辛热，行阳益卫而发风邪，盖壮荣卫以散外邪，专为“汗出”二字，故不同于麻黄之直发也。（观子）邪在表者必从汗解，然自汗之证，津液已伤，安可复同他渍形法乎？桂枝善达肌表，气薄发泄，用以解散肤腠风邪，固矣；若芍药、甘草，化土崇脾，收敛荣气，则妄溢者自不再溢；生姜、大枣，行阳益气，生发脾胃，则无津者重与生津，然后荣卫以通，邪气以去，正气以复，而非亡阳流漓之比也。

---

① 濒湖：明代医家李时珍，字东璧，号濒湖，著有《本草纲目》。
② 成：成无己。

伤寒表证

太阳病，头痛发热，身疼腰痛，骨节疼痛，恶风，无汗而喘者，麻黄汤主之。此太阳伤寒也。头痛身疼腰痛，以至牵连骨节疼痛者，太阳经营血不利也。皮肤闭而为热者，寒在表也。风并于卫者，卫实荣虚，自汗恶风；寒并于荣者，荣实卫虚，无汗而亦恶风也。以荣强卫弱，故气逆而喘。与麻黄汤以发其汗。（士材）足太阳膀胱之脉，起目内眦，上颏交颠，入络脑，下项，循肩髆，夹脊抵腰中，贯臀入腘，循髀下合腘中，贯腨内，故所过无不疼痛也。（观子）此言发热，头痛，体痛，骨痛，无汗之为伤寒，宜主麻黄汤。按桂枝证曰干呕，麻黄证曰喘，非风主呕而寒主喘也，首条伤寒内曰体痛呕逆，桂枝汤曰喘家加厚朴杏子，则寒未尝不呕，风未尝不喘也。又桂枝亦有恶寒，麻黄亦有恶风，昔人谓伤风恶风，伤寒恶寒者，殆未尽然。

太阳病，脉浮紧，无汗，发热，身疼痛，八九日不解，表证仍在，此当发其汗。服药已微除，其人发烦目瞑，剧者必衄，衄乃解，所以然者，阳气重故也。麻黄汤主之。浮紧无汗，发热疼痛，太阳伤寒也，虽至八九日而表证仍在，亦当发其汗也。烦，身热也，邪气不为汗解，郁而生烦热也。肝受血而能视，荣气既伤，血为热搏，肝气不治，故瞑也。剧者热甚于经，迫血妄行而为衄，得衄则热随血而解。阳气重者，热气重也。（兼善①）或谓《经》言：衄家发汗，汗出必额上陷②，今衄血之症，皆赘麻黄其下，何也？夫“太阳脉浮紧，发热无汗，自衄者，愈”③，此一定论也，何故复用麻黄以汗之？曰：“麻黄汤主之”五字，合当列于“当发其汗”之下，盖以汉之文法，用药诸方类，皆赘于本条之末故也。（观子）此言发热身痛无汗之伤

---

① 兼善：明代医家张兼善，著有《伤寒石髓》。

② 衄家发汗汗出必额上陷：语本《伤寒论·辨太阳病脉证并治中》。

③ 太阳脉浮紧……自衄者愈：语出《伤寒论·辨太阳病脉证并治中》。

寒，至八九日，热气甚重，虽服麻黄汤，必烦剧，必得衄而解。太阳病，脉浮紧，发热，身无汗，自衄者愈。风寒在经不得汗解，郁而变热，衄则热随血散，故愈。（观子）此言当汗不汗而得衄即解，可见汗即是血。**伤寒，脉浮紧，不发汗因致衄者，麻黄汤主之。**（观子）此言虽得微衄而邪重未解，必再主麻黄汤。夫衄必分点滴、成流。成流者，邪气已散，不须服药，上条自衄者愈是也；点滴者，邪犹在经，当散其邪，用麻黄汤非治衄也，邪去衄自止矣。

脉浮者，病在表，可发汗，宜麻黄汤。浮，轻手得之，以候皮肤之气，《内经》曰“其在皮者，汗而发之”[1]是也。**脉浮而数者，可发汗，宜麻黄汤。**（观子）麻黄汤必脉浮紧而见症甚重者宜之，此但脉浮及浮数耳，又无前条诸症，何以亦主麻黄汤？盖浮者，太阳受病，浮者，邪气在表，非与发汗，则太阳之邪奚从解乎？不惟其证，惟其脉，故特举而明之。

麻黄汤方

麻黄三两，去节　桂枝二两，去皮　甘草一两，炙　杏仁七十个，去皮尖[2]

上四味，以水九升，先煮麻黄，减二升，去上沫，内诸药，煮取二升半，去滓，温服八合。覆取微似汗，不须啜粥，余如桂枝法将息。

《内经》曰“寒淫于内，治以甘热，佐以苦辛”[3]，麻黄、甘草开肌发汗，桂枝、杏仁散寒下气。

《本草》云“轻可去实”[4]，麻黄之属是也。实者谓寒邪在表，

---

① 其在皮者汗而发之：语出《素问·阴阳应象大论》。

② 七十个去皮尖：原作“七十个汤去皮尖”，疑“个”下衍“汤”字，据文义删。

③ 寒淫于内……佐以苦辛：语出《素问·至真要大论》。

④ 轻可去实：语出《汤液本草》卷上。

腠密无汗而表实也，麻黄为轻，专主发散，是以为君；表实者，非桂枝所能独散，所以为臣也；甘草甘平，杏仁甘苦，用以为佐者，经所谓“肝苦急，急食甘以缓之”① 也，肝者，营之主也，伤寒营胜卫固，血脉不利，故须缓之。且桂枝汤治风伤卫，则卫实营弱，故佐以芍药，和其荣血也；麻黄汤治寒伤荣，则营实卫虚，故佐以杏仁，利其卫气也，经所谓“气之所并为血虚，血之所并为气虚”②，处方之妙，制剂之微，赅通君子其明察之。（东垣）轻可去实，麻黄、葛根之属是也，六淫有余之邪，客于阳分皮毛之间，腠理闭拒，营卫气血不行，故谓之实，二药轻清成象③，故可去之。麻黄微苦，其形中空，足太阳寒水之经，其经本寒而又受外寒，故宜发汗，去皮毛气分寒邪以泄表实。（念莪）按审系真寒，太阳无汗，非麻黄莫可代者，前哲谓“冬不用麻黄，夏不用桂枝”，盖以冬令主闭藏，不应疏泄，夏令本炎热，不可辛温，经所谓“必先岁气，毋伐天和”④ 之说也；又曰麻黄惟冬月寒邪在表，腠密无汗者必用，是何与前说相反耶？戒不用者，明时令之常，虑轻用也；劝必用者，发病机之理，虑遗用也，或舍时从证，或舍证从时，临病变通，存乎其人，倘一概疑惧，惟以轻和之剂代之，祸矣。麻黄为发表第一药，惟当冬令，在表真有寒邪者，始为相宜，虽发热恶寒，苟不头疼身痛拘急，脉不浮紧者，不可用也。虽可汗之证，亦当察病之轻重，人之虚实，不得多服，盖汗乃心之液，若不可汗而误汗与虽可汗而过汗，则心血为之动摇，或亡阳，或津液竭而成坏证矣。（吴氏）发汗必用麻黄，亦有禁用者，何耶？伤寒发于天令寒冷之时，寒邪在表，闭

---

① 肝苦急急食甘以缓之：语出《素问·脏气法时论》。

② 气之所并……为气虚：语出《素问·调经论》。

③ 轻清成象：功能轻扬发散，形态伸展扩张，体用一致。

④ 必先岁气毋伐天和：语出《素问·五常政大论》。

其腠理，须用麻黄辛苦之药，为能开发腠理，逐寒邪汗出而解也。惟夏日炎暑之时，为禁用之药，故宜辛凉之剂以发之，乃葛根、葱、豆豉之类是也。若麻黄加凉剂在内亦可用，如通解散是也。（亮宸）寒为阴邪，务入于营者，其同气也，故伤之最深，伤则血涩而经络不行，故身疼而骨痛；然邪必由卫以入营，营涩而卫亦闭，故无汗；喘者，卫外闭而肺气不通，故膹郁而逆。麻黄一汤，专为大发寒邪，通行营卫而设，桂枝亦能行阳散邪，而不如麻黄之彻地通天，遍越毛腠，故用麻黄为君，桂枝为臣，盖麻黄中空而轻扬，性热而善发，通行荣卫，无如其捷也；杏仁内利肺，外走皮毛以定喘；甘草最轻，不用其补益，但取辛甘发散之意，且与大发散中微寓和之之意也。（海藏）麻黄治卫实之药，桂枝治卫虚之药，二物虽为太阳证药，其实营卫药也，心主营为血，肺主卫为气，故麻黄为手太阴肺之剂，桂枝为手少阴心之剂，伤寒伤风而用麻黄、桂枝，即汤液之源也。（濒湖）仲景治伤寒，无汗用麻黄，有汗用桂枝，历代名医皆随文传会，未有究其精微者。夫津液为汗，汗即血也，在营则为血，在卫则为汗。夫寒伤营，营血内涩，不能外通于卫，卫气闭固，津液不行，故无汗发热而恶寒；风伤卫，卫气外泄，不能内护与营，营气虚弱，津液不固，故有汗发热而恶风。然风寒之邪，皆由皮毛而入，皮毛者，肺之合，肺主卫气，包罗一身，天之象也，是证虽属太阳而肺实受邪，其证多兼面赤怫郁，咳嗽，痰喘，胸满诸证，非肺病乎？盖皮毛外闭，则邪热内攻，而肺气膹郁，故用麻黄、甘草同桂枝引出营分之邪，达之肌表，佐以杏仁泄肺而利气。汗后，无大热而喘，加以石膏，《活人书》“夏至后加石膏、知母”①，皆是泄肺火之药，是则麻黄汤虽太阳发汗重剂，实则发散肺经火郁之药也。腠

① 夏至后加石膏知母：语出《类证活人书》卷十二。

理不密，则津液半泄，而肺气自虚，虚则补其母，故用桂枝同甘草，外散风邪以救表，内伐肝木以防脾，佐以芍药泄木而固脾，泄东所以补西也，使以姜枣行津液而和营卫也。下后微喘者，加厚朴、杏仁以利肺气也；汗后脉沉迟，加人参以益肺气也；朱肱加黄芩为阳旦汤，以泄肺热也，皆是脾肺之药，是则桂枝虽太阳解肌轻剂，实理脾救肺之药也，此千古未发之秘，予因表而出之。（观子）吾人一身之气，总统于一呼一吸者，即一阴一阳也，一阖一辟也，一营一卫也，然虽对待之中，已具有流行互根，禅代①不穷之妙。今卫主开，卫病汗出不止，是有开而无合；营主合，营病毛窍闭塞，是有合而无开，张弛之枢机窒矣。夫阴病治阳，从阳引阴；阳病治阴，从阴引阳，桂枝汤入芍药以理血，麻黄汤入杏仁以理气，其即此旨乎。

风寒两伤证

太阳中风，脉浮紧，发热恶寒，身疼痛，不汗出而烦躁者，大青龙汤主之。若脉微弱，汗出恶风者，不可服。服之则厥逆，筋惕肉瞤，此为逆也。此中风见寒脉也，风寒两伤，则荣卫俱实，故不汗出而烦躁也，与大青龙汤发汗以除荣卫之风寒。（观子）风伤卫，桂枝治之；寒伤荣，麻黄治之，此卫病营不病，营病卫不病者也。然有风寒两伤，营卫俱病者，则大青龙症是也。既营卫俱病矣，其但见寒脉与寒证，何也？曰：此虽两伤，而寒邪复胜，故但见脉之浮紧，与证之恶寒身痛无汗也。寒胜矣，其烦躁何也？夫寒邪既闭固于腠理，风邪未有不壅郁于内者，风，阳也，阳壅则成热，烦者，内热也；躁者，外热也。风寒之邪，交炽于营卫之中，岂轻剂所能胜任？非倍麻黄以解表，臣石膏以彻里，安能一雨而济亢极之阳哉？然此为营卫俱实者设也。若脉微弱，汗出恶风，一表虚荣弱症耳，既无

---

① 禅代：更替，交替。

交炽难解之邪，麻黄以竭之，石膏以寒之，中外俱虚，有不厥逆瞤惕哉？末句下旧有“大青龙汤主之”六字，衍文也。后贤易以真武汤救之，乃推广亡阳救逆之法耳。(《活人》）二症乃脉似桂枝反无汗，病似麻黄反烦躁也，凡阴气少，阳气胜，则热而烦，故太阳伤于风者，必烦而躁。**伤寒，脉浮缓，身不疼，但重，乍有轻时，无少阴证者，大青龙汤发之。**此伤寒见风脉也；伤寒者身疼，此以风胜故身不疼；中风者身重，此以兼寒故乍有轻时；不发厥吐利，无少阴里证者，为风寒外甚也，与大青龙汤以发散表中风寒。(观子）此亦两伤，而复风邪胜者也。浮缓者，风胜但见风脉也；伤寒，营血不利，当身疼，邪未传里，不当身重，身不疼但重者，阳炽而热气内[1]营也；然寒伏于营，非风邪所能竟伤，故乍有轻时；夫身重脉缓，殊类阴症，更寒气在里，当厥逆吐利，无少阴证，知风寒但炽于营卫之中，而阳热已盛也，故亦以大青龙汤发之。

大青龙汤方

麻黄六两，去节　桂枝去皮　甘草各二两，炙　杏仁四十个，去皮尖　生姜三两，切　大枣十二枚，擘　石膏如鸡子大，碎

上七味，以水九升，先煮麻黄减二升，去上沫，内诸药煮取三升，去滓，温服一升，取微似汗。汗出多者温粉扑之。一服汗者，停后服。汗多亡阳，遂虚，恶风，烦躁不得眠也。

辛甘均为发散，然风宜辛散，寒宜甘发，辛甘相合，乃能发散营卫之风寒，麻黄、甘草、石膏、杏仁，以发散营中之寒，桂枝、姜、枣，以解除卫中之风。

青龙者，东方木神也，应春而主肝，专发生之令，万物出甲[2]则有两歧，肝有两叶以应之。谓之青龙者，发散荣卫两伤之邪也，

① 内：进入。

② 出甲：十天干之首为甲，出甲意为萌生发芽。

桂枝主风，麻黄主寒，此则中风见寒脉，伤寒见风脉，所以处青龙汤两解风寒也。风寒两伤，非轻剂可以独散，必合轻重之剂同散之，是以用石膏之苦辛质重而又达肌表者也。此汤为发汗重剂，用之稍过，即有亡阳之害，故戒多服也。

（仁斋）大青龙，仲景治伤寒发热恶寒烦躁者用之。夫伤寒，邪气在表，不得汗出，其人烦躁不安，身心无如之奈何，如脉浮紧或浮数，急用此汤发汗则愈，乃仲景之妙法也，譬若亢热已极，一雨而凉，其理可见也。若不晓此，见其躁热投以寒凉，其害可胜言哉！若脉不浮紧而数，但数者，恐数中挟虚；无恶风恶寒身疼者，亦不可用之也。如误用之，其害亦不浅也。所以脉证不明者多不敢用也。（文禄①）大青龙治风寒外壅，而闭热于经者，故加石膏于发汗药中，尤为峻剂。（叔微）仲景治伤寒，一则桂枝，二则麻黄，三则青龙，三方如鼎立，人皆能言之，而不晓前人处方用药之意，故遂多不用，无足怪也。余尝深究三者，若证候与脉相对，无不应手而愈，何以言之？风伤卫，卫，气也；寒伤荣，荣，血也。荣行脉中，卫行脉外，风伤卫，则风邪干阳，阳气不固，发越而为汗，是以自汗为表虚，故仲景用桂枝以发其邪，芍药以和其血，盖中风则病在脉之外，其病稍轻，虽同曰发汗，特解肌之药耳，故仲景于桂枝汤云“令遍身漐漐微似有汗，不可如水淋漓，病必不除”，是知中风不可大发汗，汗过则反动荣血。寒伤荣，则寒邪入阴血，而荣行脉中者也，寒邪居脉中，非特荣受病，邪自内作，则并与卫气犯之，久则浸淫及骨，是以汗不出而热，齿干而烦冤，仲景以麻黄发其汗，又以桂枝、甘草助其发散，欲涤除内外之邪，荣卫之病耳。大抵二药皆发汗，以桂枝则发其卫之邪，麻黄则并荣与卫治之，亦自有浅深也。何以验之？第十

---

① 文禄：作者同时代医家王文禄，见《杂引》。

九证[1]云“病当自汗出者，荣气和，以卫气不共荣气和谐故尔”，又四十七症云“发热汗出为荣弱卫强”，是知中风皆荣和而卫不和也。若第一卷云“寸口脉浮而紧，浮则为风，紧则为寒，风则伤卫，寒则伤营，营卫俱病，骨节烦痛，当发其汗”，是知伤寒浮紧者，荣卫俱病也，麻黄汤中并用桂枝，此仲景之微也。至青龙一证，尤难用药，须形证谛当，然后可行。王寔夫[2]只用桂枝麻黄各半汤，盖慎之也。（观子）风者，阳邪，其伤卫也，必作自汗，今二证俱以寒邪外闭腠理，不得汗出，则其无由发泄而惟内壅成热，诚非微邪营卫间，如各半等汤可和之比矣。第一证烦躁，第二证但身重，盖皆热盛亢极之势。且一证犹以寒邪胜，见恶寒身疼之证；若二证，在外者曰身不疼，在内者曰无少阴证，则并寒亦化热。夫荣卫交病，而又瘀遏莫通，此如夏令蕴隆郁热之际，非大雨一澍[3]，奚从既济而清凉？故以麻黄汤倍麻黄加石膏，是诚汗剂之最重者。此方河间一变即为防风通圣[4]，不特表里两解，且复汗下兼行矣。然元气克当此等者，世能几人哉？或疑大青龙之难用，谓不若只行桂枝麻黄各半汤，此不特不识荣卫两伤之病，兼亦错解各半汤症也。各半汤是微邪荣卫间，仅可小汗者，故品味[5]只三之一。若大青龙，麻黄用至六两，复兼石膏之甘寒以彻里，岂犹轻剂和之之比？盖缘伤寒中有此一等重症，或邪深，或热盛，或质强，形气病气俱有余，非桂枝麻黄之可胜任者，此症一失治，即为发狂阳毒之类，如后人之三黄解毒等汤，皆所以救后时之咎

① 第十九证：《伤寒论》中“辨太阳病脉证并治中”的第19次出方，条文后有“方十九”。下同。

② 王寔夫：南宋医家，字德肤，学医于陈无择，著有《简易方》。

③ 澍（shù 树）：及时雨。

④ 防风通圣：刘河间的解表攻里剂防风通圣散。

⑤ 品味：小量以供品尝玩味，此指用药剂量小。

也。不知此，而但以寻常轻病律之，抑思解表各剂，仲景立论甚备，何复赘此一汤乎？

表不解水停心下证

伤寒表不解，心下有水气，干呕，发热而咳，或渴，或利，或噎，或小便不利，少腹满，或喘者，小青龙汤主之。伤寒表不解，心下有水饮，则水寒相搏，肺寒气逆，故干呕，发热而咳，《针经》曰“形寒饮冷则伤肺，以其两寒相感，中外皆伤，故气逆而上行”①，此之谓也，与小青龙汤发汗散水。水气内渍，则所传不一，故有或为之证，随症增损以解化之。伤寒心下有水气，咳而微喘，发热不渴，服汤已，渴者，此寒去欲解也。小青龙汤主之。咳而微喘，水寒射肺也；发热不渴，表症未罢也。与小青龙汤发表散水。服汤已渴者，里气温，水气散，为欲解也。

小青龙汤方

麻黄去节　桂枝去皮　芍药　甘草炙　细辛　干姜各三两　半夏汤洗　五味子各半升

上八味，以水一斗，先煮麻黄减二升，去上沫，内诸药煮取三升，去滓，温服一升。

寒邪在表，非甘辛不能散之，麻黄、桂枝、甘草之甘辛，以发散表邪；水停心下而不行，则肾气燥，《内经》曰“肾苦燥，急食辛以润之”②，干姜、细辛、半夏之辛，以行水气而润肾；咳逆而喘，则肺气逆，《内经》曰“肺欲收，急食酸以收之”③，芍药、五味子之酸，以收逆气而安肺。（鹤皋④）表不解者，头痛发热身

① 形寒饮冷……气逆而上行：语出《灵枢·邪气脏腑病形》。
② 肾苦燥急食辛以润之：语出《素问·脏气法时论》。
③ 肺欲收急食酸以收之：语出《素问·脏气法时论》。
④ 鹤皋：明代医家吴崑，字鹤皋，著有《内经注》《医方改》。

疼尚在也；伤寒，因渴，饮水过多，故心下有水气；有声无物谓之干呕，名曰水气，则有形之水已散，但无形之气尚在尔，故无物可吐而但有声；或咳，或噎，或喘，皆水寒射肺故也。（兼善）小青龙与小柴胡，皆呕而发热，表里之证仿佛，何故用药不同？曰：伤寒表不解，里热未甚而渴，欲饮水不能多，不当与之，以腹中热尚少，不能消水，水饮停蓄，故作诸症。然水寒作病，非温热之剂不能解，故用小青龙汤发汗散水。原其理，初无里证，因水寒以致然也。夫小柴胡，系伤寒发热，热邪传里，在半表里之间，热气内攻而生诸症。二症虽曰表里俱病，其中寒热不同，故用药有姜桂、柴芩之异也。（观子）表不解而内复蕴热，与石膏以清之；表不解而内复有寒，与干姜以温之，此大、小青龙，俱取义于两施也，然则柴胡之外，又有此双解之法矣。夫小青龙，以过饮成疾，当亦是坏病类耳。加减法：若微利者，去麻黄，加芫花；如鸡子大，熬令赤色。下利者，不可攻其表，汗出必胀满，麻黄发其阳，水渍入胃必作利，芫花下十二经水，水去则利止。若渴者，去半夏，加瓜蒌根；三两。辛燥而苦润，半夏辛而燥津液，非渴者所宜，故去之；瓜蒌味苦而生津液，故加之。若噎者，去麻黄，加附子；一枚，炮。《经》曰“水得寒气，冷必相搏，其人即噎”①，加附子以温散水寒；病人有寒，复发汗，胃中冷，必吐蚘，去麻黄，恶发汗也。若小便不利、少腹满，去麻黄，加茯苓；四两。水蓄下焦不行，为小便不利、少腹满，麻黄发津液于外，非所宜也，茯苓泄水蓄于下，加所当也。若喘者，去麻黄，加杏仁。半升，去皮尖。《要略》曰“其人形肿……发其阳故也”②。喘呼形肿，水气标本之

① 水得寒气……其人即噎：语出《伤寒论·辨脉法》。
② 其人形肿……发其阳故也：语出《金匮要略·痰饮咳嗽病脉证治》。

疾。按《千金》已有此各条，非始成氏①明矣。（士材）心下有水气，变证多端，故立加减之法：渴，去半夏，加瓜蒌根。水蓄则津液不行，气燥而渴，半夏性燥，去之则津易复；瓜蒌根性润，加之则津易生。微利者，去麻黄，加芫花。水渍肠胃则为利，下利不可发表，发之必胀满，故去麻黄；酸苦能涌泄，水去则利止，故加芫花。《经》曰：水得冷气，其人即噎②，胃寒非表证，故去麻黄；辛热能温中，故加附子。若小便不利，病在下焦，甘淡者下渗，故加茯苓；发散者上行，故去麻黄。喘则气上，法当降下，麻黄轻扬而上，故去之；杏仁苦泄而下，故加之。

汗后余邪证

伤寒，发汗已解，半日许复烦，脉浮数者，可更发汗，宜桂枝汤主之。烦，热也。发汗身凉为已解，至半日许复热，脉浮数，邪不尽也，可更发汗。（亮宸）汗后若见他症，即当易方，今仍见表症表脉，不嫌复汗，但有轻重耳，其麻黄峻快，故复汗，多用桂枝汤。（观子）伤寒本不主桂枝，此以解后复烦，虽得脉浮数，非邪盛表实之可比矣，与桂枝汤，所谓和其营卫则愈之义也。后条凡属再汗者，必主桂枝汤，皆同此旨耳。服桂枝汤，大汗出，脉洪大者，与桂枝汤，如前法。若形如疟，日再发者，汗出必解，宜桂枝二麻黄一汤。服桂枝汤，汗出后，脉洪大者，病犹在也，与如前者，《经》曰：如服一剂，病症犹在者，当复作本汤服之③是也。若如疟，日再发者，邪气客于荣卫之间也，与桂枝二麻黄一汤，解散荣卫之邪。（《南阳》④）凡发汗，病症仍在者，三日内，可二三汗之，令腰

---

① 成氏：成无已。
② 水得冷气其人即噎：语本《伤寒论·辨脉法》。
③ 如服一剂……本汤服之：语本《伤寒论·辨太阳病脉证并治上》。
④ 南阳：宋代医家朱肱所著《类证活人书》，亦名《南阳活人书》。

已下，周遍为度。（观子）如疟，日再发、二三发者，寒热随作随止也，邪气更移，欲解之候也。其犹有流连荣卫之间而不得即从汗去者，则一二、各半等汤，轻和之剂以调之，既无余邪不解之患，亦无发汗太过之弊矣。**太阳病，得之八九日，如疟状，发热恶寒，热多寒少，其人不呕，清便欲自可，一日二三度发，脉微缓者，为欲愈也；脉微而恶寒者，此阴阳俱虚，不可更发汗、更下、更吐也；面色反有热色者，未欲解也，以其不能得小汗出，身必痒，宜桂枝麻黄各半汤。**伤寒传经，三日传遍三阳，至四日阳去入阴，不入阴者为欲解，其传阴经，至六日传遍三阴，为传经尽而当解，其不解者，传为两经，至九日又遍三阳，阳不传阴则解。如疟，发作有时也，寒多者为病进，热多者为病退，经曰“厥少热多，其病为愈”，今虽发热恶寒而热多寒少，为阳气胜而邪气少也。里不和者，呕而利，今不呕，清便自调，里和也。寒热间日发者，邪气深；日一发者，邪气有常；日再发者，邪气浅；日二三发者，邪气微也，邪甚则脉大，邪少则脉微，今日数多而脉微缓，是邪气微缓也，故云欲愈。脉微为里虚，恶寒为表虚。阳，表也，阴，里也，表里俱虚，故不可更汗吐下。阴阳俱虚，面当青白，反有热色，表未解也。热色，赤色也，得小汗则和，不得汗则邪气外散皮肤而为痒也，与各半汤，小发其汗以除表邪。（宇泰）此论当分三段看：自首至寒少，为自初至今之症，下文皆拟病防变之辞；至欲愈也，是不须治；至吐也，是宜温之；至末，是小汗之，麻黄发，桂枝止，一发一止，则汗不得大出矣。**太阳病，十日已去，脉浮细而嗜卧者，外已解也。设胸满胁痛者，与小柴胡汤；脉但浮者，与麻黄汤。**十日已去，向解之时也；脉浮细而嗜卧，表邪已罢也，病虽未已，和解之；若脉但浮而不细，邪犹在表也，与麻黄汤发散之。（观子）十日已去，当再传三阴之时，不入阴经者，阳尽欲解也。浮者，得阳脉也，细者，邪气微也，浮而且细者，阴阳并见而和同；嗜卧者，身无他患，精神欲复也，故为已解。其犹有余邪之未尽者，在半表里，则小柴胡和之；在表，则麻黄散之，《经》曰“伤寒瘥后，更发热者，小柴胡主之；脉浮者，以汗解之”①，即此类矣。伤寒再汗即主桂枝汤者，已经汗解后，邪气必微，虑过竭表气也，此虽十日之外，脉犹但浮，必邪气仍在，故当重与麻黄汤解表也，惟其邪之重轻，不惟其日，不惟其病，真圣人转环之用法欤。

桂枝二麻黄一汤方

桂枝一两十七铢，去皮　麻黄十六铢，去节　芍药　生姜各一两六铢，切　杏仁十六个，去皮尖　甘草一两二铢，炙　大枣五枚，擘

上七味，以水五升，先煮麻黄一二沸，去上沫，内诸药，煮取二升，去滓，温服一升，日再。

（士材）各半汤以不得汗故也，今既大汗出，故桂枝多于麻黄耳。

桂枝麻黄各半汤方

桂枝一两十六铢，去皮　芍药　生姜切　甘草炙　麻黄各一两，去节　大枣四枚，擘　杏仁二十四个，去皮尖

右七味，以水五升，先煮麻黄一二沸，去上沫，内诸药，煮取一升八合，去滓，温服六合。

（全善）凡仲景称太阳病者，皆表症，发热，恶寒，头项强痛也。若脉浮大，则与证相应，宜发汗；今见表证而脉反微，不与证应，故不可发汗，但用一二、各半等汤和之可也。

发汗后，不可更行桂枝汤。汗出而喘，无大热者，可与麻黄杏仁甘草石膏汤主之。（兼善）予观仲景凡言发汗后，乃表邪悉解，只余一证而已，故言不可更行桂枝汤。今汗出而喘，身无大热，乃上焦余邪未尽，故当用麻黄杏仁甘草石膏以散之。夫桂枝加厚朴杏子汤，乃桂枝证悉具，而加喘者用之。《注》② 言：汗出而喘，以为邪

① 伤寒瘥后……以汗解之：语出《伤寒论·辨少阳病脉证并治》。
② 注：《注解伤寒论》。

气壅盛，非桂枝所能发散①，此误也。况身无大热，更无他症，何故复言表邪必甚？其后章“下后不可更行桂枝汤”，《注》云“汗下虽殊其不当损正气则一”②，其言有至理存焉，可见前条之误矣。盖因当时，前后失于照应，故有此等之弊也。（亮宸）此汗后热壅于经也，桂枝所以治风，今汗后风已变热，桂枝汤甘补而性热，不可再行矣。汗出而喘者，热壅于肺也，无大热者，里热而表不热也，石膏甘寒而发，用以清肺胃之热，配麻黄之快利，所谓凉以发之也；杏仁之苦辛，能利肺气以定喘；用甘草者，微和之意，仍虑石膏之伤胃耳，此方散解郁闭之热，蕴热去而经气自通矣。（观子）夫表邪壅盛不能发散，《经》云：可更发汗，与桂枝汤，如前法③。又云：反烦不解，刺风池风府，却与桂枝汤则愈④。又云：加喘者，桂枝汤加厚朴杏仁⑤，何故竟置桂枝汤而行麻杏？且肺胃苟无热邪，石膏之大寒，又何所用其解涤耶？**发汗后，腹胀满者，厚朴生姜甘草半夏人参汤主之。**吐后腹胀与下后腹满者，皆为实，言邪气乘虚入里为实也。汗后，外已解，腹胀满，知非里实也，由脾胃津液不足，气涩不通，壅而为满，与此汤和脾胃而降气。（兼善）或问发汗后诸证，不言太阳病固所当然，至于既列伤寒之右，何只言腹胀云云？曰：凡言发汗后者，以外无表证，里无别证，只有腹胀一事而已，除此之外即获安全，夫伤寒二字岂易言哉？其传变吉凶反掌，岂可与所余一证并列？故诸汗后条目，不复言伤寒者，皆具此意。**发汗后，身疼痛，脉沉迟者，桂枝加芍药生姜各一两人参三两新加汤主之。**汗后身疼痛，邪气未尽也；脉沉迟，荣血不足也，与桂枝汤以解未尽之邪，加芍

---

① 汗出而喘……所能发散：语本《注解伤寒论》卷三。
② 汗下虽殊其不当损正气则一：语出《注解伤寒论》卷四。
③ 可更发汗……如前法：语本《伤寒论·辨太阳病脉证并治上》。
④ 反烦不解……桂枝汤则愈：语本《伤寒论·辨太阳病脉证并治上》。
⑤ 加喘者桂枝汤加厚朴杏仁：语本《伤寒论·辨太阳病脉证并治上》。

药、人参、姜以益不足之气。（兼善）或曰：《经》言表邪盛，脉浮紧，法当身疼痛，宜以汗解①，是身疼皆表邪未尽，此又加人参、芍药、生姜以益血，何也？予曰：表邪盛则身疼，血虚亦身疼，其脉浮紧者，邪盛也；脉沉微者，血虚也，盛者损之则安，虚者益之则愈。仲景凡言发汗后，以外无表证，里无实证，只余身疼一事而已。若脉稍浮盛，表邪未尽解也，今言脉沉迟，此血虚致然，故加人参、芍药、生姜以益血。（卿子②）《经》曰："其脉沉者，荣气微"③，又曰："脉迟为荣中寒"④，故脉沉迟，知营气不足而寒尤胜也。**发汗后，其人脐下悸者，欲作奔豚，茯苓桂枝甘草大枣汤主之。**汗者，心之液，发汗后，脐下悸者，心气虚而肾气发动也。肾之积曰奔豚，发则从少腹上至心下，为肾气逆，欲上凌心，今脐下悸，肾气发动，故云欲作也，与此汤以降肾气。

麻黄杏仁甘草石膏汤方

麻黄四两，去节　杏仁五十个，去皮尖　甘草二两，炙　石膏半斤，碎

上四味，以水七升，先煮麻黄，减二升，去上沫，内诸药，煮取二升，去滓，温服一升。

（念莪）汗后表邪悉解，身无大热，但汗而喘，上焦余邪未尽，不当以桂枝止汗，但以麻黄散表，杏仁、石膏清里，俟表里之邪尽彻，则不治喘汗，喘汗自止矣。

厚朴生姜甘草半夏人参汤方

厚朴去皮，炙　生姜切　半夏各半斤，洗　甘草二两，炙　人参

---

① 表邪盛……宜以汗解：语本《伤寒论·辨太阳病脉证并治中》。

② 卿子：与作者同时代的医家张遂辰，字卿子。见《杂引》《同订姓氏》。

③ 其脉沉者荣气微：语出《伤寒论·辨脉法》。

④ 脉迟为荣中寒：语出《伤寒论·辨脉法》。

一两

上五味，以水一斗，煮取三升，去滓，温服一升，日三服。

《内经》曰“脾欲缓，急食甘以缓之，用苦泄之”①，厚朴之苦以泄腹满，人参、甘草之甘以益脾胃，半夏、生姜之辛以散滞气。

桂枝加芍药生姜人参新加汤方

于桂枝汤方内，更加芍药、生姜各一两，人参三两，余依桂枝汤法服。

茯苓桂枝甘草大枣汤方

茯苓半斤　桂枝四两，去皮　甘草二两，炙　大枣十五枚，擘

上四味，以甘澜水一斗，先煮茯苓，减二升，内诸药，煮取三升，去滓，温服一升，日三服。作甘澜水法，取水二斗，置大盆内，以杓扬之，水上有珠子五六千颗相逐，取用之。

茯苓以伐肾邪，桂枝能泄奔豚。苓善行水降气，故能伐肾邪；桂善益阳，故能泄肾寒之气。甘草、大枣之甘，滋助脾土，以平肾气。煎用甘澜水者，扬之无力，取不助肾气也。（士材）奔豚为水来凌火之疾，用甘澜者，动而不已，理停滞之水也。

发汗坏证

太阳病，发热恶寒，热多寒少。脉微弱者，此无阳也，不可更汗。宜桂枝二越婢一汤。（宇泰）前脉微缓，以各半汤小汗之者，犹未弱也。此微而加弱焉，则又虚于前证矣，虽小汗亦不宜，故曰“不可更汗”，决辞也。然病在太阳，表症未罢，桂枝之药终不可无，但不令汗而已。（亮宸）夫发热恶寒者宜汗解，其热多寒少为阳邪盛，若单用麻桂辛热之剂以取汗，则邪气愈盛而不得散，正气愈闭而不得舒，故用石膏于桂枝汤中，少佐麻黄，取其凉以散之，使邪气易解而

① 脾欲缓……用苦泄之：语出《素问·脏气法时论》。

脾气得越，故曰越婢也。然亦须审脉，浮数或洪大者，方宜此，若脉微弱，是阳气虚也，阳既虚而再用麻桂，能无蹈汗多亡阳，肉瞤筋惕之逆乎？故曰此无阳也，不可更汗，又所以重戒之耳。**太阳病，发汗，遂漏不止，其人恶风，小便难，四肢微急，难以屈伸者，桂枝加附子汤主之。**漏不止者，汗漏不止也。汗不止而恶风，以阳气不足，因发汗，阳气益虚而皮腠不固也；膀胱者，州都之官，津液藏焉，气化则出，汗出亡津液，阳气虚弱，不能施化，故小便难也；四肢者，诸阳之本，四肢微急，难以屈伸者，亡阳而脱液也，《针经》曰“液脱者，骨属屈伸不利”①，与桂枝加附子汤以温经复阳。**太阳病，发汗，汗出不解，其人仍发热，心下悸，头眩，身瞤动，振振欲擗地，真武汤主之。**发汗不解，仍发热，邪气未解也；心下悸，头眩，身瞤动，振振欲擗地，汗出亡阳也。里虚为悸，上虚为眩，经虚为身瞤，振振摇，与真武汤温经复阳。(《活人》)《类纂》云“凡发汗过多，筋惕肉瞤振摇，或虚羸人微汗出，便有此证，俱宜服真武汤”。羸甚者，芍药量多少与之；恶热药者，去附子。余依加减法。**发汗，病不解，反恶寒者，虚故也，芍药甘草附子汤主之。**发汗病解，则不恶寒；发汗病不解，表实者亦不恶寒。今反恶寒者，荣卫俱虚也，汗出则荣虚，恶寒则卫虚，与芍药甘草附子汤以补荣卫。**发汗过多，其人叉手自冒心，心下悸，欲得按者，桂枝甘草汤主之。**发汗过多，亡阳也，阳受气于胸中，胸中阳气不足，故叉手冒心，心下悸，欲得按，与桂枝甘草汤以调不足之气。**汗家，重发汗，必恍惚心乱，小便已阴疼，与禹余粮丸方阙。**汗者，心之液，汗家重发汗则心虚，恍惚心乱，夺汗则无水，故小便已阴中疼。

桂枝二越婢一汤方

桂枝去皮　芍药　甘草　麻黄各十八铢，去节　生姜一两三钱，切

---

① 液脱者骨属屈伸不利：语出《素问·决气》。

大枣四枚，擘　石膏二十四铢，碎

上七味㕮咀，以水五升，煮麻黄一二沸，去上沫，内诸药，煮取二升。去滓，温服一升。（叔和）本方当裁为越婢汤、桂枝汤合饮一升，今合为一方，桂枝二越婢一。

胃为十二经之主，脾治水谷为卑脏，若婢然，《内经》曰“脾主为胃行其津液”①，是汤所以谓之越婢者，以发越脾气，通行津液，《外台》方一名越脾汤，即此义也。（良仁）婢义当作脾，甘者土之本味，脾气不和者和以甘热，胃气不清者清以甘寒，今石膏、麻黄、甘草行其津液，所以发越脾气，以散皮肤间风水，故曰越婢也。（不岩②）桂枝、麻黄、越婢，或一，或二，此即大小奇偶之义。以各半汤详之，当是一之一无所用，去其半也；曰三者，当是二之一，乃所谓各半之半也。及考分两，本论与《活人书》参差不一，然以小发其汗为各半汤，谓桂枝止，麻黄发，今在止发之间，故裁为各半。则汗出必解者，自应麻黄多桂枝少；不可更汗者，自应桂枝少石膏多也。

桂枝麻黄各半汤，即桂枝证药也；桂枝二麻黄一汤，即麻黄证药也；桂枝二越婢一汤，即大青龙证药也，总是一太阳病，时日有浅深，脉证有应否，邪气亦有微甚，权衡剂量，不失铢黍，于此见古人立方之妙。

桂枝加附子汤方

于桂枝汤内加附子一枚，炮，去皮，破八片。余依前法。

（鹤皋）发汗遂漏下不止，则虚其表而亡阳，阳虚无以卫外，故其人恶风；小便难者，经虚府亦虚，而膀胱之气不化，不化则不出，故小便难；汗多，表亡津液，则无以养筋，故四肢微急，

---

① 脾主为胃行其津液：语出《素问·厥论》。
② 不岩：作者同时代的医家唐不岩，见《杂引》。

难以屈伸，用桂枝汤所以和在表之荣卫，加附子所以回在里之元阳。

真武汤

（鹤皋）汗多而心下悸，此心亡津液，肾气欲上而凌心也；头眩，身瞤，振振欲擗地，汗多亡阳，虚邪内动也。真武，北方之神，司水火者也，肾气凌心，虚邪内动，水火奔腾也，故名此以主之。茯苓、白术，补土利水之物也，可以伐肾而疗悸；生姜、附子，益卫回阳之物也，可以壮火而去虚邪；芍药之酸，收阴气也，可以和荣而生津液。（亮宸）此治表中阳虚，里寒伏水者。汗为心之液，发汗过多则心气虚，水寒上凌，故悸且眩；不解而发热，亦由阳虚经弱也，筋肉失养，故瞤振欲擗地。以茯、术、生姜，壮中宫以行水，附子益表里之阳，芍药收阴益荣，且固妄泄之汗。真武者，北方水神，里阳不足则水气发动，得真武一降，水邪散而神气复，故以是名焉。（士材）今之汗多而成瞤动证者多矣，医者畏附而不投，病者甘毙而不悟，古人拳拳①立方之意何谓？（孙兆②）太乙宫道士周德真患伤寒，发热汗出，多惊悸目眩，身战掉欲倒地，众医有欲发汗者，有欲作风治者，有欲用冷药解者，病皆不除。召孙至，曰：太阳经病，得汗早，欲解；不解者，因太阳经欲解，复作汗，肾气不足，汗不来，所以心悸目眩身转。遂作真武汤服之，三服，微汗自出，遂解。盖真武汤附子、白术和其肾气，肾气得行，故汗得来也，若但责太阳者，惟干涸血液耳，仲景云尺脉不足，荣气不足也，不可以汗，以此知肾气怯则难得汗也明矣。（叔微）高氏子，年三十，初得病，身微汗，脉弱恶风，医以麻黄药予之，汗遂不止，发热，多惊悸不眠，谵语不

① 拳拳：本意紧握不舍，引申为勤谨恳切。
② 孙兆：宋代医家，字尚药，著有《伤寒口诀》《伤寒脉诀》。

识人，肉瞤筋惕，振振动摇，医又进镇心药，予曰强汗之过也，惟真武汤可救，进以三服，佐之清心竹叶汤，数日而愈。

芍药甘草附子汤方

芍药　甘草各三两，炙　附子一枚，炮，破八片

以上三味，以水五升，煮取一升五合。去滓，分温服。

（叔和）疑非仲景意。

芍药之酸，收敛津液而益荣；附子之辛，温固阳气而补卫；甘草之甘，调和辛酸而安正气。

桂枝甘草汤方

桂枝四两，去皮　甘草二两，炙

右二味，以水三升煮取一升，去滓，顿服。

桂枝之辛走肺而益气，甘草之甘入脾而缓中。

卷　三

太阳经证治篇中

误下表邪未解证

伤寒，不大便六七日，头痛有热者，与承气汤。其小便清者，知不在里，仍在表也，当须发汗。若头痛者，必衄，宜桂枝汤。小便清，里无热，不可下也，与桂枝以解外。头痛不已，为表不罢，郁甚于经，迫血妄行，上为衄也。（丹溪）谨按，外证未解，不可下，下之为逆，今头痛有热，宜解表，反与承气，正是责其妄下之过也；故下又言小便清者，知其无里邪，不当行承气；又继之曰当须发汗；头痛，必衄，下复告戒，论意甚明。而《注》直曰"故宜当下"，想因六七日不大便耳。虽不大便，他无所苦，俟表解，然后攻之，正仲景法也。《注》意似未莹。**太阳病，下之微喘者，表未解故也，桂枝加厚朴杏仁汤主之。**下后大喘，则为里气大虚，邪气传里，正气将脱也。下后微喘，则是里气上逆，邪不能传里，犹在表也，与桂枝汤以解外，加厚朴杏仁以下逆气。**太阳病，桂枝证，医反下之，利遂不止，脉促者，表未解也；喘而汗出者，葛根黄芩黄连汤主之。**桂枝证者，邪在表也，而反下之，虚其肠胃，为热所乘，遂利不止，曰"不宜下而便攻之，内虚热入，协热遂利"①是也。邪在表则见阳脉，邪在里则见阴脉，下利，脉微迟，邪在里也；促为阳盛，虽下利而脉促，知表未解也。病自汗出而喘，邪气外甚所致；喘而汗出者，因喘而汗出也，即里热气逆所致，与此汤散表邪，除里热。（兼善）

---

① 不宜下……协热遂利：语出《注解伤寒论》卷三。

脉促为阳盛，喘而汗出为里热，阳盛里热，故与黄连黄芩葛根也。(宇泰）汗出而喘不已者，外邪壅盛，使气不利，既邪犹在表，虽经汗下，亦可发之，故与麻黄杏仁甘草石膏汤；喘而汗出者，邪气内攻，气逆不利，既邪气在里，虽表未解，只可和之，故与葛根黄芩黄连汤。肌温①脉促有此症者，宜用此汤；若厥阴证，脉促，手足厥，即以当归四逆加吴茱萸主之。**太阳病，下之后，脉促、胸满者，桂枝去芍药汤主之。若微恶寒者，去芍药方中加附子汤主之。**脉促为阳盛，不因下后而促者也；下后脉促，不得为阳盛矣。太阳病下之，脉促不结胸者，为欲解；此下后脉促而复胸满，则不得为欲解，由下之阳虚，表邪渐入而客胸中也，与桂枝汤以散客邪，通行阳气。芍药益阴，阳虚者非所宜，故去之。阳气已虚，若更加之微恶寒，则必当温剂以散之，故加附子。(《活人》）芍药味酸，脉促胸满恐成结胸，故去芍药，单用辛甘之味，发散毒气也。**下后不可更行桂枝汤，若汗出而喘，无大热者，可与麻黄杏子甘草石膏汤。**前云发汗后，此云下后，汗下虽殊，其不当损正气则一，邪气所传既同，遂用一法治之，《经》所谓若发汗、若吐、若下后②是矣。

桂枝加厚朴杏子汤方

于桂枝汤内加厚朴二两　杏仁五十个，去皮尖，余依前法。

(叔微③）一武人为寇执④，置舟艎板中，数日得脱，乘饥恣食，良久解衣扪虱，次日伤寒，自汗而膈不利。一医作伤食下之，一医作解衣中邪汗之。杂治数日，渐昏困，上喘，息高。余诊之，

---

① 温：原作“清”，据文义改。

② 若发汗若吐若下后：语本《伤寒论·辨太阳病脉证并治中》。

③ 叔微：南宋医家许叔微，字知可，曾任翰林学士，著有《伤寒发微论》《伤寒九十论》《伤寒百证歌》。

④ 一武人为寇执：一习武之人被强盗捉住。

曰：太阳下之，表未解，微喘者，桂枝加厚朴杏仁汤[1]，此仲景法也，指令医者急治药，一啜喘定，再啜漐漐微汗，至晚身凉而脉和矣。医曰："某平生未尝用仲景方，不知其神捷如此。"

葛根黄芩黄连汤方

葛根半斤　黄连三两　黄芩　甘草各二两，炙

上四味，以水八升，先煮葛根，减二升。内诸药，煮取二升。去滓，分温再服。

《内经》曰"辛甘发散为阳"[2]，表未解者，散以葛根、甘草之甘；苦以坚里，里气弱者，坚以黄芩、黄连之苦。（鹤皋）表有头疼发热恶寒，故曰表证尚在；里有热邪，故喘而汗出，葛根、甘草之辛甘以解表，黄芩、黄连之苦寒以清里。（亮宸）此方与桂枝人参汤，皆为表里并见之证，而温补与清解之不同，桂枝与葛根解表之又微异，是不可为后人治协热利之准绳哉？

桂枝去芍药汤方

于桂枝汤方内去芍药。余依前法。

桂枝去芍药加附子汤方

于桂枝汤方内去芍药，加附子一枚，炮，去皮，破八片。余依前法。

（念莪[3]）胸满者，不利于酸收，故去芍药；微寒者，非表寒，乃里寒也，故加附子，以祛寒而消满。

误下坏证

太阳病，外证未除而数下之，遂协热而利，利下不止，心下痞硬，表里不解者，桂枝人参汤主之。外证未除而数下之，为重

① 太阳下之……厚朴杏仁汤：语本《伤寒论·辨太阳病脉证并治中》。

② 辛甘发散为阳：语出《素问·阴阳应象大论》。

③ 念莪：明末医家李中梓，字士材，号念莪，著有《内经知要》。

虚其里，邪热乘虚而入，里虚挟热，遂利不止而心下痞。若表解而下利，心下痞者，可与泻心汤；若不下利，表不解而心下痞者，可先解表而后攻痞；此以表里不解，与桂枝人参汤和里解表。（士材）既云：桂枝证，医反下之，利遂不止，与葛根黄芩黄连汤①，此又与桂枝人参汤，二证俱系表不解而下之成利，何用药有温凉之异？盖二证虽同是内虚热入，挟热遂利，而脉证不同，故用药有别。且前证但曰下之，此曰数下之；前证但曰利下，此曰利不止，两论味之，即有虚实之分矣。（兼善）大柴胡，泻也；桂枝人参，补也，何为皆治下利心下痞硬？曰：此非里实，乃下之早，因作痞，里虚协热遂利也，观成氏注"若表解"云云。夫伤寒发热，汗出不解，心下痞硬，呕吐而下利者，表和而里病也，以心中痞硬，故为实，当以大柴胡下之。二者痞硬虽同，而虚实有异，故用药有攻补之别也。**伤寒，医下之，续得下利清谷不止，身疼痛者，急当救里；后身疼痛，清便自调者，急当救表。救里宜四逆汤，救表宜桂枝汤。**急当救里者，以里气不足，必先救之，故急与四逆汤。得清便自调，知里气已和，然后急与桂枝汤以救表。身疼者，表邪也，《内经》曰"病发而不足，标而本之，先治其标，后治其本"②，此之谓也。（观子）下之，至清谷不止，不特里虚邪陷，其中寒气已甚，非四逆急温之，正气且脱矣，虽有表邪未解之身疼痛，不遑治也，惟有救里而已。至清便自调，知虚寒已愈，而身痛犹未除，非重与发汗，表邪奚从去乎？故再以桂枝急救表也。按太阳施四逆者，凡三症，惟发热，头痛，脉反沉者，为真寒在里，余皆为救逆而设。盖既由误下，致成内虚气寒，则终非阴经证之比，四逆但可救在里之寒，彼先时发于阳之邪，岂亦从四逆去乎？故里温之后，必别解

---

① 桂枝证……葛根黄芩黄连汤：语本《伤寒论·辨太阳病脉证并治中》。

② 病发而不足……后治其本：语出《素问·标本病传论》。

散表邪方安也。

桂枝人参汤方

桂枝去皮　甘草各四两，炙　白术　人参　干姜各三两

上五味，以水九升，先煮四味，取五升，内桂，更煮取三升，温服一升。日再夜一服。

表不解者，辛以散之；里不足者，甘以缓之。此以里气大虚，表里不解，故加桂枝、甘草于理中汤也。（亮宸）此治妄下，里气虚寒，表仍未解也，里虚邪入，为痞硬下利，名为协热。然数下之后，下利不止，实已里虚挟寒也，故桂枝解表，配干姜温里而散寒，参、术、甘草补虚消痞以止利。

吐下汗下坏证

伤寒，若吐、若下后，心下逆满，气上冲胸，起则头眩，脉沉紧，发汗则动经，身为振振摇者，茯苓桂枝白术甘草汤主之。吐下后，里虚，气上逆者，心下逆满，气上冲胸；表虚，阳不足，起则头眩；脉浮紧为邪在表，当发汗，脉沉紧为邪在里，不可发汗，汗则外动经络，损伤阳气，阳气外虚则不能主持诸脉，身为振振摇也，与此汤以和经益阳。（亮宸）此治阳虚停饮也。盖吐后，里阳虚而水停心下，故逆满；气上冲胸，水饮内发也；起则头眩，水饮上行也；沉与紧乃水寒之脉，《经》曰沉潜水畜，紧则为寒也①是也；然里气既虚，不可再汗矣，若发汗则外动经络，阳虚不能主持诸脉，故振振摇也。甘草、白术以益脾土，茯苓降逆气而行水，桂枝行阳而散寒。发汗，若下之，病仍不解，烦躁者，茯苓四逆汤主之。汗下，病宜解，若仍不解，则发汗既外虚阳气，下之又内虚阴气，阴阳俱虚，邪独不解，故生烦躁，与茯苓四逆汤以复阴阳之气。下之后，复发汗，昼日烦躁不得眠，夜而安静，不呕，不渴，无表证，脉沉微，身无

---

① 沉潜水畜紧则为寒也：语本《伤寒论·平脉法》。

大热者，干姜附子汤主之。下之虚其里，汗之虚其表，既下又汗，表里俱虚，阳旺于昼，阳欲复，虚不胜邪，正邪交争，故昼日烦躁不得眠；夜阴旺，阳虚不能与之争，故夜则安静；不呕渴者，里无热；身无大热者，表无热；又无表证而脉沉微，知阳气大虚，阴寒气胜，与干姜附子汤退阴复阳。

茯苓桂枝白术甘草汤方

茯苓四两　桂枝三两，去皮　白术　甘草各二两，炙

上四味，以水六升，煮取三升。去滓，分温三服。

阳不足者，补之以甘，茯苓、白术生津液而益阳；里气逆者，散之以辛，桂枝、甘草行阳分而散气。（亮宸）满用甘术，非立斋①、石山②，谁与言此？茯苓，松根气所结，故降逆气，虚者尤宜也。

茯苓四逆汤方

茯苓六两　甘草二两，炙　干姜一两半　人参一两附子一枚，生用，去皮，破八片

上五味，以水五升，煮取三升，去滓，温服七合，日三服。

四逆汤以补阳，加茯苓、人参以益阴。（士材）既曰阴阳俱虚，独用气药者，盖以气药有生血之功也。（亮宸）正虚有邪，正欲胜邪而不能，故烦躁，此虚极而阳将脱之象也，当急温其正气，邪自除矣。大青龙烦躁者，实也；茯苓四逆烦躁者，虚也。

干姜附子汤方

干姜一两　附子一枚，生用，去皮，破八片

上二味，以水三升，煮取一升。去滓，顿服。

---

① 立斋：明代医家薛己，字新甫，号立斋。

② 石山：明代医家汪机，字省之，别号石山居士。

《经》曰：寒淫所胜，平以辛热①。虚寒太甚，是以辛热剂胜之。（士材）身无大热，但微热也，此无根虚火游行于外，非姜附大辛大热之剂，何能退阴复其阳乎？

误与桂枝厥证

伤寒脉浮，自汗出，小便数，心烦，微恶寒，脚挛急，反与桂枝汤，欲攻其表，此误也。得之便厥，咽中干，烦躁吐逆者，作甘草干姜汤与之，以复其阳。若厥愈足温者，更作芍药甘草汤与之，其脚即伸。若胃气不和，谵语者，少与调胃承气汤。若重发汗，复加烧针者，四逆汤主之。脉浮，自汗，便数，恶寒，阳气不足也；心烦，脚挛，阴气不足也。阴阳气血俱虚，则不可发汗。若与桂枝攻表，则又损阳气，故为误也。得之便厥，咽干烦躁吐逆者，先作甘草干姜汤复其阳气。得厥愈足温，乃与芍药甘草汤益其阴血，则脚胫得伸。阴阳虽复，其有胃燥谵语，少与调胃承气汤，微溏，以和其胃。若重发汗为亡阳，加烧针则损阴，阴阳之气复大虚矣，与四逆汤以复阴阳之气。（嗣真）发汗，漏风，小便难，与自汗，小便数，二证相近似，仲景恐人误认，故重出一章问答以明之。前一证云“太阳病，发汗，遂漏不止，其人恶风，小便难，四肢微急，难以屈伸，桂枝附子汤主之”，盖是因邪发汗，遂漏不止，乃服汗药太过，非自汗也；恶风者，余邪未尽也；小便难，四肢急者，亡津液，筋失所养也，乃汗多亡阳，外虚经气，病带表邪，不在里也，故宜附子温经，桂枝解表，芍药益血舒筋也。此一症云云，盖是脉浮为虚也，汗自出，微恶寒者，阳虚无以卫外也，小便数为下焦虚寒不能制水也，心烦为阴虚血少也，脚挛急乃血为汗夺，筋无以润养也，此初得病便是表里俱虚，外无阳证，病不在表，固不得与桂枝同法。设若误用桂枝攻表，重发其汗，是虚虚也。得之便

① 寒淫所胜平以辛热：语本《素问·至真要大论》。

厥，咽干烦躁吐逆，厥为亡阳，不能与阴相顺接，咽干为津液寡，烦躁吐逆为寒格而上也，故宜干姜以温里复阳，甘草芍药益其汗夺之血，然后可以复阴阳不足之气。得脚伸后，或谵语者，由自汗、小便数，胃家先自津液干少，又服干姜性燥之药，以致阳明内结谵语，虽然，此非实邪大满，故但用调胃承气以调之，仍少与之也，原其芍药甘草，乃是厥愈足温后，专治两胫挛急之药，非正治脉浮自汗便数之药也。盖尝玩味而抽绎焉，自常人观之，岂不曰自汗小便数，症又无自利，遽用干姜温之，因以致燥结谵语，却又用芒硝大黄寒药以解其热，似若失次，殊不知仲景之意，不患乎干姜之热燥，惟患乎正气之虚。正气之长，邪气之所由消也。且自汗便数等证，为表里俱虚，治法必先复其阴阳不足之正气，然非干姜芍药甘草不可。至于正气已复而内有所主，则虽胃燥谵语，不过大便内结，大黄芒硝润滑而去之，而正气内强不至下脱结燥，而正气安矣。以上用药次第，先热后寒，先补后泻，似逆而实顺，非仲景之妙，孰能至是哉！后之学者，不以此推广而应变，又何暇辩病家之谬谤也耶？（复庵①）此证为一阳中寒，盖邪中膀胱经，虚寒也，宜桂枝加附子汤则愈。问曰：证象阳旦，按法治之而增剧，厥逆咽中干，两胫拘急而谵语，师日言“夜半手足当温，两脚当伸”，后如师言，何以知此？答曰：寸口脉浮而大，浮则为风，大则为虚。（观子）夫桂枝证者，脉浮缓也，缓则风邪，今浮而大，则为虚豁可知。风则生微热，虚则两胫挛，病证象桂枝，因加附子参其间。增桂枝，令汗出；附子温经，亡阳故也。厥逆，咽中干，烦躁，阳明内结，谵语烦乱，更饮甘草干姜汤。夜半阳气还，两足当热，胫尚微拘急，重与芍药甘草汤，尔乃胫伸。以承气汤微

① 复庵：明代医家戴元礼，字思恭，号复庵，著有《证治要诀》《证治类方》，见本书卷首《考证诸书》。

溏，则止其谵语，故知病可愈。阳旦，桂枝别名也。前证脉浮自汗，便数心烦，微恶寒，脚挛急，误与桂枝而增剧。今得寸口脉大，浮为风邪，大为血虚，即于桂枝汤中加附子温经以补虚，增桂令汗出以祛风。其有治之逆而增厥者，与甘草干姜汤，阳复而足温；更与芍药甘草汤，阴和而胫伸；表邪已解，阴阳已复，而有阳明内结，谵语烦乱，少与调胃承气，微溏，以和胃，则阴阳之气皆和，内外之邪悉去，故病可愈也。（叔微）一士人得太阳证，因发汗，汗不止，恶风，小便涩，足挛屈而不伸，诊其脉，浮而大，浮为风，大为虚，余曰仲景方中有两证，大同而小异，一则小便难，一则小便数，若用药少差，有千里之失。仲景第七症云“太阳病，发汗，遂漏不止，其人恶风，小便难”云云，第十六证云“伤寒，脉浮，自汗出，小便数”云云，一则漏风小便难，一则有汗小便数，若用药少差，有千里之失，或恶风，或恶寒，病各不同也。余用第七证桂枝加附子汤，三啜而汗止，佐以芍药甘草汤，足便得伸。（观子）此条与前条，证治颇同，而文则互见以明其义也。前条详于言证，及误后救逆之诸法，而终不言正治之属何药。且既有脉浮自汗，微恶寒，其为表虚风伤明甚，何以投桂枝即厥燥大错乎？夫证本疑似而治法更错杂，使不一明晰其故，后学何所领承哉？此重出问答以释其由也。曰脉浮而大，但浮者当责风，兼大者当并责虚，虚而有风邪，若徒以形证象桂枝，而施阳旦以再竭其外，能免虚虚之祸乎？此数语已将似桂枝而不可误投桂枝之义说得了然。曰因加附子参其间者，正治法也。盖桂枝加附子汤，本治阴阳虚而外挟风邪之正药，使知此而加附子以参之乎，即为温经而安和，不知此而反增桂乎，必且汗出而亡阳。夫证既近似而药复不远，只一加附子与不加附子，便尔霄壤之悬隔，仲景于此类，必俟人深造而自得，故其辞甚秘，其义甚隐跃也。若以温经句接加附子句，亡阳句接增桂句读去，便易明矣。至于既申明成误之故，又指出当用之剂，误后诸药，自可参观而得，所以更不重言其义，而惟就前文点缀以结之而已。

甘草干姜汤方

甘草四两，炙　干姜二两，炮

上㕮咀，以水三升，煮取一升五合。去滓，分温再服。

《经》曰“辛甘发散为阳”①，甘草、干姜相合以复阳气。

芍药甘草汤方

白芍药　甘草各四两，炙

上二味㕮咀，以水三升，煮取一升半。去滓，分温再服之。

芍药，白补而赤泻，白收而赤散也。酸以收之，甘以缓之，酸甘相合，用补阴血。

（念莪）合论桂枝加附子汤、甘草干姜汤、芍药甘草汤三方。浮为风，合用桂枝汤；大为虚，虚而胫挛者，寒则筋急也，非附子不能温经以舒筋，故加之。厥逆，咽干，烦躁，此阴躁也，虽内结谵语而阳气未回，故以甘草干姜汤温理中气，为脾主四肢，又甘能缓急也。及阳气已回，则除去温剂，虽胫尚拘急，不过以芍药和荣而已。直待胫伸，寒证尽去，然后以承气止其谵语，盖内结者，非承气不能除也。一证也，始而大温之，既而微温之，又既而微寒之，终而大寒之，非有见垣②之智者，未易语此？后人遇此证，岂复能出此手眼耶？

火劫坏证

伤寒脉浮，医以火迫劫之，亡阳，必惊狂，起卧不安者，桂枝去芍药加蜀漆牡蛎龙骨救逆汤主之。浮脉责邪在表，医以火劫发汗，汗大出者，亡其阳，汗者心之液，亡阳则心气虚。心恶热，火邪

① 辛甘发散为阳：语出《素问·阴阳应象大论》。

② 见垣：出自《史记·扁鹊列传》，可以隔墙看人，比喻对事物的认识深刻透彻。垣，矮墙。

内迫则心神浮越，故惊狂，起卧不安，与桂枝汤解未尽表邪，去芍药，以芍药益阴，非亡阳所宜也。火邪错逆，加蜀漆之辛以散之；阳气亡脱，加龙骨牡蛎之涩以固之，《本草》云涩可去脱，龙骨牡蛎之属是也。**烧针令其汗，针处被寒，核起而赤者，必发奔豚。气从少腹上冲心者，灸其核上各一壮，与桂枝加桂汤更加桂二两。**烧针发汗，则损阴血而惊动心气；针处被寒，气聚而成核；心气因惊而虚，肾气乘寒气而动，发为奔豚；肾气欲上乘心，故其气从少腹上冲心也。先灸核上以散其寒，与桂枝加桂汤以泄奔豚之气。**火逆下之，因烧针烦躁者，桂枝甘草龙骨牡蛎汤主之。**先火为逆，复以下除之，里气因虚，又加烧针，里虚而为火热所烦，故生烦躁，与桂枝甘草龙骨牡蛎汤以散火邪。

太阳病二日，反躁。反熨其背而大汗出，大热入胃，胃中水竭，躁烦，必发谵语。十余日，振栗，自下利者，此为欲解也。故其汗从腰以下不得汗，欲小便不得，反呕，欲失溲，足下恶风，大便硬，小便当数而反不数及多，大便已，头卓然而痛，其人足心必热，谷气下流故也。太阳病二日，则邪在表，不当发躁而反躁者，热气行于里也。反熨其背而发汗，大汗出则胃中干燥，火热入胃，胃中燥热，躁烦而谵语。至十余日，振栗自下利者，火邪势微，阴气复生，津液得复也，故为欲解，火邪去，大汗出则愈。若从腰以下不得汗，则津液不得下通，故欲小便不得；热气上逆而反呕也；欲失溲足下恶风者，气不得通于下而虚也；津液偏渗，令大便硬者，小便当数，《经》曰“小便数者大便必硬”①，此以火热内燥，津液不得下通，故小便不数及不多也；若火热消，津液和，则结硬之便得润，因自大便也，便已头卓然而痛者，先大便硬则阳气不得下通，既得大便则阳气降下，头中阳虚，故卓然而痛；谷气者，阳气也，先阳气不

---

① 小便数者大便必硬：语出《伤寒论·辨阳明病脉证并治》。

通于下之时，足下恶风，今阳气得下，故足心热也。

太阳病中风，以火劫发汗。邪风被火热，血气流溢，失其常度。两阳相熏灼，其身发黄。阳盛则欲衄，阴虚则小便难。阴阳俱虚竭，身体则枯燥，但头汗出，剂颈而还，腹满，微喘，口干咽烂，或不大便。久则谵语，甚者至哕，手足躁扰，捻衣摸床。小便利者，其人可治。风为阳邪，因火热之气，则邪风愈甚，迫于血气，使血气流溢，失其常度。风与火气谓之两阳，两阳相熏灼，热发于外必发身黄；若热搏于经络，为阳盛外热，迫血上行，必衄；热搏于内者，为阴虚内热，必小便难；若热消血气，血气少为阴阳俱虚，血气虚少不能荣于身体，为之枯燥；三阳经络至颈，三阴至胸中而还，但头汗出，剂颈而还者，热气炎上，搏阳而不搏于阴也；《内经》曰“诸腹胀大，皆属于热”①，腹满微喘者，热气内郁也；火气内发，上为口干咽烂者，火热上熏也；热气上而不下者，大便不硬，若热气下入胃，消耗津液，则大便硬，故云“或不大便，久则胃中燥热，必发谵语”；《内经》曰“病深者，其人哕”②，火气太甚，正气逆乱则哕；四肢者，诸阳之本，阳盛则四脉实，火热太甚，故手足躁扰，捻衣摸床，扰乱也。小便利者，为火未剧，津液未竭，而犹可治也。**形作伤寒，其脉不弦紧而弱，弱者必渴，被火者必谵语。弱者发热，脉浮，解之当汗出愈。**形作伤寒，谓头痛身热也；脉不弦紧则无伤寒表脉也，《经》曰“诸弱发热”③，则脉弱为里热，故云弱者必渴；若被火气，两热相合，搏于胃中，胃中躁烦，必发谵语。脉弱发热者，得脉浮为邪气还表，当汗出而解矣。**太阳病，以火熏之，不得汗，其人必躁，到经不解，必清血，名为火邪。**此火邪迫血而血下行者也。太阳病，用火熏之，不得汗，则热无从出，阴虚被火必发躁

---

① 诸腹胀大皆属于热：语出《素问·至真要大论》。
② 病深者其人哕：语出《素问·宝命全形论》。
③ 诸弱发热：语出《伤寒论·平脉法》。

也。六日传经尽，至七日再到太阳经，则热气当解，若不解，热气迫血下行，必清血。清者，厕也。**脉浮热甚，反灸之，此为实，实以虚治，因火而动，必咽燥唾血。**此火邪迫血而血上行者，脉浮热甚为表实，医以脉浮为虚，用火灸之，因火气动血，迫血上行，故咽燥唾血。**微数之脉，慎不可灸。因火为邪，则为烦逆，追虚逐实，血散脉中，火气虽微，内攻有力，焦骨伤筋，血难复也。**微数之脉则为热，灸则除寒不能散热，是慎不可灸也。若反灸之，热因火甚，遂为烦逆；灸本以追虚，而复逐热为实，热则伤血，又加火气，使血散脉中，气主煦之，血主濡之，气血消散，不能濡润筋骨，致骨焦筋伤，血散而难复也。**脉浮宜以汗解，用火灸之，邪无从出，因火而盛，病从腰以下必重而痹，名火逆也。**脉浮在表，宜以汗解之，医以火灸，取汗而不得汗，邪无从出，又加火气相助则热愈甚，身半以上同天之阳，身半以下同地之阴，火性炎上，则腰以下阴气独治，故从腰以下必重而痹也。**太阳伤寒者，加温针，必惊也。**寒则伤荣，荣气微者，加烧针，则血流不行。惊者，温针损荣血而动心气也。（宇泰）心属火，火先入心，心主血藏神，血如水也，神如鱼也，两阳相熏灼，水热汤沸，则鱼惊跃不能安矣。

桂枝去芍药加蜀漆龙骨牡蛎救逆汤方

桂枝　蜀漆洗，去腥　生姜各三两，切　甘草二两，炙　龙骨四两　牡蛎五两，熬　大枣十二枚，擘

上为末，以水一斗二升，先煮蜀漆减二升。内诸药，煮取三升，去滓，温服一升。

（亮宸）此治火劫出汗，汗多亡阳，虚热迫而惊狂者。伤寒脉浮当以药取汗，今以火劫之，则汗大出而亡阳矣，汗者心之液，亡阳则心气虚，心恶热，火邪内迫，则心神浮越，故惊狂起卧不安，与桂枝解未尽之表邪，不用芍药者，以其益阴，非亡阳所宜也；火邪内炽，加蜀漆之辛平以蠲之；汗出气脱，加龙骨牡蛎之

涩以固之，且以镇惊狂而敛浮越之气也。夫表邪既解，火邪亦散，惊定汗止，阳气由是而渐复矣。

桂枝加桂汤方

于桂枝汤方内，更加桂二两，共五两。余依前法。

（士材）桂辛热下行，大泄奔豚之要药，同桂枝汤用之，则针处被寒之邪，莫不毕散矣。

桂枝甘草龙骨牡蛎汤方

桂枝一两　甘草　龙骨熬　牡蛎各二两

上为末，以水五升，煮取二升半，去滓，温服八合，日三服。

辛甘发散，桂枝甘草之辛甘以发散经中之火邪；涩可去脱，龙骨牡蛎之涩以收敛浮越之正气。（亮宸）火逆者，以火劫汗而逆也，下之又虚其里，烧针则表益虚，表里俱虚故烦躁，是火热为缓，而亡阳为急矣，故用龙骨牡蛎救正气而止烦，桂枝甘草散火邪而敛汗。

误吐证

太阳病，当恶寒发热，今自汗出，不恶寒发热，关上脉细数者，以医吐之过也。一二日吐之者，腹中饥，口不能食。三四日吐之者，不喜糜粥，欲食冷食，朝食暮吐，以医吐之所致也，此为小逆。恶寒发热为太阳表病，自汗出，不恶寒，发热，为阳明证。本太阳表病，医反吐之，伤动胃气，表邪乘虚传于阳明也，以关脉细数，知医吐之所致。病一二日为表邪尚寒，而未成热，吐之则表寒传于胃中，胃中虚寒故腹中饥而口不能食；病三四日则表邪已传成热，吐之则表热乘虚入胃，胃中虚热，故不喜糜粥，欲食冷食，朝食暮吐也。朝食暮吐者，晨食入胃，胃虚不能克化，至暮胃气行里，与邪气相搏，则胃气反逆，然以胃气尚在，故云小逆。（兼善）此病虽逆，当自愈，以吐中便有发散之意也，但当节饮食，静养调摄，则余邪自去。若更妄治之，则变症起矣。太阳病，吐之，但太阳病当恶寒，今反不恶寒，不欲近衣，此为吐之内烦也。太阳表病，医反吐之，伤于胃气，邪热乘虚入胃，胃为邪热内烦，故不恶寒，不欲近衣也。

邪客胸中证

发汗吐下后，虚烦不得眠，若剧者必反复颠倒，心中懊憹，栀子豉汤主之。憹，义同恼，音挠。发汗吐下后，邪热乘虚客于胸中，谓之虚烦，烦者，热也，胸中烦热郁闭，而不能发散者是也。热气伏于里者则喜睡，今热气浮于上，烦扰阳气，故不得眠。心恶热，热甚则神必昏，是以剧，反复颠倒而不安，心中懊憹而愦闷。懊憹者，俗谓鹘突是也。《内经》曰"其高者因而越之"①，与栀子豉汤以吐胸中之邪。若少气者，栀子甘草豉汤主之；若呕者，栀子生姜豉汤主之。少气者，热伤气也，加甘草以益气；呕者，热烦而气逆也，加生姜以散气。少气则气为热耗，散而不收者，甘以补之可也；呕则气为热搏，逆而不散者，辛以散之可也。

发汗若下之，而烦热，胸中窒者，栀子豉汤主之。阳受气于胸中，发汗若下，使阳气不足，邪热客于胸中，结而不散，故烦热而窒塞，与此汤以吐胸中之邪。伤寒五六日，大下之后，身热不去，心中结痛者，未欲解也，栀子豉汤主之。伤寒五六日，邪气在里之时，若大下后，身热去，心胸空，为欲解也；身热去而心结痛，为结胸也；今身热不去，心中结痛，虚烦也。结胸为热结胸中，为实，热气已收敛于内，故外热去；虚烦为热客胸中，未结为实，散漫而烦，是以身热不去。六七日为欲解之时，而此尚未得解，与此汤以吐除之。（宇泰）"身热不去"四字要玩。结胸身不热，知热不在表，故可用大小陷胸汤丸以逐之；今热仍在表，宜越之而已。（观子）第一证是虚烦之最剧者，故不得眠，反复颠倒；第四证是虚烦之稍静者，故但觉

---

① 其高者因而越之：语出《素问·阴阳应象大论》。

烦热而胸不舒；第五症则证类结胸，而犹有表热未全收敛于内，故虽心胸结痛而只为虚烦，三者故有微甚之分，然邪之所结略同，遂总以越而去之之法治之。若少气腹满诸证，则前贤之说备矣。

伤寒下后，心烦，腹满，卧起不安者，栀子厚朴汤主之。下后，但腹满而不心烦，即邪气入里为里实；但心烦而不腹满，即邪气在胸中为虚烦；既烦且满，则邪气壅于胸腹之间也。满则不能坐，烦则不能卧，故卧起不安，与栀子厚朴汤吐烦泄满。**伤寒，医以丸药大下之，身热不去，微烦者，栀子干姜汤主之。**丸药，不能除热，但损正气，邪气乘虚留于胸中而未入深者，则身热不去而微烦，与栀子干姜汤吐烦正气。

凡用栀子汤，病人旧微溏者，不可与服之。旧微溏者，里虚而寒在下也，虽烦，然非蕴热，故不可与栀子汤，《内经》曰“先泄而后生他病者，治其本”①，必且调之后乃治其他病。

栀子豉汤方

栀子十四枚，擘　香豉四合，绵裹

上二味，以水四升，先煮栀子，得二升半，内豉，煮取一升半，去滓，分为二服，温进一服。得吐者，止后服。

酸苦涌泄为阴，苦以涌吐，寒以胜热，栀子香豉相合，吐剂宜矣。《经》曰“其高者因而越之，其下者引而竭之，中满者泻之于内，其有邪者，必渍形以为汗；其在皮者，汗而发之”②，治伤寒之妙，虽有变通，终不越此数法也。伤寒邪气自表而传里，留于胸中，为邪在高分，则可吐之。所吐之证亦自不同，如不经汗下，邪气蕴郁于膈，则谓之实，应以瓜蒂散，吐胸中之实邪也；若汗吐下后，邪气乘虚陷于胸中，则谓之虚烦，应以栀子豉汤，

---

① 先泄而后生……治其本：语出《素问·标本病传论》。
② 其高者……汗而发之：语出《素问·阴阳应象大论》。

吐胸中之虚烦也。栀子苦寒，苦以涌吐，是以为君；烦为热胜，胜热者必以寒，香豉苦寒，故以为臣而助之。（东垣）栀子色赤味苦，入心而治烦；香豉色黑味咸，入肾而治躁。（宗奭①）栀子虽寒而无毒，治胃中热气，既亡血、亡津液，脏腑无以润养，内生虚热，非此不可去也。（海藏）易老②云栀子轻浮而象肺，色赤而象火，故能泻肺中之火。本草不言吐药，仲景用此为吐药者，为邪气在上，拒而不下，故令上吐，邪因得以出也。烦者，气也；躁者，血也，气主肺，血主肾，故用栀子以治肺烦，香豉以治肾躁。（亮宸）汗吐下则大邪稍解，其余热未去，乘虚客于胸中，郁遏而不得散，烦扰不宁，故不得眠，甚则热蒸于心，心恶之而扰乱，故反复颠倒而无可奈何，栀子入心而清热，香豉味苦而气升，一吐之后，上焦邪郁随升散而宁矣。

栀子甘草豉汤方

于栀子豉汤方内加入甘草二两。余依前法。得吐，止后服。

栀子厚朴汤方

栀子十四枚，擘　厚朴四两，姜汁炙　枳实四枚，去穰，炒

以上三味，以水三升半，煮取一升半。去滓，分二服，温进一服。得吐，止后服。

酸苦涌泄，栀子之苦以涌虚烦，厚朴、枳实之苦以泄腹满。

栀子干姜汤方

栀子十四枚，擘　干姜二两

上二味，以水三升半，煮取一升半。去滓，分二服，温进一服。得吐，止后服。

苦以涌之，栀子之苦以吐烦；辛以润之，干姜之辛以益气。

---

① 宗奭：宋代医家寇宗奭，著有《本草衍义》。
② 易老：金元医家张元素，字洁古，号易水老人，易水学派创始人。

（念莪）病在上者因而越之，其为吐一也，而所以吐则异也。虚烦而兼少气，加甘草以和中；虚烦而兼呕恶，加生姜以散逆；腹满而虚烦，则中州之实也，入枳朴以宽中；大下而微烦，则中州之虚也，入干姜以理中，《经》曰“气有高下，病有远近，症有中外，治有重轻，适其所以为治，依而行之，所谓良矣”①。胸中懊侬，若无燥屎，大便软者，吐证也；若有燥屎，不大便者，下证也，毫厘疑似之间，关人生死，奈何不悚惧耶？

病如桂枝证，头不痛，项不强，寸脉微浮，胸中痞硬，气上冲咽喉不得息者，此为胸中有寒也，当吐之，宜瓜蒂散。病如桂枝证，谓发热汗出恶风，言邪在表也；头痛项强为桂枝证具，今不痛不强，则邪不在表而传里也；浮为在表，沉为在里，今寸脉微浮，则邪不在表不在里而在胸中也，胸中与表相应，故邪在胸中者，如桂枝证，而寸脉微浮也；以胸中痞硬，上冲咽喉不得息，知寒邪客胸中而不在表也，《千金》曰“气浮上部，填塞心胸，胸中满者，吐之则愈”，与瓜蒂散以吐胸中之邪。（《千金》）此以内有久痰，故宜吐之。（观子）同是太阳中风，故发热自汗如桂枝证；病不在经，故头不痛项不强；痞硬至冲咽喉不得息者，寒邪全窒塞于膈以上也；胸中去表不远，故寸脉应以微浮；与瓜蒂散，所谓在上者因而越之也，华元化云“伤寒四日在胸，宜藜芦丸、瓜蒂散吐之”，其即此类乎。一妇人浴后被风，遂自汗出身热，然无头痛、体痛、恶风诸别证，旬日来，杂治皆不效，其胸以上痞膈，渐至汤饮皆到喉而止，脉之关以上微浮，此瓜蒂散证也，其人素虚，与桔梗芦一两煎服，才到咽，一吐，悉涎浊酸秽之物出矣；又与一服，再得吐快然，热遂除，与调理而安。

瓜蒂散方

瓜蒂熬黄　赤小豆各一分

---

① 气有高下……所谓良矣：语出《素问·至真要大论》。

上二味，各别捣筛为末已，合治之。取一钱匕，以香豉一合，用热汤七合，煮作稀糜。去滓，取汁，和散，温顿服之。不吐者，少少加之，得快吐乃止。

诸亡血、虚家，不可与瓜蒂散。

其高者越之，越以瓜蒂香豉之苦；在上者涌之，涌以赤小豆之酸，《内经》曰“酸苦涌泄为阴”①。（念莪）邪客胸中，至气冲不得息，非吐之不可也，寒气在胸，瓜蒂之苦寒，从其性而治之也；赤小豆酸寒涌泄，又以香豉酸苦为助，则痰浊邪气，一涌而尽矣。然此为快剂，重亡津液，与栀子豉汤大不侔②也，故亡血虚家特为申禁③耳。（观子）瓜蒂善除阳明湿热，故能引去胸中涎浊，且苦则涌泄，蒂则喉咽间物也。喉于身中，为束气之所，物之有蒂，亦束气之所，故颇类之。赤小豆散热而通气，香豉蒸盦所成，性升而散，三物酸苦相合，自成上达之功。

太阳桂枝加葛根证

太阳病，项背强几几，反汗出恶风者，桂枝加葛根汤主之。项背几几当无汗，反汗出恶风者，表虚也，与桂枝汤和表，加葛根以祛风。（谦甫④）几几，项屈而且强也，《明理论》谓为“短羽鸟不能飞腾，动则伸引其颈之貌”，甚得之，盖不能左右回视之义。（宇泰）《诗》“赤舄几几”⑤。几几，跔⑥貌，谓拘也，取自拘持，低目不妄顾视之义，按此可想见项背拘强之状矣。若作鸟羽，释音殊，谓伸颈摇

---

① 酸苦涌泄为阴：语出《素问·阴阳应象大论》。

② 侔（móu 谋）：相同。

③ 申禁：明令禁止。

④ 谦甫：元代医家罗天益，字谦甫，著有《卫生宝鉴》。见本书卷首《考证诸书》。

⑤ 赤舄几几：语出《诗经·豳风·狼跋》。

⑥ 跔（jū 拘）：因寒冷而手足痉挛貌。

头而行，反于拘强之义不切。后证葛根汤者，乃桂枝汤中加麻黄葛根也，其证无汗故以麻黄发之；此证有汗，故去麻黄而曰桂枝加葛根汤，若有麻黄则亦葛根汤矣。（观子）头项强者，太阳病，此项与背强几几焉，则非复太阳症矣，膀胱之脉，夹背者四行，由邪气盛实而极，故背亦强而几几，则知侵入者必多，而阳明之证已将具也，二阳经邪既炽，则邪并而外实，卫何由虚？曰“反汗出恶风者”，中风之邪未除也，中风必解肌，是以仍主桂枝，法兼迎而夺之，遂加入葛根耳。

桂枝加葛根汤方

葛根四两　桂枝去皮　生姜各三两，切　芍药　甘草各二两，炙　大枣十二枚，擘

上七味，以水一斗，先煮葛根，减二升，去上沫，内诸药，煮取三升。去滓，温服一升。覆取微汗，不须啜粥。余如桂枝法。（观子）此方旧有麻黄三两，成云“后证无汗，当用麻黄，今既自汗出，恐不当加麻黄，但加葛根”。夫麻黄本发无汗之邪，既主桂枝实表，安得复入麻黄？曰桂枝加葛根者，名方之义甚明，则知麻黄之错列无疑。

（念莪）表邪方盛，不当有汗，今反汗出，风伤卫也，故以桂葛解肌，芍药和荣，姜枣和卫。

太阳葛根证

太阳病，项背强几几，无汗恶风，葛根汤主之。无汗恶风者，中风表实也，表实宜汗，故葛根麻黄以发之。（观子）此证疑属寒伤营之久而欲传者。成云“中风表实”，岂以证之恶风与方之仍兼芍药姜枣耶？夫伤寒恶风者多矣，伤寒复汗皆用桂枝汤，安可因是决其为中风哉？曰项背强几几，则侵入阳明者自深，夺阳明则太阳之邪悉去，故主葛根汤；犹有无汗恶风之表证在，则麻黄类亦不可少耳。八九日表证仍在者，十日已去，脉但浮者，俱主麻黄汤，此何以即与葛根？曰：邪果

犹在肤腠间，日数虽多，非麻黄汤不可；此既无复头痛翕热身疼诸证，则邪必已去太阳皮表，而下入阳明之分，虽阳明之证未显然，其治自当与但在表者有殊。是项背几几，洵为邪深之候，而葛根一汤，尤为太阳病久，继桂枝麻黄后之要药欤。合病自利亦主此方者，一为病表实，一为病里虚，此盛则彼衰，其为症虽异，其治法无殊也。合病同主此汤者，既兼阳明之邪，则此之不得独为太阳病益明矣。

葛根汤方

葛根四两　麻黄三两，去节　芍药 甘草各二两，炙　生姜三两，切　大枣十二枚，擘

上七味，㕮咀，以水一斗，先煮麻黄、葛根，减二升。去沫，内诸药，煮取三升。去滓，温服一升。覆取微似汗，不须啜粥。余如桂枝法将息及禁忌。

轻可去实，麻黄、葛根之属是也，此以中风表实，故加二物于桂枝汤中也。（士材）太阳病，有汗用桂枝，无汗用麻黄，确乎不可易矣，此复以太阳无汗用葛根汤，太阳有汗用桂枝葛根汤者，何也？葛根本阳明经药，恐太阳病久将传阳明，故用葛根以迎而夺之，豫发其邪，勿令传入也。前用桂枝、麻黄者，病方起也；今用此二方者，病已久也。又按太阳病脉静为不传，烦躁脉数为欲传，意者既见其欲传之状，故用此二方与。（元素①）治太阳阳明合病，桂枝汤内加葛根麻黄，又有葛根黄芩黄连汤解肌，是用之以断太阳入阳明之路，非即太阳药也。头颅痛如破，乃阳明中风，可用葛根葱白汤，为阳明仙药。若太阳初病，未入阳明而头痛者，不可便服升麻葛根发之，是反引邪入阳明，为引贼破家也。

---

① 元素：金代医家张洁古，字元素，著有《医学启蒙》。

太阳白虎证

伤寒，脉浮滑，此表有热，里有寒，白虎汤主之。浮为在表，滑为在里；表有热，外有热也；里有寒，邪气传里也；以邪未入腑，故只言寒，如瓜蒂散证，云胸中有寒者是矣，与白虎汤以解内外之邪。（亮宸）浮者，表脉也，肺最为表，与太阳气合，表热而炎及于肺，脉所以滑，滑为阳邪也；里有寒者，胃腑属里，胃府之里无热也；不渴，为液未竭，故只用白虎清热而不加参耳。**伤寒，脉浮，发热，无汗，其表不解者，不可与白虎汤。渴欲饮水，无表证者，白虎加人参汤主之。**脉浮，发热，无汗，表不解，不渴者，宜麻黄汤；渴者，宜五苓散，并非白虎所宜也。大渴欲饮水，无表证者，乃可与白虎加人参汤以散里热。**伤寒病，若吐若下后，七八日不解，热结在里，表里俱热，时时恶风，大渴，舌上干燥而烦，欲饮水数升者，白虎加人参汤主之。**吐下后，七八日则当解，复不解而热结在里，表热者，身热也，里热者，内热也，本因吐下后，邪气乘虚内陷为结热，若无表热而纯为里热，则邪热结而为实，此以表热未罢，时时恶风，若邪气纯在表则恶风无时，纯在里则更不恶风，以时时恶风，知表里俱有热也；邪热结而为实者则无大渴，邪热散漫则渴，今虽热结在里，表里俱热，未为结实，邪气散漫，熏蒸焦膈，故大渴，舌上干燥而烦，欲饮水数升，与白虎加人参汤，故散热生津。（亮宸）热结在里，热在肺胃也；表者，经热也；里者，肺胃热也；时时恶风，热极反见寒化，热伤肺气故也；引饮之谓渴，舌干且燥，谓视之无液也；烦者，热甚也；欲饮水至数升，渴之极矣，非人参石膏焉能救之？**伤寒无大热，口燥渴，心烦，背微恶寒者，白虎加人参汤主之。**身无大热，口燥渴，心烦者，当作阳明病，然以背微恶寒，为表未全罢，所以属太阳也。背恶寒，口中和者，少阴病，当与附子汤；今口燥而渴，背虽恶寒，此里热也，且恶寒亦不至甚，故云微恶寒，与白虎汤和表散热，加人参止渴生津。（吴氏）或问：白虎汤仲景以表不解者不可与，今时时恶风，背上恶寒者，此有表也，又以白虎主之，何也？盖石膏辛寒，解足阳明本经热，蒸蒸发热，潮热，表里皆热，舌燥，烦渴之圣药也。且时时者，时或恶风而不常也；背微恶者，但觉微寒而不甚也，所有热甚燥渴而用则无疑矣。若夫表证恶寒，常在背上恶寒，而不燥渴者，切不可用也。又太阳经发热而渴，无汗者，不可与之。但汗后，脉洪大而渴者，则可与也。如阴经伤寒，面赤，烦躁，身热，与胃虚恶心，大便不实，脉弱食少，无大热者，切不可用也。如误用之，倾危可立而待矣。（亮宸）上言表里俱热，此何以言无大热？谓不甚热而肺胃热也，视前证为稍深矣。背微恶寒者，亦热伤肺气也。（兼善）用药有迟速之弊，故设法以关防，法有关防不尽者，则著方以拯治也。假如上三条，前条乃仲景设法以关防也，后条及若吐若下后七八日不解，则著方以拯治也。夫白虎汤专治大烦大渴，古人设法之意，惟恐表证未罢而辄用之，治有大速之弊。若背恶寒及时时恶风二证，其中烦渴已甚，非白虎汤不能遏也，必俟表邪俱尽，未免有太迟之愆，此乃法之关防不尽者，故著方以拯治也。不著方必然违法，此方、法之妙，所以不可偏废也。**服桂枝汤，大汗出后，大烦渴不解，脉洪大者，白虎加人参汤主之。**大汗出后，脉洪大而不渴，邪犹在表也，可更与桂枝汤。若大汗出，脉洪大而烦渴不解，表里有热，不可更与桂枝汤，与白虎汤加人参以生津止渴，和表散热。（观子）白虎为阳明大热而设，脉浮发热无汗，邪犹在表也，故戒不可与。表证罢，渴欲饮水，里有大热明矣，故与之。若大渴干燥而烦，表里俱热，及口燥渴心烦一证，热气炎灼焦膈已甚，虽有恶风微恶寒之证，直须与之，不可谓犹有表不解也，况恶风曰时时，恶寒曰背微恶，与但在表者自异也。至于大汗出后，大烦渴，脉洪大一条，尤为白虎证具也。然但邪热者白虎汤症，元气已伤，津液已涸者，加人参汤证也。白虎与葛根，俱阳明要药，此以外带表邪，及从太阳以入阳明，故遂出之《太阳篇》中，其《阳明篇》反缺二汤之证，则知仲景书遗佚者多矣。

白虎汤方

石膏一斤，碎　知母六两　甘草二两　粳米六合

上四味，以水一斗，煮米熟，汤成。去滓，温服一升，日三服。

《内经》曰“热淫所胜，佐以苦甘”①，知母、石膏之苦甘以散热；热则伤气，甘以缓之，甘草、粳米之甘以益气。

白虎，西方金神也，应秋而归肺。热甚于内者以寒下之，热甚于外者以凉解之，其有中外俱热，内不得泄，外不得发，非是汤则不能解。暑暍之气，得秋而止，故曰处暑，是汤以白虎名，谓能止热也。《内经》曰“热淫于内，以苦发之”②，欲彻表热，必以苦为主，故以知母苦寒为君；热则伤气，寒以胜之，甘以缓之，是以石膏甘寒为臣；脾欲缓，急食甘以缓之，热气内除③，消烁津液，必以甘平之物缓其中，故以甘草粳米为使，是太阳中暍，得此汤顿除，即热见白虎而尽矣。（东垣）身以前，胃之经也；胸，肺胃之室也。邪在阳明，肺受火制，故用辛寒以清肺气，所以号为白虎也。烦出于肺，躁出于肾，君以石膏，佐以知母之苦寒，所以清肾之源，缓以甘草、粳米，使不速下也。（兼善）《活人》谓“白虎治中暍，并汗后一解表药耳，非正伤寒药也，况夏月阴气在内，尤宜戒之”。夫白虎具载仲景之书，证治昭然明白，何言非正伤寒药也？又《明理论》云“立秋后不可服，恐白虎大寒，将变虚羸不食”，二说俱偏矣。夫伤寒之证，有是病即投是药，安可拘于时哉？设使秋冬之间伤寒，身无表证而大热烦渴，

---

① 热淫所胜佐以苦甘：语出《素问·至真要大论》。
② 热淫于内以苦发之：语出《素问·至真要大论》。
③ 除：本意授官，引申为传达、传递。

于法合用白虎，苟拘于时，何以措手？若以白虎为大寒，其承气又可行于冬令乎？既以夏宜戒，秋后不可行，然则宜乎何时也？虽然《经》云“必先岁气，毋伐天和”，此言常也，假如贼邪变出，阴阳寒暑亦当舍时从证，岂可以时令为拘哉？（海藏）本草言粳米益脾胃，而仲景白虎汤用之入肺者，以味甘为阳明之经，色白为西方之象，而气寒入手太阴也。少阴证桃花汤用之者，以补正气；竹叶石膏汤用之者，以益不足也。（念莪）仲景云“伤寒，脉浮滑，此表有热，里有寒，白虎汤主之”①，疑必有误。又云“热结在里，表里俱热，大渴饮水，白虎汤主之”②。又云“表不解者，不可与白虎汤”③。又阳明一证云：表热里寒，四逆汤主之④。又少阴一证云：里寒外热，通脉四逆汤主之⑤。乃知其“脉浮滑，表热里寒”者，必“表”“里”二字传讹也，即仲景数论而断之，岂有里既寒而反用大寒之剂乎？岂有里寒而脉浮滑者乎？岂有里寒而大热烦渴者乎？故知白虎为阳明大热而设，其曰“里有寒者”，定差无疑也。成氏随文释之，误矣。知母之寒不及石膏，且知母但主内热，不能解肌，况只用六两，非君也，宜作臣；石膏入肺属金，其色白，其性雄，正与白虎之义相合，且用一斤，非臣也，宜作君。（东垣）西台椽葛君，二月中伤寒发热，以白虎汤主之，病者面黑如墨，本证遂不复见，脉沉细，小便不禁，东垣初不知也，及诊之，曰：此立夏之前，误服白虎之过。白虎大寒，非行经之药，只能寒脏腑，不善用之则伤善气⑥。本病隐于经

---

① 伤寒……白虎汤主之：语出《伤寒论·辨太阳病脉证并治下》。
② 热结在里……白虎汤主之：语本《伤寒论·辨太阳病脉证并治下》。
③ 表不解者不可与白虎汤：语出《伤寒论·辨太阳病脉证并治下》。
④ 表热里寒四逆汤主之：语本《伤寒论·辨阳明病脉证并治》。
⑤ 里寒外热通脉四逆汤主之：语本《伤寒论·辨少阴病脉证并治》。
⑥ 善气：正气。

络之间，或投以大热之剂，求以去阴邪，则他证必起，非所以救白虎也，可用温药升阳行经。有难[1]者曰：白虎大寒，非大热何以救之？东垣曰：病隐经络间，阳道不行，而本证见矣，又何疑哉？果如其言而愈。

白虎加人参汤方

于白虎汤内加人参三两。余依白虎汤法。

（叔微）有人伤寒，初病呕吐，俄为医者下之，已七八日而内外发热，予诊之，曰当用白虎加人参汤。或曰：既吐且下，且重虚矣，白虎可用乎？曰：仲景云：若吐若下后，七八日不解，热结在里，表里俱热者，白虎加人参汤[2]，正相当也。盖始吐者，热在胃脘，而脉至今洪大，于是三投汤而愈。大抵白虎能除伤寒中暍，表里发热，故前后证或表里俱热，或表热里寒，皆可服之。一种脉浮无汗，其表不解，全是麻黄与葛根证，安可行白虎也？（亮宸）此治热乘肺胃液竭之方也。桂枝治风，汗出当解，今大汗不解，液竭而表里热甚，肺金虚烁，犹赤日之流金也。石膏色白，属金而入肺，甘寒性发而解肌，用御表里之盛邪；知母上救肺金，下滋肾水；甘草、粳米益土以生金，又使寒凉不伤胃气；人参救将竭之津，止渴而生液。细检仲景诸方，凡渴无不加人参者，此益水救金泻热之妙方，凉风至而炎威去，秋令行，白虎之名以是乎。

太阳半表里证

伤寒四五日，身热恶风，颈项强，胁下满，手足温而渴者，小柴胡汤主之。身热，恶风，颈项强，表未解也；胁下满而渴，里不和也；邪在表则手足通热，在里则手足厥寒，今手足温，知邪在表里之间

---

① 难：发难，刁难。

② 若吐若下后……白虎加人参汤：语本《伤寒论·辨太阳病脉证并治下》。

也，与小柴胡汤以解表里之邪。（亮宸）此有身热，恶风，项强，则太阳之证犹多，宜兼桂枝更妙。（观子）此太阳表证未罢，而已具半表里证者也。**伤寒中风，五六日往来寒热，胸胁苦满，嘿嘿①不欲饮食，心烦喜呕，或胸中烦而不呕，或渴，或腹中痛，或胁下痞鞕，或心下悸，小便不利，或不渴，身有微热，或咳者，与小柴胡汤主之。**鞕，古硬字。此邪气在表里之间，谓之半表半里证。伤寒中风者，是或中风或伤寒，非伤寒再中风，中风复伤寒也；五六日邪气自表传里之时，邪在表则寒，在里则热，今邪在半表半里之间，未有定处，是以寒热往来也；邪在表心腹不满，邪在里心腹胀满，今但言胸胁苦满，亦是邪在表里之间也；邪在表呻吟不安，邪在里烦闷乱，《内经》曰"阳入之阴则静"②，嘿嘿者邪方自表之里，在表里之间也；邪在表则能食，邪在里不能食，不欲食者未至于必不能食，故亦为在表里之间也；邪在表则不烦不呕，邪在里则烦满而呕，烦而喜呕者邪在表方传里也。邪初入里，未有定处，所传不一，故有或为之证。（观子）此半表里证具，而邪气所在不定者也。**血弱气尽，腠理开，邪气因入，与正气相搏，结于胁下。正邪分争，往来寒热，休作有时，默默不欲饮食，脏腑相连，其痛必下。邪高痛下，故使呕也，小柴胡汤主之。**人之气血，随时盛衰，当月郭空之时，为血弱气尽，腠理开疏之时也，邪气乘虚则伤人者深矣。邪因正虚自表之里而结于胁下，与正分争，作往来寒热，嘿嘿不欲饮食，此为自外之内也。经络与脏腑相连，邪气随经必传于里，故曰其痛必下，痛一作病。邪在上焦为邪高，邪渐传里为痛下。里气与邪气相搏，逆而上行故使呕也。与小柴胡以除半表半里之邪。（宇泰）按"血弱气尽"至"结于胁下"，是释胸胁苦满句；"正邪分争"三句，是释往来寒热句，倒装法也；"默默不欲饮食"，兼上文满痛而言；"脏腑相连"四句，释心烦喜呕也。（观子）此气血弱，邪因陷于

---

① 嘿嘿：默默。

② 阳入之阴则静：语出《素问·宣明五气》。

半表里者也。伤寒以次传少阳者居多，然亦有不由太阳阳明，竟始少阳者，如此条云云是也。盖既由血弱气尽，邪气因入，则太阳阳明之气不复能与邪相持，故使得以径趋少阳之分，而为胁下之深结。夫由太阳以入少阳者，当出太阳中，若此条正属少阳证耳，何以亦并出《太阳篇》哉？三阳亦有直中此经，始终不传者。**伤寒五六日，头汗出，微恶寒，手足冷，心下满，口不欲食，大便鞕，脉细者，此为阳微结，必有表，复有里也。脉沉，亦在里也。汗出为阳微。假令纯阴结，不得复有外证，悉入在里，此为半在里半在外也。脉虽沉紧，不得为少阴病。所以然者，阴不得有汗，今头汗出故知非少阴也。可与小柴胡汤。设不了了者，得屎而解。**伤寒五六日，邪当传里之时，头汗出，微恶寒者，表仍未解也；手足冷，心下满，口不欲食，大便鞕，脉细者，邪结于里也。大便鞕为阳结，此邪热虽传里，然以外带表邪，则热结犹浅，故曰“阳微结”。脉沉虽为在里，若纯阴结，则更无头汗恶寒之表证矣，诸阴脉皆至颈胸中而还，不上循头，今头汗出知非少阴也，与小柴胡以除半表半里之邪。服汤已，外证罢而不了了者，里热未除，与汤得微利则愈，故云“得屎而解”。（孙兆）一人患伤寒五六日，头汗出，自颈以下无汗，手足冷，心下痞闷，大便闭结，或以为阴证，孙诊之，脉沉而紧，曰：此证诚可疑。然大便结，非虚秘也，安得为阴？脉沉紧为少阴证，然少阴多自利，未有秘结者。此正半在表半在里也，仲景云：伤寒五六日，头汗出①云云，遂投小柴胡而愈。或难曰：仲景云“脉阴阳俱紧，反汗出者，亡阳也，此属少阴”②，不得有汗，今头汗出，何也？曰：此一段正是仲景议论处，意谓四肢冷，脉沉紧，腹满，全似少阴，然大便鞕，头汗出，不得为少阴，盖头者三阳同聚，若三阴至胸而还，有头汗出，自是阳虚，故曰“汗出为阳微”，是阴不得有汗也，若少阴头有汗则死矣。（观子）此便鞕阳微结，而

① 伤寒五六日头汗出：语本《伤寒论·辨太阳病脉证并治下》。
② 脉阴阳俱紧……此属少阴：语出《伤寒论·辨少阴病脉证并治》。

邪仍在半表里者也。手足冷，脉细与沉，似属少阴在里，然阴不得有汗，况微恶寒未罢乎？曰结者，心下满也；曰微结者，邪犹在表者半也；曰阳微者，非热越之比，但上出于头，津液虚少也。既不得为阴结与阳结，而有表复有里，法当小柴胡与之。微结者必得屎而解矣，何也？盖此之便鞕，既由阳虚津液少而结也，则和其荣卫以通津液，自愈也。此证既曰手足冷，阳微，脉细脉沉，则正气之损弱，较之血弱气尽者更深矣，使非犹有半在表之邪与大便鞕，则一少阴证耳，安可复从柴胡以治乎？

伤寒中风，有柴胡证，但见一证便是，不必悉具。柴胡症是邪气在表里之间也，但见一证，便宜与柴胡汤治之，不必待其全具也。一证者，如前云烦、呕、渴、痛、痞、悸之类也。**凡柴胡汤病症而下之，若柴胡证不罢者，复与柴胡汤，必蒸蒸而振，却发热汗出而解。**邪在半表半里之间为柴胡证，未作里实，医便下之，若柴胡证仍在者，虽下之不为逆，可复与柴胡汤和解之。得汤，邪气还表者，外必蒸蒸而热；先曾下，里虚，邪欲出，故内振也；正气胜，阳气生，却复发热汗出而解矣。

小柴胡汤方

柴胡半斤　半夏半斤，洗　黄芩　人参　甘草　生姜各三两，切　大枣十二枚，擘

上七味，以水一斗二升，煮取六升。去滓，再煎取三升，温服一升，日三服。

《内经》“热淫于内，以苦发之”①，柴胡黄芩之苦，以发传邪之热；里不足者以甘缓之，人参、甘草之甘，以缓中和之气；邪半入里则里气逆，辛以散之，半夏以除烦呕；邪半在表，则荣卫争，辛甘以解之，姜枣以和荣卫。

---

① 热淫于内以苦发之：语出《素问·至真要大论》。

伤寒，邪气在表者，必渍形以为汗；邪气在里者，必荡涤以取利；其于不内不外，半表半里者，不可汗，不可下，但当以小柴胡汤和解而已。热淫于内以苦发之，邪在半表半里则半成热矣，热气内传，则变不可测，须迎而夺之，故以柴胡之解肌理表为君，黄芩之彻热治里为臣，邪初传里则里气不治，故以人参扶正气，邪入于里则气必上逆，故以半夏散逆气，里气平则邪不得深入，生姜辅柴胡以和表，甘枣辅黄芩以和里，七物相合，两解之剂当矣。

（濒湖）少阳之证，寒热，胸胁痞满，默默不欲饮食，心烦，呕渴等证，虽曰“证在半表半里”，而胸胁痞满，实兼心肺上焦之邪；心烦喜呕，默默不欲饮食，又兼脾胃中焦之证，故用黄芩以治手足少阳相火，黄芩亦少阳本经药也，成注但云“柴胡、黄芩之苦，以发传邪之热；芍药、黄芩之苦，以坚敛肠胃之气”，殊昧其治火之妙。杨士瀛云“柴胡退热不及黄芩”，盖亦不知柴胡之退热乃苦以发之，散火之标也；黄芩之退热，乃寒能胜热，折火之本也。（亮宸）少阳为三阳之里，去阳入阴之界，邪在表则寒，邪在里则郁而热，今在表里之间，已成热而未全热，故或阴胜而寒，或阳胜而热，往来而不定也。又少阳为阳之微，阳气初彰，阴气尚盛，亦令寒热往来也。少阳之脉，循胸过季胁，邪客之，则经气不通，故苦满；邪渐入里，里气不和，故默默不欲饮食；心烦者，热也，呕者，寒也，寒热兼见，故烦而苦呕，热多则烦而不呕也；渴者，里有热，消津液；腹中痛者，里有寒，散于络；胁下痞硬者，邪结于胁而坚；心下悸，小便不利者，停水；不渴，身有微热者，里无热而表未罢；咳者，水寒射肺。经在表里之间，证兼寒热之际，或表多或里多，或寒甚或热甚，杂见而不一，《经》曰：有一证便是①，盖视其人之阴阳寒热，而见证不必全具

① 有一证便是：语本《伤寒论·辨太阳病脉证并治中》。

也。方以柴胡为君者，邪入少阳，寒已成热，非麻桂之辛热所宜也，柴胡苦平而升散，以发热邪，使之外出；黄芩苦寒而下降，以折热邪，使之内清也；然邪在少阳，虽热而未全热，此如初春之令，微寒未去，故以半夏生姜之辛温，散寒邪而止呕去满，合柴胡，使春阳甲胆之令行而寒热散，合黄芩，使阴阳平而寒热止；然少阳少气少血，必中气实，然后邪易外散而不内伤，故以人参、甘草、大枣之甘温，益元气而生津液，一以断入三阴之路，一以断入阳明胃腑之路也。《经》云"少阳为枢"①，此正阴阳出入之界，寒热未定之时，药兼温凉，真如化工赋物②，非圣人其孰能之？

加减法

若胸中烦而不呕，去半夏、人参，加瓜蒌实一枚。烦而不呕，热聚而气不逆也，甘令人中满，方聚热，无用人参之补；辛散逆气，既不呕，无用半夏之辛；去热宜寒，疗聚宜苦，瓜蒌实苦而寒，以泄胸中之蕴热。若渴者，去半夏，加人参合前成四两半，瓜蒌根四两。半夏燥津液，非渴者所宜；人参甘而润，瓜蒌根苦而凉，彻热生津二物为当。若腹中痛者，去黄芩，加芍药三两。去黄芩，恶寒中；加芍药，以通壅。若胁下痞硬，去大枣，加牡蛎四两。甘令人中满，痞者去大枣之甘；咸以软之，硬者加牡蛎之咸。若心下悸，小便不利者，去黄芩，加茯苓四两。饮而水畜不行为悸，小便不利，苦以坚肾则水益坚，故去黄芩；淡味渗泄为阳，茯苓甘淡以泄伏水。若不渴，外有微热者，去人参，加桂三两，温覆，取微汗，愈。不渴者，里和也，故去人参；外有微热，表未解也，加桂以发汗。若咳

---

① 少阳为枢：语出《灵枢·根结》。

② 化工赋形：自然造化，随物赋形。比喻组方用药随证而施，桴鼓相应。

者，去大枣、人参、生姜，加五味子半升、干姜二两。咳者，气逆也，甘则气壅，故去人参、大枣；肺欲收，急食酸以收之，五味子之酸以收逆气；肺寒则敛，散以辛热，故易生姜以干姜之热。（士材）邪气自表，未敛为实，乘虚而凑，则所传不一，变证良多，故立加减之法。烦者，热也。呕者，气逆也。烦而不呕，则热虽聚而气未逆，邪气欲渐成实也。去人参者，恐其助邪热；去半夏者，以无逆气；加瓜蒌者，以除郁热。渴为津枯，半夏性燥，故去之；人参甘而润，瓜蒌苦而坚，坚润相合，津液生而渴自已。气不通畅，血不和调则腹痛，黄芩寒中能滞气，故去之；芍药酸泄能和荣，故加之。痞则气满，甘能满中，故去大枣；硬则形坚，咸能软坚，故加牡蛎。悸而小便不利，停水之候也，去黄芩之苦坚，坚能助水；加茯苓之淡渗，淡能行水。不渴者，里自和，故去人参；微热者，表未解，故加桂枝。咳，肺气逆，甘补中则气愈逆，故去参、枣之甘；肺欲收，收逆气者，五味子之能也；咳本于寒，寒气内淫，热以散之，干姜辛温快气，固主散寒，亦司火逆，故仲景不分寒热，每治咳证必用此二物也。（濒湖）虽云腹中痛，去黄芩加芍药；心下悸，小便不利，去黄芩加茯苓，亦当以意逆之，辨以证脉。若因饮寒受寒，腹中痛，及饮水心下悸，小便不利而脉不数者，是里无热证，黄芩不可用也；若热厥腹痛，肺热而小便不利，黄芩其可不用乎？

半表里坏证

伤寒五六日，呕而发热者，柴胡汤证具，而以他药下之，柴胡证仍在者，复与柴胡汤，此虽已下之不为逆，必蒸蒸而振，却发热汗出而解。若心下满而硬痛者，此为结胸也，大陷胸汤主之。但满而不痛者，此为痞，柴胡不中与之，宜半夏泻心汤。五六日，邪在半表里之时；呕而发热，邪在半表里之证。邪在半表半里，则阴阳俱有邪，故虽下不为逆。至于下后邪气传里，亦有阴阳之异。下后阳邪传里者，则结于胸中为结胸，以胸中为阳受气之分也，与大陷胸汤以下其结；若阴邪传里者，则留于心下为痞，以心下为阴受气之分也，与半夏泻心汤以通其痞，《经》曰：病发于阳而反下之，热入因作结胸；病发于阴而反下之，因作痞①此之谓也。（观子）此本柴胡证，下不为逆，然有由下而遂成他证者，则阳邪陷为结胸，阴邪陷为痞，皆不可复与柴胡汤也。**得病六七日，脉迟浮弱，恶风寒，手足温，医二三下之，不能食而胁下满痛，面目及身黄，颈项强，小便难者，与柴胡汤，后必下重。本渴而饮水呕者，柴胡汤不中与也。食谷者哕。**六七日，脉迟浮弱，恶风寒，手足温，则邪在半表半里，未为实，反二三下之，虚其胃气，损其津液，邪蕴于里，故不能食而胁下满痛；胃虚为热蒸之，熏发于外，面目及身悉黄也；颈项强者，表仍未解也；小便难者，内亡津液也。虽本柴胡证，然里虚下焦气涩而小便难，若与柴胡汤又走津液，后必下重也；不因饮水而呕者，柴胡汤证，若本因饮而呕者，水停心下也，此属饮家。饮水者，水停而呕；食谷者，物聚而哕，二者皆非小柴胡所宜，不可不识也。（观子）此本柴胡证，以过下遂成坏证，与或以过饮而呕，或以食谷而哕，皆不可复用柴胡汤也。**伤寒五六日，已发汗而复下之，胸胁满微结，小便不利，渴而不呕，但头汗出，往来寒热，心烦者，此为未解也，柴胡桂枝干姜汤主之。**五六日，已经汗下之后，则邪当解，今胸胁满微结，寒热，心烦者，邪犹在半表半里之间也；小便不利而渴者，汗下后亡津液内燥也；若热消津液者，其人必呕，今渴而不呕，知非里热也；伤寒汗出则和，今但头汗出而余处无汗者，津液不足而阳虚于上也，与柴胡桂枝干姜汤，以解表里之邪，复津液而助阳。（宇泰）既汗之，

① 病发于阳……因作痞：语本《伤寒论·辨太阳病脉证并治下》。

邪当自散，然不待其全解，及内实而辄下之，是犹伤于早也，焉得不仍结？但已汗之后，邪势向衰，虽失之下早，结亦微矣。（观子）此汗下后损津液，阳气虚，虽有半表里证，宜兼助阳复津者也。**伤寒八九日，下之，胸满烦惊，小便不利，谵语，一身尽重，不可转侧者，柴胡加龙骨牡蛎汤主之。**伤寒八九日，邪气已成热而复传阳经之时，下之虚其里而热不除。满而烦者，热客胸中也；惊者，心恶热而神不守也；小便不利者，里虚津液不行也；谵语者，胃热也；一身尽重不可转侧者，阳气内行于里，不营于表也。与柴胡汤以除胸满而烦，加龙骨、牡蛎、铅丹收敛神气而镇惊，加茯苓以行津液利小便，加大黄以逐胃热止谵语，加桂枝以行阳气解身重，而错杂之邪悉愈矣。（观子）此误下后邪由错杂，虽半表里症犹在，必合错杂之邪以治者也。《经》曰"呕而发热者，小柴胡汤主之"①，第一节本属柴胡证，不当议下，设或误下，有柴胡证仍在者矣，盖既有一半在里之邪，虽下不为大逆，但虚其里气，后得柴胡汤欲解，亦必振而发热汗出也。然此误下，有竟成结胸者矣，其表邪已悉收敛于胸膈间也，当依结胸法治之；有竟成痞者矣，其邪但陷于心以下也，当依痞法治之。第二节亦本属柴胡证，下之二三，则误损里气更深，发黄者热聚于胃，便难者内竭津液，而表邪与胸胁之邪仍在，法当以栀子、柏皮、麻黄、连翘类彻散之，岂可因胁下之满痛而再与柴胡汤也？夫呕本柴胡证，若水停而呕，有似柴胡证而非柴胡症也；又食谷者多哕，有似呕而并非呕也，皆不可误投柴胡汤矣。第三节亦本柴胡证，然既误汗且下，损阳气，竭津液者甚矣，虽半表里之邪犹在，未可竟以柴胡投也，故兼桂姜去参夏入粉蛎耳。第四节同是误下，然至八九日，里热深矣，若以大柴胡兼除之，更何患哉？下之则盛热内陷，而烦惊身重之症作；且里邪虽

---

① 呕而发热者小柴胡汤主之：语出《金匮要略·呕吐哕下利病证治》。

暂去，而表邪复留，故谵语之症作；胸满则柴胡症仍在，小便不利则津液徒损，此其为患更错杂矣，是必各就其证而合去之。总之，同一柴胡症而下后之变不同，同一误下而邪气之更易又不同，其治安得不殊异欤？

柴胡桂枝干姜汤方

柴胡半斤　瓜蒌根四两　黄芩　桂枝各三两，去皮　干姜　牡蛎熬　甘草各二两

上七味，以水一斗二升，煮取六升。去滓，再煎取三升，温服一升，日三服。初服微烦，复服，汗出便愈。

热淫于内以苦发之，柴胡、黄芩之苦以解传里之邪；辛甘发散为阳，桂枝、甘草之辛甘以散在表之邪；咸以软之，牡蛎之咸以消胸胁之满；辛以润之，干姜之辛以固阳虚之汗；津液不足而为渴，苦以坚之，瓜蒌之苦以生津液。（亮宸）胸胁满结，渴而往来寒热，心烦，此属少阳之证，宜以柴胡解之。所以用姜桂者，皆因已汗复下之故也。汗之则表气不足，阳虚于上而头汗；下之则中气已寒，内亡津液而小便不利，故仍以柴芩清少阳之邪，加桂枝以益表，干姜以温里。用瓜蒌根者以其渴，加牡蛎者以其结，去半夏者以不呕，以此可悟圣人用药，随证如转环耳。

柴胡加龙骨牡蛎汤方

柴胡四两　半夏二合，洗　人参　生姜　龙骨　铅丹　桂枝去皮　茯苓　牡蛎各一两半，煅　大黄二两　大枣六枚，擘

上十一味，以水八升，煮取四升，内大黄，切如棋子大，更煮一二沸，去滓，温服一升。

服柴胡汤已，渴者，属阳明也，以法治之。服小柴胡汤，表邪已而渴，里邪传于阳明也，以阳明法治之。（三阳）前条渴者，去半夏，未服柴胡汤先见渴者也；此条渴者，已服柴胡汤，外证已除而又

渴者也。

半表里支结证

伤寒六七日，发热微恶寒，支节烦疼，微呕，心下支结，外证未去者，柴胡桂枝汤主之。六七日，邪当传里之时；支，散也；呕而心下结者，里证也，法当攻里。发热微恶寒，支节烦疼，为外证未去，不可攻里，与柴胡桂枝汤以和解之。（宇泰）支犹枝节之枝，古字通用也。支结谓支撑而结，若作散，不能结矣，《南阳》云外证未解，心下妨闷者，非痞也，谓之支结。（全善）病虽属太阳表证，而有里证兼者，则不言太阳病，但称表不解，外症未去，其兼心下支结，则此条柴胡桂枝汤是也。（观子）发热微恶寒烦疼，邪犹在表；微呕心下满闷，则半表里证又具，其主柴胡宜矣，前加减内云"外有微热加桂三两"，此合桂枝以治外证未去，即此义矣，芍药善泻土中之壅，故妨闷尤宜之。

柴胡桂枝汤方

柴胡四两　黄芩　人参　桂枝去皮　芍药　生姜各一两半，切　半夏二合半，洗　甘草一两，炙　大枣六枚，擘

上九味，以水七升，煮取三升，去滓，温服。（观子）此方较小柴胡加桂枝汤多芍药，而诸味亦各减半，意加桂汤是半表里邪居多，表邪较少，此则表邪与半表里邪势均，故合二种，为偶方以治之，是桂枝柴胡之各半汤也。

（亮宸）此邪传少阳尚带表证之偶方也。发热，恶寒，烦疼，为太阳表证；微呕心下支结，为少阳症，故以二方合而用之。

半表里兼下证

太阳病，过经十余日，反二三下之，后四五日，柴胡证仍在者，先与小柴胡汤。呕不止，心下急，郁郁微烦者，为未解也，与大柴胡汤下之则愈。日数过多，屡经攻下，而柴胡证不罢者，亦

须先与小柴胡汤以解其表，《经》曰“凡柴胡汤病证而下之，柴胡症不罢者，复与柴胡汤”① 是也。呕止者，表里和也；呕不止，郁郁微烦者，里热已甚，结于胃中也，与大柴胡下其里热则愈。（宇泰）仲景虽云：呕家虽有阳明证，不可攻②，攻之为逆，然阳明伏热，熏蒸清道而呕且烦者，非宜苦寒直折之不可，故以大柴胡下之。（观子）呕不止则半表里证犹在，然心下急，郁郁微烦者，中有燥屎也，非下除之不可，故以大柴胡汤兼而行之。**伤寒发热，汗出不解，心下痞硬，呕吐而下利者，大柴胡汤主之。**伤寒发热，寒已成热也；汗出不解，表和而里病也；吐利，心腹濡软为里虚，呕吐下利，心腹痞硬，是里实也，与大柴胡汤以下里热。（观子）伤寒发热，得汗当解，不解者，非表病而里病，热气内蒸，津液外走也；热越汗出，不当吐利，吐利，心下硬者，邪实否③隔，上下不得通也。既汗且吐且利，津液内外亡损，证得心下痞硬，下除里实为急，“阳明病，发热，汗出多者，急下之”④ 即此类矣。然发热为邪在表，下利为邪在里，呕吐，自汗，痞硬为邪在半表里，则柴胡汤仍不可少，故亦以大柴胡兼而行之。

大柴胡汤方

柴胡半斤　半夏半斤，洗　黄芩　芍药各三两　枳实四枚，炙　大黄二两　生姜五两，切　大枣十二枚，擘

上七味，以水一斗二升，煮取六升。去滓，再煎，温服一升，日三服。

（叔和）一方用大黄二两。若不加大黄，恐不为大柴胡汤也。柴胡、黄芩之苦，入心而折热；枳实、芍药之酸苦，涌泄而扶阴；

---

① 凡柴胡汤……复与柴胡汤：语出《伤寒论·辨太阳病脉证并治中》。
② 呕家虽有阳明证不可攻：语本《伤寒论·辨阳明病脉证并治》。
③ 否（pǐ痞）：六十四卦之一的否卦，阴阳阻隔，不能交通。
④ 阳明病……急下之：语出《伤寒论·辨阳明病脉证并治》。

辛者散也，半夏之辛以散逆气；辛甘和也，姜枣之辛甘以和荣卫。

夫大满大实，非快剂不能泄，当与大小承气。苟不至大满大实，邪热甚而须下者，又非承气之可投，必也轻缓之剂，如大柴胡，为下剂之缓者也。伤寒至于可下，则热有余，折热必以苦为主，除邪必以寒为助，故用柴胡之苦平解肌为君，黄芩之苦寒除热为臣，芍药佐黄芩祛营中之热，枳实佐柴胡祛卫中之热，是以为佐，半夏、姜、枣理胃中之逆，大黄涤荡，夺土中之壅，是以为使。

（海藏）大柴胡治有表复有里之证。有表者，或头痛，或恶寒，或恶风，或脉浮，四证中有一二尚在，及十三日过经不解是也；有里者，谵言，妄语，掷手扬足，皆里之急者也。欲下之则表仍在，故以小柴胡调和三阳，是不犯诸禁；以芍药下安太阴，使邪气不纳；以大黄去地道[①]不通，以枳实去心下痞闷，于小柴胡减人参、甘草，加芍药、枳实、大黄是也。欲缓下之，全用小柴胡加枳实、大黄亦可。（亮宸）痞而且硬，热结已在阳明之腑，然以少阳证多，若纯用下剂，恐作结胸，故以小柴胡重解少阳之邪，加大黄、枳、芍以泄阳明之结热。（兼善）或问：大柴胡，内烦里实者固宜用，其呕而下利者亦用之，何也？夫治病，节目[②]虚实二者而已。里虚者，虽便难而勿攻；里实者，虽吐利而可下。《经》云：汗多则便难，脉迟尚未可攻[③]，以迟为不足，即里气未实故也；此以大柴胡主之者，凡吐利心腹濡软为里虚，呕吐下利而心下痞硬是里实也，下之为当，故与大柴胡者宜也。

（叔微）有人病伤寒，心烦喜呕，往来寒热，医以小柴胡与

---

① 地道：谷道，肠道。
② 节目：归纳判断。
③ 汗多则便难脉迟尚未可攻：语本《伤寒论·辨阳明病脉证并治》。

之，不除。予曰：脉洪大而实，热结在里，小柴胡安能去之？仲景云“伤寒十余日，热结在里，复往来寒热者，与大柴胡汤”①，三服而病除。盖大黄荡涤蕴热，伤寒中要药，王叔和云“若不用大黄，恐不名大柴胡”，须是酒洗生用有力。

有人患伤寒，目痛，鼻干，不得卧，大便不通，尺寸脉俱大，已数日，一夕汗出，予谓速以大柴胡下之。医骇曰：阳明自汗，津液已涸，法当用蜜煎，何须苦用下药？予曰：子虽知蜜煎导为稳当，还用大柴胡汤，此仲景不传之妙，公安能知之？予力争，竟投大柴胡汤，二帖而愈。仲景论阳明病之多汗者急下之，人多谓既已自汗又下之，岂不表里俱虚？又如论三阴云“少阴病，一二日，口干燥者，急下之”，人多谓病发于阴，得之日浅，但见干燥，若便下之，岂不阴气愈甚？举此二端，则其余可疑者不可胜举，此仲景之书，世人罕能读也。予谓仲景称急下之者，亦犹急当救表，急当救里之说。凡称急者有三处，谓才觉汗，未至津液干燥，须速下之，则为精捷，免至用蜜煎也。若胸中识得了了，自无可疑，未能了了，反不若蜜煎之为稳也。

伤寒十三日不解，胸胁满而呕，日晡所发潮热，已而微利。此本柴胡证，下之而不得利，今反利者，知医以丸药下之，非其治也。潮热者，实也，先宜小柴胡汤以解外，后以柴胡加芒硝汤主之。十三日，再传经尽当解之时也，若不解，胸胁满而呕者，邪气犹在表里之间，若以柴胡汤下之，更无潮热自利矣。医反以丸药下之，虚其肠胃，邪乘虚入腑，日晡所潮热，热已而利也，潮热虽为热实，然胸胁之邪未已，故先举小柴胡汤以解外，后以柴胡加芒硝以下胃热。（观子）既有胸胁满呕之半表里证，又有日晡潮热之里证，若

① 伤寒十余日……与大柴胡汤：语出《伤寒论·辨太阳病脉证并治下》。

竟以大柴胡兼解之，则内外之邪悉去，而胃实亦除矣，乃医妄以丸药攻之，丸药徒虚肠胃，不能解实邪，故证仍在而反得微利也，利则邪隐而深，留滞肠脏，上下不并矣，是必分而治之，先以小柴胡除胸胁之邪，后加芒硝以涤下焦之滞。然均为荡涤，入芒硝而不入大黄者，邪逐利药而作肠垢，非大黄所能胜任耳。

柴胡加芒硝汤方

于小柴胡汤内加芒硝六两。余依前法。服不解，更服。

（士材）胸胁满，呕而潮热，邪在半表半里，小柴胡为的当之剂，但下之失宜，则里邪未尽，非柴胡所能疗也，故加芒硝以利之。

太阳下证

太阳病，过经十余日，心下温温欲吐，而胸中痛，大便反溏，腹微满，郁郁微烦，先此时自极吐下者，与调胃承气汤。若不尔者，不可与。但欲呕，胸中痛，微溏者，此非柴胡证，以呕故知极吐下也。心下温温欲吐，郁郁微烦，胸中痛，当责邪热客于胸中；大便反溏，腹微满，则邪热已下于胃也。日数虽多，若不经吐下，只是传邪，亦未可下，当与柴胡汤以除上中二焦之邪；若曾吐下伤损胃气，胃虚则邪乘虚入胃为实，非柴胡所能去，与调胃承气以下胃热，以呕知胃气先曾伤动也。（宇泰）温温当作嗢嗢，“以呕”下似逸“微溏”字。（观子）过经十余日，邪热入里之时，欲吐，胸痛，腹满，微烦，热结在腑之候，大便当硬而反溏者，必由先时医人吐下所伤也。妄吐者，损动胃气而呕；妄下者，阳虚不固而溏。虽溏，内有热实未除，当与调胃承气以去之。若未经吐下者，即不可与，以便溏则内无实结也。夫呕吐胸痛者，多为柴胡证，便溏者，热未全入腑，乃此亦不得为邪在半表里，何也？呕者，以先时极吐而呕，则溏者，亦因先时极下而溏。不因欲呕便作柴胡证也，须重味“过经十余日”一句，自与五六日心烦喜呕者不同，况有腹满之已去少阳宇，故以调胃承气主之。然曰微满，微烦，微溏，则前此妄吐妄下之伤，宛然可观矣。**伤寒十三日不解，过经谵语者，以有热也，当以汤下之。若小便利者，大便当硬，而反下利，脉调和者，知医以丸药下之，非其治也。若自下利者，脉当微厥，今反和者，此为内实也，调胃承气汤主之。**十三日再传经尽，谓之过经；谵语者，阳明胃热也，当以诸承气下之。若小便利者，津液偏渗，大便当硬，反下利者，知医以丸药下之也。下利，脉微且厥者，虚寒也；今脉调和则非虚寒，由肠虚胃热，协热而利也，与调胃承气以下胃热。（叔微）一乡人伤寒，身热，大便不通，烦渴郁冒，医用巴豆药下之，顷得溏利，宛然如旧。予视之，阳明结热在里，非大柴胡、承气等不可也，巴豆只能去积，不能荡涤邪热蕴毒，亟进大柴胡等，三服而解。尝读仲景一百一十三方，为丸者五：理中、陷胸、抵当，皆大如弹子，煮饮，与汤散无异；惟麻仁、乌梅，皆用小丸以达下部。其他逐邪毒，破坚癖，导瘀血，润燥粪之类，皆凭汤剂，未闻用巴豆小丸药以去邪气也。既下而病不除，不免重以大黄芒硝下之，安能无损也哉？（观子）上二条皆为过经不解，热实在胃，于法当下，然一则便溏，一则下利，似难再为攻除，不知上则腹微满，郁郁微烦，此则谵语脉和内实，虽大便日几行，而燥屎未去，皆由前此下之未是，故病不为解。夫下之不当，必再下除之，观脉证以除里实可也。调胃证，当属阳明，二条皆以过经不解，非他证已罢，专属在腑之比，故特出太阳耳。

太阳病未解，脉阴阳俱停，必先振栗，汗出而解；但阳脉微者，先汗出而解；但阴脉微者，下之而解。若欲下之，宜调胃承气汤主之。脉阴阳俱停，无偏胜者，阴阳气和也，阴阳和平，虽剧当愈，故先振栗，汗而解也。若阳脉微者，阳不足而阴有余也，《经》曰“阳虚阴盛，汗之则愈”①，阴脉微者，阴不足而阳有余也，《经》

---

① 阳虚阴盛汗之则愈：语出《伤寒论·伤寒例》。

曰“阳盛阴虚，下之则愈”①。（观子）脉大者病进，脉微者邪解，阳脉微者，表之正气将复也，故当从汗而解；阴脉微者，里之正气将复也，故当从下而解。下则必以药除之，调胃承气是也。

① 阳盛阴虚下之则愈：语出《伤寒论·伤寒例》。

卷　四

太阳经证治篇下

结胸证

病发于阳，而反下之，热入因作结胸；病发于阴，而反下之，因作痞。所以成结胸者，以下之太早故也。（《南阳》）伤寒本无结胸，因身热未除，下之早，热气乘虚而入，痞结不散，遂成结胸。（兼善）成《注》谓“无热而恶寒者发于阴也”，既无热恶寒为阴证，安有可下之理？又岂仅作痞而已哉？夫仲景所谓阴阳者，指表里而言也。病在表则当汗，而反下之，因作结胸；病虽在里，尚未入腑，而辄下之，因作痞。又曰“风邪入里则结胸，寒邪入里则为痞”，然皆太阳证所致，非阴证之为也。（观子）《经》云：柴胡症，他药下之，但满而不痛为痞①，是以半在里之邪为阴也。鹤皋云“三阴各有在经表证，下早皆成痞”，是以阴经为阴也。窃观致痞之由不一，安得谓但有在里之阴，而无三阴表邪之阴？吴氏之言可为善推仲景之余意矣。至张兼善又以风入为结胸，寒入为痞；陶节庵以桂枝症为结胸，麻黄症为痞，二人语异而意同，是直以寒为阴耳。然观经云伤寒、中风下之皆成痞，表未解宜桂枝汤者亦成痞，痞果尽属寒耶？否耶！大抵痞与结胸，要在分高下轻重虚实之迥殊，若阴阳表里，虽言其邪由不同，亦有未可尽拘拘②者，如经既云下早成痞，然生姜泻心证，又因汗后致者有矣。作痞句，虽不言热入，其意可会，痞但邪轻于结胸，非痞为寒入也。所以成结胸句，不言痞，而含一痞字在内。结

① 柴胡症……不痛为痞：语本《伤寒论·辨太阳病脉证并治下》。
② 拘拘：拘泥，刻板。

胸、痞皆由下太早而成，文则举此以赅彼耳。**太阳病，脉浮而动数，浮则为风，数则为热，动则为痛，数则为虚，头痛，发热，微盗汗出，而反恶寒者，表未解也。医反下之，动数变迟，膈内拒痛，胃中空虚，客气动膈，短气躁烦，心中懊侬，阳气内陷，心下因硬，则为结胸，大陷胸汤主之。若不结胸，但头汗出，剂颈而还，小便不利，身必发黄也。**浮动数皆阳脉也，当责邪在表；睡而汗出谓之盗汗，为邪在半表里，当不恶寒，此头痛，发热，微盗汗出，反恶寒者，表未解也，当发其汗。医反下之，虚其胃气，表邪乘虚内陷，邪在表则见阳脉，在里则阴脉。今邪气内陷，动数之脉所以变迟，而浮脉独不变者，以邪结胸中，上焦阳结，脉不得而沉也。客气者，外邪乘胃中空虚入里，结于胸膈，膈中拒痛者，客气动膈也；《要略》曰“短气不足以息者，实也”①，短气躁烦，心中懊侬，皆邪热为实，阳气内陷，气不得通于膈，壅于心下，为硬满而痛，成结胸也，与大陷胸汤以下结热。若阳气内陷，不结胸膈，下入胃中，遍身汗出，热越者，不能发黄；但头汗出，身无汗，小便不利，热不得越者，必发黄也。（亮宸）病发于阳为太阳中风证，故盗汗出，恶寒，当以桂枝汗之。今医反下，虚其里气，邪热乘虚结于膈上。夫人之有膈，前齐鸠尾，所以遮隔肠胃浊气，今结在膈上，胃在膈下，故胃中反空虚，而客气动膈也；邪结于胸膈，气不得下，故短气；邪热内结，气不得通，故躁烦；热熏胸中故懊侬；心下硬且痛者，结之最坚也；脉动数迟者，在表故动数，既胸中坚结，故变迟也，后云寸脉浮者，上气不得下降也；关脉沉者，下气不得上行也。方用大黄最多，苦以荡涤，芒硝佐之，咸以软坚，此皆下焦血分之品而用之者，上焦水与谷并，未全腐化，非甘遂不能从上焦直达，通泄水气，以鼓黄、硝之力，是气分之药，此为专攻也。（观子）此表邪初盛之际，以妄

① 短气不足以息者实也：语出《金匮要略·胸痹心痛短气病脉证并治》。

下之入里成结胸者也。玩“头痛，发热，恶寒及脉浮数”类，自见正所谓“下之太早者，膈内拒痛”八语，形容结胸之状备且晰矣。**太阳病，重发汗而复下之，不大便五六日，舌上燥而渴，日晡所小有潮热，从心下至少腹硬满而痛，不可近者，大陷胸汤主之。**重发汗而复下，则内外重亡津液，而邪热内结，致不大便五六日，舌上燥而渴也；日晡潮热者属胃，此小有潮热，非但在胃；从心下至少腹，硬满而痛不可近者，是一腹之中，上下邪气俱盛也，与大陷胸汤以下其邪。（宇泰）玩一“小”字，则知邪太阳为多阳明为少。（亮宸）日晡潮热，少腹硬满，似属承气，今从心下至少腹，由于胸中之结，故亦用陷胸也。（观子）此太阳与阳明俱有邪结者也。玩“舌上干燥而渴”，可为热结胸之甚者；“从心下至少腹硬痛不可近”，可为大结胸之甚者。盖重汗复下，因不大便，转属胃实，则邪已干阳明，然潮热犹小，硬痛从心下始，则结于太阳者为本矣，故亦从大陷胸治之。**伤寒六七日，结胸热实，脉沉而紧，心下痛，按之石硬者，大陷胸汤主之。**病在表而下之，热入因作结胸，此不云下后而云伤寒六七日，则是传里之实热也。沉为在里，紧为里实，以心下痛，按之石硬，是以为结胸，与大陷胸汤，以下结热。（兼善）经言“所以成结胸者，以下之太早故也”①，此不云下后，但云伤寒六七日，热实而亦结胸者，何也？夫下早结胸，事之常；热实传里结胸，事之变，乃法之关防不尽者，故仲景述其证，以著方其下也，于此可见古人用心曲尽其妙。且如下章水结胸胁，但头汗出者，以大陷胸汤主之，亦在常法之外，故条列其证以彰其理也。亦或其人本虚，或曾吐下而里气弱，外邪因入，故自为结胸也。然所入之因虽不同，其证治则一理而已。（亮宸）结胸虽曰下后，亦有不因下而表邪传入，遂成结胸者，此一条正明传邪也。沉紧为里实，石者，言坚之甚也。（观子）此不

---

① 所以成结胸者以下之太早故也：语出《伤寒论·辨太阳病脉证并治下》。

由误下里虚，邪热内结因以成结胸者也。结胸皆热入胸中，此独云热实者，见未尝妄治而热已收敛成实也。结胸脉寸浮关沉，脏结脉关小细沉紧，此但沉紧者，见邪入之深也，既硬痛略同，遂总一法治之。**伤寒十余日，热结在里，复往来寒热者，与大柴胡汤。但结胸，无大热者，此为水结在胸胁也，但头微汗出者，大陷胸汤主之。**伤寒十余日，热结在里，是可下之证，复往来寒热，为正邪分争，未全敛结，与大柴胡下之。但结胸，无大热者，非热结也，是水饮结于胸胁，谓之水结胸。周身汗出者，是水饮外散则愈；若但头微汗出，余处无汗，是水饮不得外泄，停蓄而不行也，与大陷胸汤以逐其水。（洁古）甘遂直达水气所结之处，乃泄水之圣药，水结胸中非此不能除，但有毒不可轻用。（亮宸）水结胸，热与水结于里，故表无热；水结则停蓄不行，故但头汗出，若周身汗出，为水饮外散而愈矣；然必作痛，果有坚结之状，方可大陷胸汤，又不若以《活人》小半夏茯苓汤类为稳也。（观子）此言水结胸与热结在里不同也。十余日邪深入腑之时，然热结在里，而犹有半表里之邪，作往来寒热者，必以大柴胡两除之。若但胸胁结满，初无大热收敛于内者，此亦不得为大柴胡证，必水结胸胁也，何以知之？水结胸者，头汗出，今但头微汗，水结胸谛也，与大陷胸汤。

结胸者，项亦强，如柔痓状，下之则和，宜大陷胸丸。结胸病，项强者，为邪结胸中，胸膈结满，心下紧实，但能仰而不能俛，是项强亦如柔痓之状也，与大陷胸丸下结泄满。（观子）结胸不曰膈内拒痛，即曰心下硬满，不曰心下石硬，即曰心下至少腹痛不可近，是邪虽未入腑，而三焦上下心腹之所，为之病也，故大陷胸汤以下之。此更不言胸腹诸患，但项强如柔痓，则必其邪犹浅，仅浮结于上部，无事峻剂之下达，遂易丸煮饮，而且加葶苈、杏仁，以兼泄肺闭也。

小结胸病，正在心下，按之则痛，脉浮滑者，小陷胸汤主之。心下硬痛，手不可近者，结胸也。正在心下，按之则痛，是热气犹浅，谓之小结胸。结胸脉沉紧或寸浮关沉，今脉浮滑，知热未深，与小陷胸汤以除膈上结热也。（宇泰）上云不可近，是不按亦痛也，此则按之然后作痛耳；上云至少腹，是通一腹言之，此正在心下，则少腹不硬痛可知矣。热微于前，故云小结胸也。（观子）此热邪微，但痰气之相结者，故不用黄硝类，而曰小结胸也。

病在阳，应以汗解之，反以冷水潠之，若灌之，其热被劫不得去，弥更益烦，肉上粟起，意欲饮水，反不渴者，服文蛤散。若不瘥者，与五苓散。寒实结胸，无热证者，与三物小陷胸汤，白散亦可服。病在阳，为邪在表也，法当汗出而解，反以冷水潠之灌洗，热被寒水，外不得出，则反攻其里；弥更益烦，肉上粟起者，水寒之气客于皮肤也；意欲饮水者，里有热也；反不渴者，寒在表也，与文蛤散以散表中水寒之气。若不瘥，是水热相搏，欲传于里，与五苓散发汗以和之。始热在表，用水寒制之不得外泄，内攻于里，结于胸膈，心下硬痛，本以水寒伏热为实，故谓之寒实结胸；无热证者，外无热，而热悉收敛于里也，与小陷胸汤以下逐之。白散下热，故亦可攻。（观子）此寒实结胸致病之由与随证施治之法也。结胸皆由下早热入而成，此虽未曾下而以冷水潠灌，致在表之热邪随水寒之气郁伏入内而成寒结胸也。邪在阳者从汗外解，潠灌则转劫入里矣，奚从去乎？由是内则热入而弥烦，外则寒凝而粟起。邪热在胸，意欲饮水，寒气内凌，究不成渴，其浅而易解者，与文蛤散，深而难去者，与五苓散，庶几相搏之气导而散乎。不已者，必闭热入里，而热悉收敛于内，外更无热证也，是寒已成实而结胸中，宜三物小陷胸汤，以除焦膈之烦灼，而被劫之邪自去矣。犹不已，则结久而痰饮邪浊留之深固也，与白散攻之，而胶滞之物悉蠲矣。水结胸乃过饮成停水，是有物为病；此惟潠灌洗涤，寒冷之气劫热而成，虽曰寒实，较之停饮者，有有形、无形之殊。

大陷胸汤方

大黄六两，去皮　芒硝一升　甘遂一钱匕

上三味，以水六升，先煮大黄，取二升。去滓，内芒硝，煮一两沸，内甘遂末。温服一升，得快利，止后服。

大黄谓之将军，以苦荡涤；芒硝一名硝石，以其咸能软坚；夫间有遂以通水也，甘遂若夫间之遂，其气可以直达透结，陷胸三物为尤。井田，一夫所受田之间有通水之道，其名为遂。

结胸由邪在胸中，处身之高分，宜若可吐，然所谓结者，诸阳受气于胸中，邪气与阳气相结，不能分解，壅于心下为硬为痛，是邪正固结于胸，非虚烦膈实者比也。低者举之，高者陷之，以平为正，结胸高邪，必陷下以平之，故曰陷胸也。荡平邪寇，将军之职也，所以大黄为君；咸能软坚，所以芒硝为臣；彻上彻下，破结逐水，惟甘遂有焉，所以为佐。利药之中，此快剂也，惟大实者宜之。苟或挟虚，或短气，或脉浮，不可轻投也。

（鹤皋）三阳经，表证未解，而用承气以攻里者，此下之早也。下早则里虚，表邪乘之而入，三焦皆实，故心下至少腹硬满而痛不可近也。此其为证危急，寻常药饵不能平矣，故用三物之峻，以成起死之功，用人之勇去其怒，惟善将将者能之。（丹溪）此证经曰"胃中空虚"，曰"短气躁烦"，曰"数则为虚"，此汤亦不可轻用。（损庵）伤寒错恶，结胸为甚，非此不能通利，剂大而数少，须甚迅速分解邪结也。

大陷胸丸方

大黄半斤　葶苈　杏仁去皮，火熬　芒硝各半升

上四味，捣筛二味，内杏仁、芒硝，合研如脂，和散，取如弹丸一枚。别捣甘遂末一钱匕。白蜜二合，水二升，煮取一升。温顿服之，一宿乃下。如不下，更服，取下为效。禁如药法。

大黄、芒硝之苦咸，所以下热；葶苈、杏仁之苦甘，所以泄满；甘遂取其直达；白蜜取其润利，皆以下泄满实物也。（吴氏）不用汤液而用丸者，汤主荡涤。前用大陷胸汤者，以其从心下至

少腹皆硬满，三焦皆实，故用汤以荡之；此惟上焦满实，恐汤液中伤中下二焦之阴，故用丸以攻之。（亮宸）此证视前稍高，结于肺分，故能仰而不能俯，左右顾盼不得，曰项强如柔痓状也，然结近于肺，故用葶苈、杏仁肺经气分之剂，泻胸中至高之气，而后配以硝黄之攻利，甘遂之直达。至若蜜，取其润。丸，取其缓。皆以结高，故缓以攻之，一宿乃下，亦以高也。

小陷胸汤方

黄连一两　瓜蒌实大者一个　半夏半斤，洗

上三味，以水六升，先煮瓜蒌，取三升。去滓，内诸药，煮取二升。去滓，分温三服。

苦以泄之，辛以散之，黄连、瓜蒌实苦寒以泄热，半夏之辛以散结。（濒湖）结胸满痛用瓜蒌实，取其甘寒不犯胃气，能降上焦之火，使痰气下降也。成云苦寒以泻热，岂知其味原不苦。（士材）下早，热结胸中，按之则痛，曰小结胸，是不按犹未痛也，黄连以泄胸中之热，瓜蒌以下胸中之气，半夏以散胸中之结，然必下后方有是证，一服未能即和者，再服，微下黄涎即安也。（亮宸）正在心下，与直至少腹者殊矣；按之则痛，与石硬不可近者异矣；脉浮而滑，与沉而迟、沉而紧者别矣，凡此皆结而不至坚之验，故曰小结胸也，既热气浮浅，故以小寒之药取之耳。

文蛤散方

文蛤五两

上一味，为散，以沸汤和一方寸匕，服汤用五合。

咸走肾邪，可以胜水气。（仲醇①）文蛤，咸，气平，《经》

① 仲醇：明代医家缪希雍，字仲醇，号慕台，著有《本草经疏》《医学广笔记》。

曰“硬则气坚，咸以软之”①，文蛤之咸能消散上下结气，故主胸痹等痛。（观子）此食品之花蛤，非五倍子也。热为寒束，寒热相搏不解，尚可投倍子之酸敛乎？文蛤能软坚化痰，除热利水，散胸痹结气，故治寒实有专功也。沈存中《笔谈》② 云：文蛤即吴人所食花蛤也。

白散方

桔梗　贝母各三分　巴豆一分，去皮心，熬黑，研

上三味，为末，内巴豆，更与臼中杵之。以白饮和服，强人半钱匕，羸者减之。病在膈上必吐，在膈下必利。不利，进热粥一杯。利过不止，进冷粥一杯。身热，皮粟不解，欲引衣自覆者，若以水潠之、洗之，益令热劫不得出，当汗而不汗则烦，假令汗出已，腹中痛，与芍药三两如上法。

辛散而苦泄，桔梗、贝母之苦辛用以下气，巴豆之辛用以散实。（鹤皋）此证或由表解里热之时，过食冷物，亦成寒实结胸，然必无热证者，方是。且惟病甚者，不得已而用之。若轻者，《活人》但以枳实理中丸，无不应手取效。

结胸症，其脉浮大者，不可下，下之则死。结胸为邪结胸中，属上焦之分，得寸浮关沉者，为在里，则可下；心下虽结，是在表者犹多，未全结也，下之重虚，邪气复结则难可制，故云下之则死。（兼善）结胸为可下之证，今脉浮大，心下虽结，表邪尚多，下之重虚其里，外邪复聚，死矣，故言此为箴戒也。又如小结胸，脉浮滑，按之则痛，知邪亦非深结，不敢下，无过解除心下之热耳。或曰结胸倘有外证，大陷胸还可用否？曰结胸无外证。或有微热，或有小潮热，仲景已明言之；若有外证，其邪亦未结实，不可以结胸论也，如

---

① 硬则气坚咸以软之：语出《名医别录·硫磺》。
② 笔谈：宋代沈括的《梦溪笔谈》。沈括，字存中。

《经》云：六七日发热恶寒，心下支结，外证未去者，柴胡桂枝汤主之①，六七日胸胁微结，但头汗出，往来寒热，心烦者，柴胡桂枝干姜汤②，以上既有外证，所以只柴胡加桂及加桂姜以和解之；必无外证，只胸腹结实而痛，方为结胸也。结胸证悉具，烦躁者，亦死。结胸证悉具，邪结已深也；烦躁者，正气散乱也。邪气胜正，病者必死。

痞证

伤寒中风，医反下之，其人下利日数十行，谷不化，腹中雷鸣，心下痞硬而满，干呕，心烦不得安。医见心下痞，谓病不尽，复下之，其痞益甚。此非热结，但以胃中虚，客气上逆，故使硬也。甘草泻心汤主之。伤寒中风，是或伤寒，或中风也；邪气在表，医反下之，虚其肠胃而气内陷也；下利日数十行，谷不化，腹中雷鸣者，下后里虚胃弱也；心下痞硬，干呕，心烦不得安者，胃中空虚，客气上逆也，与泻心汤以攻痞，加甘草以补虚。下已汗后胃虚，是外伤阳气，故加生姜；此以下后胃虚，是内损阴气，故加甘草。（观子）伤寒中风者，风邪与寒邪，下早皆能成痞耳；不当下而下之，重伤里气，故下利日数十行，完谷雷鸣也；肠胃虽虚，邪热不除，故硬满干呕心烦。土居心下，位中央，升降阴阳交通上下者也，伤则虚而不运，虚则邪气留积，医者不知为虚痞，又复下之，正气益虚，邪气益深，痞硬何由去乎？夫下利数十行，谷不化，雷鸣，火化急迫可知，君甘草以缓肠胃之气；邪气内结为热，芩连以清之；烦不得安，正气内虚，干姜以复之；半夏以散逆气，大枣以养脾气，中土安宁而痞自解矣。此条自首至“干呕，心烦”句为一证，“医见”以下又一证，甘草泻心汤是治复下后益甚之痞，非治初症之痞也。设未经复下，遂

---

① 六七日……柴胡桂枝汤主之：语本《伤寒论·辨太阳病脉证并治下》。

② 六七日……柴胡桂枝干姜汤：语本《伤寒论·辨太阳病脉证并治下》。

无正治之剂乎？味此当正属半夏泻心汤也。盖柴胡条内，虽只说得但满不痛为证，恐终是单就结胸对举而言，若详具之，自当有以上诸症在，如结胸亦各有后条之证，非便以心下满而硬痛一句了却也。此非热结者，见不与结胸之热实同，但虚邪凝结为痞耳。**伤寒，汗出，解之后，胃中不和，心下痞硬，干噫食臭，胁下有水气，腹中雷鸣，下利者，生姜泻心汤主之。**胃为津液之主，阳气之根，大汗出后，外亡津液，胃中空虚，客气上逆，心下痞硬，《要略》曰“中焦气未和，不能消谷，故令噫”①，干噫食臭者，胃虚而不杀谷也；胁下水气，腹中雷鸣者，土弱不能胜水也，与泻心汤攻痞，加生姜以益胃。（观子）汗不至于损伤中气，则邪去正复，更无下陷成痞之咎矣。汗解失宜，至干噫食臭者，胃虚食谷不化也；胁下水气者，土虚，腰脐不利也；下利雷鸣者，肠虚无以约制也。然则汗下虽殊，其为正损邪陷则一，姜半以除逆气，参甘以复阳气，芩连以泻热气，汗则津液亡而胃弱，故益气扶阳是主耳。

伤寒大下后，复发汗，心下痞，恶寒者，表未解也，不可攻痞，当先解表。表解乃可攻痞，解表宜桂枝汤，攻痞宜大黄黄连泻心汤。大下后复发汗，则表里之邪当悉已，此心下痞而恶寒者，表里之邪俱不解也。因表不解而下之为心下痞，先与桂枝汤解表，表解乃与大黄黄连泻心汤攻痞，《内经》曰“从外之内，而盛于内者，先治其外，而后调其内”②。（观子）病在表而大下之，邪陷心下则痞，然亦有虽经大下成痞，而表邪仍在者，亦须先解表乃治痞也。恶寒者，表也，夫既属表邪，发汗当解，其未解者，《经》云“本发汗而复下之，此为逆也，若先发汗治不为逆”③，是以虽经发汗，表邪不

---

① 中焦气未和……故令噫：语出《金匮要略·五脏风寒积聚病脉证并治》。

② 从外之内……而后调其内：语出《素问·至真要大论》。

③ 本发汗……治不为逆：语出《伤寒论·辨太阳病脉证并治中》。

为之衰也。治痞用大黄黄连者，外证未除，其痞结者，但热邪耳，又无下利完谷里虚诸症，故惟以苦寒之品入心除热矣。**心下痞，按之濡，其脉关上浮者，大黄黄连泻心汤主之。**心下硬，按之痛，关脉沉者，实热也；心下痞，按之濡，其脉关上浮者，虚热也，大黄黄连汤以导其虚热。（《南阳》）结胸与痞，关脉须皆沉，若关脉浮者，必大黄黄连泻心主之，盖关浮则结热，故三黄以泻肝也。（士材）结言胸，痞言心下；结言按之硬，痞言按之濡；结言寸浮关沉，痞不言寸而但曰关上浮，可以明二病之分矣。（观子）按之濡则为虚邪，关上浮者，去表未远，故入心以胜其虚热而痞自去。治痞诸汤，虽同曰泻心，然以大黄黄连者，较之半夏、甘草、生姜各剂，则大有不同，何也？前证曰痞而硬，此则按之濡，且非关上脉浮，则犹外带表邪；前证有雷鸣下利诸暴证，此无复他患，而但曰心下痞，就二者味之，其间轻重虚实自悬殊。其证既只由热气浮结，而非深陷之比，故亦仅以至薄之物胜之，如前诸分解错杂邪之法，皆在所不用矣。**脉浮而紧，而复下之，紧反入里则作痞，按之自濡，但气痞耳。**浮为伤阳，紧为伤阴，当发其汗，而反下之，若浮入里，为阳邪入里则作结胸；浮不入里而紧入里者，阴邪入里则作痞。（观子）脉浮紧者当发汗，医反下之，所以作痞也。然必紧入里始成痞者，阴邪与阴分相结，物各从其类也。均此下之，紧入浮不入者，前证云“大下后，心下痞，恶寒者，表未解也”，即此紧虽入内，浮仍不入内之类矣。曰“按之自濡，但气痞”，则不特痞轻于结胸，而气痞复轻于但满不痛之痞，又可知也。**心下痞而复恶寒汗出者，附子泻心汤主之。**心下痞，虚热内伏也；恶寒汗出，阳气外虚也，与泻心汤攻痞，加附子以固阳。（观子）痞而表不解，汗出恶寒者，实也，故表解之后，直以苦寒除痞；痞而阳不固，汗出恶寒者，虚也，故去痞之中，必兼附子益阳。

半夏泻心汤方

半夏半升，洗　干姜　黄芩　人参　甘草各三两，炙　黄连一两

大枣十二枚，擘

上七味，以水一斗，煮取六升。去滓，再煮取三升，温服一升。日三服。

辛入肺而散气，半夏之辛以散结气；苦入心而泄热，黄芩、黄连之苦以泻热；“脾欲缓，急食甘以缓之”①，人参、甘草、大枣之甘以缓之。

气结而不散，壅而不通为结胸，陷胸汤为直达之剂；塞而不通，否而不分为痞，泻心汤为分解之剂。痞与结胸有高下焉，结胸者，邪结胸中，故曰陷胸汤；痞者，邪留心下，故曰泻心汤。泻心者以苦为主，苦先入心，以苦泄之，是以黄连为君，黄芩为臣，以降阳而升阴也；散痞者必以辛为助，是以半夏之辛温，干姜之辛热为佐；阴阳不交曰痞，上下不通曰满，欲通上下，交阴阳者，必和其中，中者，脾胃也，脾不足者甘以补之，故人参、大枣、甘草为使，中气得和，上下通，阴阳分，水升火降，则痞消热已，而大汗解矣。

（兼善）或谓痞证多有杂以别证而心下痞硬者，必非半夏泻心之所宜也。曰证候不同，宜各治疗，诸证皆杂别证，非特下早而成，仲景所以各从其宜，用药以治之。若下早而痞，但满而不痛，别无外证者，与半夏泻心以攻痞宜也。（鹤皋）三阴亦有在经表证，如太阴厥阴俱有中风之条，少阴有麻黄附子细辛汤之证，若不治其表，而用承气下之，则伤中气而阴经之邪乘之矣。以既伤之中气而邪乘之，则不能升清降浊，否塞于中，如天地不交而成否②，故曰痞。泻心者，泻心下之邪也，姜夏之辛以散痞气，芩连

---

① 脾欲缓急食甘以缓之：语出《素问·脏气法时论》。

② 否（pǐ 匹）：否卦，三阳在上，三阴在下，阳升阴降，阴阳不合，天地不交，困顿不利。

之苦以泻痞热，已下之后，脾气必虚，人参、甘草、大枣以补脾气之虚。（吴氏）夫痞者，气郁不通泰①也。若不因下早而痞者，或痰或食或气为之结也。《保命集》曰“治痞用泻心汤主之，各有冷热之不同”，要在辨而治之，如热实而为痞者，大黄黄连泻心类是也；或寒多而热少，半夏泻心类是也，要之非泻心火之热，乃泻心下之痞满也。

甘草泻心汤方

甘草四两　黄芩　干姜各三两　半夏半斤，洗　黄连一两　大枣十二枚，擘

上六味，以水一斗，煮取六升。去滓，再煎取三升，温服一升，日三服。（观子）误下成痞后，又误下之，中虚气逆，证较重于半夏生姜二汤矣，何反去人参耶？按狐惑证亦用甘草泻心汤，而《金匮要略》之方，仍有人参三两，则此属录方时脱漏此一味无疑。

生姜泻心汤方

生姜四两，切　黄芩　人参　甘草各三两，炙　半夏半斤，洗　干姜　黄连各一两　大枣十二枚，擘

上八味，以水一斗，煮取六升。去滓再煎，取三升，温服一升，日三服。

（亮宸）表证宜汗，下之则肠胃虚而里寒，故下利干呕；表热内陷，客气上逆而成痞，故心烦不安。干姜之热以温里寒，配半夏能除逆气而消痞，合甘草、大枣更能补虚而止利，而芩连者，所以用其苦寒以解客热之虚烦也，寒热并用，不亦圣人之法欤？三方本一意，但半夏泻心多人参之补，生姜泻心以干噫食臭有水气，故倍生姜减干姜，取其宜发耳。

---

① 泰：泰卦，三阳在下，三阴在上，阳升阴降，阴阳合，天地交，吉祥顺利。

大黄黄连泻心汤方

大黄二两　黄连一两

上二味，以麻沸汤二升渍之，须臾绞去滓，分温再服。

《内经》曰“火热受邪，心病生焉”①，苦入心，寒除热，大黄、黄连之苦寒，以导泻心下之虚热。麻沸汤渍服者，取其气薄而泄虚热也。（濒湖）治痞用大黄黄连泻心汤，此亦泻脾胃之湿热，非泻心也。病发于阴而反下之因作痞，乃寒伤营血，邪气乘虚结于上焦，胃之上脘在于心，故曰泻心，实泻脾也，《素问》云太阴所至为痞满②，又曰“浊气在上则生䐜胀”③是矣。若病发于阳而反下之成结胸，乃热邪陷入血分，亦在上脘分野，故大陷胸汤丸皆用大黄，亦泻脾胃血分之邪而降其浊气也。若结胸在气分，则用小陷胸汤；痞满在气分，则用半夏泻心汤矣。（亮宸）此治热客心下成痞者。虽痞按之濡而脉浮，其非坚结可知，但热非黄连之寒不解，微结非大黄之迅不除，故不煮而以麻沸汤渍之者，盖不用其味，但取微寒之气以泄微热耳。（观子）麻沸汤，李东璧谓即百沸汤，盖热水之沸如麻者也。用此渍而服之，更不煮饮者，单用其气不用其味，以虚热成象，假苦寒而用之，非至薄不相当也。

附子泻心汤方

大黄二两　黄连　黄芩各一两　附子一枚，炮，去皮，破，别煮，取汁

上四味，切，三味以麻沸汤二升渍之，须臾绞去滓，内附子汁，分温再服。

---

① 火热受邪心病生焉：语出《素问·六微旨大论》。

② 太阴所至为痞满：语出《素问·六元正纪大论》。

③ 浊气在上则生䐜胀：语出《素问·阴阳应象大论》

（士材）心下痞者，邪热也；恶寒汗出者，阳虚也，以三黄之苦寒清中济阴，以附子之辛热温经固阳，寒热互用，攻补并施而不悖，此仲景之妙用入神也。（亮宸）此治心下痞而阳气大虚者。热客心下虽已成痞，其人本气虚寒，故复恶寒汗出，是痞为轻，而恶寒汗出为重矣。用附子汁者，取其重味以回外虚之阳气；三物渍之者，取其薄气以清内陷之热邪，圣人用药其神矣乎！

伤寒服汤药，下利不止，心下痞硬，服泻心汤已，复以他药下之，利不止，医以理中与之，利益甚。理中者，理中焦，此利在下焦，赤石脂禹余粮汤主之。复利不止者，当利其小便。伤寒服汤药下后，利不止而心下痞硬，气虚而客气上逆也，与泻心汤攻之则痞已。医复以他药下之，又虚其里，致利不止也。理中丸，脾胃虚寒下利者服之愈，此以下焦虚，故与之其利益甚，《圣济经》曰“滑则气脱，欲其收也，如开肠洞泄，便溺遗矢，涩剂所以收之”，此利由下焦不约，与赤石脂禹余粮以涩洞泄。下焦主分清浊，下利者，水谷不分也，若服涩剂而利不止，当利小便以分其气。（观子）服汤药，利不止，是始为误下也；复以他药，利不止，是再为误下也。医因利久不止，意为虚寒，遂用理中温之，不知利不在脾胃，既由热入邪陷以成痞，复加温补中州之药，心下之邪何由得解，利所以益甚也。夫肠开洞泄，病在下焦滑脱，法当用石脂、余粮涩而固之；邪热壅结未能去也，以分利之法行之。曰“此利在下焦”大须着眼，盖利有由中焦者，脾胃虚，邪陷成利是也；有由下焦者，肾主紧固，肾虚滑脱是也。既在下焦，非崇土之可已，法惟涩剂止而收之。本以下之，故心下痞，与泻心汤，痞不解，其人渴而口燥烦，小便不利者，五苓散主之。本因下后成痞，当与泻心汤除之。若服之痞不解，渴而燥烦，小便不利，是水饮内蓄，津液不行，非热痞也，与五苓散发汗散水则愈。一方忍之一日乃愈者，不饮水者，外水不入，所停之水得行而痞亦愈也。（观子）误下邪陷入里故痞，其肠虚而热不畜者，下利日数十行是也；口燥渴烦小便不利者，热畜而水道为之不利也，与五苓散分利其热邪。

赤石脂禹余粮汤方

赤石脂　禹余粮各一斤，碎

以上二味，以水六升，煮取二升，去滓，三服。

涩可去脱，石脂之涩以收敛之；重可去怯，余粮之重以镇固之。

伤寒吐下后，发汗，虚烦，脉甚微，八九日，心下痞硬，胁下痛，气上冲咽喉，眩冒，经脉动惕者，久而成痿。伤寒吐下后发汗，则表里之气俱虚；虚烦，脉甚微，为正气内虚，邪气独在；至七八日，正气当复，邪气当罢，而心下痞，胁下痛，气上冲咽喉，眩冒者，正气内虚而不复，邪气留结而不去；经脉动惕者，经络之气虚极；久则热气还经，必成痿弱。（宇泰）或用真武汤、桂枝茯苓白术甘草汤。太阳病，医发汗，遂发热恶寒，因复下之，心下痞，表里俱虚，阴阳气并竭，无阳则阴独，复加烧针，因胸烦，面色青黄，肤瞤者，难治。今色微黄，手足温者，易愈。太阳病，因发汗，遂发热恶寒者，外虚阳气，邪复不除也。因复下之，又虚其里，表中虚，邪内陷，传于心下为痞。发汗表虚为竭阳，下之里虚为竭阴，表证罢为无阳，里有痞为阴独。又加烧针，虚不胜火，火气内攻，致胸烦也。伤寒之病，以阳为主，其人面色青，肤肉瞤动者，阳气大虚，故云难治。若面色微黄，手足温者，即阳气得复，故云易愈。（观子）此二证虽同是心下痞硬，然俱汗吐下之太过，阴阳两损，表里并虚，遂成坏证，故不复列汤剂，而但详其难治之状也。

伤寒，发汗，若吐，若下，解后，心下痞硬，噫气不除者，旋覆代赭石汤主之。大邪虽解，以曾发汗吐下，胃气弱而未和，虚气上逆，故心下痞硬，噫气不除，与旋覆代赭石汤降虚气而和胃。（《南阳》）有是症，其人或咳逆气虚者，先服四逆汤；胃寒者，先服理中丸，次服旋覆代赭石汤良。（观子）邪气已从汗吐下而解，故曰解后，但病后中气亏虚，肺金失职，肝无所畏，得以上逆，噫而痞结，然此非表邪入里之痞，乃痰浊逆气未理之痞也，故主旋覆代赭石汤以治。

旋覆代赭石汤方

旋覆花　甘草各三两，炙　人参二两　代赭石一两　生姜五两，切　半夏半升，洗　大枣十二枚，擘

上七味，以水一斗，煮取六升。去滓，再煎取三升。温服一升，日三服。

硬则气坚，咸味可以软之，旋覆之咸以软痞硬；虚则气浮，重剂可以镇之，代赭石之重以镇虚逆；辛甘散也，生姜半夏之辛以散虚痞；甘者缓也，人参甘草大枣之甘以补胃弱。（鹤皋）吐汗中虚，肺金失令，肝气乘脾而作上逆，逆气干心，心病为噫，用赭石固所以镇心，而亦所以平肝也。（楼氏①）病解后痞硬，噫气，不下利者，旋覆代赭石汤也；下利者，生姜泻心汤也。（观子）旋覆花善消胸中痰唾，结如胶漆，通血脉，去噫气，故胸臆未平之痞结主之。

热结膀胱蓄血证

太阳病不解，热结膀胱，其人如狂，血自下，下者愈。其外不解者，尚未可攻，当先解外。外解已，但少腹急结者，乃可攻之，宜桃核承气汤方。太阳，膀胱经也，太阳经邪热不解，随经入腑，为热结膀胱；其人如狂者，未至于狂，但不宁耳。《经》曰：其人如狂者，以热在下焦②，太阳多热，热在膀胱，必与血相搏。若血不为畜，为热迫之，血必自下，血下则热随血出而愈；若不下者，血

① 楼氏：明代医家楼英，字全善，著有《医学纲目》。
② 其人如狂者以热在下焦：语本《伤寒论·辨太阳病脉证并治中》。

为热搏，畜积于下而少腹急结，乃可攻之，与桃核承气汤下热散血。(宇泰）此条当作三证看：至“下者愈”是一证，谓其血自下也，疑有阙文；至“当先解外”是一证，盖其人如狂，是下焦血，非桃仁承气证也；自“外解”至末又一证，恐是自下只去得下焦之血，而中焦道远，未能尽去，尚留于少腹耳，故以桃核承气汤主之。

太阳病六七日，表证仍在，脉微而沉，反不结胸，其人发狂者，以热在下焦，少腹当硬满，小便自利者，下血乃愈。所以然者，以太阳随经，瘀热在里故也。抵当汤主之。此太阳随经入腑者也。六七日，邪传里之时；脉微而沉，邪在里之脉也；表证仍在者，则邪气犹浅，当结于胸中，不结于胸中，其人发狂者，热结在膀胱也，《经》曰热结膀胱，其人如狂①，此发狂则热又深也；少腹硬满，小便不利者，无血也，小便自利者，血证谛也，与抵当汤以下蓄血。(宇泰）按，玩“仍在”字，则邪气为不传于里，非犹浅也。膀胱为太阳本经，曰热在下焦，曰少腹硬满，曰小便自利，皆膀胱之证，故总结曰随经瘀热也。“在里”二字要看得活，非三阴之里，乃随经膀胱之里。(兼善）二条证俱系下焦蓄血，中间虽有轻重，未审缘何而致此？曰此皆发汗未得其宜，或当汗不汗，或汗迟，或覆盖不周而汗不透，其太阳之邪无从而出，故随经入腑，结于膀胱。今小腹硬满，若小便不利者，血不蓄；小便利者，血蓄也。血或不蓄，为热迫之，血则自下，血下，热随血出而愈。若血不下，外不解者，尚未可攻，当先解外。外已解，但少腹急结者，用桃核承气攻之。此如狂者也，其发狂者则不然，表证虽在，脉已沉微，邪气传里，其可已乎？下之则已，故抵当汤主之。(海藏）蓄血下焦，热结膀胱，当知其为从太阳中来，侵尽无形之气，乃侵膀胱中有形之血。**太阳病，身黄，脉沉结，少腹硬，小便不利者，为无血也。小便自利，其人如狂者，**

① 热结膀胱其人如狂：语本《伤寒论·辨太阳病脉证并治中》。

血证谛也，抵当汤主之。身黄，脉沉结，少腹硬，小便不利，胃热发黄也，可与茵陈汤。身黄，脉沉结，少腹硬，小便自利，其人如狂，非胃中瘀热，为热结下焦而蓄血也，与抵当汤以下蓄血。伤寒有热，少腹满，应小便不利，今反利者，为有血也，当下之，不可余药，宜抵当丸。伤寒有热，少腹满，是邪蓄于下焦。若热蓄津液不通则小便不利，其热不蓄津液而蓄血不行，小便自利者，乃为蓄血，当与桃仁承气、抵当等下之。今此无身黄，屎黑，又无喜忘，发狂，是未至于甚，不可驶峻之药①，当与抵当丸小下之可也。（宇泰）身黄屎黑，喜忘发狂，亦是推广之词，若依上文，只是满而不硬耳。（海藏）汤丸药味同剂，如何是二法？盖喜忘发狂，身黄屎黑者，疾之甚也；既无以上各证，但少腹满，小便利者，轻也，故只以汤三之二作丸。丸者取其数少而缓，汤用煎服一升，而丸止服七合耳。驶音快，义同；又音决。

桃核承气汤方

桃仁五十个，去皮尖　大黄四两　桂枝去皮　芒硝　甘草各二两，炙

上五味，以水七升，煮取二升半。去滓，内芒硝，更上火微沸，下火。先食，温服五合。日三服，当微利。

甘以缓之，辛以散之，少腹急结，缓以桃仁之甘，下焦蓄血，散以桂枝之辛；大热之气，寒以取之，热甚搏血，故加二物于调胃承气当中也。（鹤皋）无头痛发热恶寒，为外证已解；小腹急，为邪在下焦；大便黑，瘀血渍之也；小便利，血病，气不病也；下焦主阴，瘀血客之，下焦不行，上干清阳之分，天君不宁矣，故如狂也。桃仁润肠而滑血，大黄推陈而致新，芒硝软坚而润燥，甘草和胃而缓中，血寒则止，血热则行，佐以桂枝之辛

① 驶峻之药：攻逐泻下作用迅猛的药物，如大黄。

热，有不入血而助下行者乎！（亮宸）大黄、芒硝虽为破结溃坚之剂，必得桃仁入血分而行血，又必得桂枝引入膀胱之本而散血，然后黄、硝之力，直达下焦而施功于一扫耳。（士材）以症状察之，当是厚桂，非桂枝也，桂枝轻扬治上，厚桂重降治下，其为错误无疑。

抵当汤方

水蛭熬　虻虫各三十个，熬，去翅足。凡熬者，炒也　桃仁二十个，去皮尖　大黄三两，酒浸

上四味，为末，以水五升，煮取三升。去滓，温服一升，不下再服。

苦走血，咸胜血，虻虫、水蛭之咸苦以除蓄血；甘缓结，苦泄热，桃仁、大黄之苦以下结热。

气不行者易散，血不行者难通，血畜于下，非大毒驶剂不能抵当其邪，故曰抵当汤。经曰"咸胜血"，去血必以咸，是以水蛭之咸寒为君；苦走血，破血必以苦，是以虻虫之苦寒为臣；肝者血之源，血结则肝气燥，以桃仁之润滑为佐；血结则凝泣，以大黄之荡涤为使。

（亮宸）此治太阳随经入腑，蓄血最坚之剂，故必桃仁以破其瘀，大黄以泄其热。但此之硬满与结胸者不同，此之发狂与如狂者不同，是皆结之最坚之故，必以水蛭、虻虫蠕软啖血之物，因其性而用之，无坚不破，然后桃仁、大黄能奏功也。第二证脉沉结，视沉微又甚，而多一身黄，盖血死而不行，不能荣华，其身故黄。此方峻驶毒烈，若非血畜于下，不可轻用，是以申言审谛之法耳。

抵当丸方

水蛭二十个　虻虫二十五个　桃仁二十个，去皮尖　大黄三两

上四味，杵，分为四丸，以水一升，煮一丸，取七合服之。

晬时①当下血，若不下者，更服。

（士材）蓄血坚结，非轻缓之剂可疗，必峻猛之药方对症，以丸较汤，仅得三分之二，为稍缓也。

太阳传本证

太阳病，发汗后，大汗出，胃中干，烦躁不得眠，欲得饮水者，少少与饮之，令胃气和则愈。若脉浮，小便不利，微热，消渴者，与五苓散主之。发汗已解，胃中干，烦躁不得眠，欲饮水，少少与之，胃气得润则愈。若脉浮者，表未解也；饮水多而小便少者谓之消渴，里热甚实也，微热消渴者，热未成实，上焦燥也，与五苓散，生津液和表里。（观子）发汗后则邪当解，何以不解也？以其汗大出也。桂枝法漐漐微似汗者佳，麻黄法覆取微似汗，皆不可令如水流漓，病反不除也。夫胃者津液之主，外既过夺夫津液，内即干燥；烦不得眠者，胃不和卧不安也；欲得水，少少与之愈者，《经》曰凡病欲解，思得水，亦须少少与之②。以润胃气是也。此数句是虽有过汗之余证，然得水即可解者。若脉浮以下，是虽与水亦不解者矣，何也？消渴者，频饮而渴不止；小便不利者，饮多而溺道涩，是水虽入而热燥不为减，且有凝滞也。夫发汗后，则邪气岂犹在表？汗太过，则津液徒损而邪亦无从出，曰脉浮微热者，太阳之邪仍在也；曰不利且渴者，随经下结于腑也，入腑则为传本，故津液不化而热聚燥作，与五苓散，"其在下者，引而竭之"之治乎。按张兼善谓脉尚浮，身有微热，乃表邪未全解，故用桂枝之辛以和肌表，窃谓既经大发汗，不当责邪仍在表，只是汗之非宜，阴阳失度，荣卫未和，故邪陷而内传，此脉浮是浮为太阳之浮，非浮为在表之浮，且微热亦非但在表之热，使非渴与小便不利，必不以为传本矣。既下入于腑，又是大汗之

① 晬（zuì 醉）时：即一昼夜。
② 凡病欲解……少少与之：语本《伤寒论·辨太阳病脉证并治中》。

余，何反用桂枝以行表，且妄走津液乎？又按蓄血证亦曰表证仍在，然只用抵当逐血而邪自解，未尝再用攻表药也。发汗已，脉浮数，烦渴者，五苓散主之。（海藏）渴者，邪入太阳本也。太阳，高则汗而发之，下则引而竭之，五苓散为下药，使从膀胱出也。肾燥膀胱热，小便不利者宜之。然太阳病热而渴，虽小便利，亦宜五苓散下之。若当服不服，必谷消水去形亡，就阳明戊土发黄，此太阳入本失下也；若不当服而服，是为犯本，强利小便，重亡津液，侵阳之极，必侵阴而成血证矣。（观子）汗后消渴，且小便不利，其为热畜膀胱无疑，然亦有但烦渴，无小便不利者，何以亦属传本症也？盖汗已则邪必不仍在表，渴则热入于里灼然，脉浮而且数，为太阳之邪随经内侵谛也，与五苓散，所谓虽小便利亦必下而去之乎！然传本以汗后之渴为主，余证不必悉具也。伤寒汗出而渴者，五苓散主之；不渴者，茯苓甘草汤主之。汗出而渴，亡津液胃燥，邪气渐传里也，五苓散以和表里。若汗出不渴者，邪不传里，但在表而表虚也，与茯苓甘草汤和表合卫。（观子）汗出不渴，若汗之得宜，其病已解，惟汗之非宜，虽汗已不渴，病亦不除也。消渴烦渴者，热聚饮多而水道不行，渴在上而病在下，故五苓散以利其下。此不渴者，饮留于上而未至成燥也，主茯苓以行饮，兼桂枝、生姜、甘草以除未尽之邪。按《厥阴篇》曰“厥而心下悸者，当服茯苓甘草汤，以治其水”，又伤寒之茯苓桂枝甘草大枣汤、茯苓桂枝白术甘草汤，皆属治饮之剂，则此或单就上蓄之饮而设，非仅为和表合卫者乎！

五苓散方

茯苓　猪苓　白术各十八铢　泽泻一两六铢半　桂半两，去皮

上五味，为末，以白饮和服方寸匕。日三服，多饮暖水，汗出愈。

淡者一也，口入一而为甘，甘甚而反淡，甘缓而淡渗。猪苓、白术、茯苓三味之甘，润虚燥而利津液；咸味下泄为阴，泽泻之

咸以泄伏水；辛甘发散为阳，桂枝之辛甘以和肌表。

苓者，令也，通行津液，克伐肾邪，专为号令者，苓之功也。五苓之中，茯苓为主，故曰五苓散。《内经》曰“淡味渗泄为阳”①，水饮内畜须渗泄之，必以甘淡为主，故以茯苓甘平为君，猪苓甘平为臣，虽甘也，终归甘淡。脾恶湿，水饮内畜则脾不治，脾土强旺，则水饮不敢停留，故以白术为佐。泄饮导溺必以咸为助，故以泽泻为使。水畜不行则肾气燥，《经》曰“肾恶燥，急食辛以润之”②，散湿润燥，必以桂味辛热为向导之使。多饮暖水，令汗出而愈者，以辛散而水气外泄故解。

（鹤皋）水道为热所闭，故小便不利；不利则不能运化津液，故渴。水无当于五味，故用淡以治水；桂性辛热，热则能化气，《经》曰“膀胱者，州都之官，津液藏焉，气化则能出矣”③，此用桂枝之义也。虽然，有因汗下后，内亡津液而致小便不利者，不可强以五苓利之，利之则重亡津液，益亏其阴矣。（亮宸）大汗出后，里虚胃燥，得水以济之，则津润而胃和，愈矣。然亦有饮之太过，脾弱不能运行，致水停中焦，不能上润而渴，不能下行而小便不利，虽汗而表仍未解，故见脉浮微热之证也。桂枝既能解表，又能温中益阳，白术健脾行水，三苓分布上下，脾气散精，上归于肺而不渴，通调水道，下输膀胱而小便利，水令行，阳气布，而汗出解矣。（景岳）膀胱位居最下，三焦水液所归，都会之地，故曰州都之官，津液藏焉者。膀胱有下口而无上口，津液之入者为水，水之化者由气，有化入而后有出，是谓气化则能出。然气化之原，居丹田之间，是名下气海，天一元气化生于此。元

① 淡味渗泄为阳：语出《素问·至真要大论》。
② 肾恶燥急食辛以润之：语本《素问·脏气法时论》。
③ 膀胱者……气化则能出矣：语出《素问·灵兰秘典论》。

气足则运化有常，水道自利，所以气为水母，知气化能出之旨，则治水之道，思过半矣。（观子）水饮停畜不行，何以必主五苓治之？盖水饮之在人身，原非注诸胃而即泄诸膀胱之物，其间阴阳藏象之微，复有化机焉。《经》曰“膀胱者，津液藏焉”[①]，是液也，始于脾，源于肺，特输泄于膀胱耳，何也？脾胃者，水谷之市，岂独谷食有形之物有醞釀[②]以分清浊，在水饮亦犹是也。凡入胃之后，必藉真火以为之既济，至于熏蒸变化之余，各有清浊之殊焉。清者精微，上奉而为五液之本，使肌骸筋髓，无是则槁矣；浊者耗剩之渣滓，始出阑门，渗漉膀胱而为溺道焉。然必先资于脾者，脾职行津液，而后得营运之常，以为资始资生之本，《内经》曰“饮入于胃，游溢精气，上输于脾”[③]是也，必继达于肺者，地气上腾为云，云升于天，然后得为雨泽之施，《内经》曰“脾气散精，上归于肺”是也。然则“通调水道，下输膀胱”之际，有不脾胃先病，而膀胱独不治哉？彼大汗出，胃汁干，则脾无津液可行，何以上奉于肺？肺液涸，则生水之源竭而燥气日以盛，盖所谓传本者，岂特热闭膀胱也？二焦既不能如雾如沤，下焦安能如渎乎？法以白术理卑滥[④]，而中扃[⑤]无停湿；以二苓助秋气，而水源得清肃；泽泻导伏藏之水而邪从溺解，肉桂壮化气之本而辘运无停，是五苓者，澄其源而流自濬，盖有水出高原，气即是水之道焉，岂仅疏沦决排之为事哉？再譬之烹饪之道，胃犹釜甑，肺犹气盖，既济之际，水面必有气上蒸，弥漫于盖间而后下滴为水，身中之象，亦必如是以溉五藏，以润周身，《内经》所

---

① 膀胱者津液藏焉：语出《素问·灵兰秘典论》。
② 醞釀：犹“酝酿”。
③ 饮入于胃……上输于脾：语出《素问·经脉别论》。后两句同。
④ 卑滥：脾湿也。
⑤ 中扃（jiōng 坰）：中焦也。扃，门也。

谓“水精四布，五经并行”是已。其下出膀胱之物则煎熬余剩之汁耳，故曰上奉为清，下漉为浊。（《千金》）伤寒无热，但狂言烦躁不安，精彩言语不与人相主当者，五苓散主之。又云以猪苓散服之，及与新汲水一二升饮之，令以指刺喉中，吐之，病随手愈。若不能吐者，勿强与水，水停则结心下也。（节庵）庸医不识，便指为发狂，误用下药，死者多矣，不知此因邪热结于膀胱也。

茯苓甘草汤方

茯苓　桂枝各二两，去皮　生姜三两，切　甘草一两，炙

上四味，以水四升，煮取二升，去滓，分温三服。

茯苓、甘草之甘，益津液而和卫；桂枝、生姜之辛，助阳气而解表。

太阳饮证

中风，发热六七日，不解而烦，有表里证，渴欲饮水，水入则吐者，名曰水逆。五苓散主之。中风发热，至六七日则当解，若不解而烦者，邪在表也；渴欲饮水，邪传里也；里热甚则能消水，水入则不吐，里热少则不能消水，停积不散，饮而吐水也。以其因水而吐，故名水逆，与五苓散和表里，散停饮。（《活人》）假令发热脉浮而大，是表证，当汗；其人烦渴小便赤，却当下，是表里俱见也。（观子）既表里俱有证，热未全入里，渴亦非大渴，自不能消水而吐，如《经》云：五六日渴欲饮水，饮不能多，不当与也①。以腹中热尚少，不能消之，便更与人作疾也，宜五苓散以救水逆。此条曰中风，视伤寒发汗者异矣；曰发热，视微热者异矣；曰六七日不解有表证，视汗后邪热内传者异矣，然则虽同用五苓散，其为病迥殊也。盖五苓散主之，是专治渴欲饮水之证也。若中风发热，六七日兼烦渴，表里证俱作，则宜以小柴胡去半夏加花粉治之；里热再甚者，柴葛解肌汤

① 五六日……不当与也：语本《伤寒论·辨阳明病脉证并治》。

与之，原非大渴白虎证之比，焉能大饮无伤欤？按五苓之用，原有二义：曰服散后，多饮暖水，令汗出愈者，致津液之义也；曰忍之一日不饮水，外水不入乃愈者，行停水之义也。消渴者热甚饮多，膀胱不治也；水逆者热少不能消水，水入则拒也，盖为病本殊，而治法从同耳。**服桂枝汤，或下之，仍头项强痛，翕翕发热，无汗，心下满微痛，小便不利者，桂枝汤去桂加茯苓白术汤主之。**（兼善）或问：如此条所云，是客邪仍在表也，虽经汗下而未解，犹宜解散之，何为去桂加茯苓白术？曰：此非桂枝证，乃属饮家也。夫头项强痛，经汗下而不解，心下满而微痛，小便不利，此为水饮内畜，邪不在表，故去桂加茯苓、白术，得小便利，水饮行，腹满减而热自除，则头项强痛悉愈矣。且如十枣汤证，亦头痛，乃热邪内蓄，而有伏饮，故头痛。其水饮头痛，不须攻表，但宜逐饮，饮尽则病自安矣。或谓十枣汤与桂枝去桂加茯苓白术汤皆属饮家，俱有头项强痛之证，何也？曰：此经络所系，非偶尔而言也。太阳膀胱之脉，起目内眦，上频交巅，其支者从巅至耳，直者从巅络脑，还下项，循肩膊，夹脊抵腰中，循膂，络肾，属膀胱，所络肾者即三焦也，三焦者，阳气之殳①，决渎之官，引导阴阳，开通水道，主气化。太阳多血少气，既病则气愈弱，其时表病而里热未甚，微渴而恣饮水浆，水多气弱不能施化，遂停伏于内，本经气血因而凝滞，致有头痛项强之证。若伏饮流行，经络疏利而头痛自愈矣。（观子）病在表者，固头痛项强，发热无汗，然水饮内畜，致经络不利者，亦头项强痛，翕热无汗，是病异而症颇同也。夫何以知为水饮？以服桂枝及下后，其证仍在，则非太阳之为邪明矣，证兼心下满微痛，小便不利，非内有畜饮而何？桂枝去桂者，病不在表也；加茯苓、白术者，法专行水也。成谓“虽经汗下，表邪仍在者”，误甚。**太阳中风，下利，呕逆，表解者，乃可攻之。**

---

① 殳（shū 书）：一种兵器，引申为护卫、防御之义。

其人漐漐汗出，发作有时，头痛，心下痞硬满，引胁下痛，干呕，短气，汗出不恶寒者，此表解里未和也。十枣汤主之。下利呕逆，里受邪也，邪在里者可下，亦须待表解乃可攻之。其人漐漐汗出，发作有时，不恶寒者，表已解也；头痛，心下痞硬满，引胁下痛，干呕短气者，邪热内畜而有伏饮，是里未和也，与十枣汤下热逐饮。（亮宸）下利呕逆有似里寒，然其人漐漐汗出，则是水饮内结而蒸出其汗，以结聚甚坚，故亦如阳明之发作有时，但彼为热而此为水，所以一则潮热，一则汗出也。头痛者，水气上冲也；心下痞硬，引胁下痛者，水结于心胸之间也；干呕者，水寒气逆也；短气者，实也。表邪已解而里结，非芫花、大戟之毒不足以攻之；大枣恶甘遂，取其反激为功，亦伤胃而不至大伤意耳。（观子）中风邪方在表，不当有下利之里证，此下利即是水干肠胃而然。然太阳中风，下利呕逆，表未解者，一小青龙证耳，漐漐以下，正表解攻之之证也，故末又申明之曰此表解里未和。其证虽曰汗出，非风家自汗之比，盖中风当自汗出而无时，此漐漐出而有时，故为水饮内蒸而然；中风表未解必恶寒，此表已解故不恶寒；然则虽曰头痛，亦由水畜经络不利而痛，非太阳病尚在之痛，故总约之曰此表解也。病既不在表，复有心下痞硬，胁痛相引之证，知但在里者明矣；干呕且短气者，痰饮深伏于内而未可轻除也，非十枣汤何以逐之？按饮证多端，古有五饮，悬饮者，水流胁下，咳唾引痛，亦用十枣汤治之，是痛引胁下之饮，痼结最深，非芫花、大戟不治，可类求此饮之留固，较诸证尤甚耳。

桂枝去桂加茯苓白术汤方

于桂枝汤方内，去桂枝加茯苓、白术各三两。余依前法煎服。小便利则愈。

十枣汤方

芫花熬　甘遂　大戟　大枣十枚，擘

上三味，等分，各别捣为散，以水一升半，先煮大枣肥者十枚，取八合，去滓，内药末。强人服一钱匕，羸人服半钱。温服之，平旦服。若下少，病不除者，明日更服，加半钱。得快下利后，糜粥自养。

辛以散之，芫花之辛以散饮；苦以泄之，甘遂、大戟之苦以泄水；水者肾所主也，甘者脾之味也，大枣之甘益土而胜水。

（孙兆）杜壬问于孙兆曰：十枣汤治何病？孙曰：治太阳表解里未和。杜曰：何以知里未和？孙曰：头痛，痞满，胁痛，干呕，汗出，知里未和也。杜曰：此但言病证，而所以里未和之故总未言也。夫里未和者，痰与燥气壅于中焦，故头痛，干呕，短气，汗出，是痰隔也，非十枣汤不能治。但此汤不宜轻用，恐损人于倏忽，惟壮实者宜之也。（东垣）邪在荣卫者，辛甘以解之，桂枝汤用姜枣，所以生发脾胃升腾之气；其治奔豚用大枣，滋脾土以平肾气也；治水饮胁痛用十枣汤，亦益土以胜水也。（《南阳》）大抵胁下痛者为有饮，须分表里。干呕，微利，发热而咳，为表有水，小青龙汤加芫花治之；身体凉，表证罢，汗出而干呕，胁下痛，为里有水，十枣汤主之。但十枣汤非小青龙汤之比，须量人虚实，不可妄投耳。（东璧①）仲景治太阳表不解，心下有水气，小青龙汤；若表已解，有时头痛汗出，不恶寒，心下有水气，干呕，胁痛，或喘或咳，十枣汤主之。盖小青龙治未发散表邪，使水气自毛窍而出，乃《内经》开鬼门法也；十枣汤驱逐里邪，使水气自大小便而泄，乃《内经》洁净府、去陈莝法也。芫花、大戟、甘遂之性，逐水泄湿，能直达水饮窠囊隐僻之处，但可徐徐用之，取效甚捷，不可过剂，泄人真元也。

太阳腹痛证

伤寒，阳脉涩，阴脉弦，法当腹中急痛者，先与小建中汤。

① 东璧：明代医家李时珍，字东璧，著有《本草纲目》。

不瘥者，与小柴胡汤主之。阳涩阴弦，腹中急痛，当作里有虚寒治之，与小建中汤温中散寒。若不瘥者，非里寒也，必由邪气自表之里，里气不利所致，与小柴胡汤去黄芩加芍药，以除传里之邪。伤寒，胸中有热，胃中有邪气，腹中痛，欲呕吐者，黄连汤主之。湿家下后，舌上如胎者，以丹田有热，胸中有寒①是邪气入里而为下热上寒，此伤寒传里而为下寒上热也。胃中有邪气，使阴阳不交，阴不得升而独治于下，为下寒腹中痛；阳不得降而独治于上，为胸中热，欲呕吐，与黄连汤升降阴阳之气。（观子）胸中热者，阳邪也；胃中邪气者，阴邪也。腹中痛且呕吐者，阳欲降不得降，阴欲升不得升也，此其邪正不得交通，阴阳互相拒格可知矣，与黄连汤分理其寒热而阴阳靡不和同也。太阳病从表，则不当有腹痛证，然有里已挟虚寒者，有邪已传之里者，有寒热相搏于中者，以其病处方起，而非专属他经之可比也，故遂出太阳中耳。

小建中汤

桂枝去皮　甘草炙　生姜切，各三两　芍药六两　大枣十二枚，擘　胶饴一升

上六味，以水七升，煮取三升。去滓，内胶饴，更上微火消解。温服一升，日三服。呕家不可用建中汤，以甜故也。

建中者健脾也，“脾欲缓，急食甘以缓之”②，健脾者必以甘为主，故以胶饴甘温为君，甘草甘平为臣。辛，润也，散也，荣卫不足，润而散之；酸，收也，泄也，津液不逮，收而行之，是以桂枝辛热，芍药酸寒为佐。胃者卫之源，脾者荣之本，卫为阳，益之必以辛；荣为阴，补之必以甘，辛甘相合，脾胃健而荣卫通，是以生姜辛温，大枣甘温为使。或谓桂枝汤解表而芍药数少，建

---

① 湿家下后……胸中有寒：语本《金匮要略·痉湿暍病脉证治》。
② 脾欲缓急食甘以缓之：语出《素问·脏气法时论》。

中汤温里而芍药数多，何也？二者远近之制。皮肤为近，则制小其服；心腹为远，则制大其服，此所以不同也。

脾居四脏之中，生育荣卫，通行津液，一有不调，则荣卫失育，津液失行，此汤甘温，善为中州培养，有建立之义，故曰建中。

（东垣）芍药味酸，于土中泻木为君；饴糖、甘草甘温，补脾养胃为臣；水挟木势来侮土，故脉弦而腹痛，肉桂大辛热，佐芍药以退寒水；姜枣甘辛温，发散阳气，行于经络皮毛为使，故建中之名，于此始焉。桂枝汤以桂枝易肉桂，治中寒腹痛神药也。如夏月中热腹疼，少加黄芩去桂，痛立止。盖桂于春夏二时为禁药。仲景治表虚，制桂枝汤，桂枝味辛热，发散助阳，体轻，本乎天者亲上，故桂枝为君，芍药、甘草佐之；阳脉涩，阴脉弦，腹中急痛，制小建中汤，芍药味酸寒，主收补中，本乎地者亲下，故芍药为君，桂甘草佐之，一则治表虚，一则治里虚，各因其主用也。（亮宸）小建中者，治中虚之剂也。中虚者，脾弱也，脾为心子，中气弱则不能自振，故心悸而烦；涩、弦皆为阴脉；腹中痛者，里寒也；急者，脾虚而不能缓也。桂枝、生姜温里以散寒，芍药收耗散之气以止痛，饴、枣、甘草补中而缓急，盖壮中宫以行营卫，则脾强而心气足，悸定而烦止也。（士材）二三日邪方盛，又未经汗下，见证不过悸而烦，不审何故便行建中，疑必有脱文也。若阳脉涩而阴脉弦，腹中掣急而痛，灼然虚寒，建中温之当矣。（损庵）脉弦木旺，土之仇也，故以桂与芍药制之。

黄连汤方

黄连　干姜　桂枝去皮　甘草炙，各三两　人参二两　半夏半升，洗　大枣十二枚，擘

上七味，以水一斗，煮取六升。去滓，温服一升。日三服，夜二服。

上热者泄之以苦，黄连之苦以降阳；下寒者散之以辛，桂、姜、半夏之辛以升阴；脾欲缓急食甘以缓之，人参、甘草、大枣之甘以益胃。

悸烦悸动证

伤寒二三日，心中悸而烦者，小建中汤主之。二三日，邪气在表，未当传里之时，心中悸而烦，是非邪气搏所致，心悸者，气虚也，烦者，血虚也，以气血内虚，与小建中汤先建其里。（《明理》）二三日悸而烦，烦之虚者也，故与小建中汤补之。烦本为热，悸甚而烦故为虚，大抵先烦而悸者为热，先悸而烦者为虚，如少阳之邪入腑，烦而悸，则为热也。伤寒脉结代，心动悸，炙甘草汤主之。结代之脉，动而中止，能自还者曰结，不能自还者曰代，由气血虚衰，不能相续也。心中悸动，知真气内虚也，与炙甘草汤益虚补血气而复脉。

炙甘草汤方

甘草四两，炙　生地黄一斤　麦门冬去心　麻子仁各半斤　桂枝去皮　生姜各三两，切　人参　阿胶各二两　大枣十二枚，擘

上九味，以清酒七升，水八升，先煮八味，取三升。去滓，内胶烊，消尽。温服一升，日三服。一名复脉汤。

补可去弱，人参、甘草、大枣之甘，以补不足之气，桂枝、生姜之辛以益正气；《圣济经》曰津耗散为枯，五脏痿弱，荣卫涸流，湿剂所以润之，麻仁、阿胶、麦冬、生地之甘，润经益血，复脉通心也。（念莪）脉结代者，气血虚衰不能相续也；心动悸者，神气烦扰不能自安也。参甘补其气，姜桂温其气，麻仁、阿胶、地黄、麦冬皆濡润益阴之品，所以济其枯涸，而脉代悸者可复于平和矣，故名复脉汤也。（亮宸）脉者血之府，心合脉，主荣主血，心气弱则荣血衰，不能注于经隧，脉所以结代而心为之悸动也。复脉者必先补心以益血，阿胶、生地以生之，麻仁以润之，

麦冬滋肺益肺以生脉，盖寸口为手太阴之经脉，司治节，能行荣卫阴阳者也；夫荣出中焦，统于脾胃，非甘草、人参、大枣以补脾，生姜、桂枝以行阳，绝生化之源矣。此方所以千古为养阴之祖也，徒事苦寒者，焉足以知之？（东垣）许伯威年五十余，中气本弱，六月中伤寒八九日，医者见其热甚，以凉剂下之，又食梨三四枚伤脾胃，四肢冷，时昏愦，诊之脉动而中止，有时自还，乃结热也，心亦动悸，吃噫不绝，色青黄，精神减少，目不欲开，倦卧，恶人语，以炙甘草汤治之，加桂枝、人参以扶正气，生地减半，恐损阳气，再服而愈。（仁斋）若脉结足冷，腹中痛，阳气已微者，大建中汤。

太阳四逆证

病发热，头痛，脉反沉，若不瘥，身体疼痛，当救其里，宜四逆汤。发热，头痛，表病也；脉反沉，里脉也，《经》曰“表有病者，脉当浮大”①，今脉反沉迟，故知愈也，见表病而得里脉当瘥；若不瘥，为内虚寒甚也，与四逆汤救其里。（宇泰）此为阳病得阴脉也，若以头痛发热为病在太阳，迟投四逆，则变生他证矣。（亮宸）此以四逆治太阳经虚，欲入少阴者，盖发热头痛身疼，虽太阳表证，而脉沉，其势即欲入少阴，见厥逆吐利矣，故虽见表证，急当救里，使邪不内侵，真圣人治未病之良法也。（观子）发热头痛者，太阳病，其脉当浮，反沉者，虽得表证而里之真寒已深也，况不瘥加之身体疼痛乎？此体痛当照少阴附子汤之体痛看。内外多阴，变证随作，故宜四逆以急救其里。遇此等证，若犹先治其表，误矣。

刺期门证

伤寒，腹满，谵语，寸口脉浮而紧，此肝乘脾也，名曰纵，

---

① 表有病者脉当浮大：语出《伤寒论·平脉法》。

刺期门。腹满谵语者，脾胃疾也；浮而紧者，肝脉也，脾病见肝脉，木行乘土也，《经》曰“木行乘火，木行乘土名曰纵”①，其此类矣。期门者，肝之募，刺之以泻肝经盛气。**伤寒发热，啬啬恶寒，大渴欲饮水，其腹必满，自汗出，小便利，其病欲解，此肝乘肺也，名曰横。刺期门。**伤寒发热，啬啬恶寒，肺病也；大渴欲饮水，肝气胜也，玉函②曰作“大渴欲饮酢浆”，是知肝气胜也。伤寒欲饮水者愈，若不愈而腹满者，此肝行乘肺，水不得行也，《经》曰“木行乘金名曰横”③，刺期门以泻肝之盛气，肝肺气平，水散而津液得通，外再自汗出，内为小便利而解。（宇泰）伤寒，发热恶寒，表病也，至于自汗出，则表已解矣；大渴腹满，里病也，至于小便利，则里自和矣，故曰其病欲解。（观子）腹满谵语，热实入胃者深矣，安得脉犹浮紧乎？紧者弦之类也，肝之诊也，木亢盛必贼土，有似腑实而非泄胃之可除也，惟泻肝之盛邪，则乘脾之患自已，故法刺期门。渴而腹满者俱里症，何复发热恶寒耶？既发热恶寒犹在，安得大渴至欲饮水耶？是此证与上证，皆在常法之外矣。大渴且腹满者，木藏烽焰而肝邪炽极也，极则兼侮胜已者。木行乘金，发热恶寒，邪淫于肺，非表证也，病既不属于三阳表里，治亦非汗下诸法之可已，故亦刺期门以泻其盛实之势。自汗出至欲解，是其病自愈，并不须刺之之谓。汗出则肺气已通和，小便利则肝邪更不作，尚何乘肺之为患哉？然“肝乘肺”三句，当连于“腹必满”之下，缘仲景文法，往往如此耳。

温病证

太阳病，发热而渴，不恶寒者，为温病。发热而渴，不恶寒者，阳明也。此太阳受邪，知为温病，非伤寒也。积温成热，所以发

---

① 木行乘火……名曰纵：语出《伤寒论·平脉法》。
② 玉函：与作者同时代的医家吴毓昌，见卷首《同订姓氏》。
③ 木行乘金名曰横：语出《伤寒论·平脉法》。

热而渴，不恶寒也。（观子）《内经》曰“冬伤于寒，春必温病”①，《经》曰“不即病者，寒毒藏于肌肤，至春变为温病”②，东垣又曰“冬伤于寒者，冬行秋令，当寒而温，火胜而水亏矣。当春之月，阳已外泄，孰为发生？肾水内竭，孰为滋养？身之所存者，热耳，故为温病”，夫受病之由既殊，所发之时又异，则虽头痛项强发热，同是太阳病，岂可同于伤寒之太阳证以治哉？曰不恶寒，过时而发，在表者轻也；曰渴，热郁已深，在里者重也。然则有从同之里症，而有必不可同之表药矣，经第例其端而不竟其旨，其治法与入里之证，不一再见，岂非散亡已多哉？

风温证

若发汗已，身灼热者，名曰风温。风温为病，脉阴阳俱浮，自汗出，身重，多眠睡，鼻息必鼾，语言难出。若被下者，小便不利，直视失溲；若被火者，微发黄色，剧则如惊痫，时瘛疭；若火熏之，一逆尚引日，再逆促命期。伤寒发汗已则身凉，若发汗已身灼热者，非伤寒，为风温也。风伤于上而阳受风气，风与温相合则伤卫，脉阴阳俱浮，自汗出者，卫受邪也；卫者气也，风伤卫，温伤气，身重，多眠睡者，卫受风温而气昏也；鼻息必鼾，语言难出者，风温外盛而气壅不利也。若被下者则伤脏气，太阳膀胱经也，膀胱不利为癃，不约为遗溺。癃者，小便不利也。太阳之脉，起目内眦，瞳子高者太阳不足，戴眼者太阳已绝，小便不利，直视失溲，为下后竭津液损脏气，风温外胜，经脉欲绝也，为难治。若被火者，则火助风温成热，微者热瘀而发黄，剧者热甚生风，如惊痫而时瘛疭也。先曾被火为一逆，若更以火熏之，是再逆也。一逆尚延引时日而不愈，再逆者必致危殆，故云促命期也。（观子）按风温有二：发汗

① 冬伤于寒春必温病：语出《素问·生气通天论》。
② 不即病者……变为温病：语出《伤寒论·伤寒例》。

已，身犹灼热者曰风温，本条所列是也；若《序例》之前热未已，更遇于风者，亦为风温。一言证，一不言证；一言脉阴阳俱浮，一言阳脉浮滑，阴脉濡弱。虽其间或有不同，然皆以冬伤于寒，至春病温之际，复感风邪，风与温二气相合而成，则所谓前病未已，更感异气，变为他病者，自当依坏证而施治，被下火熏，有不犯深戒哉？

本发汗而复下之，此为逆也，若先发汗，治不为逆；本先下之而反汗之，为逆，若先下之，治不为逆。病在表者汗之为宜，下之为逆；病在里者下之为宜，汗之为逆，《经》曰“阳盛阴虚，汗之则死，下之则愈；阳虚阴盛，汗之则愈，下之则死”①。**太阳病，先下之而不愈，因复发汗，以此表里俱虚，其人因致冒。冒家汗出自愈，所以然者，汗出表和故也。得里未和，然后复下之。**冒者，郁也。下之里虚亡血，汗之表虚亡阳，表里俱虚，寒气怫郁，其人因致冒，《要略》曰“亡血复汗，寒多，故令郁冒”②。汗出则怫郁之邪得解，故冒愈，《要略》又曰“冒家欲解，必大汗出”③。汗出表和而里未和者，然后复下之。（观子）《经》曰：诸虚乘寒则为郁冒④，东垣曰“昏迷不醒者，上焦心肺之热也，上焦之病悉属于表，阴证也”，又曰“瞑目之病悉属于阴，宜汗不宜下者也”，故虽新产郁冒，亦必升而举之，正冒家必从汗解之义也。然冒后多有大便复坚者，以血分必不足也，故复当下之。下之后，**复发汗，必振寒，脉微细，所以然者，以内外俱虚故也。**发汗则表虚亡阳，下之则里虚亡血。振寒者，阳气微也；脉微细者，阴血弱也。**大下之后复发汗，小便不利者，亡津液故也，勿治之，得小便利，自愈。**因亡津液而小便不利

① 阳盛阴虚……下之则死：语出《伤寒论·伤寒例》。

② 亡血复汗……故令郁冒：语出《金匮要略·妇人杂病脉证并治》。

③ 冒家欲解必大汗出：语出《金匮要略·妇人杂病脉证并治》。

④ 诸虚乘寒则为郁冒：语本《伤寒论·平脉法》。原文为“诸乘寒者，则为厥，郁冒不仁”。

者，不可以药利之，俟津液足，小便利，必自愈矣。**未持脉时，病人叉手自冒心，师因教试令咳而不咳者，此必两耳聋无闻也。所以然者，以重发汗，虚故如此。**汗多亡阳，胸中阳气不足，故叉手自冒心。师见外证知阳气不足也，又试令咳而不即咳者，耳聋也。耳聋者，阳气虚，精气不得上通于耳也。**病人脉数，数为热，当消谷引食，而反吐者，此以发汗，令阳气微，膈气虚，脉乃数也。数为客热，不能消谷，以胃中虚冷，故吐也。**阳受气于胸中，发汗外虚阳气，是令阳气微，膈气虚也。数为热，本热则合消谷，客热则不能消谷。因发汗外损阳气，致胃中虚冷，故吐也。**太阳病，小便利者，以饮水多，必心下悸；小便少者，必苦里急也。**饮水多而小便自利者，则水不内畜，但腹中水多，令心下悸，《要略》曰：食少饮多，水停心下，甚者则悸①；饮水多而小便不利，则水畜于内而不行，必苦里急也。**太阳病，二三日，不能卧，但欲起，心下必结，脉微弱者，此本有寒分也。反下之，若利止，必作结胸。未止者，四日复下之，此作协热利也。**二三日，邪在表也；不能卧，但欲起，心下必结者，以心下结满，卧则气壅而愈甚，故不能卧但欲起也；心下结满，有水分，有寒分，有气分，今脉微弱，知本有寒分；医见心下结而反下之，则太阳表邪乘虚入里，利止则邪气留结为结胸；利不止，至次日复如前，下利不止者，是邪热下攻肠胃，为挟热利也。（观子）太阳病二三日之时，表邪必盛；脉微弱，有寒，则又里虚邪深；卧起不安，心下结，邪留心胸间，正为半表里之候，法当柴胡类双解之。医不知而但以内结为实，下除之，表邪必并入于里，其陷之高者，利止而结胸；陷之深，与四日复下者，利不止而协热也。结胸者，如《经》云：本柴胡证，下之，心下满而痞硬者为结胸，大陷胸

---

① 食少饮多……甚者则悸：语本《金匮要略·痰饮咳嗽病脉证并治》。

汤主之①是已；协热者，如《经》云：外证未除，数下之，协热而利，心下痞硬，表里不解，桂枝人参汤主之②是已。**太阳病，下之，其脉促，不结胸者，此为欲解也；脉浮者，必结胸也；脉紧者，必咽痛；脉弦者，必两胁拘急；脉细数者，头痛未止；脉沉紧者，必欲呕；脉沉滑者，协热利；脉浮滑者，必下血。**此太阳病下之后，邪气传变也。其脉促者为阳盛，若下后脉促，为阳胜阴也，故不作结胸，为欲解；下后脉浮，为上焦阳邪结而为结胸也，《经》曰：结胸者，寸脉浮，关脉沉③；下后脉紧，则太阳之邪传于少阴，《经》曰脉紧者属少阴④，《内经》曰邪客少阴之络，令人咽痛，不可纳食⑤，所以脉紧者，必咽痛也；脉弦则太阳之邪传于少阳，《经》曰"尺寸俱弦者，少阳受病"⑥，其脉循胁络耳，所以脉弦者，必两胁拘急也；下后邪气传里，则头痛当止，脉细数为邪未传里而伤气也，细为气少，数为在表，故头痛未止；脉沉紧则太阳之邪传于阳明为里实，沉为在里，紧为里实，阳明里实，故必欲呕；脉滑则太阳之邪传于肠胃，以滑为阴气有余，知邪气入里干于下焦也，沉为血胜气虚，是为协热利；浮为气胜血虚，是必下血，《经》曰不宜下而便攻之，诸变不可胜数⑦。此之谓也。（东垣）此太阳一下，分八变也。（观子）同一误下而所变不同如此，邪气与正气之争胜无常也，然或侵少阳，或侵阳明，或侵少阴，或结于胸，或入肠胃，随其所传陷，而莫不于脉征之者，则脉诚病之先机乎。玩此又以悟传经之微旨，原不可

---

① 本柴胡证……大陷胸汤主之：语本《伤寒论·辨太阳病脉证并治下》。

② 外证未除……桂枝人参汤主之：语本《伤寒论·辨太阳病脉证并治下》。

③ 结胸者……关脉沉：语本《伤寒论·辨太阳病脉证并治下》。

④ 脉紧者属少阴：语本《伤寒论·辨少阴病脉证并治》。

⑤ 邪客少阴……不可纳食：语本《素问·缪刺论》。

⑥ 尺寸俱弦者少阳受病：语出《伤寒论·伤寒例》。

⑦ 不宜下……不可胜数：语本《伤寒论·伤寒例》。

拘拘为者。

病有发热恶寒者，发于阳也；无热恶寒者，发于阴也。发于阳者七日愈，发于阴者六日愈，以阳数七阴数六故也。阳为热，阴为寒。发热而恶寒，寒伤阳也；无热而恶寒，寒伤阴也。阳法火，阴法水，火成数七，水成数六，阳病七日愈者，火数足也；阴病六日愈者，水数足也。（观子）此以有热无热，辨阳证阴证之大纲也。阳必七日者，阳得数奇；阴必六日者，阴得数偶。又阳道常盈，故至七日邪始衰；阴道常缩，故至六日邪已衰。**病人身大热，反欲得近衣者，热在皮肤，寒在骨髓也；身大寒，反不欲近衣者，寒在皮肤，热在骨髓也。**皮肤言浅，骨髓言深；皮肤言外，骨髓言内。身热欲近衣，表热里寒也；身寒不欲衣，表寒里热也。（《南阳》）热在皮肤，寒在骨髓，仲景无治法，宜先与阴旦汤①，寒已，次以小柴胡加桂以温其表；寒在皮肤，热在骨髓，仲景亦无治法，宜先与白虎加人参，热除，次以桂枝麻黄各半以解其外。大抵病有标本，治有先后。表热里寒者，脉须沉迟，手或微厥，下利清谷也，所以阴证亦有发热者，四逆汤、通脉四逆汤主之；里热表寒者，脉②必滑而厥，口燥舌干也，所以少阴恶寒而蜷，时时自烦，不欲厚衣，用大柴胡下之而愈，此皆仲景之余议也。

伤寒一日，太阳受之，脉若静者，为不传；颇欲吐，若燥烦，脉数急者，为传也。一日太阳受邪，二日当传阳明，若脉气微为不传。阳明胃经受邪则喜吐，寒邪传里则变热，如颇欲吐，烦燥，脉急数，是太阳寒邪变热已传阳明矣。**伤寒二三日，阳明少阳证不见者，为不传也。**二三日无阳明少阳证，知邪只在太阳经中也。**太阳病，头痛至七日以上自愈者，以行其经尽故也。若欲作再经者，针足**

---

① 阴旦汤：出自《备急千金要方》。药物组成：芍药、甘草、干姜、黄芩、桂、枣。

② 脉：原作“表”，据文义改。

阳明，使经不传则愈。伤寒自一日至六日，传三阳三阴经尽，至七日当愈，《经》曰“太阳病衰，头痛少愈”①。若不愈则太阳之邪再传阳明，针足阳明迎而夺之，使经不传自愈。（观子）既曰一日太阳，脉静者不传，燥烦脉数急者传，二三日阳明少阳证不见者不传，则日传一经之旨，言之甚晰矣。又云太阳病七日行其经尽，何耶？盖是传经之微妙，实有二种之不同也。一日一经，六日遍六经者，即《序例》之太阳受病一二日发，阳明受病二三日发，及此处首节二节所云，皆日过一经而传之常也。若二日不传阳明，三日不传少阳者，则始终只在一经矣，只在一经，故太阳七日者，亦但头痛而已，此在《序例》有之，曰更不传经，不加异气者，七日太阳病衰，头痛少愈②是也，病衰少愈者，即行其经尽自愈之谓也。然七日经尽不愈者亦有之，不愈则太阳必再传于阳明，所谓作再经是也，再经者，此经不已，再过一经，非六经已遍，复始太阳阳明之为再也。夫此由太阳以入阳明之传颇同，而七日欲愈未愈，衰微之邪，与一日即传，炽盛之邪，其相去奚只迳庭哉？故刺以通其经气，而可收勿药之愈。成氏不达此旨，遂谓六日传遍至厥阴，七日复始太阳为再经。噫，谬矣！此日过一经之传，与七日始过一经之传，仲景于《序例》及太阳与三阳之末，靡不分举而详言之，人自不之察耳。其详具《杂说》内，兹不备述。**太阳病欲解时，从巳至未上**。巳为正阳，则阳气得以复也。始于太阳终于厥阴，六经各以三时为解。而太阳从巳至未，阳明从申至戌，少阳从寅至辰，太阴从亥至丑，少阴从子至寅，厥阴从丑至卯者，以阳行也速，阴行也迟，阳主于昼，阴主于夜，阳三经解时从寅至戌，以阳道常饶也，阴三经解时从亥至卯，以阴道常乏也。《内经》曰“阳中之太阳，通于夏气”③，则巳午未，太阳乘王时也。风家，

---

① 太阳病衰头痛少愈：语出《素问·热论》。
② 更不传经……头痛少愈：语本《伤寒论·伤寒例》。
③ 阳中之太阳通于夏气：语出《素问·六节脏象论》。

表解而不了了者，十二日愈。中风家，发汗解后，未全快畅者，十二日大邪皆去，六经悉和而愈。（观子）桂枝之和荣卫，必不如麻黄彻表之駃迅，且风家既以多汗亡津损气，则元真亦不能遽复，七日不尽了了者，十二日经气再周，无不安矣，言只当静养以俟，勿妄攻治也。

卷　五

阳明经证治篇上

阳明之为病，胃家实也。邪传入胃，热毒留结，则胃家为实，华佗曰“热毒入胃，要须下去之，不可留于胃中”，是知邪在阳明为胃家实也。问曰：何缘得阳明病？答曰：太阳病，发汗，若下，若利小便，此亡津液，胃中干燥，因转属阳明。不更衣，内实，大便难者，此名阳明也。本太阳病不解，因汗、下、利小便，亡津液，胃中干燥，太阳之邪入腑，转属阳明。古人登厕必更衣，不更衣者，通不大便，则胃中物不得泄，故为内实。胃无津液，加之畜热，大便则难，为阳明里实也。本太阳初得病时，发其汗，汗先出不彻，因转属阳明也。此太阳传经，故曰转属阳明。（观子）上发汗，是汗之太过，故液亡胃燥而谷食结聚，及未当下，误下之，不当利小便，妄利之，皆是矣。此发汗是汗之不及，全在汗出不彻字面，既不彻则邪仍在，故为传经，是二者入腑虽同而致病之由不同。问曰：病有太阳阳明，有正阳阳明，有少阳阳明，何谓也？答曰：太阳阳明者，脾约是也；邪自太阳经传之入腑者，谓之太阳阳明，《经》曰“太阳病，若吐，若下，若发汗后，微烦，小便数，大便因硬者，与小承气汤”①，即是太阳阳明脾约证也。正阳阳明者，胃家实也；邪自阳明经传入腑者，谓之正阳阳明，《经》曰“阳明病，脉迟，虽汗出不恶寒，其身必重，短气，腹满而喘，有潮热者，外欲解，可攻里也。手足濈然汗出者，此大便已硬也，大承气汤主之”②，即是正阳阳明胃

---

① 太阳病……与小承气汤：语出《伤寒论·辨阳明病脉证并治》。
② 阳明病……大承气汤主之：语出《伤寒论·辨阳明病脉证并治》。

家实也。**少阳阳明者，发汗、利小便已，胃中燥烦实，大便难是也。**邪自少阳经传之入腑者，谓之少阳阳明，《经》曰“伤寒脉弦细，头痛发热者属少阳。少阳不可发汗，发汗则谵语，此属胃”①，即是少阳阳明病也。（宇泰）按本草大黄酒浸入太阳经，酒洗入阳明经，病之高下，全在酒之多少以引之耳。又按太阳阳明、正阳阳明，承气汤中俱用酒浸，惟少阳阳明为下经，故承气汤中不用酒浸。以此推之，则太阳阳明当用调胃承气汤，盖调胃承气，既附在《太阳篇》中，而大黄下注云酒浸；正阳阳明当用大承气，其大黄注云酒洗；少阳阳明当用小承气，大黄不惟不用酒浸洗，而少阳禁汗下，故去芒硝之峻剂，而且当少少与之也。书此以驳成氏之误，又须识太阳阳明可脾约丸，少阳阳明又可大柴胡汤也。（观子）三阳明均为胃实便结，然从入之经各不同，故分之有三：当太阳病时，脾苟能为胃行其津液，则阴阳和荣卫通，汗出邪解而病已矣，其致入腑者，脾约制津液，不能无过也，故亦曰脾约，非麻仁丸之脾约也；正阳者，病在经，入腑始成胃实，三阳明独于此言胃实者，正见与经病之有殊也；少阳本为三禁，乃妄汗利以夺其津液，内热燥烦，转属阳明明矣。夫当其在各经之时，实有三者之不同，及其既已入腑，一热实不大便而已，岂可因是而分三治？经于叙列其由之下，不再言其汤使者，盖入腑而犹有他经未尽之症，则《太阳篇》中桂枝、柴胡诸条，已详哉其言之；若只属入腑而有上中下微甚之分，则当如后所列三承气以分别施治，故不重言汤剂，正见未可以一法拟也。**伤寒，脉浮而缓，手足自温者，是为系在太阴。太阴者，身当发黄，若小便自利者，不能发黄。至七八日大便硬者，为阳明病也。**浮为阳邪，缓为脾脉，伤寒脉浮缓，太阴客热也；邪在三阳则手足热，在三阴则手足寒，今手足自温，是知系在太阴也。太阴土也，为邪蒸之，则色见于

① 伤寒脉弦细……此属胃：语出《伤寒论·辨少阳病脉证并治》。

外，当发身黄；小便自利者，热不内畜，不能发黄；至七八日大便硬者，即太阴之邪入腑，转属于阳明也。（观子）三阴各有本经受邪，但病经络者，如此条类也，虽不从三阳来，其感邪同，在经又同，故皆化热，皆传入腑，如复庵所云是已。浮者，表邪；缓者，脾诊；手足温者，脾证；曰“是为系在”者，正见病只本经，与传自他经者不同也。邪热蒸太阴之湿，多见身黄；不发黄，小便利者，脾湿犹行也，湿去热独留，胃汁必干而便结矣。大实痛桂枝加大黄证，亦从太阳之邪来者，若此但脾转属胃腑耳。三阳传邪既无不入腑，三阴经邪又皆入腑者，胃，水谷之海，土之位，万物始于土，终于土，故皆以入胃为极。又须知热必入腑，寒但入脏也。**问曰：阳明病，外证云何？答曰：身热，汗自出，不恶寒反恶热也。**阳明病为邪入腑也。邪在表，身热汗出而恶寒；邪既入腑，则表证已罢，故不恶寒，但身热汗出而恶热也。**伤寒，发热无汗，呕不能食，而反汗出濈濈然者，是转属阳明也。**发热无汗，呕不能食者，太阳受病；若反汗出濈濈然，太阳之邪转属阳明也，《经》曰“阳明病法多汗”①。濈音七。伤寒转系阳明者，其人濈然微汗出也。伤寒则无汗，阳明则多汗，此以伤寒之邪转系阳明，故濈然微汗出。（观子）夫阳明有入胃、在经之殊，此所言只入腑之证耳，若经病则《序例》言之，本篇未之及也。又葛根、白虎俱阳明要药，本篇亦不之列，则知仲景书不传者多矣。**问曰：病有得之一日，不发热而恶寒者，何也？答曰：虽得之一日，恶寒将自罢，即自汗出而恶热也。**邪客阳明，当发热而不恶寒，今得之一日，犹不发热而恶寒者，邪未全入腑，尚带表邪，若表邪全入，则更无恶寒，必自汗出而恶热也。**问曰：恶寒何故自罢？答曰：阳明居中，土也，万物所归，无所复传，始虽恶寒，二日自止，此为阳明病也。**胃为水谷之海，主养四旁，有病皆能传入于

① 阳明病法多汗：语出《伤寒论·辨阳明病脉证并治》。

胃。入胃则更不复传，如太阳传之入胃，则更不传阳明；阳明传之入胃，则更不传少阳；少阳传之入胃，则更不传三阴也。（复庵①）《经》曰阳明居中，土也，万物所归，无所复传②。如太阳入胃则不传阳明云云。其三阴又有自受邪，变热入胃者，如“伤寒脉浮而缓，手足自温者，系在太阴”③，此太阴之邪入阳明也；“少阴病，六七日腹胀不大便者，急下之”④，此少阴之邪入腑也；下利有谵语者，燥屎也，小承气汤⑤，此厥阴之邪入腑也，三阴变热入腑者往往有之，是六经皆入腑为止极也。（观子）厥应下之，厥深热深，大承气，正厥阴之入腑者，又腹满咽干舌卷囊缩亦系入腑证。下不嫌迟，何以二日随属阳明？盖阳明急下之症亦多，虽病方起而邪热已深，非下夺之不可，然在得之一日，或犹带太阳证者，良有之，不知其邪已全在腑，恶寒即自罢而里热证大作矣。“阳明居中”以下，又发明入腑无复他传之理，见既已入腑，安得复有他经之证哉？举一太阳之症，而诸经俱在言表矣。**阳明病，若能食，名中风；不能食，名中寒。**阳明病以饮食别风寒者，以胃为水谷之海，风为阳邪，阳杀谷，故中风者能食；寒为阴邪，阴邪不杀谷，故伤寒者不能食。**伤寒三日，阳明脉大。**三日邪传阳明之时，《经》曰“尺寸俱长，阳明受病，当二三日发”⑥，阳明气血俱多，邪并于经，是以脉大。

阳明表证

阳明病，脉迟，汗出多，微恶寒者，表未解也，可发汗，宜

① 复庵：元末明初医家戴元礼，字复庵，著有《证治要诀》《证治类方》。

② 阳明居中……无所复传：语本《伤寒论·辨阳明病脉证并治》。

③ 伤寒脉浮而缓……系在太阴：语出《伤寒论·辨太阴病脉证并治》。

④ 少阴病……急下之：语出《伤寒论·辨少阴病脉证并治》。

⑤ 下利有谵语者……小承气汤：语本《伤寒论·辨厥阴病脉证并治》。

⑥ 尺寸俱长……当二三日发：语出《伤寒论·伤寒例》。

桂枝汤。阳明脉迟，汗出多，当责邪在里，以微恶寒知表未解，与桂枝汤和表。（观子）虽属阳明病而犹有微恶寒，是邪仍在表矣，则汗多亦非热越之汗也；脉迟者，脉缓之类也，与桂枝以解肌，正所以治阳明之中风者乎？**阳明病，脉浮，无汗而喘者，发汗则愈，宜麻黄汤。**阳明伤寒表实，脉浮无汗而喘也，与麻黄汤以发汗。（观子）阳明法多汗，此无汗而喘，脉且浮，安得为阳明里病乎？与麻黄汤发之，正以治阳明之中寒者也。**病人烦热，汗出则解，又如疟状，日晡所发热者，属阳明也。脉实者宜下之，脉浮虚者宜发汗。下之与大承气汤，发汗宜桂枝汤。**虽得阳明证，未可便为里实，审看脉证以别内外。其脉实者，热已入腑为实，可与大承气下之；其脉浮虚者，是热未入腑，犹在表也，可与桂枝汤发汗则愈。（观子）烦热得汗解矣，何以又如疟状，解而复热，屡作屡止也？则里有邪实未可知，况得之日晡，症类潮热，故曰属阳明也。然是证犹恐在疑似之间，必再以脉察之，其脉果实即属下证，若脉浮虚即邪气徘徊于荣卫之间而不得解也，宜桂枝汤以发之。

阳明半表里证

阳明病，发潮热，大便溏，小便自可，胸胁满不去者，小柴胡汤主之。潮热为胃实，当大便硬而小便数，今反大便溏，小便自可，则胃热未实而水谷不别也；大便溏者，应气降而胸胁满去，今反不去者，邪气犹在半表半里之间也，与小柴胡汤以去表里之邪。（吴氏）邪在半表半里，虽潮热不得为里大实，故仍以半表里治之，何也？便溏，胁满故也。**阳明病，胁下硬满，不大便而呕，舌上白苔者，可与小柴胡汤。上焦得通，津液得下，胃气因和，身濈然而汗出解也。**阳明病，腹满不大便，舌上胎黄，为邪热入腑，可下。若胁下硬满，虽不大便而呕，舌上白胎者，为邪未入腑，犹在表里之间，与小柴胡以和解之。上焦得通则呕止，津液得下则胃气因和，汗出而解。（吴氏）且有胁下硬满在，柴胡症犹未除也。（戴氏）阳明下证已具，其人喘嗽，或微恶寒，为太阳阳明；或往来寒热，为少阳阳明。于阳明症中，而有太阳少阳证未罢，此非正阳明也，慎未可遽下，所以古注阳明有三，常须识此。（观子）潮热为阳明病，大便溏，小便自可，即非胃实里热矣，况犹有胸胁满乎？不大便亦阳明病，胁下硬而呕，舌上又白胎，知非腑证也，是二者皆半表里之邪为重，非小柴胡其谁归？（全善）阳明宜下，而先列在经与里虚不宜攻下者于前，仲景慎重之意可见。

阳明中风坏证

阳明中风，口苦，咽干，腹满，微喘，发热恶寒，脉浮而紧。若下之则腹满，小便难也。脉浮在表，紧为里实。阳明中风，口苦咽干，腹满微喘者，热传于里也；发热恶寒者，表仍未解也。若下之，里邪虽去，表邪复入于里，又亡津液，故使腹满而小便难。（宇泰）误下则阴亡，无阴则阳无以化，故腹满小便难，许学士云此宜小柴胡汤。（观子）既为阳明中风，当如前法，与桂枝。失与，而至风邪日炽，与阳明之经邪相壅结，是以内有口咽之热症，外复发热恶寒，表仍未解也。然此中风之邪与阳明经气交病耳，岂阳明内实之比？其腹满微喘者，热蕴于里，里气不通也。若误以喘满为可下之证而下之，邪转陷入，而腹满不为解，且津液夺而小便难矣。当照：脉浮而紧者，弦也①句看，宜小柴胡加葛根。**阳明病，脉浮而紧，咽燥，口苦，腹满而喘，发热汗出，不恶寒，反恶热，身重。**（观子）此宜柴葛解肌汤。**若发汗则燥，心愦愦，反谵语；若加烧针，必怵惕，烦躁不得眠；若下之，则胃中空虚，客气动膈，心中懊侬，舌上胎者，栀子豉汤主之；**脉浮发热为邪在表，咽燥口苦为热在经，脉紧，腹满而喘，汗出不恶寒反恶热，身重为邪在里，此表里俱有邪，当双解之。若发汗攻表，表热虽除而内热益甚，故躁而愦愦

---

① 脉浮而紧者弦也：语本《伤寒论·辨脉法》。

反谵语，愦愦者心乱也；《经》曰“荣气微者加烧针，血不行，更发热而烦躁”①，此表里俱有热，加烧针，损动阴气，故怵惕烦躁不得眠也；若下之，里热虽去，胃中空虚，表邪乘虚陷于上焦，烦动于膈，使心中懊侬而不了了，舌上苔黄者，热气客于胃中；舌上苔白，知热气客于胸中，与栀子豉汤以吐胸中之邪。（全善）栀子豉汤，专指下后心中懊侬者而设。（观子）此证与前证颇同，而增汗出恶热，且恶寒亦罢，似属可下矣，不知其复增身重一症也，身重则风邪与壅热转炽于里，较之前证又深矣，不特下之非是，发汗烧针俱大忌也。阳明多气多血之经，故在经即有目疼、鼻燥、身大热、脉洪长之症，其与太阳寒水之病本不同也，此以中风之阳邪合有余之经气，至日久而表里俱病，安得不热甚乎？使能两治其邪，亦何难内外悉安？单汗则遗内，单下则遗外，烧针则助阳，病所以不除也。然不直言其汤治，而惟详误下后之三法者，此证似属常证之外，圆机活法，仲景欲人思而得之，不欲以一言遽印定人心目也。此一节当分三段看：至身重是一段，乃详症而不言治法，欲人自求而得之；至动膈是一段，统言汗下烧针之俱不可，又以足上不言治法之意，更深一层，令人再为寻绎也；然误下之后，邪陷各不同，如胃中空虚而至成懊侬，则有栀子豉汤以救之，此一段，又是结上义起下义者矣。**若渴欲饮水，口干舌燥者，白虎加人参汤主之**；若下后，邪热客于上焦者为虚烦，此不客于上焦而客中焦，是为干燥烦渴，与白虎加人参汤散热而润燥。**若脉浮，发热，渴欲饮水，小便不利者，猪苓汤主之**。此下后热客于下焦者也，邪气自表入里客于下焦。三焦俱带热也，脉浮发热者，上焦热也；渴欲饮水者，中焦热也；小便不利者，热客下焦，津液不得下通也，与猪苓汤利小便，以泻下焦之热。（兼善）但邪热客于下焦则津液不得上升，故亦有作渴者，泻下焦之热，热不得阻塞中

① 荣气微者……而烦躁：语出《伤寒论·辨脉法》。

焦，肺与膀胱津液流通而病自愈矣。（观子）此之热客于下，小便不利，既属三焦俱病，则太阳五苓之不独利溺，必兼致津液，更可知矣；此之发热不再用解表药，则太阳五苓之非属桂枝发汗，又可知矣。阳明中风，脉弦浮大而短气，腹都满，胁下及心痛，久按之气不通，鼻干，不得汗，嗜卧，一身及面目悉黄，小便难，有潮热，时时哕，（宇泰）宜小柴胡加茯苓。耳前后肿，刺之小瘥。外不解，病过十日，脉续浮者，与小柴胡汤；脉但浮，无余证者，与麻黄汤。若不尿，腹满加哕者，不治。浮大为阳，风在表也；弦则为阴，风在里也；短气腹满，胁下及心痛，风热壅于腹中而不通也。若寒气客于内而痛者，按之则寒气散而痛止，此以风热内壅，故虽久按亦不通也；阳明病鼻干不得卧，自汗出者，邪在表也，此鼻干不得汗而嗜卧者，风热内攻，不干表也；一身面目悉黄，小便难，潮热，时时哕者，风热攻于胃也；阳明之脉，出大迎，循颊车，上耳前，过客主人，热胜则肿，此风热在经，故耳前后肿，刺之，经气通，肿则小瘥。如此者，外证罢则可攻，若外症不解，虽过十日，脉续浮者，邪犹在半表半里，与小柴胡和解之；若脉但浮而不弦大，无诸里证者，是邪但在表也，与麻黄汤以发汗；若不尿，腹满加哕者，关格之疾也，《难经》曰“关格者，不得尽其命而死矣”①，故不治。（亮宸）此一证属三阳经气壅遏，邪闭不通之证。腹满短气，按之不通，鼻干不得汗，嗜卧发黄，小便难，潮热时哕，皆邪壅阳明也；胁下及心痛，耳前后肿，邪在少阳也；然脉弦为少阳，大为阳明，浮则又为太阳矣，盖三阳外闭，譬之注水之器，外窍闭则里气不通，故先以小柴胡通少阳之塞，而兼用麻黄解太阳之闭也。

猪苓汤方

猪苓去皮　茯苓　泽泻　阿胶　滑石各一两，碎

① 关格者……而死矣：语出《难经·三十七难》。

上五味，以水四升，先煮四味，取二升。去滓，内下阿胶，烊消。温服七合，日三服。

甘甚而反淡，淡味渗泄为阳，猪苓、茯苓之甘以行小便；咸味涌泄为阴，泽泻之咸以泄伏水；滑石利窍，阿胶、滑石之滑以利水道。（嗣真）太阳脉浮，小便不利，微热消渴者，五苓散；阳明脉浮，发热，渴欲饮水，小便不利者，猪苓汤。既脉证皆同，何故用药之不同？曰太阳邪在表，发汗不解，故用五苓散和表行津液；阳明邪已入里，热客下焦，故用猪苓汤渗泻其热。盖猪苓专渗泄，五苓则兼汗利也。（士材）《活人》云"脉浮者，五苓散；脉沉者，猪苓汤"，则知此汤论中，脉字下脱一"不"字也。按《太阳篇》内五苓散乃猪苓、泽泻、茯苓三味加桂与术也，《阳明篇》内猪苓汤乃猪苓、泽泻、茯苓三味加阿胶、滑石也，桂与白术味甘辛为阳主外，阿胶、滑石味甘寒为阴主内，《南阳》之言可谓不失仲景之旨矣。但竟以"沉"字易之，不若"不浮"为妥。（鹤皋）少阴下利而主此方者，分其小便，而下利自止也；渴欲饮水，小便不利而主此方者，导其阳邪由溺而出，则津液运化而渴自愈也。猪苓质枯轻清，能渗上焦之湿；茯苓味甘益中，能渗中焦之湿；泽泻味咸润下，能渗下焦之湿；滑石性寒清肃，能渗湿中之热。四物皆渗利，则又有下多亡阴之惧，故用阿胶佐之，以存津液于决渎耳。（亮宸）猪苓、茯苓、泽泻皆利水之药，加滑石则荡六腑之热从小便去，而阿胶益阴，使阴气以化也。

阳明懊侬证

阳明病下之，其外有热，手足温，不结胸，心中懊侬，饥不能食，但头汗出者，栀子豉汤主之。表未罢而下者，应邪热内陷，热内陷者则外热而无手足温，今外有热而手足温，热虽内陷，然而不深，故不作结胸也；心中懊侬，饥不能食者，热客胸中虚烦也；热自胸中熏蒸于上，故但头汗出而身无汗，与栀子豉汤以吐胸中之虚烦。（观子）阳明病者，阳明经病及或中风中寒，下之皆得以内陷成懊侬也。不结胸者，犹有外热，未全收敛入内也；手足温，但头汗者，邪客胸中谛也，故主栀子豉汤。

调胃承气证

太阳病三日，发汗不解，蒸蒸发热者，属胃也。调胃承气汤主之。蒸蒸者，如热熏蒸，言甚热也。太阳病三日，发汗不解，则表邪已罢，蒸蒸发热，胃热为甚，与调胃承气汤下胃热。（观子）发汗而不解，邪不在表矣，蒸蒸发热为里热，日虽浅，属腑已明，故下之。然太阳病之三日，其热结亦非大实大坚之比，遂以轻缓之调胃承气行之。**伤寒吐后，腹胀满者，与调胃承气汤。**《内经》曰“诸胀腹大，皆属于热”①，热在上焦则吐，吐后不解，腹胀满者，邪热入胃也，与调胃承气汤下其胃热。（观子）既由吐后腹胀满，较汗下后大实胀满者自异，故只以调胃行之耳。**发汗后，恶寒者，虚故也；不恶寒，但热者，实也，当和胃气，与调胃承气汤。**汗出而恶寒者表虚，汗出不恶寒但热者里实，《经》曰汗出不恶寒者，此表解里未和也②。与调胃承气汤以和胃气。（观子）此但热者，但恶热也。汗后而但恶热，邪在里成实明矣，故以调胃承气下除之。阳明病，不吐，不下，心烦者，可与调胃承气汤。吐后心烦谓之内烦，下后心烦谓之虚烦，今阳明病不吐，不下，心烦，则是胃有郁热也，与调胃承气汤以下郁热。（观子）不吐下而心烦，固为邪实，然心烦而腹不胀满，亦非大实之比，与调胃承气宜矣。

调胃承气汤方

大黄四两，去皮，清酒浸　芒硝半斤　甘草二两，炙

---

① 诸胀腹大皆属于热：语出《素问·至真要大论》。
② 汗出……里未和也：语本《伤寒论·辨太阳病脉证并治下》。

上三味，㕮咀，以水三升，煮取一升。去滓，内芒硝，更上火微煮令沸。少少温服之。

《内经》曰“热淫于内，治以咸寒，佐以苦甘”①，芒硝咸寒以除热，大黄苦寒以荡实，甘草甘平，助二物推陈而缓中。（海藏）大黄宜酒浸者，盖邪气居高，非酒不到，譬如物在高巅，人迹所不及，则射而取之，故用酒浸引而上之；若生用，苦泄峻下，则遗高分之邪热，所以愈后或目赤，或目闭，或头肿，膈上反生热证矣。用甘草者，甘以缓之；用芒硝者，辛以润之，咸以软之也。（士材）芒硝咸寒除热以为君，大黄苦寒荡实以为臣，加甘草之甘平以缓之和之，监其峻烈，虽有承顺其气之势，复有调和其胃之功矣，故曰调胃承气。（亮宸）夫恶寒则为表，恶热则为里，至于蒸蒸热，自里达表，而愈按愈热也。其太阳过经，谵语腹满与郁郁微烦，真有热气闭结，不能自堪之状，故虽溏利，亦不可以于下也。但太阳传来之邪，其结固高，而症又不至潮热，喘冒，脐痛，手足汗出之甚，故加甘草于黄、硝中，而不用枳朴，盖一以缓之，使尽中焦之邪；一以和之，使黄、硝不至过伤正气，故曰调胃也。至若心烦腹满，虽属下证，然犹歧②于可下、未可下之间，俱宜细别之。乾阳亢极于上而曰有悔，悔即阴承于下，五行家所谓阴生于午，坤象所谓顺承天施，亢则害，承乃制之义爽然，此汤不曰制火，不曰生阴，曰承气，仲景真法天而制方者也。（宇泰）按阳明一证，分为太阳、阳明、少阳三等，而以调胃大小承气主之者，按本草曰大黄酒浸入太阳经，酒洗入阳明经，浸久于洗，得酒气为多，故能引之于至高之分，若物在山巅，人迹不及，必射以取之也。仲景以调胃承气收入太阳门，而大黄下注云酒浸；

① 热淫于内……佐以苦甘：语出《素问·至真要大论》。
② 歧：分歧，疑惑。

及详其本汤，一则曰少少温服，二则曰当和胃气；及详本汤之证，则曰不吐不下心烦者，发汗不解蒸蒸发热者，吐后腹胀满者，是太阳阳明，去表未远，其病在上，不当攻下，故宜缓剂以调和之也。及至正阳阳明，皆曰急下之，与大承气汤，而大承气大黄下注云酒洗，是洗轻于浸，微升其走下之性以治其中也。至少阳阳明，则去正阳而逼太阴，其分为下，故小承气汤中大黄不用酒制，少阳不宜下，故又曰少与之，曰微溏之，勿令大泄下，此仲景之妙法也。东垣不审胃之云者乃仲景置调胃承气于《太阳篇》，太阳不宜下，故又称调胃以别之，却踵成氏之谬，以小承气治太阳脾约之证，以调胃承气治正阳阳明大承气之证，予故不能无辨。

小承气证

太阳病，若吐，若下，若发汗，微烦，小便数，大便因硬者，与小承气汤，和之愈。吐下发汗，皆损津液，表邪乘虚传里；大烦者，邪在表也，微烦者，邪入里也；小便数，大便因硬者，其脾为约也，小承气汤和之愈。（观子）太阳病既汗吐下后，损其津液而内微烦之证作，转属阳明明矣，然小便数，大便因硬，则里气亦不足，非小便利、屎定硬之比，故第与小承气和之而已。阳明病，其人多汗，以津液外出，胃中燥，大便必硬，硬则谵语，小承气汤主之。若一服谵语止，更莫复服。亡津液胃燥，大便硬而谵语，虽无大热内结，亦须与小承气汤和其胃气。得一服谵语止，则胃燥已润，更莫复与承气汤，以本无实热也。（观子）谵语宜下，然多汗之人，津液外竭，再下之稍过，阴气复伤，其表里之存者几何？故致谨于一服即止也。阳明病，谵语，发潮热，脉滑而疾者，小承气汤主之。因与承气汤一升，腹中转矢气者，更服一升。若不转矢气，勿更与之。明日不大便，脉反微涩者，里虚也，为难治，不可更与承气汤也。阳明病，谵语，潮热，若脉沉实者，内实也，可下；滑疾，则里热未实，未可下矣，先与小承气汤和之，得转矢气者，中有燥屎，可更与一升以除之；若不转矢气，是无燥屎，不可更与也。至明日邪气传时，脉得沉实紧牢之类，是里实也；反得微涩者，里气大虚也。若大便利后，脉微涩者，只为里虚而犹可；此不曾大便，脉反微涩，是正气内衰，为邪气所胜，故云难治。（观子）谵语且潮热，为热实内结之证，必得热实内结之脉，乃脉反滑疾，非大承气症矣，故只宜小承气以微和之，得转矢气，燥屎未出，再与一升和之，燥屎必出矣。其不大便，脉反微涩者，正气已脱，虽与承气无益也，何也？始之脉滑而疾，正以里虚脉不应病，故终有此难治之患也。

小承气汤方

厚朴二两，去皮，炙　大黄四两　枳实大者三枚，炙

以上三味，以水四升，煮取一升二合。去滓，分温二服。初服汤，当更衣。不尔者，尽饮之。若更衣者，勿服之。

大热结实者与大承气汤，小热微结者与小承气汤，以热不大甚，故于大承气汤去芒硝；又以结不至坚，故亦减厚朴、枳实也。（仲醇）胃之上口曰贲门，与心相连，胃气壅则心下亦急而痞痛，邪塞中焦，则升降不舒而气上逆，枳实得其破散冲走之力，则结实胀满悉除，所以仲景承气等汤皆用之也。

大承气证

得病二三日，脉弱，无太阳、柴胡证，烦躁，心下硬。至四五日，虽能食，以小承气汤，少少与，微和之，令小安。至六日，与承气汤一升。若不大便六七日，小便少者，虽不能食，但初头硬后必溏，未定成硬，攻之必溏，须小便利，屎定硬，乃可攻之，宜大承气汤。弱为阴脉，当责邪在里，得病二三日脉弱，是日数虽浅而邪气已入里也；无太阳证为表证已罢，无柴胡证为无半表半里之证；烦躁，心下硬者，邪气内甚也；胃实热甚则不能食，胃虚热甚，至四五日，虽能食，亦当与小承气微和之。至六日则热甚，与大承气汤一升。若不大便六七日，小便多者，为津液内竭，大便必硬，可下

之；小便少者，则胃中水谷不别，必初硬后溏，虽不能食为胃实，以小便少，则未定成硬，亦不可攻，须小便利，屎定硬乃可攻之。（观子）此节分两证看：第一症，言二三日病初起时，外则无表证并半表里证，内则有烦躁心下硬证，是日数虽浅，邪已内结矣，至四五日复能食，能食者胃必虚，似不当议下，然既已结于里，虽能食，非下之不可，但先有脉弱之里虚，次有能食之胃弱，亦非大承气证也，小承气少少微和可耳。若至六日，里实已坚，方与大承气一升，宜矣。第二证，言若得如是之证，又未经与小承气微和，已至不大便者六七日，似可直与大承气矣，不知若小便少者，必水谷不别，虽不能食有似实症，然初硬后溏者也，亦非大承气所宜，必小便利，津液走，屎定成硬者，方为大承气证也。**阳明病，脉迟，虽汗出不恶寒者，其身必重，短气，腹满而喘，有潮热者，此外欲解，可攻里也。手足濈然而汗出者，此大便已硬也。大承气汤主之。若汗多，微发热恶寒者，外未解也。其热不潮，未可与承气汤。若腹大满不通者，可与小承气汤，微和胃气，勿令大泄下。**阳明病，脉迟，若汗出多，微发热恶寒者，表未解也；脉迟，虽汗出而不恶寒者，表证罢也。身重短气腹满而喘，有潮热者，热入腑也。四肢诸阳之本，津液足，为热蒸之，则周身汗出；津液不足，为热蒸之，其手足濈然而汗出，知大便已硬也，与大承气以下胃热。《经》曰“潮热者，实也”①，若其热不潮，是热未成实，故不可便与大承气，虽有腹大满不通之急，亦不可与大承气，与小承气微和胃气。（黄氏）“若汗多微发热”以下，盖谓阳明亦有在经者，未全入腑，犹宜解外，纵有大满大腑不通，亦不过小承气微下之，入胃、在经宜两审也。（观子）此节辨脉迟内结之或宜大承气攻之，或但可小承气微和也。阳明病，其脉迟，为邪已营于里证，复兼汗出，虽不恶寒，必身重，必腹满，且

① 潮热者实也：语出《伤寒论·辨太阳病脉证并治中》。

短气喘也，何也？热气内甚者，身始重；结而不通者，腹始满，始短喘，是证属可攻矣，然必再以他证决之，如有潮热者，为外证已解，里证已具；手足濈然汗者，为津液不足，大便已硬，主大承气攻之。悉疑若汗出虽多，犹微发热恶寒，则表尚在也，其热既非潮热，汗亦非手足濈然之汗，妄可与承气以攻乎？夫汗出身重腹满短喘之证，大满不通者亦有之，然虽腹大满不通，亦但可与小承气微和，非大承气大泄下之证也，何以故？脉迟，便非必下之脉，虽内结亦岂大承气所宜哉？**阳明病，潮热，大便微硬者，可与大承气汤。不硬者，不与之。若不大便六七日，恐有燥屎，欲知之法，少与小承气汤，汤入腹中转矢气者，此有燥屎，乃可攻之；若不转矢气者，此但初头硬后必溏，不可攻之，攻之必胀满不能食也，欲饮水者，与水则哕，其后发热者，必大便复硬而少也，以小承气和之。不转矢气者，慎不可攻也。**潮热者实，得大便微硬，便可攻之；若便不硬，则热未成实，虽有潮热亦未可攻也。若不大便六七日，恐有燥屎，当先与小承气汤渍之，如有燥屎，小承气药势缓，不能宣泄，必转气下矢，若不转矢气，是胃中无燥屎，但肠间少硬尔，初头硬后必溏，攻之则虚其胃气，致腹胀满不能食也，胃中干燥则欲饮水，水入胃中，虚寒相搏，气逆则哕。其后却发热者，则热气乘虚，还复聚于胃中，胃燥得热则大便复硬，而少与小承气汤微利以和之，故重云不转矢气不可攻，慎之至也。（《活人》）大便溏者，古人云"岁火不及，寒乃大行，民病鹜溏"①，盖溏者，胃中冷，水谷不别也，华佗云"寒即溏，热即垢"，仲景初硬后溏者二证，一言小便不利，一言小便少，皆水谷不分耳。（观子）此辨潮热之或大便硬有燥屎，或只初硬后溏也。潮热有燥屎宜攻，若便犹微硬，则初硬后溏者有之，故必与小承气转矢气者，方与大承气，毋致误下成胀满不食也。饮水哕以下，皆

① 岁火不及……民病鹜溏：语出《难经》卷一。

是误下后之证，和以小承气，又所以救哕后之大便复硬也。伤寒若吐、若下后，不解，不大便五六日，上至十余日，日晡所发潮热，不恶寒，独语如见鬼状。若剧者，发则不识人，循衣摸床，惕而不安，微喘直视，脉弦者生，涩者死。微者，但发热谵语者，大承气汤主之。若一服利，止后服。吐下皆伤胃气，不大便五六日至十余日者，亡津液，胃气虚，邪热内结也；阳明旺于申酉戌，日晡潮热者，阳明热甚也；不恶寒者，表症罢也；独语如见鬼者，阳明内实也；已为热气有余，若剧者是热气甚大也，热大甚于内，昏冒正气，使不识人，至于循衣摸床，惕而不安，微喘直视也。伤寒阳胜而阴绝者死，阴胜而阳绝者亦死，热剧为阳胜，脉弦为阴有余，涩为阴不足，阳热虽剧，脉弦知阴未绝，犹可生也，脉涩阴绝，不可治矣。其邪热微而未至于剧者，但发热谵语，可与大承气以下胃中热，中病即止，不必尽剂也。（嗣真）此段当分作三截看，自“伤寒若吐”至“如见鬼状”为一截，是将潮热、谵语、不恶寒、不大便对为现证，下文又加分为二截，以辨剧者、微者之殊。微者，但发热、谵语，“但”字为义，以发热、谵语之外别无他证，其用承气汤一服利，止后服，见其热轻犹恐下之太过也；至于剧者，发则不识人，循衣摸床，惕而不安，微喘直视，如此热极证危，不可不决其死生以断之，以脉弦者生，涩者死，此阳热已极，若脉弦为阴未绝，犹可下之以复其阴；若脉涩为阴绝，不可药而必死矣。（叔微）一人病伤寒，大便不利，日晡潮热，手循衣缝，两手撮空，直视喘急，更数医矣，见之皆走，此诚恶候，得者十中九死，仲景虽有证而无治法，但云“脉弦者生，涩者死”①，已经汗下，难于用药，漫且救之。若大便得通而脉弦，庶可治也，与小承气汤，一服大便利，诸疾渐退，脉且微弦，半月而愈。或问曰下之而脉弦者生，何谓也？予曰《金匮玉函》云“循

① 脉弦者生涩者死：语出《伤寒论·辨阳明病脉证并治》。

衣妄撮，怵惕不安，微喘直视，脉弦者生，涩者死。微者，但发热谵语，承气汤主之”，予观钱仲阳《小儿直诀》云“手循衣领及捻物者，肝热也”，此证在《玉函》列于阳明部，盖阳明者胃也，肝有热邪，淫于胃经，故以承气泻之，且得弦脉则肝平而胃不受克，所以有生之理。读仲景书，不能博通诸医书以发明其隐奥，专守一书，吾未见其能也。（观子）此入腑之深，热结之最重者，当辨其剧且脉涩必死，剧而脉弦与微而未剧，犹可生也。

阳明病，谵语，有潮热，反不能食者，胃中必有燥屎五六枚也。若能食者，但硬尔。宜大承气汤下之。谵语潮热为胃热，当消谷引食，反不能食者，胃中有燥屎而胃实也；若能食者，胃中虚热，虽硬不得为有燥屎。杂病虚为不欲食，实为欲食；伤寒则胃实热甚者不能食，胃虚热甚者能食，与杂病异也。大承气汤以下燥屎，逐结热。（观子）此又以能食不能食，辨谵语潮热之或为燥屎，或但初硬后溏也。能食者胃必虚，故但为初硬后溏。宜大承气句，是指有燥屎者言，非下“但硬”者也。**汗出谵语者，以有燥屎在胃中，此为风也，须下之，过经乃可下之。下之若早，语言必乱，必表虚里实故也。下之则愈，宜大承气汤。**胃中有燥屎则谵语，以汗出为表未罢，故云风也。燥屎在胃则当下，以表未和则未可下，须过太阳经，无表证乃可下之。若下之早，燥屎虽除，表邪乘虚复陷于里，为表虚里实。胃虚热甚，语言必乱，与大承气，却下胃中邪热则止。（三阳）阳明多汗，况有谵语，又当下乎？但风家多汗，恐汗出则表未罢，故须过经乃可下。若早，燥屎虽除，表邪乘虚复陷，又将为表虚里实矣。下之则愈，又申明“乃可下之”之句耳。（观子）此辨因风汗出，虽有燥屎而谵语，未可便下，必过经表罢，方除里实也。**阳明病，下之，心中懊侬而烦，胃中有燥屎者，可攻；腹微满，初头硬后必溏，不可攻之。若有燥屎者，宜大承气汤。**下后心中懊侬而烦者，虚烦也，当与栀子豉汤；若胃中有燥屎者，非虚烦也，可与大承气下之。其腹微满，初硬后溏，是无燥屎，热不在胃而在上也，故不可攻。（观子）此辨懊侬之或有燥屎，或无燥屎也。懊侬本属虚邪，烦为内实，知有燥屎也，故大承气以攻之；微满者，邪犹未全入腑，不过初硬后溏耳，故不可攻。

大下后，六七日不大便，烦不解，腹满痛者，此有燥屎也，所以然者，本有宿食故也，宜大承气汤。大下之后，则胃弱不能消谷，至六七日不大便，则宿食已结，故烦热不解而满痛，是知有燥屎也，与大承气下除之。（全善）此大下后又下之也，反用大承气者，津液渐竭故也。须审虚实用之，不若栀子、枳实之稳当。（观子）此大下，必下之太早，邪热未实，徒耗津液，邪反乘虚而结，故必再下乃除。见症烦不解，腹满痛，大承气攻之当矣。**病人小便不利，大便乍难乍易，时有微热，喘冒不能卧者，有燥屎也，宜大承气汤。**小便利则大便硬，此以有燥屎，故小便不利，而大便乍难乍易；胃热者发热喘冒无时及嗜卧，此燥屎在胃，故时有微热，喘冒不得卧也，与大承气以下燥屎。（观子）热气内畜，故水道为之不利，小便不得利，则大便亦不硬而乍难乍易矣；然微热者里热也，冒者热甚神昏也，喘且卧者邪实内烁也，皆以燥屎未去，故上下痞隔如此，宜大承气以攻除之。既微热时作，喘冒不能卧，则有燥屎已的，自宜下逐里实为急，安可复以：小便利，屎定硬，始可攻①之常法为拘哉？**腹满不减，减不足言，当下之，宜大承气汤。**腹满不减，邪气实也，《经》曰：大满大实，自可除下之②。大承气下其满实。若腹满时减，非内实也，则不可下，《要略》曰：腹满时减，复如故，此为寒，当与温药③。是减不足言也。（兼善）或谓减不足言，复曰当下之，何

① 小便利……始可攻：语本《伤寒论·辨阳明病脉证并治》。

② 大满大实自可除下之：语本《伤寒论·伤寒例》。

③ 腹满时减……当与温药：语本《金匮要略·腹满寒疝宿食病脉证治》。

也？此古之攻法如此也。言腹满不减当下之宜大承气汤，此满而不减之谓也；若时满时减者，不可以当下而论，是减不足言也，然承气汤当缀于“腹满不减”处，非可续于“减不足言”之下也，假如《太阳篇》中，伤寒不大便六七日云云，缘桂枝当发汗而设，非为治衄而用，以其文法所拘，致令后世治衄有麻黄、桂枝之误，其减不足言之说，亦不外乎是理。（观子）既满而不减，自当承气下之。其减不足言之句，专指时减者而言，则此节或尚有脱文乎？**病腹中满痛者，此为实也，当下之，宜大承气汤。**《要略》曰：病者腹满，按之不痛为虚，痛为实，可下之①，腹中满痛者，里气壅实也，故可下之。（观子）满而且痛，非大实之极而不通者乎？故直曰当下之。**病人不大便五六日，绕脐痛，烦躁，发作有时者，此有燥屎，故使不大便也。**不大便五六日，则必结为燥屎，胃中燥实，气不得下通，故绕脐痛，烦躁发作有时也。（观子）是二证皆燥屎之明验。

伤寒四五日，脉沉而喘满，沉为在里，而反发其汗，津液越出，大便为难，表虚里实，久则谵语。邪气入内之时，得脉沉而喘满，里证具也，则当下之。反发其汗，令津液越出，胃中干燥，大便必难，久则燥屎胃实，必发谵语。（观子）此证本宜下之而反发汗之逆也。便难者，大便愈不得通也。津伤胃实谵语自相因而至矣。**脉阳微而汗出少者，为自和也；汗出多者，为太过。**阳微者，邪气少，故汗出少，为适当，为自和；若出多者，反损正气，是太过也。**阳脉实，因发其汗，出多者亦为太过，太过为阳绝于里，亡津液，大便因硬也。**阳脉实者表热甚也，因发汗，热乘虚蒸津液外泄，致汗出太过，汗出多者亡其阳，阳绝于里，肠胃干燥，大便因硬也。（观子）阳脉实则表邪盛，法应发汗，然亦不可太过者，太过则内外两竭，何也？胃者津液之源，阳气之根，过汗岂特外亡其阳，其根源内绝之虞

① 病者腹满……可下之：语本《金匮要略·腹满寒疝宿食病脉证治》。

更深也。经于可汗之中，凡尺微弱者、迟者，复戒以不可汗固矣，此又以阳脉微者亦不可过汗，盖甚哉汗各有铢两也。至脉实者，似可大汗矣，然出多即太过，即阳绝于里者，盖人身之得汗，即天地之得雨也，致雨必由阴阳和，通津液有不由荣卫合度哉？使如水流漓大出，其气暴，皆非矣。虽然风寒荣卫之伤，可从汗解者，不过一太阳病耳，惟汗之非宜，即归阳明，伤寒以入腑为极，乃不过由过损津液即致，此经于汗下失当处，每每举而深切著明之，不曰此转属，即曰亡津液，不厌覼①缕之辞也。

大承气汤方

大黄四两，酒洗　厚朴半斤，去皮，炙　枳实五枚，炙　芒硝三合

上四味，以水一斗，先煮二物，取五升。去滓，内大黄，煮取二升。去滓，内芒硝，更上火微一两沸。分温再服，得下，余勿服。

《内经》曰“燥淫所胜，以苦下之”②，大黄、枳实之苦以润燥除热；又曰“燥淫于内，治以苦温”，厚朴之苦以下结燥；又曰“热淫所胜，治以咸寒”，芒硝之咸以攻蕴热。

承者，顺也。胃为水谷之海，邪气入胃，胃为壅滞，糟粕秘结，必涤荡之，正气乃顺，故有承气之名也。王冰曰“宜下必以苦”，枳实苦平溃坚破结为君，厚朴苦温逐气泄满为臣；“热淫于内，治以咸寒”，芒硝除热软坚为佐；燥淫所胜以苦下之，大黄荡涤润燥为使，是以有将军之号也。

（海藏）厚朴去痞，枳实泄满，芒硝软坚，大黄泄实，惟痞满燥实四证全具者，方可用之。若不宜下而误下者，变证不可胜数。大、小、调胃，三承气，必须脉浮头痛恶风恶寒表证尽罢，而反

---

① 覼（luó 罗）缕：详细叙述。

② 燥淫所胜以苦下之：语出《素问·至真要大论》。后两句同。

发热恶热谵语不大便者，方可用之。若脉浮紧，下之必结胸；脉浮数，下之必痞气。大抵三法不可差，差则无者生之，有者遗之。假令调胃承气证而用大承气下之，愈后则元气不复，以其气药犯之也；若大承气证而调胃承气下之，愈后则神痴不清，以其无气药也；小承气证若用芒硝下之，则或利不止，变而成虚矣。（东垣）仲景谓邪自外传入于胃者为入腑，腑之为言聚也，胃为水谷之海，荣卫之源，水谷会聚，变化而为荣卫，邪气入胃，则胃中之气菀滞，糟粕秘结而为实，实则泻之，人所共知，其间缓急轻重之法，则临时消息焉，成氏云大热结实者云云，如不至大坚而邪热已甚，须攻下者，亦未可投大承气，必以轻缓之剂攻之，于大承气中减枳朴加甘草，乃轻缓之剂以调胃也。设若大承气证反用调胃承气下之，则邪气不伏；小承气证反用大承气下之，则过伤正气而腹满不能食，仲景所以分而治之，有勿大泄之戒，未尝越圣人之制度也。后世医者以此三药合而为一，且云通治三药之证，及无问伤寒杂病内外一切所伤，如此与仲景之方甚背戾，大失轩岐缓急之旨，由是红紫乱朱①，迷惑世人，一唱百和，使病者暗受其弊，将何所咎哉？倘有公心审是者，当于《内经》及仲景求之，必使药证相对，以圣贤之心为心，则方之真伪自可得而知矣。（吴氏）按承气有三种，用者大须审酌。必真有大热大实者，方与大承气汤；小热小实者，可与小承气汤；若但结热而不满坚者，仅与调胃承气汤，此为合法适宜也。若病大而以小承气攻之，则邪气不伏；病小而以大承气攻之，则正气必伤，仲景曰凡欲行大承气，先与小承气，转矢气者有燥屎也，可与大承气；又曰服承气，得利者，慎勿再服，何其谆谆致谨乎！（节庵）伤寒热邪传

---

① 红紫乱朱：朱为正色，紫为杂色。红紫乱朱指杂色混乱正色，比喻邪道取代正道。

入于里，无非苦寒之药下之，不下，其邪从何而去？然须看热气浅深用药。今医人不分病有浅深，证在何所，一概用大承气下之，乱投芒硝、大黄，非徒无益而反害之也。予谓伤寒之邪，传来非一，治之则殊。病有三焦俱伤者，则痞满燥实坚全具，正宜用大承气汤，厚朴苦温以去痞，枳实苦寒以泄满，芒硝咸寒以润燥软坚，大黄苦寒以泄实去热，中病即愈矣；邪在中焦，则有燥、实、坚三证，故宜调胃承气汤，以甘草和中，芒硝润燥，大黄泄实，不用枳朴，恐伤上焦虚无氤氲之元气，调胃之名自此著矣；若上焦受伤，则痞而实，宜用小承气汤，枳实、厚朴以能除痞，大黄之泻实，去芒硝则不伤下焦血分之真阴，谓不伐其根本也；若夫大柴胡汤无芒硝加芍药者，以其表证尚未除而里证又急，不得不下，只得用此汤以通表里而缓治之，犹有老弱及气血两虚之人，及瘥后复有下证者，亦宜用此，恐承气太峻故也。《经》曰转药[1]孰紧？有芒硝者紧也。大承气最紧，小承气次之，大柴胡又次之。大柴胡加大黄，大承气加芒硝，方为转药。（亮宸）伤寒，三阳之经日久蕴结化热，皆能传入胃腑，故经有太阳阳明，有正阳阳明，有少阳阳明；有因汗下而得，有不因汗下邪热内传而得，盖胃为五藏六腑之海，万物所归，表邪悉敛入于内，热毒蕴结，如炽炭然，于此失下，地道不通，荣卫闭绝，阴阳竭而死矣。然辨治之法有数端焉，以两字言之，曰热、曰实，热而不实，未可以用此也；五字言之，曰痞、满、燥、实、坚，痞满而不实，未可用此也，实而未燥坚，犹未可全用此也。然实热而表邪未罢，更未可以用此也，第一辨恶寒不恶寒，稍有恶寒，即是表邪，断未可下；第二辨潮热不潮热，盖热悉入里，内有坚结则身表无热，至其旺时，热始外蒸，如潮之有信，知其内实也；第三辨手足汗出，阳

---

① 转药：攻下通便之药。

明法多汗，今热蒸而只手足汗出，知津液竭而便硬也；第四辨谵语，盖热甚则神昏而妄语，知有燥屎也；第五辨绕脐与腹满痛，烦躁发作有时，盖寒亦有痛者，以烦躁知其为热，又以发作有时，知为热而实也；第六辨微热喘冒不能卧，盖微热者热敛于里也，喘者里实而上冲也，冒者神昏而热盛也；第七辨目中不了了，睛不和，骨之睛为瞳子，热甚而水竭故目不明，非急下恐无以救水也；第八辨汗多，汗太多恐液竭；第九辨脉迟脉实脉滑，迟为荣卫不通，热结而行迟，实者里实，滑者宿食也；第十辨小便多少，多则便硬，少则便溏也。至心下硬，腹满与痞，虽系阳明内实兼有之证，然未可便定为里实，盖亦有不当下者在矣。

（叔微）尝记一亲戚病伤寒，头痛无汗，大便不通已四五日，予询问之，医者治大黄、朴硝等欲下之，予曰子姑少待。为视之，脉浮缓，居密室中，自称甚恶风，予曰：表证如此，虽大便不通数日，腹且不胀，别无所苦，何遽便下之？大抵仲景法，须表证罢方可下，不尔则邪乘虚而入，不为结胸则为热利也。予作桂枝麻黄各半汤，继以小柴胡，漐漐汗出，大便亦通而愈。

有人病伤寒八九日，身热无汗，时时谵语，且因下后大便不通三日矣，非躁非烦，非寒非痛，终夜不得卧，但心中没晓会处，或时发一声如叹息之状，医者皆不知是何证。予曰此懊憹、怫郁二证俱作也，与承气汤下燥屎二十余枚而愈。仲景云：阳明病下之，心中懊憹，微烦，胃中有燥屎者，可攻[①]。又云：小便不利，大便乍难乍易，时有微热，怫郁不卧者，有燥屎也，承气汤主之[②]。非躁非烦，非寒非痛，所谓心中懊憹也；声如叹息，时发一声，所谓外气怫郁也，燥屎得除，大便通利，胃中安和，故其病

① 阳明病……有燥屎者，可攻：语本《伤寒论·辨阳明病脉证并治》。
② 小便不利……承气汤主之：语本《伤寒论·辨阳明病脉证并治》。

悉去也。

一士人家，二人病皆旬日矣，一则身热无汗，大便不通，小便如经。经，常也。神昏而睡，诊其脉，长大而实，予用承气下之而愈；一则阳明自汗，大便不通，小便利，津液少，口干燥，其脉大而虚，作蜜煎，三易之，下燥粪，得溏利而解。其家曰皆大便不通，何以治之异？予曰：二证虽相似，然自汗小便利者不可荡涤，为无津液也。然则伤寒大概相似，稍有不同，宜仔细斟酌，正如看命格局①，虽年月日皆同，而贵贱穷通不相侔者，只于一时中有浅深，故知不可不谨。（勉学②）凡人胃气为湿热所伤，必泻其土实，而元气乃得上下同流，此承气之所由名也。

---

① 看命格局：算命方法。

② 勉学：吴师古，字勉学，见《杂引》。

卷　六

阳明经证治篇下

急下证

伤寒六七日，目中不了了，睛不和，无表里证，大便难，身微热者，此为实也。急下之，宜大承气汤。《内经》曰“诸脉者皆属于目”①，伤寒六七日，邪气入里之时，目中不了了，睛不和者，邪热内甚，上熏于目也；无表里证，大便难者，里实也；身大热者，表热也，微热者，里热也。《针经》曰：热病，目不明，热不已者，死②，今目不了了，睛不和，证近危恶，须急与大承气以下之。（观子）大便难但六七日耳，又无表里确然之他证，何遽议攻？曰此胃热已极，而移克肾水之候也。目不了了，睛不和者，微阴欲绝也；热反微者，邪深欲变也，非急泻其实，曷救之？阳明，发热，汗多者，急下之，宜大承气汤。邪热入腑，外发热汗多者，热迫津液将竭，急与大承气汤以下其腑热。发汗不解，腹满痛者，急下之，宜大承气汤。发汗不解，邪热传入腑而成腹满痛者，传之迅也，是须急下之。

（鹤皋）仲景于少阴有急下之条，而此亦主急下者，盖阳明属土，汗多热甚，恐胃汁干，故急下以存津液；腹满痛者为土实，实则亦宜急下之；“热病，目不明，热不已者，死”，目睛不明，肾水将绝，不能照物则危矣，故须急下之，凡此皆大承气证也。若病未危急而早下之，或虽危急而下药过之，则又有寒中之患，

---

① 诸脉者皆属于目：语出《灵枢·邪气脏腑病形》。
② 热病目不明热不已者死：语本《灵枢·热病》。

寒中者急温之，理中汤是矣。

不可攻证

太阳病，寸缓关浮尺弱，其人发热汗出，复恶寒，不呕，但心下痞者，此以医下之也。如其不下者，病人不恶寒而渴者，此转属阳明也。小便数者，大便必硬，不更衣十日，无所苦也，渴欲饮水，少少与之，但以法救之。渴者，宜五苓散。太阳病，脉阳浮阴弱为邪在表，今寸缓关浮尺弱，邪渐传里，则发热汗出恶寒者，表未解也；传经之邪入里，里不和者必呕，此不呕但痞者，医下之早，邪气留心下也。如其不下者，必渐不恶寒而渴，太阳之邪转属阳明也。若吐若下若发汗后，小便数，大便硬者，当与小承气和之，此不因吐下汗后，小便数，大便硬者，是无满实，虽不更衣十日，无所苦也，候津液还入胃中，小便数少，大便必自出也。渴欲饮水者，少少与之以润胃气，但审邪所在，以法救之，如渴不止，与五苓散是也。(兼善) 尝有四五日六七日不大便者，即为攻之，今十日不更衣而不用攻伐，何也？曰此非热结，乃津液不足，虽不更衣，无所苦也。夫不大便者，若有潮热谵语可下之证者，然后可攻之；其不大便而无诸下证者，此津液不足，当须审慎，勿以日数久而辄为攻下也。(观子) 太阳病尚有发热恶寒汗出表证之时，而脉已得寸缓尺弱者，里气不足也；关浮者，客热虚邪也；若不呕而但痞，此属医所伤，宜以痞症治之；如不经医下，又恶寒罢而渴，此虚热已下阳明，必显小便数大便硬之证矣，然此与热实入腑者不可同治也。既有里弱之脉，复有津虚之证，惟以客热熏灼，若再误为攻除，变证起矣，故必徐俟其津回邪解可也。渴欲饮者，阳气得复也，故可与水饮。渴不已者，邪仍结太阳之里，不转属阳明也，故五苓散解之。阳明病，自汗出，若发汗，小便自利者，此为津液内竭，虽硬不可攻之，当须自欲大便，宜蜜煎导而通之。若土瓜根及与大猪胆汁，皆可为导。津液内竭，肠胃干燥，大便因硬，此非结热，故不可攻，宜以药外治而导引之。（观子）自汗或发汗之后，小便又自利，津液不固而两竭矣，再与泻阳明，是重伐津液之源也，故法但可导不可攻。**阳明病，本自汗出，医更重发汗，病已瘥，尚微烦不了了者，此大便必硬故也，以亡津液，胃中干燥，故令大便硬。当问其小便日几行，若本小便日三四行，今日再行，故知大便不久出，今为小便数少，以津液当还入胃中，故知不久必大便也。**先亡津液使大便硬，小便数少，津液分别，大便必自下也。（观子）不必汗、下、利小便，亡损津液，因转属阳明，即如病已瘥，先曾重亡津液者，尚微烦不了了者，能作大便硬也，然此非病邪不解之故，故当测其小便，以俟津液还入自通耳。**发汗多，亡阳谵语者，不可下，与柴胡桂枝汤，和其荣卫以通津液，后自愈。**胃为水谷之海，津液之主，发汗多，亡津液，胃中燥，必谵语，此非实热，则不可下，与柴胡桂枝汤和其荣卫，通行津液，津液生则胃润，谵语自止。（观子）谵语多属胃实，宜下；若汗多亡阳之后，胃中虚亦谵语者，此非下证比矣，惟柴胡桂枝汤和其荣卫阴阳，则津液行而胃气复，谵语亦自除耳。**伤寒呕多，虽有阳明证，不可攻之。**呕多者，热犹在上焦，未全入腑，故不可下。**阳明病，面合赤色，不可攻之，必发热色黄，小便不利也。**合，通也。阳明病，面色通赤者，热在经也，不可下之。下之虚其胃气，耗其津液，经中之热，乘虚入胃，必发热、色黄、小便不利也。（兼善）夫阳明病，理必近于可下，但以面赤，其热犹在经，故云不可攻。若攻之，则经中之热悉入于胃，郁蓄而发黄色，譬如下之太早成结胸之类。**阳明病，心下硬满者，不可攻之，攻之利遂不止者死，利止者愈。**腹满为邪气入腑可下之，心下硬满则邪气尚浅，未全入腑，不可便下之。得利止者，为邪气去，正气安则愈。若下利不止者，为正气脱而死。

蜜煎导方

蜜七合一味，内铜器中，微火煎之，稍凝似饴状，搅之，勿

令焦著。欲可丸，并手捻作挺，令头锐，大如指，长二寸许。当热时急作，冷则硬，以内谷道中，以手急抱，欲大便时乃去之。

猪胆汁方

大猪胆一枚，泻汁，和醋少许，以灌谷道中。如一食顷当大便出。

（士材）汗出则津液枯于上，小便利则津液竭于下，若强攻之，危证立见矣。如上二法导之，为虚弱人立权巧法也。然此惟燥屎在直肠者宜之，若燥屎在上者非其治也。（鹤皋）胆能润肠，醋能敛液，故便难者得之而易。

蓄血证

阳明证，其人喜忘者，必有蓄血。所以然者，本有久瘀血，故令喜忘。屎虽硬，大便反易，其色必黑，宜抵当汤下之。《内经》曰“血并于下，乱而喜忘”①，此下焦本有久瘀血，所以喜忘也；津液少者大便硬，以蓄血在内，屎虽硬大便反易，其色黑也，与抵当汤以下瘀血。（海藏）初便褐色者轻，再便深褐色者重，三便黑色者尤重，色变者以其火燥也，如羊血在日色中须臾变褐色，久则变黑色也。（观子）太阳随经，瘀热膀胱者，固蓄血；阳明随经，瘀热在胃者，亦蓄血，故古人有在上在下之分，在下者必有少腹硬满，小便自利及发狂如狂之证；在上者则喜忘、屎黑而已。病人无表里证，发热七八日，虽脉浮数者，可下之。假令已下，脉数不解，合热则消谷善饥，至六七日，不大便者，有瘀血，宜抵当汤。七八日邪入腑之时，无表里证，但发热，虽脉浮数，亦可与大承气下之。浮为热客于气，数为热客于血，下之邪热去而浮数之脉俱当解，若下后，脉数去而脉但浮，则是荣血间热并于卫气间热也，当为邪气独留，心中则饥，邪热不杀谷，潮热发渴之证；此下之后，脉浮去而数不解，则

---

① 血并于下乱而喜忘：语出《素问·调经论》。

是卫气间热合于荣血间热也，热气合并，迫血下行，胃虚协热，消谷善饥，血至下焦，若大便利者，下血乃愈，今六七日不大便，则血不得行，畜积于下为瘀血，与抵当汤以下去之。（《明理》①）当不大便六七日之际，又无喜忘如狂之证，亦无少腹硬满之候，则处承气下者多矣，何以知其有蓄血而以抵当汤与之？盖以其脉浮数也。浮则热客于气，数则热客于血，下后浮数俱去则病已。若下后，数去而浮仍在，则荣血中热去，而卫气中热在，为邪气独留云云；若下后，浮去而数不去，则卫气中热去，而荣血中热在，血热合并迫血云云。血至下焦，若下不止，则血得泄必便脓血；若不大便六七日，血不得泄，则畜在下焦为瘀血，故须抵当汤下之，此证之奇异，治法之玄微也。（兼善）攻下之法，须外无表证，里有下证，然后可攻。上言无表里证，况脉更浮数，何故言可下之？曰此非风寒之所病，必由内伤而致然也。若外不恶寒，里无谵语，但六七日发热，消烁津液，乃阳盛阴虚之时，苟不攻之，其热不已而变生焉，故不待沉实而攻之。（叔微）凡伤寒当下之证，皆从太阳、阳明在经之邪而入于腑，故下之。今不言阳明病而只云病人无表里证，此非自表之里而病也，但为可下，故编入阳明经中。**若脉数不解而下不止，必协热而便脓血也。**下后脉数不解而不大便者，是热不得泄，蓄血于下，为瘀血也；若下后脉数不解而下利不止者，为热得下泄，迫血下行，必便脓血。（亮宸）喜忘矢黑者，蓄血之证；脉数，合热消谷善饥者，蓄血之因。《内经》曰“血并于下，乱而喜忘”②，盖阴阳不交通，故蓄血而昏瞀；又心主血，血畜而闭，则神不清也。大便色黑者，血混至也，血本润故反易也。发热七八日，里成热矣，脉数消谷善饥则胃热甚矣，胃热迫血，血溢于胃，故不大便而成瘀也，脉数而畜则为瘀血；若下而不止，又为便脓血者，总一热之所成，行止有异，故症不同也。

---

① 明理：《伤寒明理论》。

② 血并于下乱而喜忘：语出《素问·调经论》。

热入血室证

阳明病，下血谵语者，此为热入血室。但头汗出者，刺期门，随其实而泻之，濈然汗出则愈。阳明病，热入血室，迫血下行，使下血谵语；阳明病法多汗，以夺血者无汗，故但头汗出也，刺期门以散血室之热，随其实而泻之以除阳明之邪，热散邪除，荣卫得通，津液得复，濈然汗出而解也。(《明理》) 血室即冲脉也。冲起于肾下，出于气冲，并足阳明夹脐上行，至胸中而散，为十二经脉之海，男子则运行生精，女子则上为乳汁，下为月水。伤寒之邪，妇人则随经而入，男子则由阳明而传，阳明内热传入之也，冲之得热，血必妄行，故亦有下血谵语。既邪气留结不去，是以刺而泻之。(观子) 男女均有此精血道路，故男子亦有热入血室之证。下血而谵语，似属胃实当下，然但头汗出者，阳气上蒸，津液不足也，不宜再下以夺内液，故但刺期门以泻其热邪而已。

发黄证

阳明病，发热汗出，此为热越，不能发黄也。但头汗出，身无汗，齐颈而还，小便不利，渴引水浆者，此为瘀热在里，身必发黄，茵陈蒿汤主之。但头汗出，身无汗，齐颈而还者，热不得越也；小便不利，渴饮水浆者，热甚于胃，津液内竭也；胃为土而色黄，胃为热蒸则色夺于外，必发黄也，与茵陈蒿汤逐热退黄。**伤寒七八日，身黄如橘子色，小便不利，腹微满者，茵陈蒿汤主之。**当热甚之时，身黄如橘子色，是热毒发泄于外，《内经》曰“膀胱者，津液藏焉，气化则能出”①，小便不利，小腹满者，热气甚于外而津液不得下行也，与茵陈汤，利小便，退黄逐热。(亮宸) 阳明法多汗，汗出则热外越，即不越亦或燥热，不发黄矣。今但头汗而身无汗，小

---

① 膀胱者……气化则能出：语出《素问·灵兰秘典论》。

便又不利，上下之湿无从去，而又渴引水浆，水湿之气与热相搏，所以瘀热在里也。瘀热熏蒸，外发黄色，非大黄无以荡胃中之热，非茵陈无以泄胸中之湿，栀子之苦，引热屈曲下行，从小便中去也。此为阳明里实，故下之。阴阳之辨，全在如橘子色、如熏黄。盖阳黄，色明而亮且浅；阴黄，色黑而黯且深。故如熏黄者，《痓湿暍》篇所谓：湿家之为病，一身尽疼，发热，身如熏黄①，为在表之寒湿也，此所谓：发汗已，身目为黄，以寒湿在里不解故也②，不可下，为在里之寒湿也，又当于茵陈附子汤求之矣。又此有腹满，故可下；后二证无腹满，故不可下也。（观子）热不得越，至瘀郁在里而发黄，岂独湿热之气不得疏泄，其阳明亦必有物为滞矣，故茵、栀去湿除热之外，必佐以将军之荡涤也。腹，《注》作小腹，按经之言小腹无去“少”字只称腹之例，恐未是。**伤寒，身黄，发热者，栀子柏皮汤主之。**伤寒身黄，胃有瘀热，当须下去之，此以发热，为热未实，与栀子柏皮汤解散之。**伤寒，瘀热在里，身必发黄，麻黄连翘赤小豆汤主之。**湿热相交，民多病瘅。瘅，黄也。伤寒为寒湿在表，发黄为瘀热在里，与麻黄连翘赤小豆汤除热散湿。（观子）身黄，而内不言小便不利、渴、满之证，外则犹有表热，里无甚邪可祛矣，故但以栀、柏胜热除黄也。若麻黄连翘一证，虽曰瘀热在里，必由邪气在表之际有失解散，今虽发黄，犹宜兼汗解以治之也，麻黄、杏仁俱彻表利卫之药，同生姜、大枣以行津助汗，连翘、赤小豆、梓白皮除热而善通气，则邪从外得者复从外解，而郁热有不即散者乎？**阳明病，无汗，小便不利，心中懊憹者，身必发黄。**阳明病，无汗而小便不利，热蕴于内而不得越；心中懊憹者，热气郁蒸，欲发于外而为黄也。（观子）懊憹为邪客心胸间，加之无汗、小便不利，热不得越已甚，有不侵入阳明者乎？然亦失治致然，如前证不结胸但头汗时，能以栀子豉

① 湿家之为病……身如熏黄：语本《金匮要略·痓湿暍病脉证治》。
② 发汗已……不解故也：语本《伤寒论·辨阳明病脉证并治》。

汤早投之，何至遂成身黄哉？**阳明病，被火，额上微汗出，小便不利者，必发黄。**阳明病则为内热，被火则火热相合而甚。若遍身汗出而小便利者，热得泄越，不能发黄。今额上微汗出而小便不利，则热不得越，郁蒸于胃，必发黄也。（观子）此火劫发黄也。额汗、便难皆火气所伤，阳明已作内热，而又以火迫之，正经所谓“两阳相熏灼，其身必发黄者①欤。**伤寒，发汗已，身目为黄，所以然者，以寒湿在里不解故也，以为不可下也，于寒湿中求之。**《要略》曰：黄家所起，从湿得之②。汗出热去则不能发黄，发汗已，身目为黄者，风气去，湿气在也，脾恶湿，湿气内着，脾色外夺者，身目为黄。若瘀热在里发黄者则可下，此以寒湿在里，故不可下，当从寒湿法求之。（观子）此从风湿得黄，而非同于阳明之瘀热发黄也。风湿相搏者，若汗之非法，风去而湿内留，遂为寒湿发黄也。曰寒湿与瘀热者迥别矣，阳明之黄，属热属实故宜下；此既挟寒，温解斯可，下则气转寒湿，转入里矣，岂其治哉？故曰于寒湿中求之。

茵陈蒿汤方

茵陈蒿六两　栀子十四枚，擘　大黄二两，去皮

上三味，以水一斗，先煮茵陈，减六升。内二味，煮取三升，去滓，分温三服。小便当利，尿如皂角汁状，色正赤。一宿腹减，黄从小便去也。

小热之气凉以和之，大热之气寒以取之，茵陈、栀子之苦寒以逐胃燥；宜补必以酸，宜下必以苦，大黄之苦寒以下瘀热。

发黄者，热之极也，非大寒之剂则不能彻其热，泄其热者，必以苦为主，故以茵陈蒿之苦寒为君；心法南方火而主热，栀子苦寒

---

① 两阳相熏灼其身必发黄者：语本《伤寒论·辨阳明病脉证并治》。
② 黄家所起从湿得之：语本《金匮要略·黄疸病脉证并治》。

入心而胜热，故以为臣；宜下必以苦，推除邪热必假将军攻之，故以大黄苦寒为使，苦寒相得，虽甚热大毒，分泄祛除而解矣。

（士材）热不得越，郁而发黄，如橘子色者，是热甚于外，津液不行也，非大寒之品不能彻其郁热，茵陈酸苦，栀子苦寒，二物之性皆能导丙丁之邪①屈曲下行；黄为土之本色，夺土郁而无壅滞者，大黄有专掌焉，三物偕行而水泉涌决矣。

栀子柏皮汤方

栀子一十五枚　黄柏二两　甘草一两

上三味，以水四升，煮取一升半。去滓，分温再服。

（士材）身黄者本于湿热，去湿热之道，莫过于清膀胱，故投黄柏，直入少阴以达膀胱之本；投栀子，导金水而下济；甘草入中宫，调和升降，剖别清浊，庶几直捣黄证之巢矣。（亮宸）此治阳明湿热而无瘀者。不言无汗、小便不利，又无腹满，则里湿不甚；但身黄、发热，则热在肌肉。黄柏苦寒，最能清热燥湿；栀子引热从小便去；甘草生用，亦以泻热也；瘀而不甚，故用此和解之。（海藏）仲景茵陈栀子大黄汤，治湿热也；栀子柏皮汤，治燥热也，如苗涝则湿黄，旱则燥黄，湿则泻之，燥则润之可也，此二药治阳黄也。韩祇和、李思训治阴黄用茵陈附子汤，大抵以茵陈为君主，而佐以大黄附子，各随其寒热也。

麻黄连翘赤小豆汤方

麻黄去节　连翘连翘根也，各二两　赤小豆　生梓白皮各二升　杏仁四十个，去皮尖　大枣十二枚　生姜二两，切　甘草一两，炙

以上八味，以潦水一斗，先煮麻黄，再沸，去上沫，内诸药，煮取三升。分温三服，半日则尽。

---

① 丙丁之邪：火邪。天干配五行，丙丁属火。

《内经》曰“湿上甚而热，治以苦温，佐以甘平，以汗为故”①，正此之谓也。煎用潦水者，取其水味薄，则不助湿气也。（亮宸）此治不得汗而表气闭热，因而内瘀者。人之湿气皆从壅遏而生，如雾闭云凝则土润湿蒸，风开云净则天洁地燥矣，人之表邪闭遏，内生瘀热，大约似之，所以《内经》曰“开鬼门”②，又曰风能胜湿也，此以表郁为重，故用麻黄、杏仁、姜、枣、甘草发其闭而开之；闭则内热，连翘、赤小豆以清热而利湿；梓皮性寒，亦以清闭遏之热也。（全善）栀子柏皮汤、麻黄连翘赤小豆汤治身黄小便利而身不疼者，海藏所谓干黄是也；桂枝附子汤、去桂加白术汤治身黄小便不利而一身尽痛者，《活人》所谓中湿是也。

脾约证

趺阳脉浮而涩，浮则胃气强，涩则小便数，浮涩相搏，大便则难，其脾为约，麻仁丸主之。趺阳者，脾胃之脉诊，浮为阳，知胃气强，涩为阴，知脾为约，约者俭约之约，又约束之约。《内经》曰“饮入于胃，游溢精气，上输于脾，脾气散精，上归于肺，通调水道，下输于膀胱，水精四布，五经并行”③，是脾主为胃行其津液者也，今胃强脾弱，约束津液，不得四布，但输膀胱，致小便数大便难，与脾约丸通肠润燥。（观子）胃实不大便者，主承气类以通之。若非阳明内结，而由胃强脾弱，约束津液者，其大便亦硬，此病不在腑而在他脏者也，下之津液转涸转闭矣，故立麻仁丸以治之，厚朴以泻胃之强，芍药以除脾之仇；虽曰脾不能行津液，然大肠传道之腑，

① 湿上甚而热……以汗为故：未见于《内经》，见于《医学正传·湿证》。

② 开鬼门：语出《素问·汤液醪醴论》。

③ 饮入于胃……五经并行：语出《素问·经脉别论》。

肺与之表里，肺气不降于大肠，水液所以偏渗膀胱也，杏仁、枳实以疏脾肺之气；燥涩者，麻仁润之；坚结者，大黄逐之，闭证焉有不愈乎？脉浮者，胃有邪热客之，脉涩者，脾阴不足，阳强而阴不能化，由是脾不能散精于肺，肺不能通调水道，大肠失传道之常，膀胱有频数之渗，而内液日就干涸矣。然诊出趺阳，病由脾胃，非伤寒之邪内传入腑，与亡津液胃燥转属之比也，出此于《阳明篇》中者，必其人或胃火素强，或津液本少，如疮家、淋家、亡血家之类，因伤寒而转得脾约之证不可知，故复立麻仁丸，以补承气之所不及治耳。

麻仁丸方

麻子仁二升　杏仁去皮尖，熬，另作脂　厚朴去皮，炙　大黄各一斤，去皮　枳实炙　芍药各半斤

上六味，为末，炼蜜为丸，桐子大。饮服十丸，日三服，渐加，以知为度。

《内经》曰“脾欲缓，急食甘以缓之”①，麻子、杏仁之甘，缓脾而润燥；津液不足以酸收之，芍药之酸以敛津液；肠燥胃强以苦泄之，枳实、厚朴、大黄之苦下燥结而泄胃强。

麻仁、杏仁润物也，本草曰润可去枯，脾胃干燥，必以甘润之物为主，是以麻仁甘平为君，杏仁甘温为臣；破结者必以苦，苦以泄之，枳实苦寒，厚朴苦温为佐，以散脾之结约；酸苦涌泄为阴，芍药酸寒，大黄苦寒为使，以下脾之结燥，肠润结化，津液还入胃中，则大便和小便少而愈矣。

（亮宸）趺阳候胃，浮者胃有物而阳强也，涩者脾阴虚而津液不布，但输小便也。夫脾主为胃行其津液者也，今脾气既弱，胃中有物，便多液少，以致大便不得润降，良由脾气约束不行故也。此方虽用大黄、枳、朴以泄胃强，但因燥而结，本无大热，入腑结

① 脾欲缓急食甘以缓之：语出《素问·脏气法时论》。

于胃中，非下除之不可，脾约初不由胃，但津液偏渗，大肠中涸燥耳，下则愈损其液，故必润降而且徐去之也。故以麻仁润燥而通秘，芍药收阴而泄结，制以炼蜜之甘缓以为丸，饮服不多，从乎中治也。然不独小便数者宜之，凡汗出多而津少燥结，里无大热者，皆宜之矣。

阳明四逆证

脉浮而迟，表热里寒，下利清谷者，四逆汤主之。浮为表热，迟为里寒，下利清谷者，里寒甚也，与四逆汤温里散寒。（观子）下利清谷，里寒外热，本阴经之证，然外热之热乃格阳之假热耳，安可同于犹有表也？其脉非沉而迟，即微欲绝，安得犹有浮也？此证曰表热者，必外证仍未罢；清谷者，必寒毒已入胃。是证虽阳而内寒已甚矣，故曰表热里寒。脉浮者，热之在表也；迟者，寒之在里也，盖与太阳之头痛发热脉反沉证绝相类，彼以头痛身疼，故属太阳；此以大腑有寒，下利清谷，自当属阳明也，虽犹有阳经之表证，而当救里寒为急，是以主四逆略同耳。

胃虚中寒证

食谷欲呕者，属阳明也，吴茱萸汤主之。得汤反剧者，属上焦也。上焦主纳，胃为之市，食谷欲呕者，胃不受也，与吴茱萸汤以温胃气。得反剧者，上焦不纳也，以治上焦法治之。（仁斋）宜葛根半夏生姜汤。（观子）胃寒则呕，胃热亦呕，大抵脾胃之证，更实更虚，故非热中，即寒中耳。然此与少阳之呕不同者，少阳邪初传里，则呕多作于病之始，阳明则多作于病之后，当是腑实通后，胃寒不安谷，故呕吐作。若温之反剧，必上焦遗热未尽也，宜清阳明以理之。须味“食谷”二字，其为伤寒后可知，故不能一法取必。若阳明之邪未罢，岂亦漫无成见，而以寒热二药互试乎？

阳明病，不能食，攻其热必哕。所以然者，胃中虚冷故也。

以其人本虚，故攻其热必哕。不能食，胃中本寒，攻其热，复虚其胃，虚寒相搏，故令哕也，《经》曰“关脉弱，胃气虚，有热不可大攻之，热去则寒起”①，此之谓也。（观子）阳明谵语潮热不能食者可攻，由燥屎在内也。乃亦有胃中虚冷不能食者，须详别之，未可便以不能食为实症也。若误攻之，热去哕作矣。哕者，呃逆也，妄下后，胃中寒冷即致之。然则安得以阳明概为宜下哉？**若胃中虚冷不能食者，饮水则哕**。哕者，咳逆也。胃中虚冷，得水则水寒相搏，胃气逆而哕。（观子）胃中虚冷，误下者哕。若非误下，与水亦哕者，一为去其热，一为益以寒，是治虽殊，而致病则颇同。**阳明病，若中寒，不能食，小便不利，手足濈然汗出，此欲作固瘕，必大便初硬后溏。所以然者，以胃中冷，水谷不别故也**。阳明中寒，不能食者，寒不杀谷也；小便不利者，津液不化也；阳明病法多汗，则周身汗出，此手足濈然汗出而身无汗，阳明中寒也。固瘕者，寒气结积也。胃中寒甚，欲留结而为固瘕，则津液不得通行而大便必硬，若汗出小便利者为实也，此以小便不利，水谷不别，虽大便初硬，后必溏。（宇泰）厚朴生姜甘草半夏人参汤、吴茱萸汤、理中汤类。（观子）胃热固结，胃冷亦结，所谓有热秘，有冷秘也。以不能食之中寒，小便不利之津液虚少，虚阳复随四末而妄泄于外，大便有不干燥者乎？然此岂热实在腑之比，名曰固瘕而已。瘕者，气寒而有物假之结聚，皆由胃冷不能制水谷之故，大便初虽硬，后必溏，未可妄攻也。**阳明病，脉迟，食难用饱，饱则微烦头眩，必小便难，此欲作谷疸。虽下之，腹满如故，所以然者，脉迟故也**。脉迟则邪方入里，热未为实也；食入于阴，长气于阳，胃中有热，食难用饱，饱则微烦而头眩者，谷气与热气相搏也；两热相合，消搏津液，必小便难。利者不能发黄，热得泄也；不利则热不得泄，身必发黄。疸者，黄也，以其

① 关脉弱……热去则寒起：语出《景岳全书·伤寒典·论下》。

发于谷气之热，故云谷疸。热实者，下之则愈；脉迟为热气未实，虽下之腹满亦不减也，《经》曰：脉迟尚未可攻①。（观子）脉迟则阳明之气虚，虚则下陷而不运，所以食入反助邪而烦且眩也；小便难者，湿热之气下瘀也，是谷气与疸气交病矣，攻可去实，岂此腹满脉迟之所宜乎？

吴茱萸汤

（鹤皋）阳明胃也，为仓廪之官，主纳水谷，有寒，故令食谷欲呕，吴茱萸温之宜矣。若得汤反剧，便非胃中寒，乃上焦火盛，宜用凉剂而吴茱萸非宜矣。火逆于上，食不得入，则小柴胡汤、黄芩汤选用。

阳明病，汗出多而渴者，不可与猪苓汤。以汗多，胃中燥，猪苓汤复利其小便故也。《针经》曰“水谷入于口，输于肠胃，其液别为五，天寒衣薄则为溺，天热衣厚则为汗”②，是汗溺一液也，汗多为津液外泄，胃中干燥，故不可复利小便也。（兼善）既阳明汗多，属阳明病未解，渴者，胃中津液干燥，若与猪苓汤复利小便，是为虚虚实实之弊也。阳明病，法多汗，反无汗，其身如虫行皮中状者，此以久虚故也。胃为津液之府，气虚者津液少，病则反无汗。胃候身之肌肉，其身如虫行皮中者，知胃气久虚也。阳明病，反无汗而小便利，二三日呕而咳，手足厥者，必苦头痛。若不咳不呕手足不厥者，头不痛。阳明多汗，反无汗而小便利者，阳明伤寒而寒气内攻也。至二三日呕咳而肢厥者，寒邪发于外也，必苦头痛。若不咳不呕不厥者，是寒邪但攻里，其头亦不痛也。（叔微）小便利者，寒邪内攻；肢厥头痛者，寒邪外攻也。（观子）须识阳明亦有手足厥证，胃主四末，中虚气寒即致也，然头亦苦痛而咳，自与阴寒但厥者异矣。

---

① 脉迟尚未可攻：语本《伤寒论·辨阳明病脉证并治》。
② 水谷入于口……则为汗：语出《灵枢·五癃津液别》。

此类数条最为难解，阙疑以俟明者，未敢妄为穿凿也。**阳明病，但头眩，不恶寒，故能食而咳，其人必咽痛。若不咳者，咽不痛。**阳明病，身不重痛，但头眩，不恶寒者，阳明中风而风气内攻也。《经》曰“阳明病，若能食，名中风”①，风邪攻胃，胃气上逆则咳，咽门者胃之系，咳甚则咽伤，故必咽痛。若胃气不逆则不咳，其咽亦不痛也。（宇泰）胃气主呕，肺气主咳，成氏以胃气上逆则咳恐非，盖风邪伤肺也，肺虽不为足经，然肺主气，风为气类。**阳明病，欲食，小便反不利，大便自调，其人骨节疼，翕翕如有热状，奄然发狂，濈然汗出而解者，此水不胜谷气，与汗共并，脉紧则愈。**阳明客热初传入胃，胃热则消谷而欲食；阳明病热为实者，小便当数，大便当硬，今反小便不利，大便自调者，热气散漫不为实也；欲食则胃中谷多，《内经》“食入于阴，长气于阳”②，谷多则阳气胜，热消津液则水少，《内经》“水入于经，其血乃成”③，水少则阴血弱，《金匮》曰“阴气不通即骨疼”④，其人骨节疼者，阴气不足也；热甚于表者翕翕发热，热甚于里者蒸蒸发热，此热气散漫，不专着于表里，故翕翕如有热状也；奄忽也，忽然发狂者，阴不胜阳也，《内经》曰“阴不胜其阳者，脉流薄疾，并乃狂”⑤；阳明蕴热为实者，须下之愈，热气散漫不为实者，必待汗出而愈，故云濈然汗出而解也；水谷等者，阴阳气平，水不胜谷气，是阴不胜阳也，汗出则阳气衰，脉紧则阴气生，阴阳气平，两无偏胜则愈，故云与汗共并，脉紧则愈。（宇泰）桂枝汤、羌活汤类。（石山）水，阴气。谷，阳气。伤寒以阳为主，水不胜谷，乃阴不胜阳，病渐向安，故阴气与汗共并而散，因见脉紧，紧

---

① 阳明病……名中风：语出《伤寒论·辨阳明病脉证并治》。
② 食入于阴长气于阳：语出《素问·病能论》。
③ 水入于经其血乃成：语出《素问·经脉别论》。
④ 阴气不通即骨疼：语出《金匮要略·水气病脉证并治》。
⑤ 阴不胜其阳者……并乃狂：语出《素问·生气通天论》。

者阴寒脉也，此则变热入腑，何以脉紧？盖由阴气与汗共并而然也，且紧亦与长类，长为阳明本脉耳。**阳明病，脉浮而紧者，必潮热，发作有时；但浮者，必盗汗出。**浮为在经，紧者里实，浮而紧者表热里实也，必潮热发作有时。若但浮不紧者，只是表热也，必盗汗出，盗汗者睡而汗出也。阳明病，里热者自汗，表热者盗汗。（《活人》）脉浮盗汗，黄芩汤或柴胡桂姜汤或桂枝茯苓白术汤。**阳明病，口燥，但欲漱水不欲咽者，此必衄。**阳明之脉起于鼻，络于口，阳明里热则渴欲饮水，此口燥但欲漱水不欲咽者，是热在经而里无热也，阳明气血俱多，经中热甚，迫血妄行，必作衄也。**脉浮，发热，口干，鼻燥，能食者，则衄。**脉浮发热，口干鼻燥者，热在经也，能食者里和也，热甚于经，迫血为衄；胃中虚冷，阴胜也，"水入于经，其血乃成"，饮水者助阴，气逆为哕；发热口干，阳胜也，"食入于阴，长气于阳"，能食者助阳，血妄为衄，三者偏阴偏阳之疾也。

发汗多，若重发汗者，亡其阳，谵语，脉短者死；脉自和者，不死。亡阳，胃燥，谵语者，脉短则津液已绝，不可复治；若脉自和，为正气未衰，犹可生也。**直视，谵语，喘满者死，下利者亦死。**直视谵语，邪胜也；喘满为气上脱，下利为气下脱，是皆主死矣。**夫实则谵语，虚则郑声。郑声，重语也。**（宇泰）谵语者，谓乱言而无次，由邪气盛而神识昏也；郑声者，郑重频繁也，只将一句旧言重叠言之，盖神不足则无机变而但守一声也。（全善）谵语者，气虚独言也，余用参芪温补，活者数百十人，亦不可概以为实也。（观子）按发狂衄血，谵语郑声，盗汗无汗类，皆阳明紧要之证，今但略具一二语，而未尝详言之，且治法亦不之及，则是书散亡之多，益可见矣。**阳明病欲解时，从申至戌上。**阳明旺于申酉戌，故向其时而解。

卷　七

少阳经证治篇

少阳之为病，口苦，咽干，目眩也。足少阳胆经也，《内经》曰“有病口苦者，名曰胆瘅”①，《甲乙经》曰“胆者，中精之腑，五脏取决于胆，咽为之使”②，少阳之脉起于目锐眦，故少阳受邪，口苦咽干目眩。（宇泰）或云少阳病，耳聋目赤胸满而烦为中风，口苦咽干目眩为伤寒。（观子）少阳病，胸胁痛，耳聋；少阳病，往来寒热，心烦喜呕，胸胁痞硬，半表里之证详矣，此何以别主口苦咽干目眩也？大抵病于经络者，此篇及太阳③诸条已悉之；若胆热，腑自病之证，则赖有此条及之耳。胆虽为清净之腑，然邪客于其内，未有不作热者，如太阳之有热传膀胱也。盖一经之内，为病亦多端，先圣各就其一而言之，未可执此而碍彼也。又按杂病有竹茹温胆，郁李酒解胆系结之类，皆胆自病，非由经络所致矣。**少阳中风，两耳无所闻，目赤，胸中满而烦者，不可吐下。吐下则悸而惊。**少阳之脉，起目眦走耳中，其支者下胸中贯膈，风伤气壅则为热，少阳中风，气壅而热，故耳聋目赤，胸满而烦。邪在少阳，为半表半里，以吐除烦，吐则伤气，气虚者悸；以下除满，下则亡血，血虚者惊。

伤寒，脉弦细，头痛发热者，属少阳，少阳不可发汗。发汗则谵语，此属胃。胃和则愈，胃不和则烦而悸。《经》曰：三部俱弦者，少阳受病④。脉细者，邪渐传里，虽头痛发热为表未解，以邪

---

① 有病口苦者名曰胆瘅：语出《素问·奇病论》。
② 胆者……咽为之使：语出《甲乙经》卷九。
③ 太阳：指太阳病篇。
④ 三部俱弦者少阳受病：语本《伤寒论·伤寒例》。

既客少阳，为半在表半在里，则不可发汗。发汗亡津液，胃中干燥，少阳之邪，因传入胃，必发谵语，当与调胃承气下之，胃和则愈；不和则胃为少阳木邪干之，故烦而悸。（宇泰）此少阳阳明，宜重则小承气，轻则大柴胡，盖少阳不可下，阳明不可不下，故宜小承气少少与之，取微利也。成氏以调胃主之误矣。（观子）上二条虽有中风伤寒之不同，然少阳三禁，正治只小柴胡和解而已。中风内热气壅，故多满而烦，烦似可吐，满似可下，伤寒头痛发热，又似可汗，不知在少阳，汗、吐、下俱所忌也，故两为戒之。然虽以三法分言，在中风之不可汗，伤寒之不可吐下，又言外见之矣。谵语乃误汗后之证，故必微和胃实斯愈，不和则烦且悸矣；误吐下得悸惊，误汗亦悸作者，非独虚其经气也，少阳多挟饮在内，悸与惊每由饮致耳。胆者清净之腑，无出无入，故汗之吐下之，皆非其经所宜；又十一脏皆取决于胆，胆者皇后之职，并心君而总理一身之表里者，惟胆为然，若但与解表，里邪必不除；但与攻里，表邪仍内陷，是失其总理内外之义矣，小柴胡以表里双解，始为得宜。至入腑欲去者，亦必如大柴胡之兼行方可安也。

本太阳病不解，转入少阳者，胁下硬满，干呕不能食，往来寒热，尚未吐下，脉沉紧者，与小柴胡汤。太阳转入少阳，是表邪入于里；胁下硬满不能食，往来寒热者，邪在半表半里之间。若已经吐下，脉沉紧者，邪气入腑为里实；尚未吐下而脉沉紧，为传里虽深，未全入腑，外犹未解也，与小柴胡汤以和解之。（嗣真）少阳经证“不可吐下，吐下则悸而惊”，又云“尚未吐下，脉沉紧者，小柴胡汤”，又云“吐下发汗温针后，谵语，为坏病”，盖不可吐下者，禁止之辞也；未吐下者，未经误治，但可和解而已；已吐下者，失于误治，成坏病也，《活人》于少阳经病中云“尚未可吐下”，添一“可”字，恐未稳。（亮宸）脉沉紧，有入里之势，然其见证皆属少阳，故用小柴胡也。（观子）夫六经皆有中风伤寒之证，皆邪直伤本经而不从他经传来者也。此节之首曰本太阳不解，转入少阳，为传经之邪明甚，则上二节之不从他经入者，益了然言外矣。胁硬满，呕不能食，往来寒热，为半表里证悉具，尚未吐下，为无误治，不至成坏证，此一句又与下节相照应，脉虽沉紧，证纯半表里，不得为阴病也，故小柴胡主之。经于《太阳》① 内曰“脉虽沉紧，不得为少阴病”②，则斯之脉沉紧，亦当同此义看。黄氏少阳经治法，虽悉属和解，然有误汗谵语属胃一证，宜调胃下之；少阳虽无汗解之法，然有小柴胡加姜桂者亦温解微汗之意；又此经本证胸胁痛耳聋，往来寒热，干呕或呕苦水，宜小柴胡和解之，倘不解者，宜大柴胡下之；若胸胁多痰，瓜蒂散吐之，斯皆仲景之微旨也。**若已吐、下、发汗、温针，谵语，柴胡汤证罢，此为坏病。知犯何逆，以法治之。**少阳之邪在表里之间，若妄吐下发汗温针，损耗津液，胃中干燥，木邪干胃，必发谵语。若柴胡证未罢者，则不为逆；柴胡证罢者，坏病也，详其因何治之逆，以法救之。（宇泰）救坏病，助荣卫，生津液，桂枝汤类求之。（观子）即经所谓本柴胡证，误治后柴胡不中与也是矣。

小柴胡汤

（兼善）或问少阳胆经萦纡盘曲，皆多于各经，及观《少阳篇》中治证至简，又不闻何药为本经之正法，何也？夫经络所据，太阳在后以为表，阳明在前以为里，少阳在侧夹于表里之间，故曰半表半里。治法在表者宜汗，在里者宜下，既居两间，非汗下所宜，故主疗无正法也。《经》曰：少阳不可吐下③，又云“少阳不可发汗”④，似此其汗、吐、下三法皆少阳所忌，其剂不过和解而已，所以仲景只以小柴胡汤为用，至当也。然则经络支别虽多，

① 太阳：《辨太阳病脉证并治》篇的简称。

② 脉虽沉紧不得为少阴病：语出《伤寒论·辨太阳病脉证并治下》。

③ 少阳不可吐下：语本《伤寒论·辨少阳病脉证并治》。

④ 少阳不可发汗：语出《伤寒论·辨少阳病脉证并治》。

所行非正道，故为病亦不多矣。（海藏）少阳半表里用小柴胡，名三禁汤，然亦须辨表里孰多，假令头痛、往来寒热、脉浮，但有其一，即为表也；口失滋味而渴，胁下满，手足温，腹中不和，大小便或秘而不通，或泄而不调，但有一即为里也；如无上表里证，余皆虚热也，是病在中央。（《活人》）伤寒发热者，以其寒极则生热，治法多用冷药，故令热不去，仲景热多寒少，用桂枝二越婢一汤；不渴，外有微热者，用小柴胡加桂汤，皆温表之义也。近时多行小柴胡汤，不问阴阳表里，凡伤寒家皆令服之，此药差寒，不可轻用，虽不若大柴胡汤、小承气汤之紧，然药病不相主，其为害一也，往往因服小柴胡汤而成阴证者甚多矣。（念莪）今俗医治伤寒，不分阴阳虚实，概用小柴胡汤去人参加清热消导之药，以为常法，盖喜其不犯汗、吐、下、温四法，凡在表在里，总无大害，可以藏拙，可以免怨也。不知小柴胡汤为少阳经半表半里和解之剂，苟未至此经，谓之引邪入室；既过此经，谓之守株待兔。倘太阳之表热，及阳明之标热，岂此汤所能治乎？若夫阴寒假热，足冷脉沉者，投以此汤，立致危殆矣。故学者须详审经证，因病而用药焉。又凡内虚有寒，大便不实，脉息弱小，及妇人新产发热，尤不可用也。

伤寒三日，少阳脉小者，欲已也。《内经》曰“大则邪至，小则平”①，伤寒三日，邪传少阳当弦紧，今小者，邪气微而欲已也。少阳病欲解时，从寅至辰上。寅、卯、辰，少阳木旺之时也。

合病并病证治篇

合病证

太阳与阳明合病者，必自下利，葛根汤主之。伤寒有合病、有

① 大则邪至小则平：语出《素问·离合真邪论》。

并病。本太阳病不解，并于阳明者，谓之并病；二经俱受邪，相合病者，谓之合病。合病者邪气甚也。合病皆言必自下利者，以邪气并于阴，则阴实而阳虚，邪气并于阳，则阳实而阴虚，寒邪气甚，客于二阳，二阳方外实而不主里，则里气虚，故必下利，与葛根汤以散经中甚邪。（损庵）或曰太阳表未罢而阳明里又至，两阳相合，热甚于表，乘虚渐攻于里，故下利也；其不下利而呕者，邪气虽攻里，未入于胃，但气逆而呕，故加半夏以止逆气。庞氏曰“外证必头痛，腰疼，肌热，目疼，鼻干，脉浮大而长”，浮大，太阳也，长，阳明也；头、腰，太阳也，肌、目、鼻，阳明也。**太阳与阳明合病，不下利但呕者，葛根加半夏汤主之。**邪气外甚，阳不主里，里气不和，气下而不上者，但下利而不呕；里气上逆而不下者，但呕而不下利，与葛根汤以散其邪，加半夏以下逆气。**太阳与阳明合病，喘而胸满者，不可下，宜麻黄汤主之。**阳受气于胸中，喘而胸满者，阳气不宣发，壅而逆也；心下满、腹满者为实，当下之，此以胸满非里实，故不可下。虽有阳明，然与太阳合病，为属表，是以与麻黄汤发汗。（叔微）有人病伤寒，脉浮而长，喘而胸满，身热头痛，腰脊强，鼻干不得卧，子曰太阳阳明合病，仲景有三证，若喘而胸满者，麻黄汤也，治以麻黄汤得解。

葛根汤

（鹤皋）太阳阳明合病，必自下利。下利，里证也，今之庸医皆曰漏底①伤寒，不治。仲景以葛根汤主之者，盖邪并于阳，阳实而阴虚，阴虚邪陷故下利，与此汤以散经中表邪，则阳不实而阴气平，利不治而自止也。斯妙也，惟明者知之。

葛根加半夏汤方

葛根四两　半夏半斤，洗　麻黄去节，汤泡，去黄汁，焙干，秤

① 漏底：正气大虚，滑脱不禁。

生姜切，各三两　甘草炙　芍药　桂枝去皮，各一两　大枣十二枚，擘

上八味，以水一斗，先煮葛根、麻黄，减二升，去白沫，内诸药，煮取三升。去滓，温服一升，覆取微似汗。

（士材）太阳表证与阳明里证合同而见，其邪甚于里者必自利，与葛根汤以彻二阳之邪；其不下利而呕者，里邪稍轻，故加半夏以理逆气。

太阳与少阳合病，自下利者，与黄芩汤；若呕者，黄芩加半夏生姜汤主之。太阳阳明合病，自下利，为在表，当与葛根汤发汗；阳明少阳合病，自下利，为在里，可与承气汤下之；此太阳少阳合病，自下利，为在半表半里，非汗下所宜，故与黄芩汤以和解半表半里之邪。呕者胃气逆也，故加半夏生姜以散逆气。（宇泰）下利而头疼胸满，或口苦咽干，或往来寒热，其脉大而弦是也，此表实里虚，热渐攻里，故自利。若兼痰饮则呕。

黄芩汤方

黄芩三两　芍药　甘草炙，各二两　大枣十二枚，擘

上四味，以水一斗，煮取三升。去滓，温服一升，日再夜一服。若呕者，加半夏半升，生姜三两。

虚而不实者，苦以坚之，酸以收之，黄芩、芍药之苦酸以坚敛肠胃之气；弱而不足者，甘以补之，甘草、大枣之甘以补固肠胃之弱。

黄芩加半夏生姜汤

于黄芩汤内加半夏半升生姜一两半。余依黄芩汤法服。

（士材）半夏辛燥，除湿而大和脾胃；生姜辛散，下气而善理逆结，故二物为呕家圣药。

阳明、少阳合病，必下利。其脉不负者，顺也。负者，失也。互相克贼，名为负也。脉滑而数者，有宿食也，当下之，宜大承气汤。阳明土，少阳木，二经合病，气不相和，则必下利。少阳脉不

胜，阳明脉不负，是不相克，为顺也；若少阳脉胜，阳明脉负者，是鬼贼相克，为正气失也。《脉经》曰“脉滑者为病食”①，又曰“滑数则胃气实”②，下利者，脉当微，厥冷，今脉滑数，知胃有宿食，与大承气汤以下除之。（宇泰）阳明土，少阳木，脉弦者，木乘土，阳明已衰也，故负者死；不弦者，土犹未败也，故不负不死。若滑而数，有宿食，非负也，故宜下。脉纯弦为负，是弦直劲急之象，中无胃气，真脏伤也，故死；不负犹未失而顺也，故生。（观子）此节是三证在内，大承气只治得脉滑而数者有宿食之证，非并治上两证也。其脉不负者，虽下利而脉未至纯弦也，不言治法，节庵谓尝以小柴胡加葛根芍药治之，取效如拾芥是也；负者，脉纯弦也，土败但见鬼贼之脉，不必治矣。盖虽同是阳明少阳之合，而有入腑、在经之殊，安可以在经之际，概归之承气乎？（《明理》）合病家皆作自利，太阳与阳明者，葛根汤；太阳与少阳者，黄芩汤；阳明与少阳者，大承气汤，三者皆合病下利，一发表，一攻里，一和解，所以不同者，盖六经以太阳阳明为在表，虽曰下利，必发散经中邪气而后已，故与葛根汤以汗之；太阳少阳为在半表半里，虽曰下利，必和解表里之邪而后已，故与黄芩汤以和之；阳明少阳为在里，邪气已入腑，虽曰下利，必逐去胃中之实而后已，故与承气以下之，三者所以有异也。（兼善）凡合病皆下利，各从外证以别焉。夫太阳病头项痛腰脊强，阳明病目疼鼻干不得卧，少阳病胸胁痛耳聋，凡遇两经病证齐见而下利者，曰合病也。虽然“但见一证便是，不必悉具”，仲景不言脉证，只言太阳与阳明合病云云者，以前所论已包含以上之证也。况各经之见证不一，难为定论。（观子）人身之阴阳，平则治，偏则病，然复有此盛彼衰，此衰彼盛之机者，盖必至之势，自然之理也，故邪方并炽于外，而孰知下利呕逆之已从内生哉？然病在两经，虽与病在一经者迥

---

① 脉滑者为病食：语出《脉经·平虚实第十》。
② 滑数则胃气实：语出《脉经》卷七之病可水证。

殊，其邪之所凑则一也，故非表即里，非表里即半表里。而在表者仍以表药汗之，在里者仍以里药除之，在半表里者仍和解以安之，变证有无穷，治法无多歧也。若三阳之合，经气更杂出矣，乃亦不越夫白虎、柴胡等法者，是知合病一证，虽所举不过数端，诸不尽之义例，皆于此概见矣。

三阳合病，腹满，身重，难以转侧，口不仁而面垢、谵语、遗尿。发汗则谵语；下之则额上生汗，手足逆冷。若自汗出者，白虎汤主之。腹满身重难以转侧，口不仁谵语者，阳明也；《针经》曰"少阳病甚则面微尘"①，此面垢者少阳也；遗尿者，太阳也，三者虽阳明症多，三阳合病为表里有邪。若发汗攻表则燥热益甚，必愈谵语；若下之攻里，表热乘虚内陷，必额上汗出，手足逆冷。其自汗出者，三阳经热甚也，《内经》曰"热则腠理开，荣卫通，汗大泄"②，与白虎汤以解内外之热。（亮宸）虽曰三阳合病，而阳明为多，故只清阳明之热而三阳之病自已。**三阳合病，脉浮大上关上，但欲眠睡，目合则汗。**关脉以候少阳之气，太阳之脉浮，阳明之脉大，脉浮大上关上，知三阳合病也。胆热则睡，少阴病但欲眠睡，目合则无汗，以阴不得有汗也；但欲眠睡，目合则汗，知三阳合病，胆有热也。（兼善）或谓此证既属《少阳篇》中，亦可用小柴胡否？曰可用。夫三阳合病，其邪发见于脉，浮者太阳也，大者阳明也，上关上者少阳也；但欲眠睡，目合则汗，此胆有热，脉证相符，故出于《少阳篇》中。盖浮脉无证不可汗，大脉无证不可下，浮大之脉俱上关，知三阳合病而热在胆也，胆居半表半里，故用小柴胡亦当。（恒德③）一人四月间病伤寒，大热恶寒而渴，舌上白胎，三日前身脊百节俱痛，至四日胁痛而呕，自利，诊其脉两手皆弦长而沉实，且数

① 少阳病甚则面微尘：语出《灵枢·经脉》。
② 热则腠理开……汗大泄：语出《素问·举痛论》。
③ 恒德：作者同时代医家虞恒德，龙吉骆氏。见《杂引》。

甚，曰此本三阳合病，今太阳已罢，而少阳阳明仍在，与小柴胡合黄连解毒服之，胁痛呕逆皆除，而热犹甚，九日后加气筑，痰如拽锯，大汗后而身复热，于法不治，然面上红色洁净，言语清亮，以凉膈散倍大黄服之，利清水，痰气亦不息，与大承气合黄连解毒服之，所下如前。虞曰：此盖结热不开而燥屎不来耳。以二方相间服，日三四，每药各服至五贴，始得结粪十数枚，痰气渐减，热渐平，至十五日而愈。

并病证

二阳并病，太阳初得病时，发其汗，汗先出不彻，因转属阳明，续自微汗出，不恶寒。（宇泰）大柴胡汤。若太阳病证不罢者，不可下，下之为逆，如此可小发汗。设面色缘缘正赤者，阳气怫郁在表，当解之、熏之。若发汗不彻，不足言，阳气怫郁不得越，当汗不汗，其人躁烦，不知痛处，乍在腹中，乍在四肢，按之不可得，其人短气但坐，以汗出不彻故也，更发汗则愈。葛根汤。何以知汗出不彻？以脉涩故知也。太阳病未解，传并入阳明，而太阳未罢者，名曰并病。续自微汗出，不恶寒者，为太阳证罢，阳明证具也，法当下之；若太阳证未罢者，为表未解，则不可下，当小发其汗，先解表也。阳明之经循面，色缘缘正赤者，阳气怫郁在表也，当解之、熏之，以取其汗。若发汗不彻者，不足言，阳气怫郁，只是当汗不汗，阳气不得越散，邪无从出，壅甚于经，故躁烦也；邪循经行，则痛无常处，或在腹中，或在四肢，按之不可得而短气，但责以汗出不彻，更发汗则愈。《内经》曰“诸过者切之”①，涩者阳气有余，为身热无汗，是以脉涩知阳气壅郁而汗出不彻。（宇泰）因太阳故当汗，因并阳明故当小发，“先”字最有次第，仲景之枢机也。下之，大承气；汗之，麻黄等汤。（观子）张兼善曰并者催并、督并之

① 诸过者切之：语出《素问·脉要精微论》。

义，乃前病未已，后病又至，有逼相并之义，故曰并。如果并作一家，则仲景不具两经之证而言也，其非“并”字明矣。夫病起，二经三经齐病，曰合病；病起，一经未罢，一经随至，曰并病，如律书二事并发之义。若作此经并入彼经，则是传经病而非并病矣，要处全在证已罢、证不罢别之。此节分三段看：至“不恶寒”是一段，言转属阳明者之不得为并病也。“太阳初得病”四语，已悉前阳明中，言由太阳汗出不彻转属入腑，是太阳证已罢，此复曰续微汗出不恶寒，是阳明证又具，虽不言下而当下之意已明，故下文于症不罢者，反足其意曰不可下也。若此者，缘既经发汗，只为传经，不为并病矣。至“解之、熏之”是一段，正太阳与阳明并病之证也。太阳证不罢，则太阳之邪犹在，安可攻里？然阳明之邪已炽，安可正发汗？曰小汗与解之、熏之者，用除怫郁在表之邪，既不失太阳之当汗，复不失阳明之不可大汗也。“若发汗不彻”至末又一段，言汗出不彻之只当更汗，亦不得为并病也。已经发汗，则非阳气怫郁之比矣，汗之不彻，必躁烦短气，痛无定处之证随作，然只一更汗可除，非如并病之但可小汗解熏也，何以辨之？汗不彻者，脉必涩，非再汗，邪悉自去乎？是知未汗则为并病，已汗即为转属阳明；未汗则为阳气怫郁在表，已汗即为汗出不彻。汗不彻者必更汗之，转属者必下除之，未汗者可小发汗，怫郁者可解之、熏之，邪由不同，为病自不同，而施治亦不同耳。**二阳并病，太阳证罢，但发潮热，手足漐漐汗出，大便难而谵语者，下之则愈，宜大承气汤。**太阳症罢，是无表证；但发潮热，是热并阳明；一身汗出为热越，今手足漐漐汗出，是热聚于胃也，必大便硬而谵语，《经》曰：手足漐然而汗出者，必大便已硬也①，与大承气以下胃中实热。（观子）上二阳并病者，太阳病犹在，而阳明之经邪已并发也，故其证阳气怫郁在表，必从小汗熏解；此曰太阳证

① 手足漐然……大便已硬也：语本《伤寒论·辨阳明病脉证并治》。

罢，则邪已去太阳之经，见证潮热汗出便难谵语，为入腑证悉具，则邪并不在正阳①之经，是始焉并病，而今已转属胃实，非下不可者也，故与大承气汤。

太阳与少阳并病，头项强痛，或眩冒，时如结胸，心下痞硬者，当刺大椎第一间、肺俞、肝俞，慎不可发汗。发汗则谵语，脉弦，五六日谵语不止，当刺期门。太阳之脉络头下项，头项强痛者，太阳表病也；少阳之脉循胸络胁，如结胸，心下痞硬者，少阳里病也。太阳少阳相并为病，不纯在表，故头项不但强痛而或眩冒，亦未全入里，故时如结胸，心下痞硬，此邪在半表半里之间也，刺大椎第一间、肺俞以泻太阳之邪，刺肝俞以泻少阳之邪。邪在表则可发汗，在半表半里不可发汗，发汗则亡津液，损动胃气，少阳之邪因干于胃，土为木刑，必发谵语脉弦，至五六日，传经尽，邪热去而谵语当止。若复不止，为少阳邪热甚也，刺期门以泄肝胆之气。（观子）太阳之病，头项强痛而已，或眩冒者，与少阳并病也；少阳之病，胁下硬痛而已，如结胸，且心下痞硬者，与太阳并病也。太阳当汗，有少阳则不可汗；少阳当和解，有太阳则和解邪不去，此非汤药所能兼行矣，惟刺大椎第一间、肺俞而太阳之热邪以泻，刺肝俞而少阳之热邪以泻，则二经之气悉和矣。若不知此而误汗，亡津损胃则必谵语脉弦，盖太阳之邪即从汗衰，而少阳之邪转盛也。五六日，谵语犹不止，宜速刺期门者，此之谵语由亡津液损胃气而致，不宜再下以夺内液，法惟刺期门以泻肝之盛热。大椎即百劳穴，一椎上陷中，主泻胸中诸热气；第一间疑即商阳②，在手食指内侧，主胸中气满，热病汗不出；肝俞在九椎下，肺俞在三椎下，各去脊中二寸，二穴并主泻五脏之热；期门在乳根二肋端，主伤寒胸中烦热，过经汗不出。**太阳、**

---

① 正阳：指阳明。

② 商阳：手阳明大肠经始于商阳穴，第二、第三个穴位依次为二间、三间，故商阳有一间之疑。

少阳并病，心下硬，头项强而眩者，当刺大椎、肺俞，慎勿下之。心下硬而眩者少阳也，头项强者太阳也，刺大椎、肺俞以泻太阳之邪者，以太阳脉下项夹脊故尔；刺肝俞以泻少阳之邪者，以胆为肝之腑故尔。太阳为在表，少阳为在里，明是半表半里证，前证云不可发汗，发汗则谵语，是发汗攻太阳之邪，少阳之邪益甚，干胃必发谵语；此云慎勿下之，攻少阳之邪，太阳之邪乘虚入里，必作结胸，《经》曰：太阳少阳并病而反下之成结胸①是也。（宇泰）小柴胡加桂汤。前证柴胡桂枝栝蒌实加龙骨汤。（观子）此与前证相似，而无冒与时如结胸，则邪必稍轻，故刺亦仅泻大椎、肺俞也。然上曰不可发汗，此曰慎勿下，皆互言以见意，而上之不可下，此之不可汗，又了然言外矣。**太阳少阳并病，而反下之，成结胸，心下硬，下利不止，水浆不下，其人心烦。**太阳少阳并病，为邪气在半表半里也，而反下之，二经之邪乘虚入里，结于胸，心下硬；少阳里邪乘虚下干肠胃，遂利不止；若邪结阴分，则饮食如故而为脏结，此为阳邪内结，故水浆不下而心烦。（宇泰）生姜泻心汤、小陷胸汤。（观子）以慎勿下者而误下之，所以上证犹未至时如结胸者，而此竟成结胸，则太阳之邪已热入在胸矣；少阳之仅在心下者，且复下干肠胃，下利不止，则少阳之邪陷之转深矣，水盛必土败，水浆为之不下；热既客于内，其人因而心烦也。然此下语尚未竟，疑必有阙文耳。

伤寒三日，三阳为尽，三阴当受邪。其人反能食而不呕，此为三阴不受邪也。伤寒四日，表邪传里，里不和则不能食而呕，今反能食而不呕，是邪不传阴，但在阳也。**伤寒六七日，无大热，其人躁烦者，此为阳去入阴故也。**表为阳，里为阴，邪在表则外有热，六七日邪气入里之时，外无大热，内有躁烦者，表邪传里也，故曰阳

---

① 太阳少阳并病而反下之成结胸：语本《伤寒论·辨太阳病脉证并治下》。

去入阴。（观子）既曰三日，三阴当受邪，何又云六七日阳去入阴？盖三日三阳尽者，是日传一经之证；六七日入阴者，则又七日始传一经之证，如《太阳篇》末所云颇同也。然七日一经尽，即能去而入阴，则六经之未尝必于传遍，又于言外见之矣。

妇人伤寒篇

妇人中风，发热恶寒，经水适来，得之七八日，热除而脉迟身凉，胸胁下满如结胸状，谵语者，此为热入血室也。当刺期门，随其实而泻之。中风发热恶寒，表病也，若经水不来，表邪传里，则入腑而不入血室也；因经水适来，血室空虚，至七八日邪气传里之时，更不入腑，乘虚而入于血室。热除，脉迟，身凉者，邪气内陷而表证罢也；胸胁下满，如结胸状，谵语者，热入血室而里实也。期门者，肝之募，肝主血，刺期门者，泻血室之热。审看何经气实，更随其实而泻之。（叔微）一妇人患热入血室证，医者不识，延养数日，遂成血结胸，或劝用前药，曰小柴胡已迟，不可行也，当刺期门，予不能针，请善针者治之，如言而愈。或问曰热入血室而成血结胸，何也？曰邪气传入经络，与正气相搏，上下流行，或遇经水适来适断，邪气乘虚而入血室，血为邪迫，上入肝经，肝受邪则谵语而见鬼；复入膻中，则血结于胸也。何以言之？妇人平居，水当养于木，血当养于肝，方未受孕，下行以为月水，既妊中畜以养胎，已产上壅以为乳，皆此血也。今邪气蓄血，并归肝经，聚于膻中，结于乳下，故手触之则痛，非汤剂可及，故当刺期门也。（东垣）妄见妄闻，夜梦亡人，皆肝木大盛而为邪也，刺期门即此义。（亮宸）此少阳之邪，内结肝脏之证也，三条惟此为独盛。发热恶寒，表病也；经水来而血室大虚，邪遂乘虚内结于肝。曰热除，曰身凉，曰脉迟，则表邪悉罢，非如犹有寒热者矣；曰胸胁满如结胸状，曰谵语，则里结甚坚，非如次证之无痞硬；三证之只暮谵语者矣，然在肝脏，非如腑病之可桃仁、抵当下也，惟有刺肝之募，使脏气通而血自行，故曰随其实而泻之也。**妇人中风，七八日续得寒热，发作有时，经水适断者，此为热入血室。其血必结，故使如疟状，发作有时，小柴胡汤主之。**中风七八日，邪气传里之时，本无寒热而续得寒热，经水适断者，此为表邪乘血虚入于血室，与血相搏而血结不行，经水所以断也；血气与邪分争，致寒热如疟而发作有时，与小柴胡汤以解传经之邪。（三阳）经水适来，血室虚矣，邪气入之，热除身凉，胸满谵语者，邪尽入里，里有实邪，又难攻下，故刺以泻之；经水适断，则血尚未尽，为邪热所搏，结而不行，续得寒热，发作有时，邪在半表半里，故用小柴胡汤以彻其邪也。（亮宸）往来寒热，少阳证也，然少阳无时，今发作有时者，以经行之际，血室空虚，表邪乘虚入之，与热相搏结而不行，经水所以适断也，血气与邪分争，故如疟状而发作有时。然有寒热，尚未全结，犹有可散之机，故以小柴胡清其热，益其虚，热邪既去，血自流通矣。**伤寒，发热，经水适来，昼日明了，暮则谵语，如见鬼状者，此为热入血室。无犯胃气及上二焦，必自愈。**伤寒发热者，寒已成热也；经水适来，则血室空虚，邪热乘虚入于血室。若昼日谵语，为邪客于腑，与阳争也；此昼日明了，暮谵语如见鬼者，邪不入腑，入于血室，与阴争也。阳盛谵语宜下，此热入血室，不可与下药犯其胃气；热入血结寒热者，与小柴胡汤散邪发汗，此虽热入血室而不留结，不可与发汗药犯其上焦；热入胸胁，满如结胸状者，可刺期门，此虽热入血室而无满结，不可刺期门，犯其中焦；必自愈者，以经行则热随血去，血下则邪热悉除而愈矣。所谓发汗犯上焦者，汗则动卫气，卫出上焦故也；刺期门犯中焦者，刺则动荣气，荣出中焦故也，经曰“无犯胃气及上二焦，必自愈”，岂谓药不谓针耶？（《明理》）妇人热入血室，有须治而愈者，有不须治而愈者，各不同也。妇人中风发热，经水适来，七八日身凉和，如结胸，谵语者，刺期门；中风七八日寒热，经水适断，如疟发作有时，小柴胡汤，二者是须治而愈者也。伤寒发热，经水适来，昼日明了，暮谵语如见鬼者，是不须治而愈者也。谵语为病邪之甚，何不须治而愈？夫胸胁满如结胸，谵语，乃邪气留结于胸胁而不去，必刺而泻之；如疟发作有时，是血结而不行，须小柴胡散之，二者治之可也。若发热，经水适来，既来则里无留邪，但不妄犯，热随血散，必自愈，《经》曰：血自下者愈①是矣。所谓妄犯者，谓恐以谵语为阳明内实，攻之是犯胃气也；无胸胁邪，刺之是犯中焦也；无血结，与柴胡汤，是犯上焦也。何言之卫出上焦，小柴胡解散则动卫气，是以犯上焦；荣出中焦，刺期门则动荣气，是以犯中焦？（《南阳》）胃实谵语有燥屎，故宜承气下之，若血室有热，非胃实之比，仲景恐人误作胃实攻之，故曰无犯胃气也。（亮宸）此病能自愈者，全在“适来”二字，热虽入血室而血仍自行故也。第一条之适来，以七八日经水尽而血室虚，表邪悉入于里，故如结胸状；第二条之适断，邪与血结，故如疟状；此昼日明了，邪不在阳而热亦轻，暮始谵语者，夜属阴，血为阴类，寒为阴邪，入于血室，与阴相争，故如见鬼状也。然不寒热不痞满，知血不结，不与邪搏，俟经行尽则热随血去而自愈矣，所谓：血自下，下者愈②是也。无犯胃气，谓不必下；及上二焦，谓不必汗及和解，盖夺血者无汗，则并柴胡亦不必与也。

太阴经证治篇

太阴之为病，腹满而吐，食不下，自利益甚，时腹自痛。若下之，必胸下结硬。太阴之脉布胃中，故邪气壅为腹满；上不得降者，呕吐而食不下；下不得升者，自利益甚。（亮宸）此寒邪直伤太阴之本证也。三阴在里，本属阴寒，人气壮者，受邪必从太阳始，以次化热而内传；若本虚里气不固，一受邪直伤三阴，脏气之阴与外邪

---

① 血自下者愈：语本《伤寒论·辨太阳病脉证并治中》。

② 血自下下者愈：语本《伤寒论·辨太阳病脉证并治中》。

之寒，两阴相合而成阴证矣。太阴为三阴之表，于阴为微，故无厥逆之证而手足温；腹满者，脉布胃中，寒邪壅而满也；吐者，里寒而气逆也；食不下者，寒气闭也；自利者，寒入于脏，脏寒故自利益甚也；时腹自痛者，太阴之脉入腹，寒干之而痛也，此宜理中、四逆温之。若下之，则重寒凝结而成痞硬矣。（观子）成氏以此为阳邪传里，且谓阴寒腹痛痛有常，阳邪腹痛痛无常，皆误也。夫邪自三阳传至太阴，为热深矣，必不仅作腹满而已，如《例篇》① 之咽干及或兼燥渴便闭证，即为传邪无疑；若此之上则吐食不下，下则自利益甚，非邪直干太阴之经而何？其腹时痛者，邪正相搏，利已稍减，故痛而不常；若实热内结之痛，则有物而有常矣。然此里气固虚，而阴寒之邪与饮食之冷伤于其经者居多，不行温解而反以下药攻之，虚其里气，则阴寒之固结转深，而布胃之经邪复结硬胸下不去矣。使属阳邪内传，正宜下而去之，何反非宜乎？腹满类，固太阴之本证，然犹属病于经气者多，故吐与利，而误下亦成结硬。若但脏寒，如宜四逆辈者，下必变清谷厥逆，安得仅为胸下之痞陷乎？

太阴中风证

太阴病，脉浮者，可发汗，宜桂枝汤。浮为在表，沉为在里，太阴病脉浮，知邪在经也，故当汗散之。（亮宸）太阴寒证宜温，而此脉浮为风邪，在太阴之经而不在脏，桂枝汤汗之当矣。然不言无汗者，阴不得有汗也；不用麻黄者，以阴病不当更发其阳也，故宇泰云“须识无汗亦有桂枝证”，正谓此耳。**太阴中风，四肢烦疼，阳微阴涩而长者，为欲愈。**太阴脾也，主营四末，太阴中风，四肢烦疼者，风淫末疾也；表邪少则脉微，里向和则脉涩而长，长者阳也，阴病并见阳脉则生，以阴得阳而解，故欲愈。（海藏）表少里和脉长者，阳渐生也，故欲愈。此一证为太阴经从外感而至。（观子）阴寒入里，

---

① 例篇：卷一《伤寒例》篇。

干于脾阴之脏者多矣，然亦有但病于经者，盖中风之邪，每从表得也。既脉浮可汗，肢节亦疼，虽不言发热，其当温表而不当温里明矣，故主桂枝汤治之。若脉阳微阴涩而长，阴病得阳，岂中于外者，邪气犹浅，而欲愈亦不难乎？

传邪自解证

伤寒，脉浮而缓，手足自温者，系在太阴。太阴当发身黄，若小便自利者，不能发黄。至七八日，虽暴烦，下利日十余行，必自止，以脾家实，腐秽当去故也。太阴病七八日大便硬者，为太阴入腑，传于阳明也。今至七八日暴烦，下利十余行者，脾家实，腐秽去也。下利烦躁者死，只以脾气和，逐邪下泄，故虽暴烦下利日十余行，而利者必自止耳。（观子）脉浮缓当为表病，病在表者手足必热；今得之手足自温，则缓为脾脉，知邪已去表，而下归于脾，故曰系在太阴也。浮者阳邪，缓者脾湿，以热邪内蒸太阴之湿，多发身黄。然小便利者，湿气犹能外泄，不发黄也。七八日邪渐深而入阴之际，既不去阳之阴，亦不结腑便硬，但暴烦而下利者，此非阴寒内甚之利也，烦者阴之出阳，正犹胜邪，虽十余行，利必随止，何也？脾家实，邪不再传，腐秽既去，太阴病衰，其病自除矣。盖浮为阳，阴病得阳脉者生，缓为太阴之本脉，皆吉兆也。又：少阴脉阳微阴浮者欲愈①，厥阴脉微浮者欲愈②，是三阴皆以浮为自愈之诊，非中风脉浮之浮也。《序例》所谓“更不传经者，太阴病衰，腹减如故”，正此七八日只在太阴经尽自解之证乎！

误下邪陷证

本太阳病，医反下之，因尔腹满时痛者，属太阴也，桂枝加芍药汤主之。表邪未罢，医下之，邪因乘虚传于太阴，里气不和，故

① 少阴脉阳微阴浮者欲愈：语本《伤寒论·辨少阴病脉证并治》。
② 厥阴脉微浮者欲愈：语本《伤寒论·辨厥阴病脉证并治》。

腹满时痛，与桂枝汤以解表，加芍药以和里。（《南阳》）本太阳病，下之因腹满时痛，是有表复有里，仲景所以用桂枝加芍药汤主之，桂枝加芍药，即小建中矣。（亮宸）表邪未罢，妄下，陷入太阳①，然非大热证，故但邪壅而满，腹亦时痛耳，以桂枝仍解太阳之邪，倍芍药以泄太阴之满，邪去滞通而病自止矣。**大实痛者，桂枝加大黄汤主之。**大实大满，自可除下之，故加大黄以下大实。（洁古）此非本有是证，以其错下，脾传于胃，故曰误下传。（观子）太阳病，误下之成结胸、痞者，犹未离三阳之表也；若腹满时痛，直入太阴之里矣。然太阳之邪仍未解，故复主桂枝，病在太阴因加芍药耳，大实痛则不独表邪之内陷，而且有物留连矣，诸痛为实，实则必除去之，加大黄以通壅塞。其不可同于承气证者，一为传久入腑之热邪，一为误陷未解之表邪，是以虽同主下而迥不侔耳。**太阴为病，脉弱，其人续自便利，设当行大黄、芍药者，宜减之，以其人胃气弱，易动故也。**腹满痛者，太阴病也，脉弱其人续自便利，则邪虽在里，未成大实，欲与大黄、芍药攻满痛者，宜少与之，以胃气尚弱，易动利也。

桂枝加芍药汤方

于前桂枝汤内，更加芍药三两通前共六两。余依桂枝汤法。

桂枝加大黄汤方

于前桂枝汤内，更加芍药三两共六两大黄一两。余依桂枝汤法。

脏寒当温证

自利不渴者，属太阴，以其脏有寒故也，当温之，宜服四逆辈。自利而渴，属少阴，为寒在下焦；自利不渴者，属太阴，为寒在中焦，与四逆等汤以温其脏。（亮宸）自利，有阳邪而渴者，如：少

---

① 太阳：当为“太阴”。

阴自利纯清水，口燥咽干，宜急下①，厥阴下利欲饮水为有热，宜白头翁汤清之②是也。有阴邪而渴者，如：少阴五六日自利而渴，虚故引水自救:③，厥阴，消渴④是也。此自利不渴，正属太阴寒证。盖少阴、厥阴，寒之极也，所谓物极则反见兼化，故反渴；太阴不如少阴厥阴之甚，故只见寒证而不渴也。然阴脏有阴邪而利者，宜温之，四逆为宜，轻则理中亦可，故曰四逆辈也。（观子）或曰太阴属湿土，热邪入而蒸动其湿，故不渴而多发黄；少阴属肾水，热邪入而消耗其水，故口渴而多烦躁，此仲景之分经辨证法，而曰自利不渴者属太阴，自利而渴者属少阴也。然同一寒邪之入太阴，曰脏有寒，视寒之但伤于其经与饮水之侵于脾胃者，其阴寒为最甚，而里气且虚极矣，故直曰当温，且以四逆主之也。（兼善）或谓凡伤寒初受者，皆在太阳，然后传阳明、少阳，病自阴经而入者，未审何经先受？曰病自阳经发者，为外感风寒，邪从表入，故太阳先受之；病自阴经起者，为内伤生冷，饮食过多，故从太阴入。太阴者脾也，以饮食生冷伤脾，故腹满而吐，食不下，自利不渴，手足自温等证也。（嗣真）详太阴病腹满证有三：有次第传经之邪，有直入本经之邪，有下后内陷之邪，不可不辨也。如腹满咽干者，非传经之阳邪乎，法当下之；腹满，吐，食不下，自利腹痛者，非直入本经之阴邪乎，法当温之；如太阳病，医反下之，腹满时痛，大实痛者，非误下内陷之邪乎，法当桂枝加芍药加大黄。今《活人》不言二汤为治误下后之剂，又不曰大实痛而曰痛甚，设遇本经直入阴邪，脉沉细，腹满痛，亦以此下之，岂不贻胸下结硬之悔？又所谓大实痛者，乃胃中燥结而痛，则与痛甚全别。以是知本经阴邪腹满者，宜理中加青皮、陈皮；传经之邪腹满

① 少阴自利……宜急下：语本《伤寒论·辨少阴病脉证并治》。
② 厥阴下利……白头翁汤清之：语本《伤寒论·辨厥阴病脉证并治》。
③ 少阴五六日……引水自救：语本《伤寒论·辨少阴病脉证并治》。
④ 厥阴消渴：语本《伤寒论·辨厥阴病脉证并治》。

咽干者，属大柴胡；误下后腹满痛者，方属桂枝加芍药大黄也。《活人》问阴证有发热者乎？太阴、厥阴皆不发热，只少阴有反发热。愚详仲景论中，三阴皆有发热也。如少阴经二症①外，又有“吐，利，手足不逆冷，反发热者，不死”②，少阴病，一身手足尽热，以热在膀胱，必便血③，少阴四逆散中用柴胡亦有发热，又厥阴先厥后发热而利者，必自止④，下利脉数有微热，今汗出欲愈，面赤身微热为郁冒⑤，“呕而发热，小柴胡”⑥，与夫“太阴中风，四肢烦疼”⑦，是三阴皆有发热，何其言之拘耶？又云太阴经无吐法，如虚烦膈实等证可吐者皆属他经，独华佗云“四日在胸，可吐之”，亦不曰太阴，今《活人》云太阴病在胸膈，可吐而愈，何耶？况胸中非太阴部分。仲景虽有胸下结硬之文，是误下后坏病，而胸下乃近心腹处，亦非吐药可治也。至云脉大而无吐，病可汗而已，仲景但云太阴尺寸皆沉细，亦未尝言脉大也。

脏结证

问曰：病有结胸，有脏结，其状何如？答曰：按之痛，寸脉浮，关脉沉，名曰结胸也。何谓脏结？答曰：如结胸状，饮食如故，时时下利，寸脉浮，关脉小细沉紧，名曰脏结。舌上白胎滑者难治。结胸者邪结在胸，脏结者邪结在脏，二者皆下后邪气乘虚入里所致，入里与阳相结者为结胸，以阳受气于胸中故尔；与阴相结者为脏结，以阴受之则入五脏故尔。气宜通而塞故痛，邪结阳分则阴气

---

① 少阴经二症：少阴病提纲证，脉微细，但欲寐，见《伤寒论·辨少阴病脉证并治》。

② 吐利……不死：语出《伤寒论·辨少阴病脉证并治》。

③ 少阴病……必便血：语本《伤寒论·辨少阴病脉证并治》。

④ 先厥后发热……必自止：语本《伤寒论·辨厥阴病脉证并治》。

⑤ 下利脉数……为郁冒：语本《伤寒论·辨厥阴病脉证并治》。

⑥ 呕而发热小柴胡：语出《伤寒论·辨厥阴病脉证并治》。

⑦ 太阴中风四肢烦疼：语出《伤寒论·辨太阴病脉证并治》。

不得上通，邪结阴分则阳气不得下通，是二者皆心下硬痛。寸脉浮关脉沉，知邪结在阳也；寸脉浮关脉小细沉紧，知邪结在阴也。阴结而阳不结，虽心下结痛，饮食亦自如故矣；阴气乘阳虚而下，故时时自下利。阴得阳则解，脏结得热证多则易治，舌上白胎滑者，邪气结胸中，亦寒也，故云难治。《巢氏病源》作寸脉浮关脉沉细者，为结胸也。**脏结无阳证，不往来寒热，其人反静，舌上胎滑者，不可攻也。**脏结于法当下，无阳证为表无热，不往来寒热为半表半里无热，其人反静为里无热，《经》曰"舌上如胎者，以丹田有热，胸中有寒"①，以表里皆寒，故不可攻。（观子）脏结一证，经既与结胸连类并举，其为伤寒之邪明甚。但结胸由表证初得，误下之邪热内陷，或虽未下，里虚邪气传入而成，病发于阳，邪属于阳，结归于阳，证不难辨，攻之可愈也。若脏结者，无阳证，外无表证可得也；不往来寒热，中无半表里证可得也；其人反静，内无里证可得也，病不属于三阳。其所以类结胸者，则是亦为邪结，按之亦痛亦痞硬而已。夫脏为里为阴，既不从表气始，必阴寒内营于里，里寒则吐利厥逆之证随作，乃仅饮食如故，时时下利，何也？三阴大寒极阴之证多矣，皆有汤剂以治之，何但云难治与不可攻，而不一处方药也？脏气既结，病悉属里，其脉之寸浮，舌之白胎，又何也？先哲云阴受之则入五脏，夫心肺居上，肝肾居下，脾居中央，脏各异列，果入何脏耶？抑五脏之气总相结耶？盖尝思之，阳明居中，土也，万物所归，无所复传，风寒营卫六经之邪靡不由之者，其常道也。外此则脾与胃实表里，盖胃主纳受而脾职磨运，胃禀四脏之气而脾化精微以营诸经真灵之气，是脾之与胃一而二，二而一者也。发于阳，邪为阳，而与阳相结者，必于阳明；发于阴，邪为阴，而与阴相结者，有不于太阴者乎？太阴者，阴中之至阴也，其经本阴寒，而又得外受之寒邪与饮食之寒冷，

① 舌上如胎者……胸中有寒：语出《金匮要略·痉湿暍病脉证治》。

未有不病者。然太阴为病，亦有数端：桂枝加芍药大黄证者，病从太阳之邪误下而传陷也；四逆辈证者，脏寒虚甚当温也；桂枝中风证者，邪但伤于其经也，皆不足为脏结之由，脏结者亦从风寒饮食而得，但其人中亏气弱，内夺所守，遂使三阳之气不复能作郁热于外，而凝固之邪直与至阴深结于里。其饮食且下利者，胃，水谷之市，营卫之总司，病不在胃，营卫无邪，故饮食得如故，且便利时通也。然脾之一病，既不能运精微而敷布诸经络，必不能行津液而输泻夫糟粕，积之有渐，则上结而胸胁为之痞痛，中结而邪高病下无从解散，下结而丹田且热，胸中且寒，阴阳乖隔，时时下利者，必终闭塞，而又有不可攻之形矣，何也？脾者卑下之脏，结者寒邪之凝，似当温散，经不言可温，同直中之里寒者，一验之舌上白胎也，再验之寸脉犹浮也。太阴者阴之首，亦阴之表，去少阳犹未远也，白胎者，邪犹半在表半在里也，是当从中治以和解之，岂温里之可胜任乎？寸犹浮者，虽不从发于阳以始，然其外陷之邪无由解散，则入里成热，犹是阴中之伏阳也。其并不可攻者，脾之与胃，阴之与阳，交通气化者也，结则阴并于阴，而阴阳绝不相济，邪之内陷者既化丹田之热，气之外虚者复为胸上之寒，二气间隔，而一寒一热，上下不并而或痞或痛。若以在脏为阴而惟与热剂，则下热转增而闭者愈闭；以邪结为热而惟与寒剂，则上寒必盛而阴者益阴。曰不可攻者，盖结久则实，疑若可攻，不知本由邪气内陷成结，攻之则陷入益深，凝结愈固，病何由解乎？近日子由卢氏，独阐脏结之秘，所载治案甚详，其曰热入者顿结，顿结者并发，故攻之可已；寒入者渐积，渐积者计入而出，攻之反致脏转寒，阴转凝，结转固，肠转枯矣，斯言已尽脏结之蕴。第其所分气结、痰结、食结、饮结、虫结、垢结、血结、水结、积结，及诸热病、寒病、虚病、实病，诸怪异病，种种多由脏结而致，有脏结之常，复有脏结之变，议以从缓、从小、从轻、从渐而施治，窃谓此可语杂病之脏结，而不可语伤寒之脏结，盖伤寒为日既急速而邪复毒烈，治之后时，变生不测，岂彼日积月盈，以渐而至，但夺食饮醇，听其自解之比？然或者疑脏结之证，古人罕知而近世何其多哉！不知脾胃水谷之海，无所不纳，虽曰人身法阴阳造化，实犹一器，然其枢机旋运之处，未有久而不敝败者，则或由他病而致肠胃固结，或从肠胃固结而转生他病，理所必然。昔丹溪法湔腹涤肠之巧，以倒仓法穷推陈致新之妙，荡与生俱生之垢积，皆此类耳，故虽痿痹瘰癃，营泣卫驰，阴伤阳绝者，无不可臻奇效，但于伤寒之结，终未洞然。且不知宣通二剂之外，因势利导之机尚有他法可从事否？如结胸状者，结痛痞塞似结胸，非邪由同结胸，误下亦同结胸也。成氏谓二者皆下后入里所致，误矣。夫阴邪入里必作痞，阳邪入里不结胸即协热利，甚者且清谷，安有误下入里而复作脏结者哉？仆于近岁所见闻者，大抵外非三阳诸症，内非阴寒直中，而痞结日久，邪不得去，或腹或胁硬痛不舒，或下利，或闭结，皆舌上白胎，误投寒凉攻下温热法者，靡不决裂。又先君昔年因积寒腹痛，以痧证刺指而愈，数日后神思郁结，胸腹不宁，日就羸顿，不能自言所苦，然绝无他表里证，犹日飧粥二三次，大便溏者日二三行。至二旬余，杂治渐剧。后一师诊之，曰伤寒之邪尚在，何误至此也？服小柴胡八剂，别下结粪十数枚而安。此亦脏结类，其饮食与便利未尝废，诚所谓“饮食如故，时时下利”也。昔陶尚文处小柴胡加生姜以主斯证，仆谓当更参以先后缓急。如果上寒结痛难除，何妨暂从枳桔理中？果下热闭结已久，又应合之泻心分解，庶病无定形而药非执一矣。少阳表里皆有，故治不可单寒单热；脾土阴阳俱备，故病亦且热且寒，是太阴绝类少阳者也，而舌胎亦如之。经曰难治者，以其滑也，滑则内转寒，阴转盛。若但白胎，未至于滑，皆属可治耳。或曰丹田阴也，而反有热，胸中阳也，而反有寒，是其病不在表里而在上下，上下之邪相悖而不相入，所以不可攻。**病胁下素有痞，连在脐旁，痛引少腹入阴筋者，此名脏结，死。**素有宿昔之积，结于胁下为痞，今因伤寒邪气入里，与宿积相合，使脏之真气结而不通，致连在脐旁，痛引少腹，入阴筋而死。(观子) 脏结曰难治，本危证也，若去太阴而且入少腹阴筋肝肾之地，如斯之脏结，安得不死乎？然以胁痞连脐旁，宿积相乘，其邪遂深，则旧疾安可轻视哉？

太阴病欲解时，从亥至丑上。脾为阴土，旺于丑亥子向阳之时，故为欲解。

卷 八

少阴经证治篇

少阴之为病，脉微细，但欲寐也。脉微细，邪气传里深也。卫气行于阳则寤，行于阴则寐，邪传少阴，则气行于阴而不行于阳，故但欲寐。（亮宸）少阴为阴中之阴，寒邪中之则两阴相合，其为阴寒甚矣；脉微细者，邪在里而为纯阴也；邪在少阴，卫气受困而不能出之阳，故但欲寐矣。（观子）厥阴脉微缓，太阴脉沉细，今少阴脉亦见微细者，经异而阴寒无大异也。卫气夜行于阴则寐，但欲寐者，阳气虚，阴气盛，故目恒瞑，昏昏然闭者，阴主合主静也。然邪传于里，热气内伏者亦多寐，宜分别以治之。**少阴病，欲吐不吐，心烦，但欲寐，五六日自利而渴者，属少阴也，虚故引水自救。若小便色白者，少阴病形悉具。小便白者，以下焦虚有寒，不能制水，故令色白也。**欲吐不吐，心烦，表邪传里也，若腹满痛则属太阴，此但欲寐，知属少阴也。五六日邪传少阴之时，自利不渴者，寒在中焦属太阴；此自利而渴，为寒在下焦，属少阴，肾虚水燥，渴欲饮水自救；下焦虚寒不能制水，小便色白也。《经》曰“下利欲饮水者，以有热故也”①，此下利虽渴，然以小便色白，明非里热，不可不察也。（亮宸）病入少阴当发厥吐利，然其始亦未尽发，但寒伏于里，兀兀然欲吐而不即吐也；烦者，少阴脉从肺络心，寒客于肾，气上凌心，心不能堪而烦也；阴病伏藏甚微，往往初不甚觉，至五六日寒极而然，故自利而渴；少阴属水主液，真阳虚极不能主液，故引水自救，小便自利色白，下焦之寒显然，而温剂不可缓矣。然今之少阴病，小

---

① 下利欲饮水者以有热故也：语出《伤寒论·辨太阴病脉证并治》。

便多黄赤，其白者甚少，不可不知也。（观子）欲吐不吐心烦，虚阳格越于上；但欲寐，自利小便白，里之真寒已深，法当白通四逆类温之。虽有燥渴，乃肾虚水涸，引水自救，非里热下利之渴也，故曰“小便白者，少阴病形悉具”，又曰“下焦虚寒，故便色白”，论分四段而反复只是一意，成作热邪内传，误矣。要知此渴与口燥舌干之渴不同。若兼腹满便闭恶热诸证，自当作阳邪传里治之；既里虚自利小便白，其为虚寒明甚，特曰下焦者，正见阴既盛于下，阳必格于上，岂可以烦渴而误攻其热哉？（谦甫①）曹德裕男妇，二月中病伤寒八九日，诊之，脉沉细而微，四肢逆冷，自利腹痛，目不欲开，两手常抱腋下，昏昏嗜卧，口舌干燥，乃曰前医留白虎加人参汤一帖可服否？曰白虎虽云治口燥舌干，若执此一句亦未然，今此证有不可用白虎者三：《伤寒论》云“立夏以前、处暑以后不可妄用”②，一也；太阳证，无汗而渴，不可用，二也；病人阴证悉具，又春气尚寒，不可用，三也。仲景云：下利清谷，急当救里，宜四逆汤③，遂以四逆汤三两，加人参一两，生姜十余片，连须葱白九茎，水五大盏，煎三盏，分三服，一日尽之。至夜，利止手足温，翌日大汗而解，继以理中汤数服而愈。孙真人云凡欲为太医，必须谙《甲乙》《素问》《黄帝针经》《明堂》，流注十二经络、三部九候、本草药性，仲景、叔和并须精熟，如此方为太医，不尔犹无目夜游，动致颠陨，执方用药者可不戒哉？（观子）是证仆向主阴盛格阳之说，盖惟阴盛故自利便白于下，惟格阳故欲吐烦渴于上，是不但阴寒之当温也，近得罗氏此案读之，可谓病药悉符矣，然则虽未明言其证，而葱白、生姜之加，岂非专为拒格设乎？

---

① 谦甫：元代医家罗天益，字谦甫，著有《卫生宝鉴》。

② 立夏以前……不可妄用：未见于《伤寒论》原文，本《类证活人书》与《伤寒明理论》。

③ 下利清谷……宜四逆汤：语本《伤寒论·辨太阳病脉证并治中》。

外带表邪证

少阴病，始得之，反发热，脉沉者，麻黄附子细辛汤主之。少阴病当无热恶寒，反发热者，邪在表也，虽脉沉，以始得则邪气未深，亦当温剂发汗以散之。（《活人》）阴病不当发汗，发汗则动经，然太阴脉浮，少阴发热，亦须微微取汗，但不可正发汗耳，叔和云"始表中风寒，入里则不消"，故知初病本表中风寒，未至入里，亦宜温覆少汗而解。仲景太阴脉浮桂枝汤，少阴反发热脉沉麻黄细辛、麻黄甘草二汤，皆阴证表药也。要知脉沉细数，病在里不可发汗，此大略之言耳，脉应里而发热在表，宜以小辛之药取微汗而温散之也。（观子）按《例篇》云者，少阴受病，似传邪入里之脉沉矣，然少阴病，体痛，骨痛，手足寒，宜附子汤①者，脉亦沉；少阴病，急温之，宜四逆汤②者，脉亦沉；及此证之反发热者，脉亦沉；太阳之头痛发热，宜四逆汤者③，脉亦沉，是传邪与阴寒皆有沉脉，沉但可为病之在里，而未可专以沉为寒也，其后一证云少阴病，脉微细沉④，又云少阴病，脉细沉数⑤，夫微细而且沉，细数而得沉，其为寒热之殊奚疑哉？**少阴病，得之二三日，麻黄附子甘草汤微发汗。以二三日无里⑥证，故微发汗也。**二三日邪未深也，既无吐利厥逆诸里证，则可与麻黄附子甘草汤微汗以散之。

麻黄附子细辛汤

麻黄二两，去节　细辛二两　附子一枚，炮，去皮，破八片

上三味，以水一斗，先煮麻黄，减二升，去上沫，内诸药，

---

① 少阴病……宜附子汤：语本《伤寒论·辨少阴病脉证并治》。
② 少阴病……宜四逆汤：语本《伤寒论·辨少阴病脉证并治》。
③ 太阳之头痛……四逆汤者：语本《伤寒论·辨太阳病脉证并治中》。
④ 少阴病脉微细沉：语本《伤寒论·辨少阴病脉证并治》。
⑤ 少阴病脉细沉数：语本《伤寒论·辨少阴病脉证并治》。
⑥ 里：通行本《伤寒论》无。

煮取三升。去滓，分温服一升，日三服。

《内经》曰“寒淫于内，治以甘热，佐以苦辛，以辛润之”[1]，麻黄之甘以解少阴之寒，细辛、附子之辛以温少阴之经。（嗣真）太阳病发热头痛，其脉当浮，今反沉；少阴脉沉，法当无热，今反热，仲景于此两症各言反者，谓反常也，盖太阳病而脉似少阴，少阴脉而病似太阳，所以皆谓之反而治之不同也。均是脉沉发热，以其有头痛故为太阳病，阳症脉当浮，今反不浮者，以里虚久寒，正气衰微所致，又身体痛故宜救里，使正气内复，逼邪出外，且干姜、生附亦能发汗。假使里不虚寒，则脉必浮而正属太阳麻黄症矣。均是脉沉发热，以其无头疼，故名少阴病，少阴当无热，今反发热，则寒邪在表未传于里，但以皮腠郁闭为热，而在里无热，故用麻黄、细辛以发表间之热，附子以温少阴之经。假使寒邪入里，则外必无热，当见吐利厥逆等症，而正属少阴四逆症矣。由此观之，表邪发热浮浅之反为轻，正气衰微脉沉之反为重，此四逆汤不为不重于麻黄附子细辛汤也，又可见熟附配麻黄发中有补，生附配干姜补中有发，仲景之旨微[2]矣。（鹤皋）病发于阴者当无热，今少阴病何以反发热也？此乃太阳经表里双传之症故耳。盖太阳膀胱与肾表里，肾经虚则太阳之邪由络直入肾脏，余邪未尽入里，故表有发热；真寒入肾，故里有脉沉。有太阳之表热，故用麻黄以发汗；有少阴之里寒，故用辛、附以温中。（观子）里虚，阴寒得以直入，故始得之即脉沉；表气犹未至荡尽，故外亦发热，是两感之外，又一太阳少阴俱病之证矣。然里寒虽属重症，较郁热内克之两感，反有可治之机，故处二汤以兼解之。

---

① 寒淫于内……以辛润之：语出《素问·至真要大论》。

② 微：微妙。

麻黄附子甘草汤方

麻黄去节　甘草炙，各二两　附子一枚，炮，去皮

上三味，以水七升，先煮麻黄一两沸，去上沫，内诸药，煮取三升。去滓，温服一升，日三服。

麻黄、甘草之甘以散表寒，附子之辛以温经气。（庞氏①）少阴病脉沉，不知何沉也？若沉紧，发汗则动经；沉细数，为在里，不可汗；详此症必脉沉而喘，或沉而微不甚小，是表有寒而里不消，脉应里而发热在表，故以小辛之药温散而微微取汗也。（嗣真）详仲景发汗汤剂，各分轻重不同，如麻黄、桂枝、青龙、越婢等汤，各有差等。至少阴发汗二汤，虽同用麻黄、附子，亦有加减轻重之别，故以加细辛为重，加甘草为轻，此辛散甘缓之意也。第一症以少阴本无热，今发热故云反也，发热为表邪，当汗，又兼脉沉，属阴，当温，故以附子温经，麻黄发表，而热从汗解，故加细辛是汗剂之重者。第二症既无里寒可温，又无里热可下，其所以用麻黄、附子之义，则是脉亦沉，方可名曰少阴病；身亦发热，方可行发汗药；又得之二三日，病尚浅，比前症稍轻，故不重言脉症，但曰微发汗，所以去细辛加甘草，是汗剂之轻者。（海藏）体沉加防己、苍术以胜湿也，体轻加石膏、知母以胜热也。

咽痛证

少阴病二三日，咽痛者，可与甘草汤。不瘥者，与桔梗汤。阳邪搏于少阴，邪热为咽痛，服甘草汤则瘥；若寒热相搏为咽痛者，服甘草汤不瘥，与桔梗汤以和少阴之气。少阴病，咽中伤，生疮，不能语言，声不出者，苦酒汤主之。热伤于络，则经络干燥，使咽中

① 庞氏：宋代医家庞时，字安常，著有《伤寒总病论》。

伤，生疮，不能言语，声不出，与苦酒汤以解络热愈咽疮。**少阴病，咽中痛，半夏散及汤主之。**甘草汤主少阴客热咽痛，桔梗汤主少阴寒热相搏咽痛，半夏散及汤主少阴客寒咽痛也。（观子）大抵少阴有脏病，有经病。脏病者纯阴，见吐利手足寒类是也；经病者多挟阳邪，见咽痛心烦类是也。少阴者，水之主，乙癸同源，与阳热相镇固者也。水虚者，火必上炽，故伏寒于络者，既多变结咽之经热；而内有积热者，复往往为寒束之难通，此甘桔苦酒诸汤之设，用治病起未有他证，或痛或疮或喑，均为少阴病者也。若半夏散证者，变热甚轻而伏寒甚重，脉紧反汗亡阳证者，里寒既盛而阳复外越，其视通脉四逆之咽痛何异？然则上热诚假热，而下寒乃真寒矣，岂彼客热于经，与寒热相搏之可同日语哉？

甘草汤方

甘草二两

上一味，以水三升，煮取一升半。去滓，温服七合，日二服。

桔梗汤方

桔梗一两　甘草二两

上二味，以水三升，煮取一升，去滓，分温再服。

桔梗辛温以散寒，甘草甘平以除热，甘、桔相合以调寒热。（亮宸）咽痛者，邪客少阴之经而渐成热也。咽痛既不可发汗，若寒之恐益其寒而下利作，温散之又益其热，惟甘草之甘平缓而能解热，故用之。不瘥者，闭利散郁之功少也，以桔梗之苦升而发之，则寒热之邪散而咽痛平矣。（观子）非少阴之虚，则邪必不直干少阴之经，犹未至脏寒已极，则邪郁亦复化热，少阴之脉，贯肝膈入肺循喉咙，正阳热结咽之道路，故少阴之证多病于喉也。然以热药治之，无里寒之当温，必反助客热；以凉药治之，乘少阴之本虚，恐遂变真寒，此惟以桔梗之苦辛清肺，甘草之甘温泻火，则寒热调而痹痛解矣。

苦酒汤方

半夏洗，破，十四枚　鸡子一枚，去黄，内上苦酒，著壳中

上二味，内半夏著苦酒中，以鸡子壳置刀环中，安火上，令三沸。去滓，少少含咽之。不瘥，更作三剂。

辛以散之，半夏之辛以发音声；甘以缓之，鸡子之甘以缓咽痛；酸以收之，苦酒之酸以敛咽疮。（士材）大抵少阴多咽伤咽痛之证，古方用醋煮鸡子主咽喉失音，取其酸收，固所宜也，半夏辛燥何为用之？盖少阴多寒证，取其辛能发散，一发一敛，遂有理咽之功耶。（观子）半夏散郁发音声，卵白清气除伏热，苦酒消疮肿散瘀解毒，故理咽清音之功独良。缪仲醇言尝治少阴咽痛，咽中生疮，声不出，用苦酒汤到咽即效，因知古人立法，非今人可及也。

半夏散及汤方

半夏洗　桂枝去皮　甘草炙，各等分

以上三味，各别捣筛已，合治之。白饮和服方寸匕，日三服。若不能散服者，以水一升，煎七沸，内散两方寸匕，更煎三沸。下火，令小冷，少少咽之。

“寒淫所胜，平以辛热，佐以甘苦”，半夏、桂枝之辛以散经寒，甘草之甘以缓正气。（士材）凡曰少阴病者，必兼脉细，乃知咽痛多是伏寒于少阴之经，法当温散，此半夏、桂枝之所由用也；和以甘草，盖缓其热耳。若肺家实火而痛，当与甘、桔、山栀、葶苈，及刺少商，出血即愈。

病人脉阴阳俱紧，反汗出者，亡阳也，此属少阴，法当咽痛而复吐利。脉阴阳俱紧，为少阴伤寒，法当无汗，反汗出者，阳虚不固也，故云亡阳，以无阳阴独，是属少阴。《内经》曰“邪客少阴之络，令人嗌痛，不可纳食”①，少阴寒甚，是当咽痛而复吐利。（《南

① 邪客少阴……不可纳食：语出《素问·缪刺论》。

阳》）若脉沉迟，手足厥冷，或吐利而咽中痛，此少阴证也，《病源》云“此为下部脉都不至，阴阳隔绝”，邪客于足少阴之络，毒气上冲，故咽喉不利，或痛而生疮也。（亮宸）紧为寒，阴阳俱紧，寒在少阴明矣；阴不得有汗，故曰反汗出，盖表里皆寒，真阳不能自固，故出也；少阴脉微细，然脉紧而寒甚，故亦为少阴也；少阴之脉循喉咙，寒未行极，先客于经，故出为咽痛；寒气行极，则脏伤而吐利作，故曰复也。（观子）阴阳俱紧，内外之寒已深，微阳复外越者，阴盛欲亡阳也，则非太阳伤寒之紧，而为少阴真寒之紧矣，故曰此属少阴。夫紧者寒束，热邪在内，积阴既盛，微阳不能自固，必外越而为汗出，汗出则其浮于上者，必客咽络而痛作；然其里寒之重，吐利亦随作矣，岂非内有真寒，外复挟假热而上下不并者乎？

师曰：伏气之病，以意候之。今月之内欲有伏气，假令旧有伏气，当须脉之。若脉微弱者，当喉中痛似伤，非喉痹也。病人云实咽中痛，虽尔，今复欲下利①。冬时感寒，伏藏于经中，不即发者，谓今月之内欲有伏气；假令伏气已发，当须脉之，审在何经。得脉微弱者，知邪在少阴，少阴之脉循喉咙，寒气客之必发咽痛；肾司开合，少阴治在下焦，寒邪内甚则开合不治，下焦不约必成下利，故曰虽尔咽痛，复欲下利。（《南阳》）伏气之病，谓非时有暴寒中人，伏气于少阴经，始不觉病，旬月乃发，脉微弱，先发咽痛，似伤寒，非喉闭之病，次必下利，此病只一二日便瘥，古方谓之肾伤寒也，始用半夏桂枝甘草汤，次用四逆散主之。（嗣真）四逆散不主咽痛。既伏寒于少阴而脉微弱，法当温散，当用四逆汤，况通脉四逆汤后，有咽痛加桂枝之例，又何疑焉？（仁斋）冬月伏寒在肾经，发则咽痛并下利者，附子汤温其肾经则愈，《三因》② 蜜附子亦可用之。（观子）曰伏气则不即病矣。既伏寒于经而脉复微弱，则得之阴寒已深，所以

---

① 师曰……今复欲下利：通行本《伤寒论》未见此条。

② 三因：《三因极一病证方论》的简称，宋代陈无择撰。

虽喉痛似伤，而究非热结喉痹之比，欲复下利者，尤里虚气寒之故，故古人即以温剂主之。然不由冬时严寒，而由非时暴寒为病者，亦多有，则《活人》所云是也。（节庵）咽痛用半夏散，下利用四逆汤。

心烦不得卧证

少阴病，得之二三日以上，心中烦，不得卧，黄连阿胶汤主之。（亮宸）邪入少阴多属寒证，然亦有郁而成热，得之二三日以上，不变吐利而心中烦者，少阴之脉络心，热迫于心故令烦也；不得卧者，热盛而心不宁也，黄连之苦寒用以为君，正治心中之热，而黄芩佐之以止烦，芍药收阴气而泄热，鸡黄、阿胶以益血，使阴气足而荣生，心得所养而卧也。（观子）少阴之脏，主水主阴，少阴之脉，从肺络心注胸中，邪客其经而阴衰热甚，则水必涸而心火无制，故心中烦扰且不得眠也，芩、连、芍药以折热之本，阿胶、卵黄以补阴之虚，则传邪自解，故曰用此以扶阴散热耳。夫得之二三日以上，其热气犹浅，故但病于心中而未至舌燥口干之深也。

黄连阿胶汤方

黄连四两　阿胶三两　芍药二两　黄芩一两　鸡子黄二枚

上五味，以水五升，先煮三物，取二升。去滓，内胶烊尽，小冷，内鸡子黄，搅令相得，温服七合，日三服。

阳有余以苦除之，黄芩、黄连之苦以除热；阴不足以甘补之，鸡黄、阿胶之甘以补血；酸，收也，泄也，芍药之酸，收阴气而泄邪热。（观子）鸡清善清气理咽，故苦酒汤煮而用之；鸡黄则阴中之阴，而又生用于寒药之中，用以胜热。清者本上，浊者本下，所以物殊而功各不同也。

少阴热利证

少阴病，下利，咽痛，胸满，心烦者，猪肤汤主之。少阴之脉，从肾上贯肝膈，入肺中，循喉咙，其支别者，从肺出络心，注胸中，邪自阳经传于少阴，阴虚客热，下利咽痛胸满心烦也，与此汤调阴散热。（亮宸）少阴下利多寒，此利必非寒，必兼下重而为热邪，然又未可遽用苦寒之剂，以少阴原属阴寒，恐后遂变寒证也，惟猪肤之甘寒，能解少阴之热；用白蜜引心胸之热，从利中去而止其利，所谓通因通用也；白粉以益气，盖即白虎、桃花用粳米意耳。（观子）下利本属热邪内传，下焦不能约制，然既并见咽痛胸满心烦诸证，则邪客上焦者亦甚，此不可单治里虚协热之利矣，以猪肤散少阴之浮热，则心胸以上之邪自解；以白蜜止下陷之里热，以白粉养不固之正气，则肠胃以下之邪亦除，然后虚回利止而少阴之经气毕安乎。**少阴病，下利六七日，咳而呕渴，心烦不得眠者，猪苓汤主之。**下利不渴者，里寒；此下利呕渴，非里寒，心烦不得眠，知协热也，与猪苓汤渗泄小便，分利水谷，《经》曰：复不止，当利其小便①，其此谓欤？（复庵）自利而渴者猪苓汤，盖阳热传入肾少阴经，肾系舌本，故自利口燥而渴，猪苓汤能利肾中之热也，不愈则当自大便去之，古法用大承气，或只用小承气，或且进白头翁汤，以上治法，盖为阴中涵阳者也。（亮宸）此治少阴经中有热，挟水而下利也。三苓以行水止利，滑石导水而兼泻其热，阿胶养阴益血，治烦而不眠也。（观子）下利则热并于下矣，其呕而且咳何也？盖至六七日，渴而心烦不眠，则传邪之上客者又盛，渴则必恣饮，多饮必停水，是邪热既不得解而水畜之证复作也，三苓以行在里之水，阿胶滑石以除少阴之热，庶上下参错之邪悉去乎。热邪传陷之下利，非阴寒吐利并作之比，何由得呕？凡先呕后渴者邪欲解，先渴后呕者多为水停，况有水寒射肺为咳之可兼察乎，以是知复挟饮于内耳。（嗣真）少阴咳而下利，呕渴心烦不眠，及厥阴下利欲饮水，是皆传经之邪，脉必沉细数，故仲景以黄连、滑石等清利之；其少阴自利而渴，欲呕吐不吐，心烦欲寐，是

① 复不止当利其小便：语本《伤寒论·辨太阳病脉证并治下》。

直入本经之阴邪也，脉必沉微，故仲景以附子、干姜温之。

猪肤汤方

猪肤一斤

上一味，以水一斗，煮取五升。去滓，加白蜜一升，白粉五合，熬香，和相得，温分六合。

猪，水畜也，其气先入肾，少阴客热，是以猪肤解之，加白蜜以润燥除烦，加白粉以益气断利。（石山）猪肤，王海藏以为鲜猪皮，吴绶以为燖①猪时刮下黑肤，二说不同。今考《礼运疏》"革，肤内厚皮也；肤，革外薄皮也"，则吴说为是，肤者肤浅之义。

便脓血证

少阴病，二三日至四五日，腹痛，小便不利，下利不止，便脓血者，桃花汤主之。二三日以至四五日，寒邪入里深也；腹痛者，里寒也；小便不利者，水谷不别也；下利不止，便脓血者，肠胃虚弱，下焦不固也，与桃花汤固肠止利。（亮宸）此治寒伤少阴血分也。下利清谷者为寒在气分，今便脓血为寒邪直伤少阴之荣，而病在血矣；腹痛者，寒在里也；小便不利者，肾主二便，不能司开也；下利不止者，肾气不固，不能司合也，石脂之涩可以固脱，干姜之辛可以散寒，粳米之甘可以益胃，是以寒邪散而下利止，肠胃固而便脓血愈。（观子）按伤寒下利之证最多，在少阴者亦俱从寒热区分，如兼咽痛烦满之猪肤汤证，兼渴呕咳烦之猪苓汤证，兼四逆咳悸之四逆散证，下清水色纯青之大承气证，其为热邪奚疑矣？欲吐心烦引水便白之通脉四逆证，清谷脉微反不恶寒之格阳证，脉微之白通证，无脉厥逆干呕烦之加人尿胆汁证，其为寒邪奚疑矣？乃于腹痛利不止便脓血者，别出桃花汤一法，何也？或因用干姜而以为温少阴之经，或因用

① 燖（xún 寻）：用开水去毛。

石脂而以为去协热之利，不知皆非也。夫果宜温经，当急进四逆、白通类，岂干姜一两之能胜任？果宜除热，亦自有白头翁及前诸汤类，岂石脂重涩之所可使？盖尝思之，热传而下利者，邪陷，走而不能守也；寒甚而下利者，阴胜，肾不复禁固也。然热至下纯青色之水，寒至清谷，不过自利而已，皆不得为便脓血，今二三日至四五日，腹痛利不止而便脓血者，不特寒气之深，其下焦之虚脱亦甚矣。肾者，二便之司，开合之枢，精血之道也，寒则不能禁固，滑则开合废弛不止而小便不利，脓血大作者，不惟前阴之气分虚，而后阴之血分亦重伤矣，此非肠胃垢腻结聚热利之比，亦非仅温里寒可愈之证，法惟石脂之镇重温涩，直达下焦而固其寒脱，辅以粳米之甘平回虚陷之正气，佐以干姜之辛热驱胸腹之久寒，然后复其固闭之常，而里虚气寒，亦靡不解耳，正如痞结下利之证，多从泻心各汤分解其邪，乃下焦不禁一证，非芩连、理中可治者，别出石脂余粮汤，以备涩剂所以收之之法，而后用热用寒之外，法无终穷矣。**少阴病，下利便脓血者，桃花汤主之。**阳病下利便脓血者，协热也；少阴下利便脓血者，下焦不约而里寒也，与桃花汤固下散寒。**少阴病，下利便脓血者，可刺。**下焦血气留聚，腐化则为脓血，刺之以利下焦，宣通血气。（观子）刺者，泻其经气而宣通之也。下利便脓血，既主桃花汤矣，此复云可刺者，如痞症利不止复利其小便，与五苓散以救石脂禹粮汤之穷，而此一刺，又以辅桃花汤之所不逮者欤。

桃花汤方

赤石脂一斤，一半全用，一半筛末　干姜一两　粳米一升

上三味，以水七升，煮米令熟，去滓，分温服七合。内石脂末方寸匕，日三服。若一服愈，余勿服。

涩可去脱，赤石脂之涩以固肠胃；辛以散之，干姜之辛以散里寒；粳米之甘以补正气。（丹溪）仲景治便脓血，用赤石脂干姜为桃花汤者，盖谓病属下焦，血虚且寒，非干姜之温，石脂之涩

且重，不能止血；用粳米者，味甘引入肠胃，不使重涩之体少有凝滞耳。（东璧）赤石脂之重涩入下焦血分而固脱，干姜之辛温暖下焦气分而补虚，粳米之甘平佐石脂干姜而润肠胃。（仲醇）凡泄利肠澼，久则下焦虚脱，无以闭藏，其他固涩之药性多轻浮，不能达下，惟石脂体重而涩，直入下焦阴分，故为久利泄澼之要药。

四逆散证

少阴病，四逆，其人或咳，或悸，或小便不利，或腹中痛，或泄利下重者，四逆散主之。四逆者，四肢不温也，伤寒邪在三阳则手足必热，传到太阴则手足自温，至少阴则邪热渐深，故四肢逆而不温也，及至厥阴则手足厥冷，是又甚于逆矣。与四逆散以散传阴之热也。

四逆散方

甘草炙　柴胡　芍药　枳实破，水渍，炙干

上四味，各十分，捣筛，白饮和服方寸匕，日三服。

《内经》曰“热淫于内，佐以甘苦，以酸收之，以苦发之”①，枳实、甘草之甘苦以泄里热，芍药之酸以收阴气，柴胡之苦以发表热。（念莪）按少阴用药有阴阳之分，如阴寒而四逆者，非姜附不能疗；此证虽云四逆，必不甚冷，或指头微温，或脉不沉微，乃阴中涵阳之证，此惟气不宣通，乃为逆冷，故以柴胡凉表，芍药清中，此本肝胆之剂而少阴用之者，为水木同源也；以枳实利七冲之门，以甘草和三焦之气，气机宣通而四逆可痊。以下或为之证凡五条，皆挟阳而发者也。（仁斋）四味乃平寒之药，如何可治四逆之冷？盖此四逆乃阳邪传变而入阴经，是解传经之邪，非治阴寒也。（《五法》②）凡阳热之极，六脉细弱，语言轻微，神色懒静，手足清温，有似阴证，而大便结，小便数，齿燥舌胎，其

① 热淫于内……以苦发之：语出《素问·至真要大论》。
② 五法：即《伤寒五法》，明代陈长卿著，明末董玹订正。

热已伏于内，必发厥也。若用热药，其内热愈炽；用凉药，其内热亦愈闭束而不得散，法惟宜和表解肌，疏通气血而里热自除，此仲景四逆散所由设也。（鹤皋）阳邪传至少阴，里有结热，则阳邪不能交接于四末，故四逆而不温，用枳实所以破结气而除里热，用柴胡所以升发真阳而回四逆，甘草和其不调之气，芍药收其失位之阴。是证也，虽曰阳邪在里，慎不可下，盖四逆有阴进之象，若复用苦寒之药下之，则阳亦亏矣，故曰：诸四逆者，不可下之①，此之谓也。不可下者，非热深厥深，邪已结腑之谓，药用柴、芍而证兼寒热，是邪犹在表里之间，若下之反陷入矣；如果阳极而厥，非下，奚生哉？（亮宸）少阴四逆者，阳微寒甚也。然热邪内闭，阳气不能达于四末者，亦令四逆，如厥阴之热深厥深用白虎汤是也，但其逆有时或温，视厥阴为轻，不过微热内闭，不必以大寒药清之，惟用柴胡之苦平通阳气于表，枳实之微寒泄热邪于里，甘草甘平以和之，表里之气通而四逆自愈。然此证虽热而不甚，故亦时兼寒证，既邪在寒热之间，药亦兼温凉，视证加减耳。

咳者，加五味子、干姜各五分，并主下利；肺寒气逆则咳，五味子之酸收逆气，干姜之辛散肺寒，并主下利者，肺与大肠为表里也，上咳下利治则颇同，经谓“感寒微则为咳，甚则为泄为痛”②是也。悸者，加桂枝五分；悸者，气虚而不能通行，心下筑筑然悸动也，桂犹圭也，引导阳气，若执以使。小便不利者，加茯苓五分；茯苓味甘而淡，用以渗泄。腹中痛者，加附子一枚，炮，令坼；里虚遇邪则痛，加附子以补虚。泄利下重者，先以水五升，薤白三升，煮取三升，去滓，以散三方寸匕，内汤中煮取一升半，分温再服。泄利下重者，下焦气滞也，加薤白泄气滞。（观子）少阴四逆，既为

① 诸四逆者不可下之：语本《伤寒论·辨厥阴病脉证并治》。
② 感寒微则为咳甚则为泄为痛：语出《素问·咳论》。

阳邪入里，何以咳悸诸证反惟暖药之加？盖少阴之与厥阴，厥逆虽同，而热伏之深浅迥不同。厥阴之厥深热深者，燥屎结聚，非下不可者也；厥微热微者，虽未入腑，里有极热者也，二者岂少阴之比？少阴四逆而犹有咳悸腹痛诸或为之证，则是其邪结尚浅，证亦表里杂见而不定，药以柴胡彻表，枳实和里，不同白虎、承气之施而惟从乎中治者，岂非经既阴而热气又浅，所虑者骎骎①阴进而长之势？既无大实之难攻，亦非极热之在腹，然则炮附、姜、桂之投，更何疑焉？

少阴急下证

少阴病，得之二三日，口燥咽干者，急下之，宜大承气汤。伤寒传经五六日，邪传少阴，则口燥舌干而渴，为邪渐深也。今少阴病二三日，邪气未深入之时，便作口燥咽干者，是邪热已甚，肾水干也，急与大承气下之以全肾。若躁则死，肾水干故也。**少阴病，自利清水，色纯青，心下必痛，口干燥者，急下之，宜大承气汤。**少阴，肾水也；青，肝色也，自利色青为肝邪乘肾，《难经》曰“从前来者为实邪”②，肾蕴实邪，必心下痛，口干燥也，与大承气以下实邪。**少阴病，六七日，腹胀不大便者，急下之，宜大承气汤。**此少阴入腑也。六七日，少阴之邪入腑之时；阳明内热壅甚，腹满不大便也。阳明病土胜，肾水则干，急与大承气下之以救肾水。（兼善）或云承气汤阳明当下之证，今少阴病亦用，何也？盖胃为水谷之海，主养四旁，有病皆能传入之，其胃土燥则肾水干，以二三日则口燥咽干，是热之深，传之速也，故曰急下之以全肾水；夫土实则水清，谓水谷不相混，故自利清水而口干燥，此胃土实热而致然也，下利色青，青，肝也，乃肝邪传肾，缘肾之经脉从肺出络心，注胸中，由是

① 骎骎（qīn 侵）：马跑得很快的样子。
② 从前来者为实邪：语出《难经·五十难》。

而心下痛，故急下之以去实热，逐肾邪；其六七日腹胀不大便，以入腑之邪壅其胃土，土胜则肾涸，故急下以逐胃热，滋肾水。盖阳明与少阴，皆有急下之条，然证虽不同，其入腑之理则一，是一皆用大承气也。（亮宸）少阴多属寒证，然有邪在本经，即化里热，为阴中涵阳者；有自阳经传入少阴，郁深热深而成传邪者。肾主五液，脉络舌本，廉泉者，津液之道也，今二三日即口燥咽干，是热极而肾水欲竭，非急下无生理矣，故大承气救将绝之肾水。第二三证，皆少阴化热入腑之证。纯清水与清谷不同，谓绝无糟粕而纯水，盖内已结实，故所下只水。青者，肝之色，实邪也；心下痛，则已结于胃腑；口干燥，则液又将竭矣；腹满不大便者，阳明里实之证，然曰少阴病，自少阴传入耳。三证皆曰急下者，肾为阴中之少阴，热气一搏则阴气立竭，不若阳明富于水谷，犹能畜热邪也。（三阳）此上诸条，方是阳证传经之少阴。（孙兆）窦大郎患伤寒，经十余日，口燥舌干而渴，心中疼，自利清水，众医皆相守但调理耳，汗下皆所不敢。窦氏亲故相谓曰：伤寒邪气害人至速，安可以不决之疾投不明之医乎？召孙至，诊之，曰：明日即已不可下，今日正当下。投小承气汤，遂大便通，得睡，明日平复。众皆曰：此证缘何下之而愈？孙曰：不深于书，徒知有书耳，不知书之奥也。口燥舌干而渴，岂非少阴证乎？少阴证固不可下，岂知少阴一证自利清水心下痛者，下之而愈，仲景之书明有是说也。众皆钦服。

真阴在经证

少阴病，得之一二日，口中和，其背恶寒者，当灸之，附子汤主之。少阴客热则口燥舌干而渴，口中和者，不苦不燥，是无热也；背为阳，背恶寒者，阳气弱，阴气胜也，《经》曰“无热恶寒者发于阴也”①，灸之助阳消阴，与附子汤温经散寒。（《活人》）云一二

---

① 无热恶寒者发于阴也：语出《伤寒论·辨太阳病脉证并治上》。

日者，谓初中，病便入少阴，不经三阳也，故宜治少阴之经，盖入少阴者即恶寒而不热。（宇泰）背者胸中之府，诸阳受气于胸中而转行于背，故背为阳，腹为阴，阳气不足，阴寒内盛则背恶寒，若风寒在表而恶寒者，则一身尽寒矣；但背恶寒者，阴寒气盛可知也；又有乘阴气不足，阳气内陷入阴中，表阳新虚而背微恶寒者，如所谓“伤寒，无大热，口燥渴，心烦，背微恶寒者，白虎加人参汤主之”① 是也，一为阴寒气盛，一为阳气内陷。阴寒为病者不能消耗津液，故少阴②病口中和；阳气内陷者热烁津液，故太阳病口燥舌干而渴。欲辨阴阳寒热者，当于此详之。（亮宸）此治少阴寒气在经，将入脏为下利，以迎而夺之也。凡少阴当下利，今一二日寒气未极，故未见下利之证；然背为巨阳之经，督脉为诸阳之纲，今既见少阴脉微细欲寐之脉症，而又兼背恶寒，即此为阳气大衰，寒将入里，非急固其里而益阳散寒，至六七日已，见蜷卧厥逆下利之证，则无及矣，故用参、术、芍、茯以救里之虚而实之，用附子二枚以温散表里之寒，救阳气而逐周身之阴邪，使不得内攻也。其二节身体骨节痛，亦与背寒同为阴寒在经，然手足寒、脉沉亦入里欲速之势也，故用药同焉。**少阴病，身体痛，手足寒，骨节痛，脉沉者，附子汤主之。**少阴肾水而主骨节，身体疼痛，肢冷脉沉者，寒甚于阴也。身疼骨痛，若脉浮手足热，则可发汗；此手足寒脉沉，故当与附子汤温经。（观子）无热恶寒，发于阴矣，得之一二日，则病起邪直入少阴矣；背，诸阳之纲，但背恶寒，又阳弱之征矣；次证体痛骨节痛，犹之恶寒类也，亦不言发热，均之发于阴也；脉沉手足寒，内寒益显然矣。是二者，虽未至吐利厥逆之深，而真阴在经，微阳内衰之候已不轻也，法惟灸之、温之，兼以参、术、茯、芍者，其气血犹未至于垂败，故养正之

---

① 伤寒……白虎加人参汤主之：语出《伤寒论·辨太阳病脉证并治下》。

② 少阴：原作“少阳”，故文义改。

功，犹可与温经之功并施耳。

附子汤方

附子二枚，破八片，去皮　白术四两　茯苓　芍药各三两　人参二两

上五味，以水八升，煮取三升，去滓，温服一升，日三服。

辛以散之，附子之辛以散寒；甘以缓之，茯苓、白术、人参之甘以补阳；酸以收之，芍药之酸以扶阴，所以然者，偏阴偏阳则为病，火欲实，水当平之，不欲偏胜也。（仁斋）附子乃阴证要药，凡伤寒传变三阴及中寒夹阴，虽身大热而脉沉者必用之；或厥冷腹痛脉沉细，甚则唇青囊缩者，亦急须用之，有退阴回阳之力，有起死回生之功。近世阴证伤寒，往往疑似，不敢用附子，直待阴极阳竭而用之，已迟矣。且夹阴伤寒，内外皆阴，阳气顿衰，必须急用人参健脉以益其原，佐以附子温经散寒，舍此不用，将何以救之？

急温证

少阴病，脉沉者，急温之，宜四逆汤。（观子）既吐且利，小便复利而大汗出，下利清谷，内寒外热，脉微欲绝者，俱不言急温，此少阴脉沉而即云急温者，盖伤寒以阳为主，以见阴脉为死候，少阴之诸证，由日数之浅深，未必毕备，但见脉沉，则阳气已微，阴寒独盛，可无问其为何证，而皆当急与温之者也。曰急者，进四逆类犹恐不及，况需迟其与，以致后时乎？（陶氏①）内寒已甚，阳和之气欲绝，故急温之。少阴病，饮食入口则吐，心中温温欲吐，复不能吐。始得之，手足寒，脉弦迟者，此胸中实，不可下也，当吐之。若膈上有寒饮，干呕者，不可吐也，急温之，宜四逆汤。少阴之脉，从肺出络心，注胸中，邪既留于胸中而不散者，饮食入口则吐

① 陶氏：明代医家陶华，字尚文，号节庵，著有《伤寒六书》。

也；心中温温欲吐不能吐者，阳受气于胸中，邪既留积，则阳气不得宣越于外也，是以始得之手足寒，脉弦迟，此是胸中实，不可下而当吐也。然膈上有寒饮亦使人心中温温欲吐而手足寒，吐则物出，呕则物不出，吐与呕别焉，胸中实则吐而物出，若膈上有寒饮，则但干呕而不吐也，此不可吐，急与四逆汤以温其膈。（观子）此从吐呕中以辨证之孰为痰实，孰为阴寒也，分三段看：至“复不能吐”是原所得之证如此。饮食入口即吐者，胃虚不能纳谷也，然虽不饮食之时，亦复温温欲吐不吐矣，若此者，其邪由有二焉。至“当吐之”，言若始得脉弦迟者，虽手足寒，未可便为阴寒在内也，凡痰实上聚者多吐而复不能吐，其脉弦者痰也，痰则胸中实矣，胸中实，非下证也，“其在上者，因而越之”，非吐奚宜哉？至“宜四逆汤”，又辨并有似痰呕而非痰结者矣。曰干呕，则与吐迥殊；曰膈上寒饮，证近吐涎沫，此则大寒在内，非急温之，他证且作，与四逆汤，其可缓乎？

四逆汤方

甘草二两，炙　干姜一两半　附子一枚，生用，去皮，破八片

上三味，㕮咀。以水三升，煮取一升二合。去滓，分温再服。强人可大附子一枚，干姜三两。

《经》曰“寒淫于内，治以甘热”①，又曰“寒淫所胜，平以辛热”②，甘草姜附相合，为辛甘大热之剂，乃可发散阴寒之气。

四肢者，诸阳之本，阳气不足，阴寒加之，阳气不相顺接，故四肢不温而成逆冷，此汤申发阳气，却散阴寒，温经暖肌，是以四逆名之。然此奇制之大剂也，四逆属少阴，少阴肾也，肝肾位远，非大剂不能达，《内经》曰“远而奇偶，制大其服”③，此之谓也。

---

① 寒淫于内治以甘热：语出《素问·至真要大论》。
② 寒淫所胜平以辛热：语出《素问·至真要大论》。
③ 远而奇偶制大其服：语出《素问·至真要大论》。

（士材）是方专主四逆之证，故名。脾主四肢而甘为土味，是以甘草为君；“寒淫所胜，平以辛热”，是以干姜为臣；温经回阳，非纯阳而健悍者无此大作用，是以附子为使。太阳与少阴，俱受阳和之煦，而真气充周于肢节矣，若发热头痛，脉反沉不瘥，身体痛，当救其里，皆阴症也，故并主之。（鹤皋）四逆必冷服者，《经》曰“治寒以热，凉而行之”① 是也，否则戴阳者反增上燥，耳目口鼻皆血者有矣，药之难用也如此。

少阴寒利证

少阴病，吐，利，手足不逆冷，反发热者，不死。脉不至者，灸少阴七壮。少阴吐利烦躁四逆者，死②，今吐利，手足不厥冷，则阳气不衰，虽反发热，不死也；脉不至者，吐利暴虚也，灸少阴七壮以通其脉。（观子）非脏寒不吐利并作，然手足不逆冷而反发热，是阳不尽而阴极复生也；虽吐利重虚，脉或不至，当温之以艾火，助其阳气之复耳。**少阴病，下利，脉微涩，呕而汗出，必数更衣，反少者，当温其上，灸之。**脉微为亡阳，涩为亡血，下利呕而汗出，亡阳亡血也，津液不足，里有虚寒，必数更衣，反少者，温其上以助其阳也，灸之以消其阴。（观子）汗出，呕而利，脉阴阳俱虚，利必不止，利反少者，阳不竭而阴渐微，则与上条皆阴病得阳之候也，灸而温其上，则陷下之阳以复，而余阴亦消矣。**少阴病，下利，若利自止，恶寒而蜷卧，手足温者，可治。**少阴病下利恶寒蜷卧，寒极而阴胜也，利自止，手足温者，里和阳气得复，故为可治。（观子）曰利自止，视更衣反少又进矣；曰手足温，视不逆冷又进矣，阳气胜于前证，故直与可治。恶寒者，表气犹虚也；蜷卧者，静俟正复也，是

---

① 治寒以热凉而行之：语出《素问·五常政大论》。
② 少阴吐利烦躁四逆者死：语本《伤寒论·辨少阴病脉证并治》。

皆阳气欲回，并烦躁不作之候耳。**少阴病，脉紧，至七八日，自下利，脉暴微，手足反温，脉紧反去者，为欲解也。虽烦，下利必自愈**。脉紧者，寒甚也；至七八日，传经尽欲解之时；自下利，脉暴微者，寒气得泄也；若阴寒胜正，阳虚而泄者，则手足厥而脉紧不去，今手足反温，脉紧反去，知阳气复，寒气去，故为欲解。下利烦躁者，逆①，此正胜邪微，虽烦，下利必自止。（观子）按真寒入脏，未有不作吐与利者，盖肾主二便，里虚气寒，则下焦不复禁固，故下利；其并膈上之阳亦虚者，胃寒不纳，则利而且吐，此少阴病或作于始，或得于继，而必以是为主证也，乃经文虽杂见于各条之内，而于四逆正治吐利之际，反无特出之文，则其逸而未全者，学者各以意推之可耳。

少阴病，恶寒身蜷而利，手足逆冷者，不治。《针经》曰"多热者易已，多寒者难已"②，此内外寒极，纯阴无阳，故云不治。**少阴病，下利止而头眩，时时自冒者，死**。下利止则水谷竭，眩冒则阳气脱，故死也。（观子）利止似可生，然头者诸阳之会，眩而且冒者，虽不下竭，复上脱也，故死矣。**少阴病，吐利，烦躁，四逆者，死**。吐利者寒甚于里，四逆者寒甚于表，烦躁则阳气欲绝，是知死矣。**少阴病，脉微细沉，但欲卧，汗出不烦，自欲吐，至五六日自利，复烦躁不得卧寐者，死**。阴气方盛，至五六日传经尽，阳气得复则愈，反更自利，烦躁不得卧寐，则正气弱，阳不能复，病胜脏，故死。

阴盛格阳证

少阴病，下利，白通汤主之。少阴主水，客寒则不能主水，故

---

① 下利烦躁者逆：语本《伤寒论·辨少阴病脉证并治》。
② 多热者易已多寒者难已：语出《灵枢·论痛》。

自利也，白通汤温里散寒。（亮宸）此下利为寒甚于里，非姜、附不能回阳；用葱白者，通表里之阳，使周身之气得复也。然视通脉四逆稍轻，以无厥逆故耳。（观子）少阴下利，多主四逆，此复主白通者，盖下利别无他证，与下利、脉微，总为极阴之象，阴极者阳必上越，虽未见烦、呕类，而隔阳在心然矣，主白通汤迎而夺之。若迟投，能免第三证之服汤反甚乎？**少阴病，下利，脉微者，与白通汤。利不止，厥逆无脉，干呕，烦者，白通加猪胆汁汤主之。服汤，脉暴出者死，微续者生。**少阴病下利脉微，为寒极阴胜，与白通汤复阳散寒。服汤，利不止，厥逆无脉干呕烦者，寒气太甚，内为格拒，阳气逆乱也，与白通汤加猪胆汁以和之，《内经》曰“逆而从之，从而逆之”①，又曰“逆者正治，从者反治”，此之谓也。服汤脉暴出者，正气因发泄而脱也，故死；脉微续者，阳气渐复也，故生。（亮宸）下利脉微，寒极阴胜，白通汤复阳散寒，利当止矣。反不止者，由里寒外格，温药不得下行，故致无脉厥逆，干呕而烦也，加人尿之咸寒，胆汁之苦寒，从治以调之也。脉暴出者，无根之气一发而尽，故死；微续者，有根之气以渐而回，故生矣。（观子）既以白通通阳气，宜若可和矣，反剧者，无以导飞越之阳引之使下，而拒隔之患难破也。不止则利益增，无脉则重于微，厥逆者阴之转深，呕烦者无根之甚，是阴愈急而阳愈争矣，此惟佐以胆汁、人尿少阴本经至寒之物，从其性而诱之，则隔越之患以除，失位之阴火悉下，而姜附始可施其战胜之力耳。脉暴出者，阳已绝而难返也；脉微续者，阳犹有根而可徐复也，一死一生判然矣。

少阴病，下利清谷，里寒外热，手足厥逆，脉微欲绝，身反不恶寒，其人面赤色，或腹痛，或干呕，或咽痛，或利止，脉不

---

① 逆而从之从而逆之：语出《素问·标本病传论》。下句同。

出者，通脉四逆汤主之。下利清谷，手足厥逆，脉微欲绝，为里寒；身热不恶寒，面色赤，为外热。此阴甚于内，格阳于外，不相通也，与通脉四逆汤散阴通阳。（亮宸）下利清谷，谓水谷不化而完出清冷，寒甚于里也；手足厥逆，脉微欲绝，则寒极阴盛而阳气将脱矣；然格阳于外，外热而反不恶寒。若药少而力轻，则阳外脱而死，是以此方附子用生者大者，取其暴烈之气，追复散失之元阳也；干姜，四逆汤用两半，而此倍之，附子得干姜而益烈，盖非急温之，恐绝去耳。四逆类皆不用参术者，以寒甚于里，阳气将绝，惟大辛热之剂可以回阳而散寒，参术平缓势力不及，譬如寇贼方盛，戡定祸乱，非健将不为功，岂雍雍衽席①可以坐理哉？故此方之人参，亦用于利止之后以通脉也。（观子）少阴病，有但阴盛者，有阴盛因格阳者。但阴盛者，附子四逆等汤治之是已；格阳者，必白通、通脉四逆诸汤以治，何也？盖格者，拒格不相入也，亦曰隔阳，阴阳间隔，欲离绝也，又曰戴阳，浮于上部如戴也。夫真寒入里之证，正气未有不虚，阴气未有不盛者，然其剧不过阳愈微阴愈盛耳，何由外反热，反不恶寒，而面赤咽痛，烦呕烦躁之证并作哉？盖所谓阳者，肾中真阳，生生之本也，即坎卦之中画，水中之火也，亦即龙雷之火，阴火也，又水木同源，相火也，此火无阴寒之物逼之，必不至飞越而上浮，惟房劳肾虚之后，复冷饮所伤，或凉药所误，则失守之虚焰，必弃其窟宅而腾跃于外，是阴但深处于内，而阳反上客诸表矣。此而欲以热剂正投，求胜其阴，彼偏极之气，必扞格②而不容，未能除在里之大寒，而入咽之际，客阳且一炽而尽矣，故必辅以葱白、胆汁、人尿，及热药冷服之法，则不独寒因寒用，无冷热相激之虞，而先寒以除上热，后热以

---

① 雍雍衽席：稳重如睡觉用的席子。比喻功效和缓的药物。衽席，睡觉用的席子。雍雍，宽大平稳。

② 扞（hàn 汗）格：互相抵触，格格不入。

济下寒，情且不违而致大益，无根失守之物，有不导而归元乎？后贤别立法曰破阴，盖破者，亦去扞格之一法而已，然其不同于白通加胆汁证者，较之上证，其炽于阳者转盛，则沉于阴者转深，倍姜附则非白通之可胜任，去胆汁、人尿，似嫌寒药之犹减力，而但施冷药之法，以挽垂绝之狂焰，此通脉四逆不为不重于白通之证也。治一人房欲后，远涉饥渴，饮新汲泉水而归，病作，医复以解表消中药与之，遂冷逾肘膝，外热躁扰不定，揿衣掷被，谩语无伦，脉寸如丝，余无，急以人参、姜、附入葱白、生姜大剂浸冷，连灌之，得睡，躁扰定，去葱白、生姜，服数剂，得汗，脉亦渐复，加别药调理而安。

少阴病，吐，利，手足厥冷，烦躁欲死者，吴茱萸汤主之。吐利手足厥冷，则阴寒气盛；烦躁欲死者，阳气内争也，与吴茱萸汤助阳散寒。（亮宸）既吐且利，手足厥冷，阴寒极矣，烦躁欲死，非真元将脱之势乎？故用吴茱萸之大辛热，兼生姜辛温，散寒邪而止吐利；重用人参兼大枣之甘，益元气而止烦躁。然此方虽止吐利补虚，而厥逆之证，恐非姜附猛悍之气不能回阳而散表里之阴邪，故遇此证者，又当与四逆类求之。（观子）少阴吐利烦躁四逆者，死①，不治，此但手足之稍轻于四肢耳，何以复主吴茱萸汤以治哉？盖吐利厥躁等证，有由肾虚寒极致者，亦有由胃虚寒甚得者。肾中阴盛，必姜附纯阳健下之物温之，温之而不治者多矣；若胃虚膈寒者犹属可治，法惟吴茱萸之辛温，辅人参姜枣之甘和，则脾胃温而中土治，里虚之吐利可宁，四末之阳气可复，寒乘之烦躁可除，是回后天之脾元，不为不捷于回先天之肾元也。不然，岂诚手足厥冷之易于四逆，而吴茱萸一汤反多功于四逆、白通哉？

白通汤方

葱白四茎　**干姜**一两　**附子**一枚，生用，去皮，破八片

---

① 少阴吐利烦躁四逆者死：语本《伤寒论·辨少阴病脉证并治》。

上三味，以水三升，煮取一升，去滓，分温再服。

《内经》曰“肾苦燥，急食辛以润之”①，葱白之辛以通阳气，姜附之辛以散阴寒。（鹤皋）是方也，能散阴而通阳，故即葱白而名曰白通耳。

白通加猪胆汁汤方

上方加人尿五合，猪胆汁一合

上三味，以水三升，煮取一升。去滓，内人尿胆汁，和令相得。分温再服。若无胆亦可用。

《内经》曰“若调寒热之逆，冷热必行，则热物冷服，下咽之后，冷体既消，热性便发，由是病气随愈，呕哕皆除，情且不违而致大益”②，此和人尿、猪胆汁咸苦寒物于白通汤热剂中，要其气相从，则可以去拒格之寒也。（濒湖）阳气独虚，阴气大胜，纯与阳药，恐阴气拒格不得入，故加胆汁等苦入心而通脉，寒制肝而和阴，不致拒格也。凡用乌附药，并宜冷服者，热因寒用也。盖阴寒在下，虚阳上浮，治之以寒，则阴气益甚；治之以热，则拒格不纳，热药冷饮，此反治之妙也。

通脉四逆汤方

甘草二两，炙　干姜三两，强人可四两　附子大者一枚，生用，去皮，破八片

上三味，以水三升，煮取一升二合。去滓，分温再服。其脉即出者愈。面色赤者，加葱九茎；葱，味辛以通阳气。腹中痛者，去葱加芍药二两；芍药之酸通，寒利腹中痛为气不通也。呕者，加生姜二两；辛以散之，呕为气不散也。咽痛者，去芍药，加桔梗一

① 肾苦燥急食辛以润之：语出《素问·脏气法时论》。
② 若调寒热……而致大益：语出《素问·至真要大论》。

两；咽中如结，加桔梗则能散之。利止，脉不出者，去桔梗，加人参二两；利止脉不出者，亡血也，加人参以补之，《经》曰：脉微而利，亡血也，四逆加人参汤主之①。脉病皆相应，乃可服之。

（念莪）此汤与四逆汤同，但倍用干姜耳，加葱者以通阳气，加芍药者以和荣气，加生姜者以散逆气，加桔梗者以散结气，加人参者以补肺气。（仁斋）或问阴证伤寒，用附子必冷服，何也？此阴极于下，阳浮于上之治法也。予曾治一人伤寒十余日，脉沉细，手温而足冷，大便不通，面赤，呕，烦，渴，药不能下，惟喜凉水一二口，或西瓜一块，食下良久吐出，此阴甚于内，逼其浮阳，失守之火，聚于胸中，上冲咽嗌，故为面赤烦呕也。遂用附子大者一枚，以生姜自然汁，和白面包裹，煨熟去面，取附子去皮尖，切，又以人参三钱，炮姜二钱，水煎，取浸冷水中，待冷与之而愈。按《内经》云若调寒热之逆云云，盖近世阴证伤寒，往往疑似参差，初便敢不用附子，直待阴极阳竭而用之，则已迟矣。大抵治法有是病投是药，岂可狐疑而误治哉？且夹阴伤寒，先因欲事，伏阴于内，却又着寒，内外皆阴，阴气独盛则阳气顿衰，故脉沉而足冷，必须急用人参健脉，以益元气为主，佐以附子温肾经散寒邪，以退阴而回阳也，若舍此二味不用，将何以救之哉？谚曰“伤寒偏死下虚人”，诚哉是言！许学士云必以真气为主乃人命之根蒂，若不察元气之虚实而欲急攻其热，或妄施汗下，或误用寒凉，外热未去，阴寒复生，病遂不救，良可悲夫！

吴茱萸汤方

吴茱萸一升，洗　人参三两　生姜六两，切　大枣十二枚，擘

上四味，以水七升，煮取二升。去滓，温服七合，日三服。

---

① 脉微而利……人参汤主之：语本《伤寒论·辨霍乱病脉证并治》。

《内经》曰“寒淫于内，治以甘热，佐以苦辛”①，吴茱萸、生姜之辛以温胃，人参、大枣之甘以缓脾。（海藏）冲脉为病，逆气里急，宜吴茱萸汤主之，震坤合见，故其色绿。仲景此汤及当归四逆汤，治厥阴及温脾胃，皆用之也。（鹤皋）少阴犯真寒者，足少阴肾脏中寒，肾间阴寒甚，故上格乎阳而吐；肾主二便，肾寒故大便不禁而利；手足得阳而温，受气于内者也，内有阴寒，故手足厥逆而冷；烦躁者阴盛格阳，阳气内争故阳烦而阴躁，斯其为证亦危矣，故欲死。厥阴者，肝也，寒气内格故干呕吐涎沫；厥阴与督脉会与巅，故头痛，吴茱萸辛热而味厚，《经》曰“味为阴”②，味厚为阴中之阴，故走下焦而温少阴，臣以生姜散其寒也，佐以参枣补中虚也。

少阴停水证

少阴病，二三日不已，至四五日，腹痛，小便不利，四肢沉重疼痛，自下利者，此为有水气。其人或咳，或小便利，或下利，或呕者，真武汤主之。少阴病二三日，则邪气犹浅，至四五日邪气已深，肾主水，肾病不能制水，水饮停为水气。腹痛者，寒湿内甚也；四肢沉重疼痛，寒湿外甚也；小便不利，自下利者，湿胜而水谷不别也，《内经》曰“湿胜则濡泄”③，与真武汤益阳气散寒湿。（亮宸）腹痛四肢疼痛者，里寒而表亦寒也。小便不利而沉重者，水也，水停故小便不利；水滞于经，阳气不行，故沉重。水寒相搏故下利。茯苓、生姜利水而行饮，白术壮脾而燥湿，芍药以治腹痛，附子有斩关夺将之能，去寒而止利，又能行四肢而治沉重也。不用干姜者，虽

① 寒淫于内……佐以苦辛：语出《素问·至真要大论》。
② 味为阴：语出《素问·阴阳应象大论》。
③ 湿胜则濡泄：语出《素问·阴阳应象大论》。

寒而兼湿，四肢不逆，脉亦不微，视通脉四逆为轻，故不用也。（观子）此证与猪苓汤证俱属挟饮，但前证由渴饮外得，由传邪不解，故入滑石于利水药中，而以阿胶养经气之阴；此证由肾寒在内，有水不治，侵于经络，故入生姜于行水药中，而以附子壮经气之阳，则寒湿蠲而脾肾悉强矣。

真武汤方

茯苓　芍药各三两　白术二两　附子一枚，炮，去皮，破八片　生姜三两，切

上五味，以水八升，煮取三升。去滓，温服七合，日三服。若咳者，加五味子半升，细辛、干姜各一两；气逆者咳，五味子之酸以收逆气；水寒相搏则咳，细辛、干姜之辛以散水寒。若小便利者，去茯苓；小便利则无伏水，故去茯苓。若下利者，去芍药，加干姜二两；芍药之酸泄气，干姜之辛散寒。（亮宸）下利更甚，则里寒极矣，故去芍药之寒，加干姜之热，以佐附子。若呕者，去附子，加生姜足前成半斤。气逆则呕，附子补气，生姜散气，《千金》曰"呕家多服生姜"，是为呕家之圣药。

脾恶湿，甘先入脾，茯苓、白术之甘以益脾逐水；"寒淫所胜，平以辛热；湿淫所胜，佐以酸平"①，附子、芍药、生姜之酸辛以温经散湿。

真武，北方水神也，水气在心下，外带表而属阳，必应发散，故治以真武汤。青龙汤主太阳，真武汤主少阴。少阴者肾水，此汤可以治之，真武之名得矣他书亦作玄武汤。真武主少阴之水，亦治太阳之悸。夫脾恶湿，腹有水气则不治，脾欲缓，甘以缓之则土调，故以茯苓甘平为君，白术甘温为臣；《经》曰"湿淫所胜，

---

① 寒淫所胜……佐以酸平：语出《素问·至真要大论》。

佐以酸辛"①，故以芍药、生姜为佐；《经》曰"寒淫所胜，平以辛热"②，故以附子为使。然水气内渍，散行不一，则变症多端，故立加减之法。咳者，水寒射肺也，肺气逆，则以五味子酸收之，肺恶寒，则以细辛、干姜辛润之；小便利则去茯苓，以其渗泄也；下利则去芍药，以其酸涩也，加干姜者散其寒也；呕者必因于气逆，附子益气故去之，生姜散气故加之。

（兼善）或谓白通汤及白通加猪胆汁汤、真武汤与通脉四逆汤，皆为少阴下利而设，惟姜附相同，余药各异，何也？盖病殊则药异。少阴下利，寒气已甚，非姜附不除，然兼见之症不齐，故用药亦异耳。如白通汤以姜附散寒止利，加葱白以通调阳气，若呕而烦者，恐但投姜、附，必且拒而不纳，加人尿、猪胆之寒，待冷而服，令内不拒。若真武汤，治少阴病二三日至四五日，腹满，小便不利，四肢重痛，自利者，为有水气，故多或为之症，水为寒湿，肾实主之，肾病不能制水，水饮停蓄为寒湿内甚，四肢重痛为寒湿外甚，小便不利，湿甚而水谷不分也，苓、术之甘以益脾逐水，姜、附、芍药之酸辛以温经散湿。《太阳篇》中小青龙汤亦有水气，故多或为之症，如少阴真武汤，不殊此理也。通脉四逆汤治少阴下利清谷，手足厥逆，脉微欲绝者，为里寒，身热不恶寒而面赤者，为外热，此阴甚于内，格阳于外，与通脉四逆汤以散阴通阳，其或为之症，依法加减治之。以上四症，俱云下利而各有不同，故其用药因而各别也。白通汤等用附子凡四症，惟真武汤一症熟用，余皆生用，何也？凡附子生用则温经散寒，非干姜佐之不可；炮熟则益阳除湿，用生姜相辅为宜。干姜辛热，

① 湿淫所胜佐以酸辛：语出《素问·至真要大论》。
② 寒淫所胜平以辛热：语出《素问·至真要大论》。

故佐生附为用；生姜辛温，少资熟附之功，原佐使之妙，无出此理。然白通等汤以下利为重，其真武等汤以寒湿为先，故用药有轻重之殊耳。盖寒湿、风湿大体颇同，如《太阳篇》桂枝附子汤治寒湿相搏，附子亦用炮熟，仍用生姜以佐之，其生熟之用，轻重之分，无过此理也。

少阴病，脉细沉数，病为在里，不可发汗。少阴病始得之，反发热脉沉者，为邪在经，可与麻黄附子细辛汤发汗；此细沉数，为病在里，故不可发汗。（观子）细沉之中加之以数，正阳邪入里之征，入里安可复汗乎？少阴病，脉微，不可发汗，亡阳故也。阳已虚，尺脉弱涩者，复不可下之。脉微为亡阳表虚，不可发汗；尺弱涩为亡阳里虚，复不可下。（三阳）脉弱涩，涩者阴也，涩为血少，乃亡阴也，故不可下，"阳"字误。（观子）少阴病其脉微，则阳已虚矣，设误与发汗，有不致亡阳者乎？然不独寸脉微为阳已虚也，其尺脉弱涩，阴更虚矣，奚可复下乎？既汗下俱在所戒，法惟温经而邪自除矣。少阴病，但厥无汗，而强发之，必动其血，未知从何道出，或从口鼻，或从目出，是名下厥上竭，为难治。但厥无汗，热行于里也，而强发汗，虚其经络，热乘经虚，迫血妄行，从虚而出，或从口鼻，或从目出，诸厥者皆属于下，但厥为下厥，血亡于上为上竭，伤气损血，邪甚正虚，故为难治。少阴病，咳而下利，谵语者，被火气劫故也，小便必难，以强责少阴汗也。咳而下利，里寒而亡津液也，反以火劫强责少阴汗者，津液内竭，加火气烦之，故谵语，小便难也。少阴病八九日，一身手足尽热者，以热在膀胱，必便血也。膀胱，太阳也，少阴太阳为表里，少阴病至八九日，寒邪变热，复传太阳，太阳为诸阳主气，热在太阳，故一身手足尽热。太阳经多血少气，为热所乘，则血散下行，必便血也。（观子）八九日邪复传太阳，虽一身手足尽热，而必侵入膀胱，迫血下行者，盖得于少阴者本阴邪，故出之太阳亦必从太阳之里也，然以是知阴极阳生之理在少阴亦有之，又不独厥阴为然矣。**少阴病，六七日，息高者，死。**肾为生气之源，呼吸之根，少阴病六七日不愈而息高者，生气断绝也，故死矣。**少阴病，四逆，恶寒而身蜷，脉不至，不烦而躁者，死。**四逆恶寒而身蜷则寒甚，脉不至则真气绝。烦，热也，躁，乱也，若烦躁，为从烦至躁，热来有渐，则犹可；不烦而躁，是气欲脱而争也，譬犹灯将灭而暴明，其能久乎？

少阴病，恶寒而蜷，时自烦，欲去衣被者，可治。恶寒而蜷，阴寒盛也；时时自烦，欲去衣被，为阳气得复，故云可治。（观子）虽同为恶寒身蜷，自烦则非不烦而躁之比；欲去衣被，则非四逆之比，阳犹胜阴，故可治也。**少阴中风，脉阳微阴浮者，为欲愈。**少阴中风，阳脉当浮，而阳脉微者，表邪缓也；阴脉当沉，而阴脉浮者，里气和也，阳中有阴，阴中有阳，阴阳调和，故为欲愈。（观子）反发热与真寒但伤于经者，少阴之寒伤表者也；此云中风者，少阴之风伤表者也，是脏寒为病之外，各有此表邪初入之证矣。然与厥阴中风，脉微浮欲愈，不浮未愈①之条，皆但启其端而不复及他证与治法，则知经文之散亡良多。虽然，微此则并阴经中风之病名，亦无从知之矣。**少阴病，欲解时，从子至寅上。**阳生于子，子为一阳，丑为二阳，寅为三阳，少阴解于此者，阴得阳则解也。

（黄氏）六经中惟少阴症最难辨。本经但云脉沉细，欲寐，小便白，背恶寒，四肢厥，可不审而知之。或虽有恶寒，甚者不觉寒，或但喜厚衣近火，善瞌睡即但欲寐也，欲厚衣即恶寒也。其

---

① 厥阴中风……不浮未愈：语本《伤寒论·辨厥阴病脉证并治》。

脉微细或沉涩，虽有阴阳俱紧，盖其人素有热，为表寒外袭，故如此，但察其外证，再以温药逐之。其阳邪传入，及少阴自受热证，宜吐、宜下、宜和解者多矣，仲景虽不言滑实沉数诸可下之脉，然于证则可知矣，脉必相符。或有反沉细微迟不应证者，为不可下，亦宜凉剂滋阴退阳，不愈者，待脉有力，下之可也。又少阴传变与太阳同，如通脉四逆汤、四逆散、真武汤俱有加减法，或为之证犹太阳小青龙、小柴胡之类，无人知此妙也。

卷　九

厥阴经证治篇

厥阴之为病，消渴，气上撞心，心中疼热，饥而不欲食，食则吐蛔，下之利不止。邪传厥阴则热已深也，邪自太阳传至太阴则腹满而咽干，未成渴也；邪至少阴口燥舌干而渴，未成消也；至厥阴消渴者，热甚能消水也，饮水多而小便少者，谓之消渴。木生于火，肝气之通心，厥阴客热，气上撞心，心中疼热也。伤寒六七日，厥阴受病之时，为传经尽，则当入腑，胃虚客热，饥不欲食。蛔在胃中，无食则动，闻食臭而出，得食吐蛔，此热在厥阴经也，若便下之，虚其胃气，厥阴木邪相乘，必吐下不止。（亮宸）此寒邪直伤厥阴之证也。凡热消津液则渴，阴寒不当有渴，今渴至于消渴之极矣，不知厥阴者阴之尽，寒气闭极，阳气不行，水液不得上达，故反见热化而消渴，视少阴为甚也，观夫水冰地坼之时，则水泉成竭，冬至一阳生则水泉动，略可见矣；气上撞心，心中疼热者，肝系上通于心，木喜上达，肝经有寒，随系上冲，故心中疼也；心主火而气热，肝中寒气上凌于心，格心之阳，极而外燔，故病寒反热，热者假象而寒者真气也，《内经》太阳寒水司天之年，寒气下临，心气上从，心烦热，咽干善渴①，又曰“甚则心痛”，此心受寒为渴为热为疼之明验矣；饥而不欲食者，《经》曰“胃中热则消谷善饥”②，今饥而不能消谷，以胃中虚，木邪相乘，故虫动而求助于食，实则里寒不能消谷也，《经》

① 太阳寒水……咽干善渴：语出《素问·至真要大论》。
② 胃中热则消谷善饥：语出《灵枢·师传》。

曰“气微者心内饥，饥而虚满不能食也”①；食则吐蛔者，《经》曰：胃中冷则吐蛔②，又《本篇》云：脏寒，蛔上入膈，故烦③，则吐蛔为冷明矣。成氏以此候皆注为热症，徒以渴与疼热饥之故，不思少阴之渴仲景已明言虚故引水自救，岂独厥阴而不然耶？吐蛔一证，已明言胃冷脏寒，岂疼热与饥，非寒格，反见热化耶？至其热搏厥阴，仲景已明言可下而已，何又言下之利不止，岂非以虚寒之故耶？良以聊摄以《内经》传邪之热，注三阴自病之寒，故率多牵合。其于太阴之腹满吐利而痛，既注为传经之邪，又何怪此条字面皆以热证而不为牵合耶？幸而少阴之渴，仲景注明，不然亦万古长夜矣。张师云厥阴寒疝亦气上冲心，又云杂病心中疼热多成膈气，又云曾见厥阴消渴数证，舌尽红赤，厥冷脉微渴甚，服黄连白虎汤皆不救，此真历练之言，学者不可不熟玩也。（观子）厥阴为六经最下之地，寒邪至此，可为极深，其反见诸热证者，盖龙雷阴火出于其经，所谓火生于木，木藏烽焰，肝阴既不足，肝阳必有余，内虚而阴寒得以伤之，未有不逼其无根之焰而上越者，所以真寒为本，假热为标，势每相因也。曰消渴者，消耗也，饮多而能耗，邪深于少阴，故渴亦甚于引水自救者也；心中疼热者，木火通气，厥气上乘于心也；曰气上撞心，为假热之上浮明甚，若传邪日深，但热毒结聚不解耳，必不至客阳之腾逞也；饥者，浮热所扰也；不欲食，食吐蛔，里寒灼然矣。然此极似阳邪内传之状，而非然者，若传至厥阴，邪深热久，未有不入胃而作当下证者，何下之反利不止乎？误下，利即不止，不益辨里有真阴哉？此犹是邪伤于经气而病，故本寒而复挟不定之假热。若纯脏病，则但见厥逆下利涎沫面青诸证矣，以是知虽属三阴，若邪干经气而病，未有不化热者也。

① 气微者……不能食也：语出《伤寒论·平脉法》。
② 胃中冷则吐蛔：语本《伤寒论·辨太阳病脉证并治中》。
③ 脏寒……故烦：语本《伤寒论·辨厥阴病脉证并治》。

热厥证

伤寒一二日至四五日而厥者，必发热。前热者后必厥，厥深者热亦深，厥微者热亦微。厥应下之而反发汗者，必口伤烂赤。前厥后发热者寒极生热也，前热后厥者阳气内陷也，厥深热深，厥微热微，随阳气陷之浅深也。热之伏深，必须下去之，反发汗者，引热上行，必口伤烂赤，《内经》曰“火气内发，上为口糜”①。（仁斋）伤寒一二日至四五日而厥者必发热，是传经之邪，前热后厥者亦传经之邪，当以厥之微甚，辨热之浅深。若厥深入腑而实者，须下去之，反发汗则胃中津液愈燥竭而热，故必口伤烂赤。然《经》云诸四逆者，不可下之②，此又云应下，最宜详审。先贤谓热厥，手足虽厥冷而或有温时，虽逆冷而手足心必暖；戴院使③又以指甲之冷暖别寒热二厥，临病之工慎之。（观子）仲景文字多是引而不发，欲人思而自悟之意。此节是言先热后厥之为热厥也，当云一二日至四五日发热而厥者便易明；今日必发热者，试思一二日至四五日始厥，此岂一病便厥之寒厥比哉？曰必发热者，言必发热在前也，故下即申明之曰前热者后必厥，见热极必厥也；又曰热深者厥亦深，热微者厥亦微，见厥之中，复当分浅深微甚以治也。夫邪传热入，非结聚于胃，气血不通，阴阳否隔，何由得厥？厥则肝极移尅于胃土，非以承气夺其壅结，何由得生？故曰厥应下之。然更不言汤治，而惟以误汗后证详之者，犹是欲人即此悟彼之意也，盖伤寒传至厥阴，鲜不为危证，问何以危？一舌卷囊缩而烦满，一热极而厥，二者正皆入腑急下之证耳。然上发其端而无正文以明畅其旨，岂非亦在残缺之列哉？厥微热微，四逆散；厥深热深，大承气。

---

① 火气内发上为口糜：语出《素问·至真要大论》。

② 诸四逆者不可下之：语本《伤寒论·辨厥阴病脉证并治》。

③ 戴院使：明代医家戴思恭，字元礼。院使为太医院医官的官阶名。

伤寒，发热四日，厥反三日，复热四日，厥少热多，其病当愈；四日至七日热不除者，其后必便脓血。先热后厥者，阳邪传里也，发热为邪气在表，至四日后厥者，传之阴也，后三日复传阳经则复热，厥少则邪微，热多为阳胜，其病为愈；至七日传经尽，热除则愈，热不除者，为热气有余，内搏厥阴之血，其后必大便脓血。（观子）此言厥少热多之易愈也。先热后厥，为邪深入里，厥后复热，为邪气还表；况以日数较之，厥只三而热共八，为阳气犹胜乎，故知为当愈之证。若热不止，厥阴之邪犹盛也，经邪既热甚，必协热而便脓血矣。**伤寒，热少厥微，指头寒，默默不欲食，烦躁数日，小便利，色白者，此热除也，欲得食，其病为愈；若厥而呕，胸胁烦满者，其后必便血。**指头寒者，是厥微热少也；默默不欲食，烦躁者，邪热初传里也；数日之后小便色白者，里热去也；欲得食为胃气已和，其病为愈。厥阴之脉，挟胃贯膈布胁肋，厥而呕，胸胁满烦者，传邪之热甚于里也；厥阴肝主血，后数日热不去，又不得外泄，迫血下行必致便血。（观子）此言热微厥微之易愈也。分三段看：惟厥微故知热少，惟指头寒故知厥微，默默不欲食烦躁者，邪欲内传而尚未深入也，此四句为一段，乃原初得之证如此；数日以下为一段，便利色白者，厥阴以囊缩为深入本经之邪，今小便白而利，知厥阴之邪已解也；欲食者，胃气渐复而木不侮土，故愈；若厥以下一段，又数日后之一证也，厥则甚于指头寒，阴进而长矣；呕而且烦且满，邪深蓄于里矣，肝藏血之脏，邪不得解，能无内迫而便血乎？于热厥言指头寒，于寒厥，微者言手足寒，甚者言四逆厥逆，浅深自寓于书法。（亮宸）厥阴，阴之尽也，阴极故有厥逆下利呕逆吐蛔之证；然而阴极则阳生，此天地自然之理也，故厥极则热，厥多热少其病为进；厥三日热五日，其阳气复而愈矣；然至七八日热不罢，则热太过，又有为痈脓者，为便脓血者，为喉痹者，为吐脓血者，为热利下重者，为热深厥深者。即以吐蛔一证而论，本以脏寒蛔上入膈，故温以治之，然药兼连、柏，则又于大温之中，随寓微清之意，岂非以厥阴阴极阳生，寒极热生？又腑为少阳，视少阴又易化热耶，且厥阴属肝，肝为藏血之脏，故多见脓血之证，是又与少阴不同者矣。

伤寒脉滑而厥者，里有热也，白虎汤主之。滑为阳，厥气内陷，是里热也，与白虎汤以散里热。（观子）夫热厥亦有不同，如传邪入腑秘结不通，燥屎在内，非下不可者，以承气治之之证是也；若火极似水，里有大热，而大腑不闭，无燥粪可除者，滑则里热何深，厥则邪陷已极，非以白虎汤涤其极热，则亢甚之阳，何由养阴以济乎？后贤或以黄连解毒汤，或以三黄石膏汤，皆此意耳。

寒厥证

伤寒病，厥五日，热亦五日，设六日当复厥，不厥者自愈。厥终不过五日，以热五日，故知自愈。阴胜则厥，阳胜则热，先厥五日为阴胜，至六日阳复胜，热亦五日也，后复厥者阴复胜，若不厥而阳全胜，故自愈。（兼善）或云三阴经伤寒，太阴为始则手足温，少阴则手足清，厥阴则手足厥逆。然病至厥阴，阴之极也，反有发热之理，盖阳极则阴生，阴极则阳生，此阴阳推荡，必然之理也，《易》云“穷则变”，穷者至极之谓，阳至极而生阴，故阳病有厥冷之证；阴至极而生阳，故厥逆有发热之条。**伤寒，厥四日，热反三日，复厥五日，其病为进，寒多热少，阳气退，故为进也。**伤寒阴胜者先厥，至四日邪传里，重阴必阳，却热三日，七日传经尽当愈，若不愈而复厥者，传作再经，至四日则当复热，若不复热，至五日厥不除者，阴胜于阳，其病进也。（观子）热厥者，先发热后厥逆，故为邪深入里，阳极似阴；寒厥者一起便厥逆，故为阳气衰微，阴寒独胜。然寒厥复有厥极反发热者，正终不为邪所胜，阴极而复生阳也。首条厥五日热亦五日，阴既未能胜阳，至六日厥除，则阳终胜而愈；二条厥多热少，阳遂为阴所胜，阴进阳退，难治矣。然则辨厥之寒热，惟在厥热之孰先孰后分之；辨寒厥之死生，又在厥热之孰多孰寡定之也。“厥终不过五日”句要玩味，是发厥大抵以五日为率，五日后或热作，或仍厥，则死生判矣。

伤寒，先厥后发热，下利必自止。而反汗出，咽中痛者，其喉为痹。发热无汗，而利必自止；若不止，必便脓血。便脓血者，其喉不痹。伤寒先厥而利，阴寒气胜也，寒极变热，后发热则下利必自止，而反汗出咽中痛，其喉为痹者，热气上行也；发热无汗而利必自止，利不止必便脓血者，热气下行也，热气下而不上，其喉亦不痹也。（损庵）厥而利，发热则利必止；反汗出者，亡阳也；咽中痛，热上冲也；亡阳则阴独，复会于热，则阴阳结而为喉痹也，《内经》曰“一阴一阳结为喉痹”① 是也。（观子）此节亦分三段看：至“必自止”为一证，言先厥则内寒甚，故下利，后发热则阴极得阳，故利自止；至“其喉为痹”是一证，言亦有利不止而反汗出咽痛者，汗出则亡阳，咽痛则热客于上，是阳欲复而反虚阳妄越，利无由止也；至“必便脓血”又一证，言发热若无汗者利必止，然亦有利不止而反便脓血者，此热气大干于下，挟热遂利，既非初厥纯阴下利之比，亦非虚阳格越于上之可同也。盖热气下出者可治，热气上浮者最重，二者较之，喉痹者不为不重于便脓血也。**伤寒，先厥后发热而利者，必自止，见厥复利。**阴气胜则厥逆而利，阳气复则发热，利必自止，见厥则阴气还胜而复利。（观子）阴极既有阳复生之理，故皆得反发热。然热胜厥者，病愈利止；厥胜热者，病进利作也。**凡厥者，阴阳气不相顺接便为厥。厥者，手足逆冷是也。**手之三阴三阳相接于手十指，足之三阴三阳相接于足十指，阳气内陷，阳不能与阴相顺接，故手足为之厥冷也。（《活人》）厥者，逆也，手足逆冷也。阳气衰阴气盛，阴偏胜于阳，故阳脉为之逆，不通于手足，所以逆冷也。四逆者，四肢逆而不温也，与厥相近而非也。《经》曰：诸四逆厥者，不

---

① 一阴一阳结为喉痹：语出《素问·阴阳别论》。

可下①。是四逆与厥有异也。厥者，冷也，甚于四逆也，《经》曰“阴阳气不相顺接便为厥”②，厥者，手足逆冷，谓阳气内陷，热气逆伏，而手足为之冷也。(仁斋）厥者，逆也，经言阴阳之气不相顺接，四肢为之逆冷耳。然曰厥逆者，手足冷而四肢温也；四逆者，四肢手足俱冷也。凡有手足冷者，便当早察冷热虚实而治之，毋致厥逆之深，履霜坚冰，虽欲治已后时也。**诸四逆厥者，不可下之。虚家亦然**。四逆者四肢不温也，厥者手足冷也，皆阳气少而阴气多，故不可下。虚家亦然，下之是为重虚，《玉函》曰虚者十补勿一泻之。(观子）四肢诸阳之本，阳气衰甚，故手足始为之厥冷。厥应下之者，传邪入腑，阳极似阴之热厥也，若真阳已虚，阴进而长，其可同于里实之治乎？曰诸四逆厥者，见厥虽有但手足冷与四肢通冷之殊，总为阴盛阳衰，不可妄下也。寒则未有不虚者，及虚家之不可误攻亦然耳。**伤寒五六日，不结胸，腹濡，脉虚，复厥者，不可下。此为亡血，下之死**。伤寒五六日，邪气当作里实之时，若不结胸而腹濡者，里无热也；脉虚者，亡血也；复厥者，阳气少也。不可下，下之为重虚，故死，《玉函》曰“虚者重泻，真气乃绝”。(观子）邪入热深而厥，应以下除者，非上结阳分之胸，必下结阴分之腹，今不结胸，腹且软，则里无实邪可知，其所以五六日复厥者，皆由脉虚，虚则必亡血。血，阴也，诸厥者皆属于下。凡内虚真气失守，未有不厥者，故误下必死矣。按诸条多从邪乘而言，此复以脉虚血亡原其致厥之本，岂非即《内经》肾虚厥作③之旨乎？**伤寒，脉促，手足厥逆者，可灸之**。脉促则为阳虚不相续，厥逆则为阳虚不相接，灸之以助阳气。(三阳）厥逆句“阳虚”二字，当作“阴胜”二字，必有差讹。(观子）杂病脉促为阳盛，此脉促非盛也，乃阳衰而断续不匀也，灸者急

① 诸四逆厥者不可下：语本《伤寒论·辨厥阴病脉证并治》。
② 阴阳气不相顺接便为厥：语出《伤寒论·辨厥阴病脉证并治》。
③ 肾虚厥作：语出《素问·脉解》。

于关元、气海、丹田处，着火至一二百壮，庶可兼回阳气于欲绝之际耳。（全善）结促二脉，皆脉为邪碍而歇止也，灸之吐之，皆所以逐去其邪耳。**伤寒六七日，脉微，手足厥冷，烦躁，灸厥阴。厥不还者，死。**六七日则正气当复，邪气当罢，脉浮身热为欲解，若反脉微而厥，则阴胜阳也；烦躁者，阳虚而争也，灸厥阴以复其阳。厥不还则阳气已绝，不能复生而死。**病者手足厥冷，言我不结胸，小腹满，按之痛者，此冷结在膀胱关元也。**手足厥，不结胸者，无热也；小腹满，按之痛，下焦冷结也。（仁斋）小腹满俱是热病，惟冷结膀胱一证为寒，有手足冷可辨。小腹，下焦所治，当膀胱下口，主分别清浊，或用真武汤。**大汗出，热不去，内拘急，四肢疼，又下利，厥逆而恶寒者，四逆汤主之。**大汗出则热当去，热反不去者，亡阳也；内拘急下利者，寒甚于里也；四肢疼，厥逆恶寒者，寒甚于表也，与四逆汤复阳散寒。**大汗，若大下利，而厥冷者，四逆汤主之。**大汗，若大下利，内外虽殊，其亡津液损阳气则一也，阳虚阴胜故生厥逆，与四逆汤固阳退阴。**呕而脉弱，小便复利，身有微热，见厥者，难治，四逆汤主之。**呕而脉弱为邪气传里，呕则气上逆而小便当不利，小便复利者里虚也；身有微热，见厥者，阴胜阳也，为难治，与四逆汤温里助阳。（亮宸）大汗出者亡阳也，热不去四肢疼似乎表证，然内拘急下利而厥逆恶寒，则纯乎阴寒矣。汗而曰大，下利而亦曰大，表气不固，里气又不守，则内外皆虚，又见厥冷，其为寒也明矣。至呕未必全属阴寒，然脉弱见厥，虽不下利，身微热，将必下利矣，故俱用四逆以温之。（观子）按手足自温者系太阴，是太阴未至于手足寒冷也；《少阴篇》称手足寒者二，手足厥冷者一，手足厥逆者一，手足逆冷者一，称四逆者二，厥逆者一，但称厥者一；《厥阴篇》称手足厥冷者六，手足厥寒者一，手足厥逆者一，手足逆冷者一，称四逆厥者一，厥逆者二，厥冷者一，但称厥者十三。夫厥者，逆也，尽也。既以厥名经，似诸厥冷逆冷之证，皆属之厥阴一经耳，乃四逆不治之重证，既属之少阴，而白通、四逆、通脉各治厥之汤，亦复备于少阴一篇，何也？盖厥者由肾中真阳先虚，故阴邪得胜之，而肢体清厥之形作，是证虽以厥阴得名，而致病实由少阴，故其治反详于少阴也。少阴者，癸也；厥阴者，乙也。乙癸同源，水木同治，未有肝病而肾不病者，故有别症见者，以厥阴之治治之；若但寒而厥者，即少阴之治以治之，而厥阴之病亦不外是也。寒厥之治，既备于少阴中，故厥阴之主四逆者，虽有三证，皆非正厥阴病也；然则厥阴证治虽多，于首末诸条之外，并不再称厥阴病者，岂非亦具是义欤？

手足厥寒，脉细欲绝者，当归四逆汤主之。手足厥寒者，阳气外虚，不温四末；脉细欲绝者，阴血内弱，脉行不利，与当归四逆汤助阳生阴。**若其人内有久寒者，宜当归四逆加吴茱萸生姜汤主之。**茱萸辛温以散久寒，生姜辛温以行阳气。（亮宸）四肢诸阳之本，由气暖畅故肢温；脉者血之府，由血盛满故脉充。今手足厥寒者阳气少也，脉细欲绝者血不足也，气血皆生于脾胃，故以大枣、甘草益胃以充其源；血藏于肝，故以当归、芍药益肝以裕其流；桂枝、细辛以散寒而达其阳，通草以通其闭，以无下利而只气血不足，故不用姜附类耳；加茱萸者辛热以散寒，生姜者辛温以行阳，清酒者取其温而益血，又能通阳也。

当归四逆汤方

当归　芍药　桂枝　细辛各三两　甘草　通草各二两　大枣二十五个，擘

上七味，以水八升，煮取三升，去滓，分服一升，日三服。

《内经》曰“脉者血之府也”①，“诸血者皆属于心”②，通脉者必先补心益血，苦先入心，当归之苦以助心血；“心苦缓，急食

① 脉者血之府也：语出《素问·脉要精微论》。

② 诸血者皆属于心：语出《素问·五脏生成》。

酸以收之”①，芍药之酸以收心气；“肝苦急，急食甘以缓之”，大枣甘草通草之甘以缓阴血。（念莪）手足厥寒者，阳气外虚，不能润于四末；脉细欲绝者，阴血内弱，不能充于经隧。桂枝、细辛调卫外之阳气，当归、芍药和营内之阴精，通草宣利，通其阴阳，甘、枣缓中，和其营卫，则阴阳均受济，厥寒有不愈乎？（鹤皋）手足厥寒，脉细欲绝，则阳气外虚，阴血内弱可知矣。然此自表入里，传至厥阴，始终只是阳症，与直中阴经者不同，故不用吴萸、姜、附辈，而用桂枝汤加当归、细辛、通草尔，明者自得之。

当归四逆加吴茱萸生姜汤方

当归　芍药　桂枝各三两　甘草炙　通草各二两　生姜半斤，切　大枣二十五枚，擘　吴茱萸二升

上九味，以水六升，清酒六升和，煮取五升。去滓，温分五服。（叔和）一方，水、酒各四升。

（念莪）证虽同上，但久寒之久，阳气益弱，非生姜、茱萸不能充温于四末，然不用四逆汤，何也？为手足厥寒，邪犹浅也。（鹤皋）曰久寒，则陈久之寒，非时下直中之寒也明矣。（安道）仲景言四逆与厥者非一，或曰四逆，或曰厥，或曰厥逆、厥冷、厥寒，或曰手足逆冷、手足厥逆、手足厥冷、手足厥逆冷，俱是言寒冷耳，故厥逆二字每每互言，未尝分逆为不温，厥为冷也。然四肢与手足字，亦有所分，以四肢加逆之上者，是通指手足臂胫而言也；以手足字加厥逆厥冷等上，及无手足字者，是独指手足言也。盖厥逆虽俱为寒冷，却有阴阳之殊。热极而厥冷者，阳极似阴也，仲景以四逆散，寒药治之是也；寒极而厥逆者，独阴无阳也，仲景虽无四逆汤热药治之之条，然四逆汤之名，由四肢之逆冷而立，不可类知乎？虽四逆之为汤与散，有寒有热，但四

① 心苦缓急食酸以收之：语出《素问·脏气法时论》。下句同。

肢通冷，比之手足独冷者，则有间矣。仲景曰少阴病，吐，利，烦躁，四逆者，死[①]，又曰四逆，恶寒而蜷，脉不至，不烦而躁者，死[②]，少阴病，吐，利，手足厥冷，烦躁欲死者，吴茱萸汤[③]三条，二为死，一为可治，虽通由诸症而言，然死者以四逆言，可治者以厥冷言，可见四逆重于厥冷矣，成氏谓厥甚于逆，岂不谬欤？（宇泰）凡言四逆，或言厥、言逆者，皆为重症；若举四肢而言耳，言指头寒、手足厥与逆与冷者，皆为厥微，其病之浅深轻重，皆寓于书法之中，不可不审也。又曰自热至温，自温至厥，乃传经之邪，四逆散主之；厥逆大便闭小便赤，或大便黑，脉沉而滑，此为阳症似阴，白虎汤，甚者大承气汤，不可误也。（节庵）或曰人之手足乃胃土之末，凡脾胃有热，手足必热；脾胃有寒，手足必冷，理之常也。惟伤寒乃有厥深热亦深，厥微热亦微之论，何耶？曰胃寒手足冷，胃热手足热，病之常也。若夫极则变，不可以常道拘矣，盖亢则害，承乃制，火气亢极反兼水化，阴阳反覆，病之逆从，故有此象耳。凡经言厥逆、厥冷、厥寒、手足寒冷等语，皆变文耳，不可以论轻重。若言四肢则有异也，厥冷直至臂胫以上，其为真寒无疑，急用姜附等温之，少缓则难疗，谓其上过乎肘，下过乎膝，非内有真寒达于四肢而何？然更当以脉与所兼之证参之，庶乎无误。凡厥逆兼之以腹痛腹满，泄利清白，小便亦清，口不渴，恶寒战栗，面如刀刮，皆寒证也；若腹痛后重，泄利稠粘，小便赤涩，渴而好饮，皆热证也。（观子）大抵辨厥逆之要有三：其一辨热厥寒厥之异。先发热后得厥，从热至厥也，为热厥；一起便厥冷，独阴无阳也，为寒厥。若寒

---

① 少阴病……四逆者死：语本《伤寒论·辨少阴病脉证并治》。
② 四逆……不烦而躁者死：语本《伤寒论·辨少阴病脉证并治》。
③ 少阴病……吴茱萸汤：语本《伤寒论·辨少阴病脉证并治》。

厥之后反得发热者，为阴极阳生，厥必愈矣。仲景言热厥者五条，以气不宣通，热未深入，但当散传阴之邪者，主少阴之四逆散；以阳陷伏深，但有极热，里无实结，宜养阴退阳者，主厥阴之白虎汤；失于汗下，传久入腑，气血不通，阴阳否隔，非攻除不可者，主厥应下之之大、小承气汤。后贤又以热厥易误，必辨以阴中涵阳，厥冷中或心胸有热，或指头爪甲却暖，或手心仍热者，方为热厥，使更参之以兼证，别之以脉，而二厥犹有遁情乎？其一辨手足冷与四肢冷之异。但手足厥寒冷者，厥微寒亦微也；上过乎肘，下过乎膝，四肢皆厥逆者，厥深寒亦深也。仲景以厥冷、厥寒、厥逆、逆冷，变文言之，先贤谓未可以是而分重轻，然言寒厥者三十四条，其中属不治证者十条，而四逆、厥逆、逆冷者居其五；又脉微欲绝，无脉，阴极格阳之危证，无不以厥且逆言，是不特凡言四肢者重于手足，而凡言逆者，不为不重于厥与寒冷也。其一辨但厥冷与厥不知人之异。《内经》言厥之状与病态非一，《伤寒》则但曰“厥者阴阳气不相顺接，手足逆冷”而已，其最甚者曰四逆，盖厥之重轻，不过从手足之仅冷，与肘膝之并冷以辨之，然此亦仅可言寒厥耳。若热厥往往有暴不知人，厥然如尸者，亦谓之厥，其于仲景奚属哉？外此复有《平脉》[1]内所言尸厥。考之瞑目无知，卒然昏迷者，古谓之郁冒，即今之厥证也。然《内经》言“诸虚乘寒则为厥，郁冒不仁”[2]，本篇又言下利清谷者必郁冒，汗出而解，必微厥[3]，其郁冒之与厥，果一耶？二耶？厥不知人之厥与但厥冷之厥，果有殊治耶？其同治耶？又按暴不知人之热厥，或当亟泻其阳，或当攻除其闭，或厥一二日而复苏，

---

① 平脉：《伤寒论·平脉法》的简称。

② 诸虚乘寒……郁冒不仁：语见《伤寒论·平脉法》。原文为“诸乘寒者，则为厥，郁冒不仁”。

③ 下利清谷……必微厥：语本《伤寒论·辨厥阴病脉证并治》。

或终不治而死，仲景虽未详言之，要其治法亦不越各条之内，是又不可不知者也。

厥而邪结胸中证

病人手足厥冷，脉乍紧者，邪结在胸中，心下满而烦，饥不能食者，病在胸中，当须吐之，宜瓜蒂散。手足厥冷者，邪气内陷也；脉牢紧者为实，邪气入腑则脉沉，今脉乍紧，知邪结在胸中为实，故心下满而烦；胃中无邪则善饥，以病在胸中，虽饥而不能食，与瓜蒂散以吐胸中之邪。第七卷一条作脉乍结，客气在胸中，余同。

厥而唾脓血证

伤寒六七日，大下后，寸脉沉而迟，手足厥逆，下部脉不至，咽喉不利，唾脓血，泄利不止者，为难治，麻黄升麻汤主之。伤寒六七日，邪传厥阴之时，大下之后，下焦气虚，阳气内陷，寸脉迟而手足厥逆，下部脉不至也，厥阴之脉贯膈上注肺，循喉咙，邪在厥阴，随经射肺，因亡津液，遂成肺痿，咽喉不利而唾脓血也。《要略》曰：肺痿之病，从何得之？被快药下利，重亡津液，故得之①。若泄利不止者，为里气大虚，故云难治，与麻黄升麻汤以调肝肺之气。（士材）此肝家雷火烁金，若泄利不止，又绝肺金之源，故云难治。（亮宸）此证只言六七日，不言表里，意亦如少阴带表，宜以温药兼麻黄汗之者，今妄为攻下，里气大虚且寒，所以寸脉沉迟，尺脉不至，泄利不止，手足厥逆，见厥阴里寒之证也；然下虽寒而表仍失汗，邪陷于肺，郁而化热，为咽喉不利，唾脓血之证，以温药治下则益肺家之热，以寒药治上，则甚厥阴之寒，故曰难治也。此方药兼寒温补泻，以失汗而成肺热，非凉剂不清，非汗剂不散，故黄芩、石膏、知母之寒以清肺热，天冬于清肃之中又兼滋养，所以保肺也。表

---

① 肺痿之病……故得之：语本《金匮要略·肺痿肺痈咳嗽上气病脉证并治》。

邪闭郁，用麻黄以开发之；妄下则中气下陷，用升麻以升提之，而又可以解热，所谓“火郁则发之”①，二麻是也。归、芍益厥阴之荣而调其脓血，葳蕤治风热而荣筋，更资其润肺之功，姜、桂回厥逆而止泄，且藉其温中之力，而苓、术、甘草用以补虚，由是表气足而肺气清，寒热皆去，胃和脉生，而吐脓血下利之证，有不除者哉？此仲景制方之妙秘也，触类而长之，可以应无穷之变矣。

麻黄升麻汤方

麻黄二两半，去节　升麻　当归各一两一分　知母　黄芩　葳蕤各十八铢　石膏碎　天门冬去心　白术　茯苓　甘草炙　芍药　干姜　桂枝各六铢

上十四味，以水一斗，先煮麻黄一两沸，去上沫，内诸药。煮取三升，去滓，分温三服，相去如炊三斗米顷，令尽。汗出愈。

《玉函》曰“大热之气寒以取之，甚热之气以甘发之”，麻黄、升麻之甘以发浮热；正气虚者以辛润之，当归、桂、姜之辛以散寒；上热者以苦泄之，知母、黄芩之苦凉心去热；津液少者以甘润之，茯苓、白术之甘缓脾生津；肺燥气热，以酸收之，以甘缓之，芍药之酸以敛逆气，葳蕤、天门冬、石膏、甘草之甘润肺除热。（士材）以芍药、甘草制肝，以天冬、葳蕤润肺，更以石膏清胃，勿使东方之邪犯中气也。

寒格吐下证

伤寒本自寒下，医复吐下之，寒格，更逆吐下，若食入口即吐，干姜黄连黄芩人参汤主之。伤寒邪自表传，为本自寒下，医反吐下，损伤正气，寒气内为格拒。《经》曰格则吐逆②，食入口即吐，谓之寒格，更复吐下，则重虚而死，是更逆吐下也，与干姜黄连黄芩

① 火郁则发之：语出《素问·六元正纪大论》。
② 格则吐逆：语本《伤寒论·辨厥阴病脉证并治》。

人参汤以通寒格。（宇泰）本自寒下，恐是本自吐下也，玩“复”字可见。盖上寒则吐，下寒则利，胃寒者不宜吐，医反吐之伤胃气，遂成寒格。下文文气不贯，必有阙文耳。（亮宸）此治上热下寒之剂也。伤寒本自寒下，谓下气本属虚寒，法当温下以散上，乃妄吐之则表虚矣，妄下之则里虚矣，夫里既虚则表热乘虚入于上焦，下寒上热相为格拒，故吐逆也。此已为逆，若更吐且下则益逆，是以饮食入口即吐，王太仆云“食入反出是有火者”是也，此正下寒格其上热之证，非寒热并用不能治之，故以干姜、人参益下焦之虚寒，以黄芩、黄连清上焦之火热。

干姜黄连黄芩人参汤方

干姜　黄连　黄芩　人参各三两

上四味，以水六升，煮取二升。去滓，分温再服。

辛以散之，甘以缓之，干姜、人参之辛甘以补正气；苦以泄之，黄连、黄芩之苦以通寒格。（士材）上焦寒则吐，下焦寒则利，为医所伤，遂成寒格，以干姜散寒，人参补气，此正治也；其用芩、连者，寒因寒用，为向导之兵，此从治也。

脏厥、蛔厥证

伤寒脉微而厥，至七八日肤冷，其人躁无暂安时者，此为脏厥，非为蛔厥也。蛔厥者，其人当吐蛔。今病者静而复时烦，此为脏寒。蛔上入膈，故烦，须臾复止，得食而呕，又烦者，蛔闻食臭出，其人当自吐蛔。蛔厥者，乌梅丸主之。又主久利方。脏厥者死，阳气绝也；蛔厥虽厥而烦，吐蛔已则静，不若脏厥躁而无暂安时也。病人脏寒，胃虚蛔动，上膈闻食臭出，因而吐蛔，与乌梅丸温脏安虫。（仁斋）蛔厥者，其人吐蛔而手足冷也，故为脏寒。胃中虚冷，轻者吐小虫，重者吐长虫，或舌燥口干，常欲冷饮，浸不欲咽。蛔上，烦躁昏乱欲死，两手脉沉迟，足冷至膝，甚者连蛔并屎俱出，大便闭而不行，此症虽凶，多可救治，宜加味理中安蛔饮及乌梅丸治之。脏厥可金液丹①、四逆汤救之。（亮宸）蛔厥与脏厥有辨：脉微，厥逆肤冷，躁而至无暂安时，此阳气将脱，脏气欲绝而争，故脏厥为死证；若蛔厥者，脏气虚寒而未至于绝，脏气寒则蛔不安其官而动，脏气虚则蛔求食而出，是以其证吐蛔，静而复时烦，当上膈则烦，而过时则止，及闻食臭出，则又烦而呕，盖以蛔动而烦，非脏厥而烦，故有生理也。所以然者，厥阴属木属风，风从虫，风入八日而虫生，又木朽而虫生，此感召自然之理，故厥阴寒甚则虫出也。此方以姜、附、桂枝、蜀椒、细辛之大辛热以温脏气而治其寒，亦以虫畏辛也；乌梅之酸入肝，收厥阴上冲之气而止其烦，亦以虫畏酸也；人参以扶胃气，当归以益肝血，至于连、柏之用，虽曰虫得苦则伏，亦以厥阴为阴之尽，阴极阳生，寒极热生，且消渴与疼热，虽曰阴盛格阳，亦恐姜、附、椒、桂大过而化成热，用之所以节宣之也，仲景用药，真如转圜，至精至神，略可见矣。（观子）阳烦阴躁，烦轻躁重，于脏厥言躁，于蛔厥言烦，已具安危之异矣；况烦因蛔动，时烦即时止，较之无暂安时者，不更径庭乎？厥阴本阴之终，寒莫甚焉，然阴阳无终穷之理，故挟热之证反杂见，况龙雷之火亦寄于其中，此以上诸方，靡不寒热并施，如蛔厥本属脏寒，亦必佐以连、柏也。

乌梅丸方

乌梅三百个　黄连一斤　干姜十两　细辛　附子炮　桂枝　人参　黄柏各六两　当归　蜀椒去汗，各四两

上十味，异捣筛，合治之。以苦酒渍乌梅一宿，去核蒸之，五升米下，饭熟捣成泥，和药令相得。内臼中与蜜杵二千下，丸如梧桐子大。先食饮服十丸，日三服，稍加至二十丸。禁生冷滑物臭食等。

① 金液丹：出《太平惠民和剂局方》，药物组成：硫黄、赤石脂。

肺主气，“肺欲收，急食酸以收之”①，乌梅之酸以收肺气；“脾欲缓，急食甘以缓之”，人参之甘以缓脾气；“寒淫于内，以辛润之，以苦坚之”，当归、桂、椒、细辛之辛以润内寒；寒淫所胜，平以辛热②，姜、附之辛热以胜寒；蛔得甘则动，得苦则安，黄连、黄柏之苦以安蛔。（士材）凡治蛔勿使甘甜之物，盖蛔得甘则动，得苦则安，得酸则软，得辛则伏，干姜、桂、附温脏寒也，人参、当归补胃虚也。

除中证

伤寒，始发热六日，厥反九日而利。凡厥利者，当不能食，今反能食者，恐为除中。食以索饼，不发热者，知胃气尚在，必愈。恐暴热来出而复去也。后三日脉之，其热续在者，期之旦日夜半愈。所以然者，本发热六日，厥反九日，复发热五日，并前六日，亦为九日，与厥相应，故期之旦日夜半愈。后三日脉之，而脉数，其热不罢者，此为热气有余，必发痈脓也。始发热，邪在表也，至六日邪传厥阴之时，阴气胜者，作厥而利，厥反九日，阴寒气多，当不能食，而反能食者，恐为除中。除，去也；中，胃气也，言邪气太甚，除去胃气，胃欲引食自救，故暴能食，此邪胜也，当于食以索饼试之者，胃气绝，得面则必发热。若不发热者，胃气尚在也，恐是寒极变热，因暴热来而复去，使之能食，非除中也。《金匮要略》曰：病人素不能食而反暴思之，必发热③。后三日脉之其热续在者，阳气胜也，期之旦日夜半愈。若旦日不愈，后三日脉数而热不罢者，为热气有余必发痈脓。《经》曰：数脉不时则生恶疮④。（观

---

① 肺欲收急食酸以收之：语出《素问·脏气法时论》。下句同。

② 寒淫所胜平以辛热：语本《素问·至真要大论》。

③ 病人素不能食……必发热：语本《金匮要略·脏腑经络先后病脉证治》。

④ 数脉不时则生恶疮：语本《伤寒论·辨脉法》。

子）此节亦分四段看：至“恐为除中”为一段，言热只六日，厥反九日者，阴寒既胜必厥且利，厥利寒胜必不能食，反能食者，恐为除中症也。除者，尽也，无根之客热索食以自救，其本气已垂尽也。至“复去也”为一段，言但食以索饼而内不发客热者，则胃气复而思食亦未可知，胃气犹在必愈矣。然正恐暴热来而复去，人不之觉，不免为客热除中也。至“故期之旦日夜半愈”又一段，言前证由厥多热少故危，设后三日俱发热者，则厥虽九日，并前热亦九日矣，厥不能胜热，非旦日即夜半必愈也。“后三日”以下一段，言只续热三日，为厥热相半，若三日后或更发热不罢，其脉且数者，则热气又太过，肝藏血之脏，热气留积不解，发为痈脓者有矣。**伤寒，脉迟六七日，而反与黄芩汤彻其热。脉迟为寒，今与黄芩汤复除其热，腹中应冷，当不能食，今反能食，此名除中，必死。**伤寒脉迟六七日，为寒气已深，反与黄芩汤寒药，两寒相搏，腹中当冷，冷不消谷则不能食，反能食者，除中也。四时皆以胃气为本，胃气绝，故云必死。（观子）上证只由厥利之寒而得，非有误治；此证则纯为医人所坏矣。然阴寒既极，应不能食，而此反能食者，正由厥阴内藏阴火，其欲绝之际，亦且为杀谷之邪热耳，彼不悟阴极涵阳之脏，而于消渴、疼热、戴阳诸证犹作真火治之，其不为黄芩汤之除热者几希。

厥而停水证

伤寒，厥而心下悸者，宜先治水，当服茯苓甘草汤，却治其厥。不尔，水渍入胃，必作利也。《要略》曰：水停心下，甚者则悸①。厥虽寒胜，然以心下悸为水饮内蓄，先与茯苓甘草汤治其水，而后治其厥。若先治厥，则水饮浸渍入胃，必作下利。（海藏）少阴心悸者，四逆不可与也，心悸者，火惧水也，惟肾欺心故为悸，是足经上手经也，若与四逆，变生恶候矣，故先以茯苓甘草汤方导其湿，

① 水停心下甚者则悸：语本《金匮要略·痰饮咳嗽病脉证治》。

心悸全无，次以四逆温之。若心悸在，湿未去，不可温，温之则坏矣。（仁斋）水停心下悸者，心属火而恶水，过饮则水气乘心，不安而惕惕动悸也，宜茯苓甘草汤主之，或用五苓散分利亦可。

呕哕证

干呕，吐涎沫，头痛者，吴茱萸汤主之。干呕吐涎沫者，里寒也；头痛者，寒气上攻也，与吴茱萸汤温里散寒。（亮宸）呕吐涎沫者，厥阴之寒上干于胃，胃冷故所吐皆清涎冷沫；干呕者，其声浊而长也，三阴不上于头，惟厥阴与督会于巅，寒气上冲故头痛也，吴萸、生姜温里而止呕止沫，里寒去而涎浊除，则头痛止矣；人参、大枣以益胃，不使木邪侮所不胜也。（观子）吐涎沫者，厥阴之本证也，寒入厥阴而气内格，故干呕，厥阴寒而无火以温脾胃，故涎沫不治①；厥阴之脉上巅顶，邪伤则经气不利，故头痛，吴萸善温散逆气，祛厥阴本经之寒，兼以生姜、参、枣者，脾胃强则肝病不复能移克之也。**呕而发热者，小柴胡汤主之。**《经》曰：呕而发热者，柴胡证具②。（亮宸）干呕吐涎沫属厥阴，厥阴本无热，今呕而发热，则脏病还腑，而见少阳之证也，是宜小柴胡汤治之。（观子）肝胆脏腑相连，故厥阴病而兼呕发热者有之，既邪出之腑，遂亦以小柴胡从腑治之也。**呕家，有痈脓者，不可治呕，脓尽自愈。**胃脘有痈则呕而吐脓，不可治呕，得脓尽，呕即自愈。（观子）此痈脓如前所云热不罢发痈脓之类也，呕则其邪亦外出矣，故不治可愈。若胃有痈，自当急治，岂听其脓尽之能愈乎？**伤寒大吐、大下之，极虚，复极汗出者，以其人外气怫郁，复与之水以发其汗，因得哕。所以然者，胃中寒冷故也。**大吐、大下，胃气极虚，复极发汗，又亡阳气，外邪怫郁于表则身热，医与之水以发其汗，胃虚得水，虚寒相搏成哕也。**伤寒，哕而腹**

---

① 不治：疑是“不止”之误。

② 呕而发热者柴胡证具：语本《伤寒论·辨太阳病脉证并治下》。

满，视其前后，知何部不利，利之则愈。哕而腹满，气上而不下也，视其前后部，有不利者即利之以降其气。前部小便，后部大便也。

下利证

伤寒四五日，腹中痛，若转气下趋少腹者，此欲自利也。伤寒四五日，邪气传里之时，腹中痛，转气下趋少腹者，里虚遇寒，寒气下行，欲作自利也。**伤寒六七日不利，便发热而利，其人汗出不止者，死。有阴无阳故也。**伤寒至七日，为邪正争之时，正胜则生，邪胜则死，始不下利而忽暴发热、下利，汗出不止者，邪气胜正，阳气脱也，故死。**伤寒发热，下利，厥逆，躁不得卧者，死。**伤寒发热，邪在表也；下利，厥逆，阳气虚也；躁不得卧，病胜脏也，故死。**伤寒发热，下利至甚，厥不止者，死。**《要略》曰：六腑气绝于内者，手足寒；五脏气绝于内者，利不下禁①，伤寒发热为邪气独甚；下利至甚，厥不止，为脏腑气绝，故死。**发热而厥，七日下利者，为难治。**发热而厥，邪传里也，至经尽，则正气胜邪，当汗出而解，反下利则邪气胜，里气虚，故为难治。**伤寒，下利日十余行，脉反实者，死。**下利里虚，脉当微弱，反实者，病胜脏也，故死，《难经》曰：脉不应病，病不应脉，是为死证②。**下利欲饮水者，以有热故也，白头翁汤主之。**自利不渴为脏寒，与四逆汤以温脏；下利饮水为有热，与白头翁汤以凉中。（亮宸）下利本属寒证，然有热乘下焦，肠胃气涩，故令利而下重。下利饮汤则为寒，今欲饮水则亦热也，四味皆苦寒之剂，里热清而利与后重去矣。**热利下重者，白头翁汤主之。**利则津液少，热则伤气，气虚不利致后重也，与白头翁汤散热厚肠。**下利谵语者，有燥屎也，宜小承气汤。**《经》曰实则

---

① 六腑气……利不下禁：语本《金匮要略·呕吐哕下利病脉证治》。

② 脉不应病……是为死证：语出《难经·十八难》。

谵语①，有燥屎为胃实，下利为肠虚，与小承气汤以下燥屎。（亮宸）下利原为阴寒，今下利而谵语，则厥阴化热入于胃腑矣，故宜此下之去其实热而利自止也。又伤寒先热后必厥，厥深者热亦深，厥应下之②，仲景虽未明言，此亦宜此汤矣。（叔和）有人病伤寒，下利，身热，神昏多困，谵语不得眠，或见下利以谵语为阴虚，曰：此亦小承气证。众骇曰：下利而服小承气，仲景之法乎？曰：仲景之法也。仲景曰：下利而谵语者，有燥屎也③。属小承气汤而解。《素问》曰“微者逆之，甚者从之。逆者正治，从者反治。从少从多，是其事也。帝曰：何为反治？岐伯曰：塞因塞用，通因通用④。，王冰注云“大热内结，注泻不止，热宜寒疗，结复须除，以寒下之，结散利止，则通因通用也”，正合于此，又何疑焉？**下利后，更烦，按之心下濡者，为虚烦也，宜栀子豉汤**。下利后不烦为欲解，若更烦而心下坚者恐为谷烦，此烦而心下濡者是邪热乘虚客于胸中，为虚烦也，与栀子豉汤吐之则愈。（亮宸）此利后余热之剂也。下利烦躁厥冷为大寒，今曰下利后则利止矣，非虚寒之烦，乃热遗于胸中也，按之心下濡，虽热而非实热，用此清其虚烦可也。**下利后，身疼痛，清便自调者，急当救表，宜桂枝汤发汗**。《外台》云“里和表病，汗之则愈”。**下利，腹胀满，身体疼痛者，先温其里，乃攻其表。温里宜四逆汤，攻表宜桂枝汤**。下利腹满者，里有虚寒，先与四逆温里。身疼痛为表未解，利止里和，与桂枝汤攻表。**下利清谷，里寒外热，汗出而厥者，通脉四逆汤主之**。下利清谷为里寒，身热不解为外热，汗出阳气通行于外，未当厥，其厥者，阳气大虚也，与通脉四逆以固阳气。（亮宸）此证与少阴同，但多汗出耳，汗出者亡阳也，厥与逆冷同，

① 实则谵语：语本《伤寒论·辨阳明病脉证并治》。
② 寒先热后必厥……厥应下之：语本《伤寒论·辨厥阴病脉证并治》。
③ 下利而谵语者有燥屎也：语本《伤寒论·辨厥阴病脉证并治》。
④ 塞因塞用通因通用：语出《素问·至真要大论》。

文义似甚于不温者，盖冷甚于不温，而厥阴深于少阴耳。（观子）里寒不减上症，而增汗出与厥，则阳亡而阴益盛矣，主通脉四逆，岂非并治其格阳乎？**下利，脉沉而迟，其人面少赤，身有微热，下利清谷者，必郁冒汗出而解。病人必微厥，所以然者，其面戴阳，下虚故也。**下利清谷，脉沉而迟，里有寒也；面少赤，身有微热，表未解也；病人微厥，《针经》曰“下虚则厥”①。表邪欲解，临汗之时，以里先虚，必郁冒，然后汗出而解也。（观子）同属里寒外热之证，何以此独汗出而解？盖郁冒则阳气犹得还表，故虽清谷于前，微厥于后，不难愈也。**下利清谷，不可攻表，汗出必胀满。**下利者，脾胃虚也，胃为津液之主，发汗亡津液，则胃气愈虚，必胀满。（观子）汗出解，时阳气还表，即从表解也；若但清谷者而汗之，胀满作矣。**下利，脉大者，虚也，以其强下之故也。设脉浮革，因尔肠鸣者，属当归四逆汤主之。**脉大为虚，未应下而下之，利因不止也。浮者按之不足也，革者实大而长，微弦也，浮为虚，革为寒，寒虚相搏则肠鸣，与当归四逆汤补虚散寒。**下利，脉数而渴者，今自愈。设不瘥，必清脓血，以有热故也。**《经》曰“脉数不解而下不止，必协热便脓血”②。下利，寸脉反浮数，尺中自涩者，必清脓血。下利者，脉当沉迟，反浮数者，里有热也；涩为无血，尺中自涩者，肠胃血散也，血随利下，必便脓血。清与圊通，《脉经》曰“清者，厕也”。**下利，有微热而渴，脉弱者，今自愈。**下利，阴寒之疾，反大热者，逆；有微热而渴，里气方温也，《经》曰“诸弱发热”③，脉弱者阳气得复也，故今自愈。下利，脉数，有微热，汗出，今自愈。设复紧，为未解。下利，阴病也，脉数，阳脉也，阴病见阳脉者生，微热汗出，阳气得通也，利必自愈。诸紧为寒，设脉复紧，阴气犹胜也，故

① 下虚则厥：语出《灵枢·卫气》。

② 脉数不解……便脓血：语出《伤寒论·辨阳明病脉证并治》。

③ 诸弱发热：语出《伤寒论·辨脉法》。

云未解。**下利，手足厥冷，无脉者，灸之不温，若脉不还，反微喘者，死。**下利手足厥冷无脉者，阴气独胜，阳气大虚也，灸之阳气复，手足温而脉还为欲愈；若手足不温，脉不还者，阳已绝也，反微喘者，阳气脱也。**下利后，脉绝，手足厥冷，晬时脉还，手足温者生；脉不还者，死。**下利后脉绝，手足厥冷，无阳也；晬时，周时也，周时厥愈脉出，为阳气复则生；若手足不温，脉不还者，为阳气绝则死。**下利，脉沉弦者，下重也；脉大者，为未止；脉微弱数者，为欲自止，虽发热不死。**沉为在里，弦为拘急，里气不足，是主下重；脉大则病进，此利未止也；脉微弱数者，邪气微而阳气复，为欲自止，虽发热，只由阳胜，非大逆也。（观子）三阴下利之证最多，仲景以腹满，吐食，自利，腹痛者为太阴；自利不渴者为太阴。欲吐不吐，心烦，但寐，自利而渴引水，便白者为少阴；下利不止，便脓血者为少阴；吐，利，手足逆冷，恶寒蜷卧者为少阴；下利，四逆，烦躁者为少阴；下利脉微，或厥逆无脉，干呕，烦者为少阴；下利清谷，厥逆，脉微欲绝，反外热格阳者为少阴。消渴，吐蛔，疼热，下之利不止者为厥阴；见厥复利者为厥阴；先厥后发热，利应止不止，便脓血者为厥阴；大汗大下，利而厥冷者为厥阴；大汗后，热不去，内拘急，四肢疼，下利，厥逆恶寒者为厥阴；大下后厥逆，下部脉不至，唾脓血，泄利不止者为厥阴；厥而悸，水渍下利者为厥阴。夫三经之症，不可谓不详矣，然同一下利耳，何以有如是之殊哉？盖尝论之，脾胃者，水谷之市，未有太阴病而水谷犹治者；肾者，二便之主，禁固之司，肾病则里虚气寒，未有阴寒甚而少阴犹能禁固者；肝者，疏泄之司，或因利得厥，或由厥致利，未有厥而不寒者，亦未有寒而不利者。是三者均能为利，而致利之由实不同。谓之太阴者，以其脾胃也；谓之少阴者，以其寒也；谓之厥阴者，以其厥也。三经之证虽纷然，而其要亦概可识矣。乃厥阴一篇之末复有诸下利条，何哉？考下利未有不本于寒热者，今语其热，则有饮水、下重、谵语、燥屎之热矣；语其寒，则有腹胀温里、清谷戴阳之寒矣，盖皆足备前证之缺遗，而不名之以某经，其果厥且利之治耶？其非厥且利之治耶？大抵伤寒本无定法，而阴经之利，又居其多，凡三经所未尽，而可资变通于无穷者，则悉出于此，所以或但言伤寒，更不言厥阴病，或但言下利，并不言伤寒欤？少阴负趺阳者为顺也。少阴肾水，趺阳脾土，下利为肾邪干脾，水不胜土则为微邪，故为顺。

白头翁汤方

白头翁二两　黄连　黄柏　秦皮各三两

上四味，以水七升，煮取二升。去滓，温服一升。不愈，更服一升。

《内经》曰“肾欲坚，急食苦以坚之”①，利则下焦虚，是以纯苦之剂坚之。（鹤皋）寒者除热，苦者厚肠，四药皆苦寒，故治热利而疗下重。（观子）白头翁善止毒利，秦皮能除虚利，故与连、柏同为厚肠泄热之品。吴氏曰下利紫血鲜血者，此汤宜之。

厥阴中风，脉微浮为欲愈，不浮为未愈。《经》曰“阴病得阳脉者生”②，浮者阳也，厥阴中风脉微浮，为邪气还表向汗之时，故云欲愈。厥阴病，渴欲饮水者，少少与之，愈。邪至厥阴，为传经尽，欲汗之时，渴欲得水者，少少与之，胃气得润则愈。厥阴病欲解时，从丑至卯上。厥阴木也，王于卯，丑寅向王，故为解时。（《南阳》）大抵伤寒脏腑传变，阳经先受病，次第传入阴经。以阳主生，故太阳水传阳明土，阳明土传少阳木，为微邪；阴主杀，故少阳木传太阴土，太阴土传少阴水，少阴水传厥阴木，为贼邪。六七日当传厥阴之时，肝木必移气克于脾土，脾再受贼邪，则五脏六腑皆困而危殆，荣卫不通，耳聋囊缩，不知人而死矣，速用承气下之，可保五死

① 肾欲坚急食苦以坚之：语出《素问·脏气法时论》。
② 阴病得阳脉者生：语出《伤寒论·辨脉法》。

一生，古人云脾热病则五脏危，又云土败木贼则死。若六七日传厥阴，脉得微缓微浮，为脾胃脉也，脾气全，不再受克，邪无所容，否极泰来，营卫将复，水升火降，则寒热作而大汗解矣。（观子）厥阴传经之邪，惟《例篇》详言之，所谓热邪入内，烦满囊缩谵渴躁厥者，为毒气已入脏，必急下之，今本篇缺烦满囊缩之热证，仁斋曰妇人则乳缩是也。又寒入厥阴者，厥逆外每有引衣蜷卧，口吐涎沫，畏寒战栗，筋急唇青，爪甲皆青，面如刀刮，少腹急痛囊缩之证，皆宜急温，更舌卷者不治，本篇亦未之详，则皆残缺之列，学者自为引伸触类可也。

杂病下利宿食条

下利，三部脉皆平，按之心下硬者，急下之，宜大承气汤。

下利，脉迟而滑者，内实也，利未欲止，当下之，宜大承气汤。

下利，脉反滑者，当有所去，下之乃愈，宜大承气汤。

下利瘥后，至其年月日复发者，以病不尽故也，当下之，宜大承气汤。

下利不欲食者，以有宿食故也，当下之，宜大承气汤。

问曰：人病有宿食，何以别之？师曰：寸口脉浮而大，按之反涩，尺中亦微而涩，故知有宿食，当下之，宜大承气汤。

脉双弦而迟者，必心下硬；脉大而紧者，阳中有阴也，可以下之，宜大承气汤。

（观子）以上并《金匮要略》中之从杂病言者，后人误入之《伤寒论》，未敢随文附会，故别列于此。

（叔和）夫以为疾病至急，仓卒寻按，要者难得，故重集诸可与不可方，比之三阴三阳篇中，此易见也。又时有不止是三阴三阳者，出在诸可与不可中也。

第十卷第二十二篇，凡四十八证，前三阴三阳篇中悉具载之。

此以下诸方于随卷本证下虽已有，缘只以加减言之，未甚明白，似于览者检阅未便，今复校勘备列于后。

以上诸语，并前“今搜采仲景旧论”“疑非仲景意”类，俱属叔和增注之文，只因录者误合为一，读者亦不复分别，纷纷异同之辨皆起于此，今明者试细味之，此类岂非别一口吻，与仲景原文并不相涉欤？

卷　十

伤寒瘥后篇

伤寒瘥以后，更发热者，小柴胡汤主之。脉浮者，以汗解之；脉沉实者，以下解之。瘥后余热未尽更发热者，与小柴胡汤以和解之；脉浮者，热在表也，故以汗解；脉沉者，热在里也，故以下解之。大病瘥后劳复者，枳实栀子汤主之。若有宿食者，加大黄如博棋子大五六枚。病有劳复，有食复。伤寒新瘥，血气未平，余热未尽，早作劳动病者，名曰劳复；病热少愈而强食之，热有所藏，因其谷气留传，两阳相合而病者，名曰食复。劳复则热气浮越，与枳实栀子豉汤以解之；食复则胃有宿积，加大黄以下之。大病瘥后，从腰以下有水气者，牡蛎泽泻散主之。大病瘥后，脾胃气虚，不能约制肾水，水溢下焦，腰以下为肿也。《要略》曰：腰以下肿，当利小便①。与牡蛎泽泻散，利小便而散水。大病瘥后，喜唾，久不了了者，胃上有寒，当以丸药温之，宜理中丸。汗后阳气不足，胃中虚寒，不内津液，故喜唾不了了，与理中丸以温其胃。伤寒解后，虚羸少气，气逆欲吐者，竹叶石膏汤主之。伤寒解后，津液不足而虚羸，余热未尽，热则伤气，故少气，气逆欲吐，与竹叶石膏汤调胃散热。病人脉已解，而日暮微烦，以病新瘥，人强与谷，脾胃气尚弱，不能消谷，故令微烦，损谷则愈。阳明王于申酉戌，宿食在胃，故日暮微烦，当小下之以损宿谷。

伤寒后，脉沉，沉者内实也，下解之，宜大柴胡汤②。伤寒

① 腰以下肿当利小便：语本《金匮要略·水气病脉证并治》。
② 伤寒后……宜大柴胡汤：通行本《伤寒论》无此条。

后，为表已解；脉沉，为里未和，与大柴胡汤以下内实，《经》曰“伤寒瘥已后更发热，脉沉实者以下解之”① 是也。

伤寒，阴阳易之为病，其人身体重，少气，少腹里急，或引阴中拘挛，热上冲胸，头重不欲举，眼中生花，膝胫拘急者，烧裩散主之。大病新瘥，血气未复，余热未尽，强合阴阳，得病者名曰易。男子病新瘥未平复，而妇人与之交得病，名曰阳易；妇人病新瘥未平复，男子与之交得病，名曰阴易，以阴阳相感动，其余毒相染着，如换易也。其人病身体重，少气者，损动真气也；少腹里急，引阴中拘挛，膝胫拘急，阴气极也；热上冲胸，头重不欲举，眼中生花者，感动之毒、所易之气熏蒸于上也，与烧裩散以道②阴气。

枳实栀子豉汤方

枳实三枚，炙　栀子十四枚，擘，碎　豉一升，绵裹

上三味，以清浆水七升，空煮取四升，内枳实、栀子，煮取二升，下豉更煮五六沸。去滓，温分再服。覆令微似汗。

枳实栀子豉汤则应为吐剂，此云覆令微似汗出者，以其热聚于上者，苦则吐之；热散于表者，苦则发之，《内经》曰“火淫所胜，以苦发之”③，此之谓也。

牡蛎泽泻散方

牡蛎熬　泽泻　瓜蒌根　蜀漆洗去腥　葶苈熬　商陆根熬　海藻洗去咸，已上各等分

上七味，异捣下筛为散，更入臼中治之。白饮和服方寸匕。小便利，止后服，日三。

咸味涌泄，牡蛎、泽泻、海藻之咸以泄水气，《内经》曰“湿

① 伤寒瘥……以下解之：语出《伤寒论·辨阴阳易差后劳复病脉证并治》。

② 道：义同“导”，疏导，疏通。

③ 火淫所胜以苦发之：语出《素问·至真要大论》。

淫于内，平以苦，佐以酸辛，以苦泄之”①，蜀漆、葶苈、瓜蒌、商陆之酸辛与苦以导肿湿。

竹叶石膏汤方

竹叶二把　石膏一斤　麦门冬一升，去心　半夏洗　粳米各半升　人参三两　甘草二两，炙

上七味，以水一斗，煮取六升。去滓，内粳米，煮米熟汤成，去米，温服一升，日三服。

辛甘发散而除热，竹叶、石膏、甘草之甘辛以发散余热；甘缓脾而益气，麦门冬、人参、粳米之甘以补不足；辛者散也，气逆者欲其散，半夏之辛以散气逆。

烧裩散方

上取妇人中裩近隐处，剪，烧灰，以水和服方寸匕，日三服，小便即利，阴头微肿则愈。妇人病取男子裩裆烧灰。

百合狐惑阴阳毒篇载《金匮要略》，今补入

百合病者，百脉一宗，悉致其病也。意欲食复不能食，常默然，欲卧不能卧，欲行不能行，饮食或有美时，或有不用闻食臭时，如寒无寒，如热无热，口苦，小便赤。诸药不能治，得药则剧吐利，如有神灵者，身形如和，其脉微数。每溺时头痛者，六十日乃愈；若溺时头不痛，淅然者，四十日愈；若溺快然，但头眩者，二十日愈。其证或未病而预见，或病四五日而出，或病二十日或一月微见者，各随症治之。（《千金》）百合病者，谓无经络，百脉一宗，悉致病也，皆因伤寒虚劳，大病后不平复，变成斯病。其状恶寒而呕者，病在上焦也，二十三日当愈；腹满，微喘，大便坚，三四日一大便，时复小溏者，病在中焦也，六十三日当愈；小便淋漓

① 湿淫于内……以苦泄之：语出《素问·至真要大论》。

难者，病在下焦也，三十三日当愈，各随其症以治之。百合之为病，令人欲食复不能食，或有美时，或不用闻饮食臭，或如有寒其实无寒，如有热其实无热，常嘿嘿欲卧，复不得眠，至朝口苦，小便赤涩，欲行复不能行，诸药不能治，治之即剧吐利，如有神灵所为也。百合病身形如和，其脉微数。其候每溺时即头觉痛者，六十日愈；溺时头不痛，淅淅然寒者，四十日愈；溺时觉快，然但头眩者，二十日愈。其人或未病而预见，或已病四五日而出，或一月二十日后见其候者，治之勿误也，依证治之。百合病见于阴者，以阳法救之；见于阳者，以阴法救之。见阳攻阴，复发其汗，此为逆；见阴攻阳，乃复下之，此亦为逆，其病难治也。（《千金》）百合病见在于阴而攻其阳，则阴不得解也，复发其汗，为逆；见在于阳而攻其阴，则阳不能解也，复下之，其病不愈。（医案）一人得伤寒病，已经汗下，不愈，延至月余，耳聋，食药入口即吐，此误剂已多，脾胃受伤，故食药俱不纳也，证近百合病，乃以陈皮、白术各二钱，百合三钱，干姜钱半，煎饮，一服即能食不吐，渐增减服之而安。

百合病，发汗后者，百合知母汤主之。（《千金》）已经发汗后更发者。百合病，下之后者，滑石代赭汤主之。已经下后更发者。百合病，吐之后者，百合鸡子汤主之。已经吐后更发者。百合病，不经吐下发汗，病形如初者，百合地黄汤主之。百合病一月不解，变成渴者，百合洗方主之。百合病渴不瘥者，瓜蒌牡蛎散主之。百合病，变发热一作寒热者，百合滑石散主之。

狐惑之为病，状如伤寒，默默欲眠，目不得闭，卧起不安，蚀于喉为惑，蚀于阴为狐。不欲饮食，恶闻食臭，其面目乍赤、乍黑、乍白。蚀于上部则声嗄，甘草泻心汤主之。蚀于上部则咽干，苦参汤洗之。蚀于肛者，雄黄熏之。（《千金》）其毒在咽喉为惑病，在阴肛为狐病。狐惑之病，并恶饮食，不欲闻食臭，为面目翕赤、翕黑、翕白，温毒气所为也。（《脉经》）病人或从呼吸上蚀其咽，或从下焦蚀其阴肛，蚀上为惑，蚀下为狐，猪苓散主之。（叔和）一妇人病狐惑，声嗄多眠，目不闭，恶闻食臭，不省人事者半月矣，又手足拘强，脉数而微细，先与竹沥姜汁一盏服之，忽胸有汗，腹鸣，即目闭，省人事，遂用参术归陈入竹沥姜汁饮之，五六贴而愈。（谦甫）常参议赴大都，路感伤寒证，至真定不瘥，两手脉沉数，外却身凉厥逆，发斑微紫，唇及齿龈破裂，咽干声哑，嘿嘿欲眠，目不闭，郁冒，反侧不安，此证乃热深厥亦深，变成狐惑，其证最急，询之自内丘感冒，以百解散发汗，每经郡邑，治法多同，遂至于此。予谓平昔膏粱，积热于内，已燥津液，又兼发汗过多，津液重竭，因转属阳明，故大便难也，与大承气下之，得更衣，再以黄连解毒汤，病更减半，复与黄连犀角汤而安。

病者脉数，无热，微烦，默默但欲卧，汗出。初得之三四日，目赤如鸠眼，七八日目四眦黑一本作眦黄黑，若能食者，脓已成也，赤小豆当归散主之。

阳毒之为病，面赤斑斑如锦纹，咽喉痛，唾脓血，五日可治，七日不可治，升麻鳖甲汤主之。（《千金》）治伤寒一二日便成阳毒，或服药吐下之后变成阳毒，身重，腰背痛，烦闷不安，狂言，或走，或见鬼，或吐血下利，其脉浮大数，面赤斑斑，仲景云云。

阴毒之为病，面目青，身痛如被杖，咽喉痛，五日可治，七日不可治，升麻鳖甲汤去雄黄蜀椒主之。（《千金》）治伤寒初病一二日，便结成阴毒，或服药六七日以上至十日，变成阴毒，身重背强，腹中绞痛，咽喉不利，毒气攻心，心下坚强，短气不得息，呕逆，唇青面黑，四肢厥冷，其脉沉细急数，仲景云云。《肘后》《千金》俱用甘草汤，即上方去雄黄，余各方俱载类证[①]中。

---

① 类证：即本书卷十三至卷十六之《类证》篇。

霍乱篇

问曰：病有霍乱者何？答曰：呕吐而利，名曰霍乱。三焦者，水谷之道路。邪在上焦则吐而不利，邪在下焦则利而不吐，邪在中焦则既吐且利，以饮食不节，寒热不调，清浊相干，阴阳乖隔，遂成霍乱。轻者只曰吐利，重者挥霍撩乱，故曰霍乱。问曰：病发热，头痛，身疼，恶寒，吐利者，此属何病？答曰：此名霍乱。自吐下又利止，更复发热也。发热，头痛，身疼，恶寒者，本是伤寒，因邪入里，伤于脾胃，上吐下利，令为霍乱。利止里和，复更发热者，还是伤寒，必汗出而解也。（《明理》）伤寒吐利者邪气所伤，霍乱吐利者饮食所伤，其有兼伤寒之邪，内外不和，加之头痛发热而吐利，如此条云云，是霍乱兼伤寒者也。伤寒，其脉微涩者，本是霍乱，今是伤寒，却四五日至阴经上，转入阴必利，本呕下利者不可治也。欲似大便，而反矢气，仍不利者，属阳明也。便必硬，十三日愈，所以然者，经尽故也。微为亡阳，涩为亡血，伤寒脉微涩，则本是霍乱，吐利亡阳亡血，吐利止，伤寒之邪未已，还是伤寒也。却四五日邪传阴经之时，里虚遇邪，必作自利，本呕者邪甚于上，又利者邪甚于下，先霍乱里气大虚，今又伤寒之邪，再传为吐利，是重虚也，故为不治。若欲似大便而反矢气，仍不利者，利为虚，不利为实，欲大便反矢气，里气热也，此属阳明，大便必硬。十三日愈者，伤寒六日传遍三阴三阳，后六日再传经尽，则阴阳之气和，大邪之气去而愈也。下利后，当便硬，硬则能食者愈。今反不能食，到后经中颇能食，复过一经能食，过之一日当愈。不愈者，不属阳明也。下利后亡津液，当便硬，能食为胃和，必自愈。不能食者为未和，到后经中为复过一经，言七日后再经也，颇能食者，胃气方和，过一日当愈；不愈者，暴热使之能食，非阳明气和也。

霍乱，头痛，发热，身疼痛，热多欲饮水者，五苓散主之；

寒多不用水者，理中丸主之。头痛，发热，身痛，则邪自风寒而来，中焦为寒热相半之分，邪稍高者，居阳分则为热，热多欲饮水者，与五苓散以散之；邪稍下者，居阴分则为寒，寒多不用水者，与理中丸以温之。**吐利止，而身痛不休者，当消息和解其外，宜桂枝汤小和之。**吐利止，里和也；身痛不休，表未解也，与桂枝汤小和之者，《外台》云“里和表病，汗之则愈”是已。**吐利，汗出，发热，恶寒，四肢拘急，手足厥冷者，四逆汤主之。**上吐下利，里虚；汗出，发热，恶寒，表未解也；四肢拘急，手足厥冷，阳虚阴胜也，与四逆汤助阳退阴。**既吐且利，小便复利而大汗出，下利清谷，内寒外热，脉微欲绝者，四逆汤主之。**吐利亡津则小便当少，小便复利而大汗出，津液不禁，阳气大虚也；脉微为亡阳，若无外热，但内寒下利清谷为纯阴，此以外热为阳未绝，犹可与四逆救之。**吐已下断，汗出而厥，四肢拘急不解，脉微欲绝者，通脉四逆加猪胆汁汤主之。**吐已下断，津液内竭，则不当汗出，汗出者不当厥，今汗出而厥，四肢拘急不解，脉微欲绝者，阳气大虚，阴气独胜也，若纯与阳药，恐阴为拒格，或呕或躁，不得复入也，与通脉四逆汤加猪胆汁，胆苦入心而通脉，胆寒补肝而和阴，引置阳药不被拒格，《内经》曰“微者逆之，甚者从之”①，此之谓也。恶寒，脉微而复利，利止，亡血也。四逆加人参汤主之。恶寒，脉微而利者，阳虚阴胜也；利止则津液内竭，故云亡血，《金匮》曰“水竭则无血”②，与四逆汤温经助阳，加人参生津液而益血。（仁斋）霍乱要在审察冷热而治。若果夏月中暑霍乱，脉虚，小便少，不可用附子、干姜，须仔细辨之。又曰中暑霍乱，只宜五苓散加香薷、扁豆、葛根、姜汁、炒黄连类治之。（观子）东南之气多暑多燠，霍乱作于夏秋者众，故治非五苓、藿香

---

① 微者逆之甚者从之：语出《素问·至真要大论》。

② 水竭则无血：语见《备急千金要方》卷一。

正气不可；若西北之气多阴多寒，霍乱兼于伤寒者众，况甚者且清谷，脉微，里寒外热，厥作格阳，夫理中、四逆其可少欤？是知地宜不同，寒热顿异，施治之殊，又不独伤寒为然也。吐利，发汗，脉平，小烦者，以新虚不胜谷气故也。《内经》曰“食入于阴长气于阳”①，新虚不胜谷气，是生小烦。

理中丸方

人参　甘草炙　白术　干姜以上各二两

上四味捣筛为末，蜜和丸，如鸡黄大。以沸汤数合，和一丸，研碎，温服之，日三四夜二服。腹中未热，益至三四丸，然不及汤。汤法以四物依两数切，用水八升，煮取三升，去滓，温服一升，日三服。

《内经》曰“脾欲缓急食甘以缓之”②，用甘补之，人参、白术、甘草之甘以缓脾调中；“寒淫所胜，平以辛热”，干姜之辛以温胃散寒。

心肺在膈上为阳，肝肾在膈下为阴，脾胃应土，处于中州，在五脏曰孤脏，在三焦曰中焦，一有不调，此丸专治，故曰理中。脾欲缓，缓中益脾必甘为主，是以人参之甘温为君；脾恶湿，温中胜湿必以甘为助，是以白术之甘温为臣；甘先入脾，脾不足以甘补之，是以甘草之甘平为佐；喜温恶寒者胃也，胃寒则中焦不治，是以干姜之辛热为使。

加减法：若脐上筑者，肾气动也，去术，加桂四两；脾虚肾气动者，脐上筑动，《内经》曰“甘者令人中满”③，术甘壅补，桂泄奔豚，是以相易也。吐多者，去术，加生姜三两；呕家不喜甘，故去

---

① 食入于阴长气于阳：语见于《素问悬解·奇病论四十五》。

② 脾欲缓急食甘以缓之：语出《素问·脏气法时论》。

③ 甘者令人中满：语出《素问·奇病论》。

术，呕家多服生姜以辛散之。下多者还用术，悸者加茯苓二两；下多者用术以去湿，悸者加茯苓以导饮。渴欲得水者，加术，足前成四两半；津液不足则用术，甘以缓之也。腹中痛者，加人参足前成四两半；里虚则痛，加人参以补之。寒者，加干姜足前成四两半；寒淫所胜，平以辛热。腹满者，去术，加附子一枚。服汤后，如食顷，饮热粥一升许，微自温，勿发揭衣被。胃虚则气壅腹满，甘令人中满，是以去术，附子之辛以补阳散壅。

脾胃居中，病则邪气上下左右无病不至，故又有诸加减焉。气壅而不泄则筑然动，白术味甘补气，去之则气易散；肾气动者，欲作奔豚，桂，辛以散之，能入肾治奔豚，故加之。气上逆则吐，术，甘而壅，非所宜也；姜，辛而散，为圣药也。气泄而不收则下多，术甘而补，能使正气收而不泄；饮聚则悸，茯苓之渗泄，伏水以除。津液不足则渴，术甘以补津液。里虚者痛，补可去之，人参之属是也。寒加干姜，辛能散也。气壅郁，腹为之满，术甘补则去之，附子辛散故加之。

四逆加人参汤方

于四逆汤方内加人参一两。余依法服。

四逆加猪胆汁汤方

于四逆汤方内，加入猪胆汁半合。余依法服。如无猪胆汁以羊胆代之。

痓湿暍篇

伤寒所致太阳痓、湿、暍三种，宜应别论，以为与伤寒相似，故此见之。痓当作痉，传写之误也。痓者，恶也，非强也。《内经》曰“肺移热于肾，传为柔痓”①，柔谓筋柔而无力，痉谓骨痉而不

---

① 肺移热于肾传为柔痓：语出《素问·气厥论》。

随，痓者，强也；《千金》以强直为痓；《经》曰：颈项强急，口噤背反张者，痓①。即是观之，“痓”为“痉”字明矣。暍音谒。

太阳病，发热无汗，反恶寒者，名曰刚痓。《千金》曰“太阳中风，重感寒湿，则变痓”，太阳病发热无汗为表实，则不当恶寒，今反恶寒者，则太阳中风重感于寒，为痓病也，以表实感寒，故名刚痓。太阳病，发热，汗出，不恶寒者，名曰柔痓。太阳病发热汗出为表虚，则当恶寒，其不恶寒者为阳明病，今发热汗出而不恶寒者，非阳明证，则是太阳中风重感于湿，为柔痓也。表虚感湿，故曰柔痓。（观子）此太阳下当添一“痓”字，作“太阳痓病”读，便明。盖以无汗恶寒、汗出不恶寒，分别刚柔则可，若以此辨痓与否，非也。痓必先具项背强直之状，而后别其孰为刚痓也？由表实感寒；孰为柔痓也？由表虚感湿。太阳病，发热，脉沉而细者，名曰痓。太阳主表，发热为表病，脉当浮大，今脉反沉细，既不愈，则太阳中风重感于湿而为痓也，《要略》曰“太阳病，其证备，身体强，几几然，脉反沉迟，此为痓，瓜蒌桂枝汤主之”②。太阳病，发汗太多，因致痓。太阳病发汗太多则亡阳，《内经》曰“阳气者，精则养神，柔则养筋”③，阳微不能养筋，则筋脉紧急而成痓也。（观子）痓有由伤寒致痓之处，如太阳中风，重感寒湿成痓；太阳发汗太多成痓是也。有痓病似伤寒之处，如发热恶寒汗出是也。仲景既曰伤寒所致太阳痓，又曰以为与伤寒相似，二意自殊也。太阳痓虽外证近伤寒，其脉沉细，及浛浛如蛇，必项背强直或反张，其不侔④自可辨矣。中风重感寒湿者，属外因有余；汗多亡阳，去血太过者，属内因不足，病同而施治可同乎？太阳痓外，复有阳明痓与少阳痓，虽经言未之及，尤当

---

① 颈项强急……痓：语本《金匮要略·痉湿暍病脉证治》。
② 太阳病……瓜蒌桂枝汤主之：语出《金匮要略·痉湿暍病脉证治》。
③ 阳气者……柔则养筋：语出《素问·生气通天论》。
④ 不侔（móu 谋）：不同。

推广分别以施之。**病身热足寒，颈项强急，恶寒，时头热面赤，目脉赤，独头面摇，卒口噤，背反张者，痓病也。**太阳中风为纯中风，伤寒为纯伤寒，皆不作痓，惟太阳中风重感寒湿者乃变痓。身热足寒者，寒湿伤下也；时头热，面赤，目脉赤者，风伤于上也；头为诸阳之首，风伤阳，风主动故摇也，若纯伤风者，身亦动摇，手足搐搦，此以内挟寒湿，故但头面摇也；口噤者，寒主急也，卒者，不常也，加之风湿，故卒口噤，复有时而缓也；足太阳之脉起目内眦，上额交颠，支别者从颠络脑，旋出下项循肩髆，夹脊抵腰，贯臀至足，风寒客于经中，则筋脉拘急，故颈项强急而背反张也。

太阳病，关节疼痛而烦，脉沉而细者，此名湿痺。湿痺之候，其人小便不利，大便反快，但当利其小便。《要略》曰"雾伤皮腠，湿流关节"①，疼痛而烦者，湿气内流也；湿同水也，脉沉而细者，水性趋下也；痺，痛也，因其关节烦疼而名曰湿痺，非脚气之痺也。《内经》曰"湿胜则濡泄"②，小便不利，大便反快者，湿气内胜也，但当利其小便以宣泄腹中湿气，古云"治湿不利小便非其治也"。**湿家之为病，一身尽疼，发热，身色如熏黄也。**身黄如橘子色者，阳明瘀热；此如熏黄，知非瘀热也。身黄发热者，栀子柏皮汤，为表里有热，故身不疼痛；此一身尽痛，知非伤寒客热也，由湿邪在经使然。脾恶湿，湿伤则脾病而色见，是以身发黄如烟熏者，非正黄色也。（徐氏）此本湿热证而论不言热，无治法，或治以白术附子甘草附子等汤，恐与湿热不相宜。（观子）此痛与痺痛不同，湿在关节而疼故曰痺，今一身疼而复表热，故曰在经。熏黄与橘子黄同是湿热，彼以热胜者黄而明，此以湿胜者黄而暗。治法小便不利者，茵陈五苓散；小便利者，术附汤，不可易也。海藏曰熏黄者阴黄，盖既湿胜，则次传寒中者有矣。**湿家，其人但头汗出，背强，欲得被覆向火。若下**

---

① 雾伤皮腠湿流关节：语出《金匮要略·脏腑经络先后病脉证》。

② 湿胜则濡泄：语出《素问·阴阳应象大论》。

之早则哕，胸满，小便不利，舌上如胎者，以丹田有热，胸中有寒，渴欲得水而不能饮，则口燥烦也。湿家有风湿，有寒湿，此寒湿相搏者也。湿胜则多汗，伤寒则无汗，此寒湿相搏，不能周身，故但头汗出也；太阳之脉行于背，寒湿客之，则表气不利而背强也；里有邪者外不恶寒，表有邪者恶寒，欲得被覆向火者，寒湿在表而恶寒也。下之早，伤动胃气，损其津液，故哕而胸满，小便不利；下后里虚，上焦阳气因而下陷，为丹田有热，表中寒乘而入于胸中，为胸中有寒，使舌上生白胎，滑也；脏燥则欲饮水，以胸中客寒湿，故不能饮而但燥烦也。（宇泰）此寒湿相搏于表，不可妄下者也，小陷胸汤、甘草附子汤；小便不利，五苓散，理中去姜加术；小便利，桂枝加附子、理中加茯苓、茯苓白术汤类选用之。**湿家，病身上疼痛，发热，面黄而喘，头痛，鼻塞而烦，其脉大，自能饮食，腹中和**一本作初**无病，病在头中**去声**寒湿，故鼻塞，内药鼻中则愈。**病有浅深，证有中外，此则湿气浅者也，何以言之？湿家不云关节烦疼而云身上疼痛，是湿气不流关节而外客肌表也；不云发热身似熏黄而云发热面黄而喘，是湿不干于脾而薄于上焦也；阴受湿邪者深，今头痛鼻塞而烦，是湿客于阳而不客阴也；湿家之脉当沉细，今浮大者阳也，湿不内流而外在表也；又以自能饮食，胸腹别无痞满，为腹中和无病，知其湿气微浅，故内药鼻中，以宣泄头中寒湿。（仁斋）按此以瓜蒂散吹入鼻中，搐下黄水则愈。（嗣真）头疼，发热，背强，身痛，与伤寒相似，其不同者，脉沉而细，头汗，面黄，能饮食，所以为异也。夫太阳伤寒，脉必浮盛，今脉沉细，苟非湿家，即阳证得阴脉也，盖有面黄，头汗，其为湿也明矣；其能饮食者，为病在经而不干里也，然大便反快小便滞，亦经络涩滞，不能施化所致矣。（叔微）一人病身体痛，面黄，喘满，头痛，自能饮食，大小便如常，诊之脉大而虚，鼻塞而烦，予曰：此非宿谷湿热相搏，乃头中寒湿也，或欲用茵陈五苓，非其治也。二便如常则知病不在脏，头痛，鼻塞，是病在清道中。清道者，肺之经，华盖也，若下大黄，必腹胀，为逆矣，亦用瓜蒂散，先含水，次搐之，鼻中黄水尽而愈。**湿家下之，额上汗出，微喘，小便利者，死；若下利不止也，亦死。**湿家发汗则愈，《要略》曰“湿家，身烦疼，可与麻黄加术四两，发其汗为宜”①。若妄下则大逆，额上汗出而微喘者，乃阳气上逆也，小便自利或下利者，阴气下流也，阴阳相离，故死矣。

伤寒八九日，风湿相搏，身体疼痛，不能自转侧，不呕不渴，脉浮虚而涩者，桂枝附子汤主之。伤寒与中风家，至七八日再经之时，则邪气多在里，身必不苦疼痛，今日数多，复身体疼痛，不能自转侧者，风湿相搏也。烦者，风也；身疼不能自转侧者，湿也；《经》曰风则浮虚，《脉经》曰“脉来涩者，为病寒湿也”②，不呕不渴，里无邪也，脉得浮虚而涩，身有疼烦，知风湿但在经也，与桂枝附子汤以散表中风湿。**若其人大便硬，小便自利者，去桂枝加白术汤主之。**桂发汗走津液，此小便利，大便硬，为津液不足，故去桂枝加术。**风湿相搏，骨节烦疼，掣痛不得屈伸，近之则痛剧，汗出短气，小便不利，恶风不欲去衣，或身微肿者，甘草附子汤主之。**风则伤卫，湿流关节，风湿相搏，两邪乱经，故骨节疼烦掣痛，不得屈伸，近之则痛剧也；风胜则卫气不固，汗出短气，恶风不欲去衣，为风在表；湿胜则水气不行，小便不利，或身微肿，为湿搏也，与甘草附子汤散湿固卫气。《活人》杏仁汤。**病者一身尽疼，发热，日晡所剧者，此名风湿。此病伤于汗出当风，或久伤取冷所致也。**一身尽疼者，湿也；发热日晡所剧者，风也。若汗出当风而得之者，则先客湿而后感风；若久伤取冷而得之者，则先伤风而后中湿，可与麻黄杏仁薏苡仁甘草汤，方见《要略》中。**问曰：风湿相搏，一身尽疼痛，**

---

① 湿家……发其汗为宜：语出《金匮要略·痓湿暍病脉证治》。
② 脉来涩者为病寒湿也：语出《脉经》卷一《迟疾短长杂脉法第十三》。

法当汗出而解。值天阴雨不止，医云此可发汗，汗之病不愈者，何也？答曰：发其汗，汗大出者，但风气去，湿气在，是故不愈也。若治风湿者，发其汗，但微微似欲汗出者，风湿俱去也。值天阴雨不止，明其湿胜也，《内经》曰“阳受风气，阴受湿气”①，又曰“伤于风者，上先受之；伤于湿者，下先受之”，风湿相搏，则风在外而湿在内。汗大出者，其气暴，暴则外邪出而里邪不能出，故风去而湿在；汗微微出者，其气缓，缓则内外之邪皆出，故风湿俱去也。（宇泰）麻黄白术汤、桂枝附子汤，风湿宜汗，桂枝加白术、黄芪防已汤。（观子）前二条伤寒之兼异气者，故必治异气而伤寒之邪可已，其曰骨节掣痛，亦痺证矣，然是以风湿致痺，与但湿痺者殊也；末二条则风湿病而有似伤寒者，是又具篇首之二意者也。

桂枝附子汤方

桂枝四两，去皮　附子三枚，炮，去皮，破八片　生姜三两，切　甘草二两，炙　大枣十二枚，擘

上五味，以水六升，煮取二升。去滓，分温三服。

风在表者，散以桂枝甘草之辛甘；湿在经者，逐以附子之辛热；姜、枣辛甘行荣卫，通津液，以和表也。（亮宸）此治表虚无阳，寒与风湿太甚者。盖风湿相搏，经中阳气几绝，而为寒邪所困，故疼烦不能自转侧也；不呕不渴，风湿在经而里无邪也；浮者，风脉也，虚而涩者，阳气绝而阴亦欲绝也，桂枝、甘草之苦甘行阳气而散在表之风邪，附子之辛热回阳气而逐在经之寒湿，用三枚者盖以阳气困极，非重用之，不能追将绝之元阳也；小便利而大便硬，为津液不足，故去桂加术也；用姜、枣者，亦和荣卫通津液之意耳。

白术附子汤方载《金匮要略》

① 阳受风气阴受湿气：语出《素问·太阴阳明论》。下句同。

白术二两　附子一枚半，炮，去皮　甘草一两，炙　生姜一两半，切　大枣六枚，擘

上五味，以水三升，煮取一升。去滓，分温三服。一服，觉身痺，半日许，再服。三服都尽，其人如冒状，勿怪，即是术附并走皮中，逐水气，未得除故耳。

（东垣）附子能除肾中寒甚，白术佐之，名术附汤，除寒湿之圣药也。（观子）按经文谓此为去桂枝加白术汤，乃桂枝附子汤去桂加术也。第十卷中，于桂枝加附子汤下，注云术附汤，附又作“于方内去桂枝加白术，余依前法”，是附子只一枚，且有芍药三两矣，此属叔和之误注无疑也，故遂取《金匮》中者正之。盖此汤方名术附汤耳，再考《千金》《近效》《活人》诸术附汤方，并同本方，则知十卷之误列明矣。术附汤即白术附子汤，乃桂枝附子汤去桂加术，非桂枝加附子汤去桂加术也，叔和之误由此，盖无“加”字者①与有“加”字者②，自是两方也。

甘草附子汤方

甘草炙　白术各二两　附子二枚，炮，去皮，破　桂枝四两，去皮

上四味，以水六升，煮取三升。去滓，温服一升，日三服。初服得微汗则解，能食。汗止复烦者，服五合，恐一升多者，宜服六七合。

桂枝、甘草之辛甘散风邪而和卫，附子、白术之辛甘解湿气而温经。（《活人》）身肿者，加防风一两；悸，小便不利者，加白术、茯苓一两半。（亮宸）此与上同，一则疼烦不能转侧，一则掣痛不得屈伸，俱为纯阴在表；此汗出短气，彼浮虚而涩，俱为阳气大虚。夫风则伤卫，湿流关节，两邪乱经，故骨节疼烦而痛剧

① 无加字者：桂枝附子汤。

② 有加字者：桂枝加附子汤。

也；汗出短气，恶风不欲去衣者，风胜而卫气不固也；小便不利或身微肿者，湿胜而水气不行也，故用白术、桂枝散风湿而固卫，甘草、附子益阳气而温经。

太阳中热者，暍是也，其人汗出恶寒，身热而渴也。汗出恶寒，身热而不渴者，中风也；汗出恶寒，身热而渴者，中暍也，《要略》以白虎加人参汤主之。太阳中暍者，身热疼重而脉微弱，此亦夏月伤冷水，水行皮中所致也。《经》曰"脉虚身热，得之伤暑；身热，脉微弱者，暍也"①，身热疼重者，水也，由夏时暑热，以水灌洗而得之，《要略》以一物瓜蒂散主之，或五苓散。太阳中暍者，发热恶寒，身重而疼痛，其脉弦细芤迟，小便已，洒洒然毛耸，手足逆冷，小有劳身即热，口开，前板齿燥。若发汗则恶寒甚，加温针则发热甚，数下之则淋甚。病有在表者，有在里者，有表里俱病者，此则表里俱病者也。发热恶寒，身重疼痛者，表中暍也；脉弦细芤迟者，中暑脉虚也；小便已洒洒然毛耸，手足逆冷者，太阳经气不足也；小有劳身即热者，谓劳动其阳而暍即发也；口开前板齿燥者，里有热也，《内经》曰"因于暑，汗，烦则喘喝"②，口开谓喘喝也，以喘喝不止，故前板齿干燥。若发汗以去表邪，则外虚阳气，故恶寒甚；若以温针助阳，则火热内攻，故发热甚；若下之以除里热，则内虚而膀胱燥，故淋甚。（徐氏）此条本无治法，东垣以清暑益气汤主之，所谓发千古之秘也。脉盛身寒，得之伤寒；脉虚身热，得之伤暑。《内经》"脉实血实，脉虚血虚"③，寒则伤血，邪并于血则气盛而血虚④，故伤寒者脉盛而身寒；热则伤气，邪并于气则气盛而

---

① 脉虚身热……暍也：语出《素问·刺志论》。

② 因于暑汗烦则喘喝：语出《素问·生气通天论》。

③ 脉实血实脉虚血虚：语出《素问·刺志论》。

④ 气盛而血虚：疑"气虚而血盛"之误。寒伤血，邪并于血则血实，血实则脉实，故伤寒脉盛。

血虚，故伤暑者脉虚而身热。（《南阳》）大抵中暑与热病，外证颇相似，而热病脉盛，中暑脉虚，以此别之。盖寒伤形而不伤气，所以脉盛；热伤气而不伤形，所以脉虚。（观子）虽曰身寒，实指身发热言也，要以意得之。又刘从周曰盛夏发热，有进退者为冒暑，一向热不止者为伤寒。

卷十一

汗吐下水火灸刺篇

辨不可发汗

咽喉干燥者，不可发汗。津液不足也。淋家，不可发汗。发汗必便血。膀胱里热则淋，反以阳药发汗，亡耗津液，增益客热，膀胱虚燥必小便血。疮家，虽身疼痛，不可发汗。发汗则痓。表虚聚热则生疮，疮家身疼如伤寒，不可发汗。汗则表气愈虚，热势愈甚，生风，故变痓也。衄家，不可发汗。汗出必额上陷脉急紧，直视不能眴，不得眠。衄者，上焦亡血也，发汗则上焦津液枯竭，经络干燥，故额上陷脉急紧。诸脉者皆属于目，筋脉紧急，则牵引其目，故直视不得眴。眴者，合目也，《针经》曰“阴气虚则目不瞑”①，亡血为阴虚，是以不得眠。（韩氏）此为素有衄证，非伤寒时之衄也，故不可发汗。（观子）额上陷脉连读，下为句，作“额上陷”者误。亡血家，不可发汗。发汗则寒栗而振。《针经》曰“夺血者无汗，夺汗者无血”②，亡血发汗，则阴阳俱虚，故寒栗。（《活人》）假如淋家、衄家类，不可汗而振摇者，亦可以小柴胡类和解之。（《千金》）太阳证宜汗，而其人适失血及大下利，不可大汗也，只频频少与桂枝汤，使体润絷絷汗出自解矣。

动气在右，不可发汗。发汗则衄而渴，心苦烦，饮即吐水。动气者，筑筑然气动者也；右者，脐之右也，《难经》“肺内证，脐右有

① 阴气虚则目不瞑：语出《灵枢·大惑论》。

② 夺血者无汗夺汗者无血：语出《灵枢·营卫生会》。

动气，按之牢若痛，肺气不治”①，正气内虚，气动于脐右也，发汗则动肺气，肺主气，开窍于鼻，气虚则不能卫血，血溢妄行，随其出于鼻而为衄；亡津液胃燥，则烦渴而心苦烦；肺恶寒，饮冷则伤于肺，故饮即吐水。**动气在左，不可发汗。发汗则头眩，汗下不止，筋惕肉瞤。**《难经》“肝内证，脐左有动气，按之牢若痛，肝气不治”，正气内虚，气动于脐左也，肝为阴之主，发汗汗不止，则亡阳外虚，故头眩筋惕肉瞤，《针经》曰“上虚则眩”②。**动气在上，不可发汗。发汗则气上冲，正在心端。**《难经》“心内证，脐上有动气，按之牢若痛，心气不治”，正气内虚，气动于脐上，心为阳，发汗亡阳则愈损心气，肾乘心虚欲上凌心，故气上冲正在心端。**动气在下，不可发汗。发汗则无汗，心中大烦，骨节苦疼，目运，恶寒，食则反吐，谷不得前。**《难经》“肾内证，脐下有动气，按之牢若痛，肾气不治”，正气内虚，动气发于脐下也，肾主水，发汗无汗者水不足也，心中大烦者肾虚不能制心火也，骨节苦疼者肾主骨也，目运者肾病目𥆨𥆨如无所见也，恶寒者肾主寒也，食则反吐，谷不得前者，肾水干也，王冰曰“病呕吐，食入反出，是无水也”。

咽中闭塞，不可发汗。发汗则吐血，气欲绝，手足厥冷，欲得蜷卧，不能自温。咽者胃之系，胃经不和，则咽内不利，发汗攻阳，血随发散而上，必吐血；胃经不和而攻表，则阳虚于外，故气欲绝，手足冷，蜷卧而不能自温。**咳者则剧，数吐涎沫，咽中必干，小便不利，心中饥烦，晬时而发，其形似疟，有寒无热，虚而寒栗。咳而发汗，蜷而苦满，腹中复坚。**肺寒气逆，咳者则剧；吐涎沫亡津液，咽中必干，小便不利；膈中阳气虚，心中饥而烦也；一日一夜气大会于肺，邪上相击，晬时而发；形如寒疟，但寒无热，虚而

① 肺内证……肺气不治：语出《难经·十六难》。后四脏内证句同。
② 上虚则眩：语出《灵枢·卫气》。

寒栗。发汗攻阳，阳气愈虚，阴寒愈甚，故蜷而苦满，腹中复坚。**咳而小便利，若失小便者，不可发汗。发汗出则四肢厥逆冷。**肺虚冷，上虚不能治下者，咳而小便利，或失小便。上虚发汗则阳气外亡，四肢诸阳之本，阳虚不与阴相接，故四肢厥逆冷。

诸脉得数动、微弱者，不可发汗。发汗则大便难，腹中干，胃燥而烦，其形相象，根本异源。动数为热在表，微弱为热在里，发汗亡津液，则热气愈甚，胃中干燥，故大便难，腹干燥烦也，根本虽有表里之异，逆治之后，热传则一，是以病形相象。**脉微而弱，弱反在关，濡反在巅，弦反在上，微反在下，弦为阳运，微为阴寒，上实下虚，意欲得温，微弦为虚，不可发汗。发汗则寒栗，不能自还。**弦在上则风伤气，风胜者阳为之运动；微在下则寒伤血，血伤者里为之阴寒。外气怫郁为上实，里有阴寒为下虚，表热里寒意欲得温，若反发汗，亡阳阴独，故寒栗不能自还。**脉濡而弱，弱反在关，濡反在巅，微反在上，涩反在下，微则阳气不足，涩则无血。阳气反微，中风汗出而反燥烦；涩则无血，厥而且寒。阳微发汗，躁不得眠。**寸关为阳，脉当浮盛，弱反在关，则里气不及；涩反在巅，则表气不逮。卫行脉外，浮为在上以候卫，微反在上，是阳气不足；荣行脉中，沉为在下以候荣，涩反在下，是无血。阳微不能固外，腠理开疏，风因客之，故汗出而烦躁；无血则阴虚，不与阳相顺接，故厥而且寒。阳微无津液则不能作汗，若发汗必亡阳而躁，《经》曰“汗多亡阳遂虚，恶风烦躁不得眠也”①。**厥，脉紧，不可发汗。发汗则声乱，咽嘶舌萎，声不得前。**厥而脉紧，则少阴伤寒也，法当温里，而反发汗，则损少阴之气，少阴之脉入肺中，循喉咙，挟舌本，肾为之本，肺为之标，本虚则标弱，故声乱咽嘶舌萎，声不得前。

---

① 汗多亡阳……不得眠也：语出《伤寒论·太阳病脉证并治上》。

脉浮紧者，法当身疼痛，宜以汗解之。假令尺中迟者，不可发汗。何以知之？然以荣气不足，血少故也。《针经》曰“夺血者无汗”①，尺脉迟者为荣血不足，故不可发汗。（《南阳》）先以小建中加黄芪汤，如尺尚迟，再一剂，次以柴胡汤、桂枝二越婢一汤和解之。（叔微）乡人丘生，病伤寒发热头疼烦渴，脉虽浮数而无力，尺以下迟而弱，此虽麻黄证而尺迟弱，仲景云尺中迟者，荣气不足，血气微少，未可发汗，与建中汤加当归、黄芪，翌日脉尚尔，其家煎迫，日夜督发汗药，几不逊矣，余忍之，但用建中调荣而已，至五日尺部方应，遂投麻黄汤，啜二服，发狂，须臾稍定，略睡，已得汗矣。信知此事诚难。仲景虽云不避晨夜即宜便治，医者亦须察其表里虚实，待其时日，若不循次第，暂时得安，虚损五脏以促寿限，何足贵哉？《南史》载范云病伤寒，恐不得预武帝九锡②之庆，召徐文伯，恳以即便得愈。文伯曰便瘥甚易，恐二年后不复起耳。云曰“朝闻道，夕死可矣”，况二年乎？遂烧地，布桃柏叶，取汗，翌日果愈，二年后云卒。夫取汗先期，尚促寿命，况不顾表里，不待时日，欲速得效乎？每见病家不耐病，医者随意顺情，鲜有不败事者，予故书此，以为戒。**脉浮数者，法当汗出而愈。若下之，身重心悸者，不可发汗，当自汗出乃解。所以然者，尺中脉微，此里虚，须表里实，津液自和，便自汗出愈。**脉浮数，邪气在表也，当汗出愈。若下之，身重心悸者，损其津液，虚其胃气也，身重心悸而尺脉实，则下后里虚，邪气乘虚传里；今身重心悸而尺脉微，知下后里虚，津液不足，邪气不传里，但在表也，然以津液不足，不可更发汗，须里气实，津液足，便自汗出而愈矣。

病人有寒，复发汗，胃中冷，必吐蛔。有寒则当温散，反发汗

---

① 夺血者无汗：语出《灵枢·营卫生会》。

② 九锡：本意为天子赐予大臣的九种器物，为最高封赏礼仪，后演变为权臣篡位的先声。

损阳气，胃冷必吐蛔也。**发汗后，水药不得入口为逆，若更发汗，必吐下不止。**汗后水药不得入口，为之吐逆，发汗亡阳，胃中虚冷也，若更发汗，则愈损阳气，胃气大虚，故吐下不止。（观子）上二条以尺脉迟微，荣气不足，即不可汗，可见汗即是血；此二条以有寒吐逆，阳气既衰，亦不可汗，可见阳气者又津液之原。

诸逆发汗，病微者，难瘥；剧者，言乱，目眩者，死，命将难全。不可发汗而强发之，轻者病重难瘥，重者脱其阴阳之气，言乱目眩而死。

（互考①）太阳病八九日，如疟，发热恶寒，热多寒少，脉微而恶寒，阴阳俱虚也，不可发汗、吐、下；太阳发热恶寒，热多寒少，脉微弱，无阳也，不可发汗；太阳，发汗太多，因致痉；汗家，重发汗，必恍惚心乱，小便已阴疼。阳明伤寒，脉沉，喘满，不可发汗；伤寒，脉弦细，头痛，发热者属少阳，不可发汗；太阳少阳并病，头项强痛，时如结胸，心下痞硬，不可发汗。少阴脉沉细数，为在里，不可发汗；少阴脉微为亡阳，不可发汗；少阴但厥无汗，强发之，血从口鼻出，为下厥上竭，难治。一二日至四五日，厥而发热，不可发汗，汗则口伤烂赤；下利清谷，不可发汗，汗出必胀满。（《南阳》）坏病不可汗，风温不可汗，湿温不可汗，虚烦者不可汗，妇人经水适来不可汗。（云岐）太阳证，非头痛项强不可发汗，非身热恶寒不可发汗，非脉浮不可发汗。（仁斋）大便泻利者不可汗，内伤劳倦者不可汗，房劳阴虚者不可汗，梦泄遗精者不可汗，金疮流血者不可汗，痈肿初破者不可汗，新产者不可汗。（《永类》②）伤寒发汗有四难：凡发热头疼而有汗恶风者，例发其汗，汗不止为漏风或有发痉者，一难也。发热头痛尺脉迟，发热头痛脉弦细，俱不可汗，二难也。动气在脐左右上下不可汗，三难也。春宜汗不可大发，以阳气尚微；冬不

① 互考：整理集中《伤寒论》中明确指出不可汗的条文，相互考证。

② 永类：即《永类钤方》，元代医家李仲南著。

大汗，以阳气伏藏，四难也。

辨可发汗

大法春夏宜发汗。春夏阳气在外，邪气亦在外，故可发汗。（《南阳》）春不可大发汗，以阳气尚弱；冬不可汗者，以阳气伏藏，当以轻药解利之，或得少汗而解，或无汗而自解。又云若病势甚者不拘此。凡发汗，欲令手足俱周，时出，以漐漐然，一时间许益佳，不可令如水流漓。若病不解，当重发汗。汗多必亡阳，阳虚不得重发汗也。缓出则表里之邪悉去，大出则邪气不除，但亡阳也。阳虚为无津液，故不可重发汗。（观子）"时出"犹言"缓出"。凡服汤发汗，中病便止，不必尽剂。多即亡阳。凡云可发汗，无汤者，丸散亦可用，要以汗出为解，然不如汤，随证良验。汤液主治本乎腠理郁结，除邪气者于汤为宜，《金匮玉函》曰"水能净万物"，故用汤也。

凡发汗，温服汤药。其方虽言日三服，若病剧不解，当促其间，可半日中尽三服。若与病相阻，即便有所觉。重病者一日一夜，当晬时观之。如服一剂，病证犹在，故当复作本汤服之，至有不肯汗出，服三剂乃解。若汗不出者，死病也。发汗药须温暖服者，易为发散也。日三服者，药势续也。病势稍重，当促急服之以折盛热，不可拘于本方。设药病不相对，汤入即便知之，如阴多者投以凉药，即寒逆随生；阳多者饮以温剂，则热毒即起，是便有所觉也。晬时者，周时也，一日一夜服汤药尽剂，更看其传否也。如病证犹在，当复作本汤以发其汗；若服三剂不解，汗不出者，邪气太盛，汤不能胜，必成大疾，《千金》曰"热病脉躁盛而不得汗者，此阳脉之极也，死矣"。（观子）作汤至三剂，是九服汗药矣，此亦是古人禀赋厚，腠理坚，且非邪极盛不至此，后人无此气血，当消息①用之，况

① 消息：谨慎斟酌。

有津液竭不得汗者，必助元气而汗始出，非一于强责其汗也。

（互考）太阳外证未解，脉浮弱，可发汗；脉浮数者，可发汗；脉浮者，病在表，可发汗；脉浮紧，发热无汗，头痛体痛，恶风寒，可发汗；不发汗因致衄，可发汗；热结膀胱，如狂，外未解，可发汗；不大便六七日，头痛有热，小便清，可发汗；太阳病十日已去，脉但浮，可发汗。阳明脉迟，汗多，微恶寒，可发汗；阳明脉浮，无汗而喘，可发汗；阳明中风，脉但浮，无余症，可发汗；太阳阳明合病，喘而胸满，不可下，可发汗。太阴病，脉浮，可发汗。少阴始得之，反发热，脉沉，二三日无里证，微发汗。（《活人》）有咽干鼻衄等忌证，不当发汗。已经发汗，不得重汗。无忌证，虽经发汗，邪气未尽，亦当重汗。当汗不汗，生黄者，风寒所伤，阳气下陷，入内与寒水行于经络之间，不得外彻，与脾土寒热相合，故生黄。不当汗而汗，蓄血者，邪气随经内瘀，与血相搏结，有上中下之殊也。又曰燥火当益津液，而反汗以亡之，其毒扰阳之极则侵阴，故燥血畜于胸中也。当汗而发之太过，腠理开，漏不止，故恶风便难，四肢难屈伸，或心下悸振，身瞤动，恍惚心乱，与表虚而大发汗，必厥逆肉瞤筋惕也。（洁古）仲景之意，曲尽其妙，凡为汗证关防，无所不备。且如太阳中风，桂枝汤主之，加喘者，桂枝加厚朴杏子汤主之；几几有汗恶风者，桂枝加葛根汤主之；若形如疟状，日二三度发者，桂枝麻黄各半汤主之；日再发者，桂枝二麻黄一汤主之；脉微弱者，不可汗，桂枝二越婢一汤主之；至于伤寒几几无汗恶风者，葛根汤主之；恶风无汗而喘者，麻黄汤主之；复加烦躁者，大青龙汤主之，随其所感轻重，具众理以应之，可见汗证中间，其周详整密，无所不至矣。（《活人》）伤寒发表，须当随证轻重而汗之，故仲景有发汗者，有和解者，发汗如麻黄汤、桂枝汤、大青龙汤是也；和解如小青龙汤、桂枝麻黄各半汤、白虎汤、桂枝二越婢一汤、柴胡桂枝汤类是也，后人不能深究寒邪浅深，药性紧慢，一概用药，以致夭伤，其间纵或生全，往往汗后虚乏，遂至劳复，或变成百病，淹引岁月，卒致不救，此皆由汗下过度，阴阳并竭，血气羸损，以致此祸。如遇病轻，但当和解之，所谓和其荣卫以通津液，令其自解可也。（娄氏）丹溪治伤寒表证，用补中益气汤发散，海藏用神术汤、九味羌活汤发散，皆和解之意，不使真气散失也。（亮宸）伤寒汗解，正法也，然亦有治不对证，或汗之不尽，或汗之太过，或不当汗而汗，或当汗反下，又人之经络脏腑，阴阳虚实不同，遂有汗之不解当复汗者，有汗后变热当清者，有汗后亡阳当温救者，有汗后元虚当补者，有汗后里虚不和当补且和者，有汗后仍兼表里者，有汗后兼寒兼热者，有汗后邪在上焦当吐者，有当汗妄下成结胸与痞与挟热利当清当温当下者，有传入膀胱成蓄血者，有传入三阴成实热者，有亡阳成惊狂者，有但头汗成发黄者，变症多端，总缘太阳为诸阳之首，四通五达之衢，故传变最多，而仲景论之亦甚悉，非细心精别，使药病分铢相应，未有不夭人长命者矣。

辨不可吐证

合四证[1]已具《太阳篇》中。

（互考）太阳病，自汗出，不恶寒，发热，不可吐[2]；少阳中风，胸中满而烦，不可吐；[3] 少阴膈上有寒饮，干呕，手足寒，脉弦迟，不可吐[4]。（宇泰）四肢厥逆，虚家、脉微、新产，皆不可吐。

辨可吐

大法春宜吐。春时阳气在上，邪气亦在上，故可吐。（《千金》）三日以上，气浮在上部，填塞胸心，故头痛，胸中满，当吐之则愈。

---

① 四证：《伤寒论·辨太阳病脉证并治上》所载四条不可吐证。

② 太阳病……不可吐：语本《伤寒论·辨太阳病脉证并治下》。

③ 少阳中风……不可吐：语本《伤寒论·辨少阳病脉证并治》。

④ 少阴膈上……不可吐：语本《伤寒论·辨少阴病脉证并治》。

病胸上诸实，胸中郁郁而痛，不能食，欲使人按之，而反有涎唾，下利日十余行，《千金》作“欲得使人按之，按之反有涎出不利，日十余行”。**其脉反迟，寸口脉微滑，此可吐之。吐之，利则止。**胸上诸实，或痰实，或热郁，或寒结也；郁郁痛不能食，反有涎唾者，邪在下，按之气下而无涎唾，此反有涎唾者，知邪在胸中也；《经》曰下利，脉迟而滑者，内实①，今下利日十余行，脉反迟，寸口脉微滑，是上实也，故可吐之，《玉函》曰“上盛不已，吐而夺之”是也。宿食在上脘者，当吐之。《要略》此下有“宜瓜蒂散”四字。宿食在中、下脘，宜下，在上脘，宜吐，即《内经》“其高者因而越之，其下者引而竭之”②。**病人手厥冷，脉乍结，以客气在胸中，心下满而烦，欲食不能食者，病在胸中，当吐之。**此与厥阴瓜蒂散症同，彼云脉乍紧，此脉乍结。紧为内实，乍紧则实未深，结为结实，乍结则结未深，是皆邪在胸中也，所以证治俱同耳。**凡用吐汤，中病即止，不必尽剂也。**要在适当，不欲过。

（互考）病如桂枝证，头不痛，项不强，寸微浮，胸中痞硬，气上冲喉不得息，宜吐之；少阴，饮食入口则吐，复不能吐，宜吐之。（仁斋）凡病在膈上者，脉大，胸满，多痰者；食在胃口，脉滑者，俱宜吐之。华佗谓伤寒三四日，邪在胸中者，宜吐之。凡吐用瓜蒂散，或淡盐汤或温茶汤与之。如人弱者，以人参芦汤吐之亦可。若痰多者，以二陈汤一瓯乘热与之，以指探喉中即吐也。凡老人、怯弱人与病劳内伤人，并妇人胎前产后，血虚脉弱小者，皆不可吐。凡药发吐者，如防风、桔梗、山栀，只用一味煎汤，温服之，即吐，盖误吐则损人上焦元气，为患非轻，可不慎哉。（观子）伤寒不离三法，汗之者以邪在荣卫也，下之者以入腑凝结也，吐之者以邪只在胃上脘

---

① 下利脉迟而滑者内实：语本《金匮要略·呕吐哕下利病脉证治》。
② 其高者……引而竭之：语出《素问·阴阳应象大论》。

也。盖是痰涎与寒邪但结于胃之上而未入胃者，故胸以上闭塞而不通，其病既不在表，不入里，又不在半表里，非涌而越之，曷去哉？虽可吐之证甚少，然法在必吐者，今世亦罕能用之矣。

辨不可下

诸外实者，不可下。下之则发微热。若亡脉，厥者，当脐握热。外实者表热也，汗之则愈，下之为逆。下后里虚，表热内陷，故发微热。厥深者热亦深，亡脉厥者则阳气深陷，客于下焦，故当脐握热。**诸虚者，不可下。下之则大渴。求水者易愈，恶水者剧。**《玉函》曰"虚者十补勿一泻之"，虚家下之为重虚，内竭津液，故令大渴。求水者，阳气未竭，犹可愈；恶水者，阳气已竭，难可制。

太阳病，外证未解，不可下。下之为逆。表未解者，虽有里证亦不可下，《经》曰：本发汗而下之，此为逆也。若先发汗，治不为逆①。**脉浮大，应发汗，医反下之，此为大逆。**浮大属表，故不可下。**病欲吐者，不可下。**（观子）欲吐则邪犹在膈以上，乃吐证，非下证也。**伤寒呕多，虽有阳明证，不可攻之。**邪犹在胸中也。**夫病阳多者，热，下之则硬。**阳热证多②则津液少，下之虽除热，复损津液，必便硬也。或谓阳多者表热也，下之则心下硬结。**无阳阴强，大便硬者，下之则必清谷腹满。**无阳者亡津液也，阴强者寒多也，大便硬则为阴结，下之胃虚，阴寒内甚，必清谷胀满。

动气在右，不可下。下之则津液内竭，咽燥鼻干，头眩心悸也。动气在右，肺之动也。下之伤胃动肺，津液内竭。咽燥鼻干者，肺属金主燥也；头眩心悸者，肺主气而虚也。**动气在左，不可下。下之则腹内拘急，食不下，动气更剧，虽有身热，卧则欲蜷。**动气

① 本发汗而下之……治不为逆：语本《伤寒论·辨太阳病脉证并治中》。

② 阳热证多：以"阳证热多"为顺，疑"热""证"二字颠倒。

在左，肝之动也。下之损脾而肝气益胜，复行于脾，故腹内拘急，食不下，动气更剧也；虽有身热，以里气不足，卧则欲蜷。**动气在上，不可下。下之则掌握热烦，身上浮冷，热汗自泄，欲得水自灌。**动气在上，心之动也。下之伤胃，内动心气，心为火主热，《针经》曰"心所生病者，掌中热"①；肝为脏中之阴，病则虽有身热，卧则欲蜷，表热里寒也；心为脏中之阳，病则身上浮冷，热汗自泄，欲得水灌，表寒里热也，二脏阴阳寒热可见矣。**动气在下，不可下。下之则腹胀满，卒起头眩，食则下清谷，心下痞也。**动气在下，肾之动也。下之伤脾，肾气则动，肾寒乘脾，故有腹满，头眩，清谷，心痞之证。

咽中闭塞，不可下。下之则上轻下重，水浆不下，卧则欲蜷，身急痛，下利日数十行。咽中闭塞，胃已不和也，下之则闭塞之邪为上轻，复伤胃气为下重，至水浆不下，蜷卧身痛，下利日数十行，知虚寒也。**微则为咳，咳则吐涎。下之则咳止而利因不休，利不休则胸中如虫啮，粥入则出，小便不利，两胁拘急，喘息为难，颈背相引，臂则不仁，极寒，反汗出，身冷若冰，眼睛不慧，语言不休，而谷气多入，此为除中，口虽欲言，舌不得前。**《内经》"感于寒，微则为咳，甚则为泄、为痛"②，肺感微寒为咳，则脉亦微也。下之气下，咳虽止而利因不休，利不休则夺正气而成危恶。胸中如虫啮，粥入则吐，小便不利，两胁拘急，喘息为难者，里气损也；颈背相引，臂不仁，极寒汗出，身冷如冰者，表里损极，至阴阳俱脱，眼睛不慧，语言不休也；阴阳脱者，应不能食，而谷反多入者，此为除中，是胃气除去也；口虽欲言，舌不得前者，气已衰脱，不能运也。

---

① 心所生病者掌中热：语出《灵枢·经脉》。

② 感于寒……为泄为痛：语出《素问·咳论》。

脉濡而弱，弱反在关，濡反在巅，微反在上，涩反在下，微则阳气不足，涩则无血。阳气反微，中风汗出而反躁烦；涩则无血，厥而且寒。阳微不可下，下之则心下痞硬。阳微，下之，阳气已虚，阴气内甚，故心下痞硬。脉濡而弱，弱反在关，濡反在巅，弦反在上，微反在下，弦为阳运，微为阴寒，上实下虚，意欲得温，微弦为虚，虚者不可下也。虚家下之是为重虚，《难经》曰“实实虚虚，损不足而益有余”①，此中工所害也。（观子）此条与上条，俱已见不可汗内，乃复申言其不可下者，阴阳俱虚，非有甚邪之当逐也。脉濡而弱，弱反在关，濡反在巅，浮反在上，数反在下，浮为阳虚，数为亡血。浮为虚，数为热。浮为虚，自汗出而恶寒；数为痛，振寒而栗。微弱在关，胸下为急，喘汗而不得呼吸，呼吸之中，痛在于胁，振寒相搏，形如疟状，医反下之，故令脉数发热，狂走见鬼，心下为痞，小便淋漓，小腹甚硬，小便则尿血也。弱在关则阴气内弱，濡在巅则阳气外弱，浮为虚，浮在上则卫不足，故云阳虚，阳虚不固，故腠疏自汗恶寒；数亦为虚，数在下则荣不及，故云亡血，血亡不能温润脏腑，故痛振而寒栗也。微弱在关者，邪气传里，里虚遇邪，胸下急喘而汗出也；胁下引痛，振寒如疟者，里邪未实，表邪未解，医反下之，里气益虚，邪热内陷，故脉数发热，狂走见鬼，心下为痞，此热陷于中焦也；若热气深陷于下焦，则小便淋漓，小腹甚硬，小便尿血也。脉数者，久数不止，止则邪结，正气不能复，正气却结于脏，故邪气浮之，与皮毛相得。脉数者，不可下。下之则必烦，利不止。数为热，止则邪气结于经络之间，正气不能复行于水②，却结于脏，邪气独浮于皮毛，下之虚其里，邪热乘虚而入，里虚协热，必烦，利不止。脉浮而大，浮为气实，大为血虚，血虚为无阴，孤阳独下阴部者，小便当赤而

① 实实虚虚损不足而益有余：语出《难经·十二难》。
② 水：疑似“外”之误。

难，胞中当虚，今反小便利而大汗出，法应卫家当微，今反更实，津液四射，荣竭血尽干，烦而不得眠，血薄肉消而成暴液，医复以毒药攻其胃，此为重虚，客阳去有期，必下如污泥而死。卫为阳，荣为阴，卫气强实，阴血虚弱，阳乘阴虚，下至阴部。阴部，下焦也，阳为热，热消津液者，当小便赤而难，今反利而大汗出者，阴气内弱也。《经》曰“阴弱者，汗自出”①，是以卫不微而反更实，荣竭血尽干，烦而不眠。血薄则肉消而成暴液者，津液四射也，医反下之，又虚其里，是为重虚，孤阳因下而脱去，气血皆竭，胃气内尽，必下如污泥而死矣。

伤寒，头痛，翕翕发热，形象中风，常微汗出，自呕者，下之益烦，心中懊侬如饥；发汗则致痓，身强难以屈伸；熏之则发黄，不得小便；灸则发咳唾。伤寒当无汗恶寒，今头痛发热，微汗出，自呕，则邪传而为热，欲行于里，若反下之，邪热乘虚流于胸中，为虚烦，心懊侬如饥；若发汗则虚表，热归经络，热甚生风，身强直而成痓；若熏之则火热相合，消烁津液，故小便不利而发黄；肺恶火，灸则火热伤肺，必咳嗽而唾脓。伤寒，发热，头痛，微汗出，发汗则不识人；熏之则喘不得小便，心腹满；下之则短气，小便难，头痛，背强；加温针则衄。伤寒则无汗，微汗出者，寒邪变热欲传里也，发汗则亡阳增热，故不识人；熏之火热伤气，内消津液，结为里实，故喘满不小便；下之内虚津液，邪欲入里，外动经络，故短气，小便难，头痛，背强；加温针，益阳增热，必动其血而为衄。伤寒，脉阴阳俱紧，恶寒发热，则脉欲厥，厥者脉初来大，渐渐小，更来渐渐大，是其候也。如此者，恶寒甚者，翕翕汗出，喉中痛；热多者，目赤脉多，睛不慧。医复发之，咽中则伤；若复下之，则两目闭，寒多者便清谷，热多者便脓血；若熏之，则身发黄；若熨之，则咽燥。若小便利者，可救之；小便难者，为危

---

① 阴弱者汗自出：语出《伤寒论·辨太阳病脉证并治上》。

殆。脉阴阳俱紧，则清邪中上，浊邪中下，太阳少阴俱感邪也；恶寒者，少阴；发热者，太阳；脉欲厥者，表邪欲传里也，恶寒甚者则变热，翕翕汗出，喉中痛，以少阴之脉循喉咙故也；热多者太阳多也，赤脉多，睛不慧者，以太阳之脉起于目也。发汗攻阳，则少阴之热因发而上行，故咽中伤；若复下之，则太阳之邪因虚而内陷，故两目闭；阴邪下行为寒多，必便清谷；阳邪下行为热多，必便脓血；熏之，则火热甚必发黄；熨之，则火热轻必咽燥。小便利者津液未竭，犹可救之；小便难者津液已竭，危殆矣。**伤寒，发热，口中勃勃气出，头痛，目黄，衄不可制，贪水者必呕，恶水者厥。若下之，咽中生疮。假令手足温者，必下重便脓血。头痛，目黄者，若下之则两目闭。贪水者，脉必厥，其声嘤，咽喉塞，若发汗则战栗，阴阳俱虚。恶水者，若下之则里冷不嗜食，大便完谷出；若发汗则口中伤，舌上白胎，烦躁，脉数实，不大便六七日，后必便血；若发汗则小便自利也。**伤寒发热，寒变热也；口中勃勃气出，热客上膈也；头痛，目黄，衄不可制，热蒸于上也；《千金》曰“无阳即厥，无阴即呕”，贪水者呕，阴虚也；恶水者厥，阳虚也。口中勃勃气出，咽中已热，若下之亡津液，则咽中必生疮；热因里虚而下，若热气内结，手足必厥；设温者，热气不结，而下行作协热利，下重便脓血也。若头痛，目黄者，下之热气内伏，则目闭也。贪水为阴虚，下之又虚其里，阳气内陷，故脉厥，声嘤，喉塞；阴虚若发汗，又虚其阳，阴阳俱虚，战而栗也。恶水为阳虚，下之又虚胃气，虚寒内甚，故里冷不嗜食，大便完谷；若发汗则上焦虚燥，故口中伤烂，舌上白胎，烦躁也；《经》曰脉数不解，合热则消谷善饥，至六七日不大便者，此有瘀血①，故脉数实，不大便六七日，热蓄血于内也，七日之后，邪热渐解，迫血下行，必便血也；便血发汗，阴阳俱虚，故

① 脉数不解……此有瘀血：语本《伤寒论·辨阳明病脉证并治》。

小便利。脉濡而紧，濡则胃气微，紧则荣中寒。阳微，卫中风，发热而恶寒；荣紧，胃气冷，微呕，心内烦。医为有大热，解肌而发汗，亡阳，虚烦躁，心下苦痞坚，表里俱虚竭，卒起而头眩，客热在皮肤，怅快不得眠。不知胃气冷，紧寒在关元，技巧无所施，汲水灌其身，客热应时罢，栗栗而振寒，重被而覆之，汗出而冒巅，体惕而又振，小便为微难。寒气因水发，清谷不容间，呕变反肠出，颠倒不得安，手足为微逆，身冷而内烦，迟欲从后救，安可复追还？胃冷荣寒阳微，发热恶寒，微呕心烦，医不温胃，反为有热，解肌发汗，则表虚亡阳，烦躁，心下痞坚。先里不足，发汗又虚其表，表里俱虚竭，卒起头眩；客热在表，怅快不眠。医不救里，但责表热，汲水灌洗以却热，客热易罢，里寒益增，栗而憎寒，复以重被覆之，表虚遂汗出，愈使阳气虚也，巅，顶也，颠冒而振寒，便难者，亡阳也。寒因水发，下为清谷，上为呕吐，外有厥逆，内有烦躁，颠倒不安，虽欲拯救，不可得也。（观子）平脉一谠，已如颂如铭，读此则又一篇五言古矣，因知古人不独义理精深，文章更卓迈也，持汉魏之风气，不于是见乎？卫濡营紧，明属外虽有热，内已寒冷之证，医反误为大热，发汗以亡其阳，是以表里俱虚，客热虽在皮肤，紧寒深于关元也，乃复汲水灌去客热，有不寒证四起，不可救疗乎？以上各条，皆邪由错杂，出伤寒常法之外者，故或表证未罢而里热已盛，或阳方炽而阴邪又深，或上热虽盛而根本欲倾，或客热皮肤而阴寒关元，不知者每就一端治之，则攻表遗里，除里失表，实实虚虚，有不前病未已，后患复起欤？

（互考）病发于阳，下之成结胸；发于阴，下之成痞，以下之太早也。脉浮紧，下之，紧反入里作痞，五六日不结胸，腹濡，脉虚，复厥，不可下，下之死。结胸，脉浮大，不可下，下之死。太阳阳明合病，喘而胸满，不可下。太阳阳明并病，太阳证不罢，不可下。太阳少阳合病，心下硬，颈项强而眩，不可下。阳明心下硬满者不可攻。阳明面合赤色不可攻。阳明自汗发汗，小便自利，不可攻。太阴腹满而吐，自利腹痛，不可下。少阴始得，手足寒，脉弦迟，胸中实也，不可下。诸四逆厥者，不可下，虚家亦然。厥阴，消渴，气上撞心，吐蛔，不可下。（云岐）非胃家实不可下，非痞、满、燥、实不可下，非潮热、自汗、发渴、谵狂不可下，非脉沉数实不可下。（《活人》）脉浮不可下，脉虚细不可下，恶寒未罢不可下，呕吐不可下，不转矢气不可下，小便清者不可下，大便硬小便少不可下，大便坚小便数，脾约也，不可承气下之。（仁斋）有恶风恶寒证者，腹时满时减者，腹胀满可揉可按虚软者，阴虚劳倦者，手足逆冷者，尺脉弱者，脉浮有表者，脉沉不实不疾，按之无力者，亡血、虚家及妇人经水适来适断，或热入血室者，胎前产后崩漏等证者，小便频数者，小便清白者，俱不可下也。（海藏）伤寒外证全是下证，而脉反细，不可下者，泻心汤主之；脉有力者，黄连泻心汤主之；无力者，半夏泻心汤。（复庵）阳明下证已具，其人喘嗽，或微恶寒，为太阳阳明；或往来寒热，为少阳阳明，于阳明证中而有太阳、少阳证未罢，此非正阳阳明也，慎未可遽下，所以古注阳明有三，当须识此。

辨可下

大法秋宜下。秋时阳气下行，邪亦在下，故宜下。**凡服下药，用汤胜丸。中病即止，不必尽剂也。**汤之为言荡也，涤荡肠胃，灌溉脏腑，推陈除结，却热下寒，破散邪疫，润泽枯槁，水能净万物，故胜丸、散。中病即止者，如承气证，一服利，止后服；又若一服谵语止，更莫复服，是不尽剂也。

（互考）十余日，热结在里，复往来寒热；发热，汗出不解，心下痞硬，呕吐，下利；无表里证，发热七八日，脉虽浮数，可下之；伤寒后脉沉，以上俱大柴胡汤。太阳未解，但尺脉实；发汗后，不恶寒，但恶热；发汗不解，蒸蒸发热；阳明，不吐，不下，心烦；吐后腹胀满，以上俱调胃承气。阳明多汗，津液外出，必便硬，谵语；下利，谵语，有燥屎，以上俱小承气。二阳并病，太阳证罢，但潮热，手足汗出，便难，谵语；阳明少阳合病，下利，脉滑而数；谵语，潮热，不能食；小便不利，大便乍难乍易，微热，喘冒不能卧；不大便五六日，绕脐痛，烦躁；大下后，六七日不大便，烦不解，腹满痛，以上俱大承气。六七日目睛不了了，便难，身微热；阳明发热，汗出多；发汗不解，腹满痛；少阴二三日，口燥咽干；少阴，利清水，色纯青，心下痛，口干燥；少阴六七日，腹胀不大便，以上俱大承气急下之。（成氏）伤寒始发热恶寒，今汗后不恶寒，但倍热而躁；始脉浮大，今洪实，或沉数细；始惺静，今狂语，此为胃实阳盛，再汗即死，须下之即愈。亦有始得病，便变阳盛之证，便须下之，不可拘以日数。更有心胸连脐腹，大段注闷，腹中疼，坐卧不安，喘闷急极者，亦不候他证，便下之，若失下则气血不通，四肢便厥，医不知此，疑是阴厥，反进热药，祸如反掌，不可不察也。三阴大约可温，然有积证者必下之，如太阴腹满时痛；少阴口燥咽干，下利纯清水，腹满不大便，皆积证也，下后慎不可服补药，热气得补复成积，更复下之，是重困也，宜消息安养之。（《南阳》）里证须看热气浅深，故仲景有直下之者，如大小承气、十枣、大柴胡类是也；有微和其胃气者，如调胃承气、脾约、少与小承气微和之之类是也。虚者，十补勿一泻之；强实者，泻之；虚实等者，虽泻勿大泄之。《金匮》语也，故叔和有承气之戒。（仁斋）大抵下药必切脉沉实，或沉滑、沉疾，有力者可下；再以手按脐腹硬者，或叫痛不可按者，则下之无疑也。凡下后不解，再按脐腹有无硬处，如有手不可近，下未尽也，须再下之；若下后腹中虚软，脉无力，此为虚也，以参胡三白和之；若发热潮热，寒热往来不解者，宜小柴胡增损和之；若烦热不得眠者，宜竹叶石膏汤，或十味温胆汤。

（《南阳》）“未满三日可汗而已，满三日者可泄而已”①，此大

① 未满三日……可泄而已：语出《素问·热论》。

略言之耳，凡病人有虚有实，邪气传受迟速不同，岂可拘以日数？仲景云日数虽多，但有表证而脉浮者，犹宜发汗；日数虽少，若有里证而脉沉者，即宜下之，俱当随脉治之。况六气之邪，乘于经虚，自背得之则入太阳，或入少阴，自面得之则入阳明之类，不必皆始太阳也。大抵伤寒为日虽多，脉尚大浮数，按之不足者，当责太阳也，可发汗而愈；若按之实者，汗之必死，须下之而愈。若始病脉沉细数，外证或腹满咽干，或口燥舌干渴者，为正属里，可下之而愈也；若无此证，但烦热，脉沉者，误下必死，须麻黄附子甘草等汤小发汗，此皆仲景之确论也。（河间①）《内经》② 谓：未满三日可汗而已，其满三日可泄而已。按仲景曰：太阳病，脉浮紧，无汗，身疼痛，八九日不解，表证仍在，当发其汗，麻黄汤主之③。少阴病二三日，口燥咽干者，大承气汤急下之④。孰敢执于三四日分汗、泄之定法哉？是以圣人书不尽言，言不尽意，说其大概，此之谓也。（复庵）伤寒要紧处在分表里而为汗下，有病人自汗自下者，有医用药汗之下之者，中间节目颇多，汗药宜早，下药宜迟，此亦大纲之论耳。且如失血家不可发汗，淋家不可发汗，如此等类，岂宜遽用表剂？当徐徐解散之。苟或不当汗而强汗，则津液耗竭，变生百病，因兹夭伤，岂可概以汗药宜早为说？阳明汗出多宜急下，少阴下利而渴宜急下，厥阴舌卷囊缩宜急下，如此等证，俱当速用利下之剂，苟或当下不下，则热毒转深，遂致失下，不可救疗，岂可一以下药宜迟为说？

辨不可与水、可与水

凡得时气病，至五六日而渴，欲饮水，饮不能多，不当与也，何者？以腹中热尚少，不能消之，便更与人作病也。至七八日大

---

① 河间：金元医家刘完素，河间人。
② 内经：原作“《难经》”，据文义改。
③ 太阳病……麻黄汤主之：语本《伤寒论·辨太阳病脉证并治中》。
④ 少阴病……急下之：语本《伤寒论·辨少阴病脉证并治》。

渴欲饮水者，犹当依证与之，与之常令不足，勿极意也，言欲饮一斗，与五升。若饮而腹满，小便不利，若喘，若哕，不可与之。忽然大汗出，是为自愈也。热在上焦则为消渴，言热消津液而上焦干燥则生渴也，大热则能消水，热少不能消之，若强饮则停饮，变为诸病。七八日阳胜气温，向解之时，多生大渴，亦须少少与之以润胃气，不可极意饮也。若饮而腹满，小便不利，若喘若哕者，为水饮内停不散，不可更与之。忽然阳气通，水气散，先发于外，作大汗而解。**凡得病反能饮水，此为欲愈之病。其不晓病者，但闻病饮水自愈，小渴者乃强与饮之，因成其祸，不可复数。**小渴者腹中热少，若强与之水，饮不消，复为诸饮病也。

（《千金》）凡病非大渴，不可与水，能饮一斗者，与五升饮之，若全不与，则干燥无由作汗，多发喘而死。小渴剧饮，致心下满结喘，死者甚众，当以五苓散或陷胸丸与之。又水停心下者，气上乘心则为悸为喘，结于胸胁则为水结胸。胸中虚冷则为呕为哕，冷气相搏则为噎，上迫于肺则为咳，渍入肠中则为利。邪热所薄，畜于下焦，则为小便不利，小便①满或里急。溢于皮肤则为肿。若小渴咽干者，少少呷润，令其胃中和乃佳。（仁斋）凡与水，须察病人大小壮怯，审其邪热轻重浅深而酌量以与之。人壮热深者必多与之，人怯热浅者必少与之。必与新汲甜而凉者佳。能饮者大碗半碗而止，饮少者三五口而止，少待半时一时，又渴须饮，仍汲新者与之，频饮不妨，但不宜一饮极意也。饮后忽寒战交作，汗出者，自愈也。凡热盛者，或用水渍法，或以水潠面，或浇洗其身，或置病人水中，或浸手足，各有本条法也。凡水停心下者，轻则为支结，重为结胸，渍入肠为泄利，内寒饮之必噎，阴证与水必呃逆，胃虚与之为呕哕，汗后与之发喘或腹满胀，或小便不利，皆误用之害矣，可不谨哉？

---

① 小便：当是“小腹”之误。

发汗后，饮水多，必喘；以水灌之亦喘。喘，肺疾，饮水多，喘者，饮冷伤肺也；以冷水灌洗而喘者，形寒伤肺也。

（互考）太阳，大汗出后，胃中干，烦燥不得眠，欲得饮水，少少与之，令胃气和则愈。六七日不解而烦，有表里证，渴欲饮水，水入则吐，名水逆。阳明，胃中虚冷，不能食，饮水则哕。厥阴，渴欲饮水者，少少与之，愈。

刺 灸

凡治温病，可刺五十九穴。五十九穴者，以泻诸经之温热也。《针经》曰“热病取之诸阳五十九穴，刺以泻其热而出其汗，实其阴而补其不足”①。所谓五十九刺，两手内、外、侧各三，凡十二痏；五指间各一，凡八痏，足亦如是；头入发际一寸旁三分各三，凡六痏；更入发三寸边五，凡十痏；耳前后口下各一，项中一，凡六痏；颠上一，顖会一，发际一，廉泉一，风池二，天柱二。又《内经》曰热俞五十九，“头上五行，行五者以泻诸阳之热也；大杼、膺俞、缺盆、背俞，此八者以泻胞中之热也；气冲、三里、巨虚、上下廉，此八者以泻胃中之热也；云门、髃骨、委中、髓空，此八者以泻四肢之热也；五脏俞旁各五，此十者以泻五脏之热也。凡此五十九穴者，皆取之左右也”②。

人身之穴，三百六十有五。其三十九穴，灸之有害。七十九穴，刺之为灾，并中髓也。穴有三百六十五，以应一岁，其灸刺之禁，皆肉薄骨解之处，血脉虚少之分，针灸并中髓也。

（仁斋）针法近时少得其传，不可轻用，恐反惹拙。惟灸法，极虚寒者可行之。

（互考）太阳，初服桂枝汤，反烦不解，刺风池、风府，却与桂

---

① 热病……补其不足：语出《灵枢·热病》。

② 头上五行……皆取之左右也：语出《素问·气穴论》。

枝汤愈。伤寒，腹满，谵语，脉浮紧，肝乘脾曰纵，刺期门。发热恶寒，大渴，腹满，自汗，小便利，肝乘肺曰横，刺期门。太阳病，七日经尽，欲作再经，针足阳明，不传则愈。阳明热入血室，但头汗出，刺期门。太阳少阳并病，头项强痛，眩冒，心下痞硬，刺大椎第一间、肺俞、肝俞。发汗，谵语不止，刺期门。妇人中风，热入血室，刺期门。少阴脉不至，尸厥，刺期门、巨阙。少阴便脓血，可刺。少阴一二日，口中和，背恶寒，当灸之。少阴吐利，脉不至，灸少阴七壮。少阴下利，呕而汗出，更衣反少，当温其上，灸之。伤寒脉促，手足厥逆，可灸之。

卷十二

脉法篇

辨脉阴阳

问曰：脉有阴阳者，何谓也？答曰：凡脉大浮数动滑，此名阳也；脉沉涩弱弦微，此名阴也。凡阴病见阳脉者，生；阳病见阴脉者，死。《内经》曰“微妙在脉，不可不察，察之有纪，从阴阳始，始之有经，从五行生”①，兹首论阴阳，以脉从阴阳始也。阳脉有五，阴脉有五，以脉从五行生也。阳道常饶，大浮数动滑五者，比之平脉也有余，故谓之阳；阴道常乏，沉涩弱弦微五者，比之平脉也不及，故谓之阴。伤寒之为病，邪在表则见阳脉，邪在里则见阴脉。阴病见阳脉主生者，邪气自里之表，欲汗而解也，如厥阴中风，脉微浮为欲愈，不浮为未愈是也。阳病见阴脉主死者，邪气自表入里，正虚邪胜，如谵言妄语，脉沉细者死也。《要略》曰“诸病在外者可治，入里者即死”②，此之谓也。

辨脉体状

其脉沉者，荣气微也。《内经》曰“脉实则血实，脉虚则血虚”③，此其常也，故脉沉知荣血内微也。（观子）伤寒之始，邪气外盛，脉不当沉，故沉者必荣气内衰，邪陷入而不能鼓也。**其脉浮，而汗出如流珠者，卫气衰也。**《针经》曰“卫气者所以温分肉，充皮

---

① 微妙在脉……从五行生：语出《素问·脉要精微论》。

② 诸病在外者可治入里者即死：语本《金匮要略·脏腑经络先后病脉证》。

③ 脉实则血实脉虚则血虚：语出《素问·刺志论》。

毛，肥腠理，司开合者也”①，脉浮汗出如流珠者，腠理不密，开合不司，为卫气外衰也。浮主候卫，沉主候荣，以浮沉别荣卫之衰微，理固然矣。然衰甚于微，于荣言微而卫言衰者，以汗出如流珠，为阳气外脱，所以卫病甚于荣也。**荣气微者，加烧针则血流不行，更发热而躁烦也。**卫阳荣阴，烧针益阳损阴，荣气微者阴虚，阴虚则内热，又加烧针以助阳，不惟两热相合而荣血不行，必更外发热，内烦躁矣。（不岩②）流，或作留，非。方其始也，虽微而不得不流者，烧针以迫之也；及其既也，已衰而不复行者，烧针以竭之也。**脉蔼蔼如车盖者，名曰阳结也。**蔼蔼如车盖者，大而厌厌聂聂也，为阳气郁结于外，不与阴气和杂也。（宇泰）车盖言浮大，即浮数之阳结也。**脉累累如循长竿者，名曰阴结也。**累累如循长竿者，连连而强直也，为阴气郁结于内，不与阳气和杂也。（宇泰）长竿者，弦紧也，即沉迟之阴结也。**脉瞥瞥如羹上肥者，阳气微也。**轻浮而主阳微也。**脉萦萦如蜘蛛丝者，阳气衰也。**萦萦，滞也，若萦萦惹惹之不利也。如蜘蛛丝者，至细也。微为阳微，细为阳衰，《内经》曰“细则气少”③，故以至细为阳衰。（宇泰）萦萦，收卷也，有回旋之义。**脉绵绵如泻漆之绝者，亡其血也。**绵绵，连绵而软也。泻漆之绝者，前大后小也。脉阳气前至，阴气后至，故脉前为阳气，脉后为阴气，前大后细，则阳气有余，阴气不足，故知为亡血。

脉来缓，时一止，复来者，名曰结。脉来数，时一止，复来者，名曰促。脉阳盛则促，阴盛则结，此皆病脉。脉时有一止者，阴阳之气不得相续也。阳行也速，阴行也缓，缓以候阴，若阴气胜而阳不能相续，则脉来缓而时一止；速以候阳，若阳气胜而阴不能相续，则脉来数而时一止。伤寒，有结代之脉，动而中止不能自还，为

① 卫气者……司开合者也：语出《灵枢·本脏》。

② 不岩：唐不岩，见《杂引》。

③ 细则气少：语出《素问·脉要精微论》。

死脉；此结促之脉，只是阴阳偏胜而时有一止，非脱绝而止，故云此皆病脉。（损庵）结、促、代皆动而中止，但自还，为结促；不能自还，为代。无常数，为结促；有常数，为代。结促为病脉，代为死脉，不可不辨。然太阳病下之脉促，不结胸为欲解，未必尽凶；少阴病手足厥冷脉促，宜灸之，未必皆阳盛也。（仁斋）凡热极发斑发喘者皆脉促。**脉按之来缓，而时一止，复来者，名曰结；又脉来动而中止，更来小数，中有还者反动，名曰结阴也；脉来动而中止，不能自还，因而复动，名曰代阴也，得此脉者必难治。**结代之脉，一为邪气留结，一为真气虚衰。脉来动而中止，若能自还，更来小数，只是邪气留结，名曰结阴；若动而中止，不能自还，因其呼吸，阴阳相引复动者，是真气衰极，名曰代阴，为难治之脉，《经》曰"脉结者生，代者死"①，此之谓也。**阴阳相搏名曰动，阳动则汗出，阴动则发热，形冷恶寒者，此三焦伤也。**动为阴阳相搏，方其相搏，虚者则动，阳动为阳虚故汗出，阴动为阴虚故发热。如不汗出发热，而反形冷恶寒者，三焦伤也。三焦者，元气之别使，主行气于阳，三焦既伤则阳气不通而微，致身冷而恶寒也。**若数脉见于关上，上下无头尾，如豆大，厥厥动摇者，名曰动也。**阳出阴入，以关为界，关为阴阳之中也。若数脉见关上，上下无头尾，如豆大，厥厥动摇，是阴阳之气相搏也，故曰动。（损庵）阳升阴降，二者交通，上下往来于尺寸之内，方且冲和安静，乌有所谓动哉？惟夫阳欲降而阴逆之，阴欲升而阳逆之，两者相搏，不得上下，鼓击之势隆然高起，而动脉之形著矣。然必见于关上者何也？关，阴阳之中也，阳出阴入，以关为界，为阴阳升降往来之位者关也，不于此见而谁见乎？《内经》"手少阴脉动，甚者为妊子"②，谓手少阴俞神门穴中脉动甚，非言动

---

① 脉结者生代者死：语出《脉经》卷一《脉形状指下秘诀第一》。
② 手少阴脉动甚者为妊子：语出《素问·平人气象论》。

脉也。言动脉自仲景始。庞安常曰关位占六分，前三分为阳，后三分为阴，若当阳寸口动而阴静，法当有汗而解，《素问》曰“阳加于阴，谓之汗”① 是也；若当阴连尺动而阳静，则发热，《素问》曰“尺粗为热中”② 是也；若大汗后，形冷恶寒者，三焦伤，是死症也。按阴阳之气，宁谧则实，躁动则虚，阳动则阳虚，故不能卫于肤腠而汗出；阴动则阴虚，故不能濡于肌肉而发热，仲景云阳微则恶寒，阴弱则发热是也。厥厥动摇者，自为动摇，不与三部相混，如人在众人之中，不与众合，名之厥厥也。**阳脉浮大而濡，阴脉浮大而濡，阴脉与阳脉同等者，名曰缓也。**阳脉，寸口也；阴脉，尺中也。上下同等，无有偏胜者，是阴阳之气和缓，非若尺缓之有邪也。阴阳偏胜者为结为促，阴阳相搏者为动，阴阳气和者为缓，学者不可不知也。（损庵）缓有迟缓之意，又有和缓之意。独阴独阳，缓无自而见矣，缓者，非独阴也，有阳焉；非独阳也，有阴焉，二者合而成体，缓脉之名自此而生，方其阴阳杂以成和，色黄声商，颜光发长，乃冲气之洋溢也；若夫发而为病，即为虚为痹为气矣。盖柔软而慢，但小于沉，按之软缓者，此有邪之诊，不及之缓也；阴阳气和，上下同等，但浮大而软，无有偏胜者，此无邪之诊，为阴阳和缓之缓也。（观子）浮大近于阳强，中有濡见焉，阳不强矣；濡近阴弱，因浮大而见阴不弱矣，阴阳并至，是为和平，况阳脉阴脉复同等乎？则五行之冲气，土德之纯备也，斯之为缓，岂彼驰而不振之缓哉？**脉浮而紧者，名曰弦也。弦者，状如弓弦，按之不移也。脉紧者，如转索无常也。**（损庵）弦何以为肝耶？肝，木也，以日言之，甲者物始甲而未折，乙者物尚抑而未伸；以经言之，少阳阳之始也，厥阴阴之尽也；以时言之，春者万物始生而未长。《素问》曰“脉软弱以滑，端直以长曰

---

① 阳加于阴谓之汗：语出《素问·阴阳别论》。
② 尺粗为热中：语出《素问·平人气象论》。

弦"[1]，以阴中有阳也，此曰"浮而紧者，弦"，浮，阳也，紧，阴也，阳而未离乎阴也，故《脉诀》[2] 列之阳而仲景列之阴，戴氏则以为半阴半阳之脉也。浮字当以软弱轻虚四字体会之，《脉诀》泥之而曰寻之不足，举之有余，则是有浮弦而无沉弦也，《经》曰：脉沉而弦，主悬饮内痛[3]，是沉中亦有弦也。弦紧之状并如引绳，此既以紧释弦，又恐混而无别，故复曰按之不移者弦也，无常者紧也，不移则非无常矣。凡病脉弦而软易治，弦而硬难治。（兼善）经言脉弦为阴，高阳生又以弦脉编入七表，为阳者，何也？弦者不足之脉也，及发汗后病在表里之候，故云弦则为减，所以为阴也；夫高阳生以为阳者，因仲景云脉浮而紧者弦也，只因一个浮字，遂编入表脉也，殊不知脉浮而紧，病方在表，当未汗之时则为紧，已经发汗之后则为弦也，此一定之论，大概与紧相似，然其时则不同。但脉候玄微，不若以已汗未汗为法，则无差失之患矣。（仁斋）弦之一脉，在仲景以为阴，在叔和以为阳，经曰弦为阳是已，然仲景既曰沉涩弱弦微，阴也，六经篇又曰尺寸俱弦，少阳受病，其弦既为阴又以为阳，何也？许氏曰仲景之以弦为阴者，兼合乎众脉而言之也。知浮大者阳也，兼之以动滑数之类，安得不为阳？沉细者阴也，兼之以涩弱微之类，安得不为阴？故《少阴篇》曰手足寒脉弦迟者阴也，既兼迟而言之，为阴脉宜矣。若夫沉微而弦、沉伏而弦、沉涩而弦、沉细而弦，皆为阴证之脉也。盖少阳之脉弦者，仲景之意以一脉而言之也，少阳之气通于春，春脉弦者，以应春阳时令之脉，安得不为阳？如浮大而弦、洪长而弦、浮滑而弦、浮数而弦者，皆为阳也。夫仲景以弦分阴阳二用之理，其义微矣。叔和以弦为阳而不言阴者，是独指一脉，为杂病言也。夫仲景之脉，岂可与杂病同日语哉？**脉弦而大，弦则为减，大**

---

① 脉软弱以滑端直以长曰弦：语出《素问·玉机真脏论》。

② 脉诀：五代高阳生所著《脉诀歌括》。

③ 脉沉而弦主悬饮内痛：语本《金匮要略·痰饮咳嗽病脉证并治》。

则为芤，减则为寒，芤则为虚。寒虚相搏，此名曰革。妇人则半产漏下，男子则亡血失精。弦则为减，减则为寒，寒者谓阳气少也；大则为芤，芤则为虚，虚者谓血少不足也。所谓革者，言其既寒且虚，则血气改革，不循常度，男子得之，为真阳减而不能内固，故主亡血失精；妇人得之，为阴血虚而不能滋养，故主半产漏下。（宇泰）《易》曰"革，去故也"，革者，改故从新之义。夫人之脉，方其水谷腐化，心荣肺卫，流行灌溉而充溢于百骸之中，固自无变。若虚寒停留，经久不去，则昔之充溢者，今且改易而为劳伤枯瘁矣。其脉弦而大，是其体也。何者弦则为减？减则阳气不足而寒；大则为芤？芤则阴血不足而虚。寒虚相搏，血气变易，此名为革也。然独以此为革者，岂非诸脉虽能为病，此则既久而有改故之义欤？然亦有暴变此脉而即得愈者，故经云"三部脉革，长病得之死，卒病得之生也"。经言有似沉伏者，革脉所居之位也；实而长，微弦者，革脉之形也。要之，大似实而弦似长，总不离乎弦之与大而已，惟其杂乎沉伏实长，故又有牢之意，此经以革与实相类，而孙真人以革为牢，诸书有牢则无革，有革则无牢者，为是欤？**问曰：翕奄沉名曰滑，何谓也？沉为纯阴，翕为正阳，阴阳和合，故令脉滑。关尺自平，阳明脉微沉，食饮自可；少阴微滑，滑，紧之浮名也，此为阴实，其人必股内汗出，阴下湿也。**脉来大而盛，聚而沉，谓之翕奄沉，正如转珠之状也。沉为脏气，故曰纯阴；翕为腑气，故曰正阳。滑者，阴阳气不为偏胜也。关尺自平，阳明脉微沉者，当阳部见阴脉，则阴偏胜而阳不足也。阳明胃脉，胃中阴多，故食饮自可。少阴脉微滑者，当阴部见阳脉，则阳偏胜而阴不足也，以阳凑阴分，故曰阴实。股与阴，少阴之部见，今阳热凑阴，必熏发津液，泄达于外，故股内汗出而阴下湿也。（宇泰）翕奄沉三字，状得滑字最好。夫翕者，合也；奄者，忽也，当脉气合聚而盛之时，奄忽之间即已沉去，是名滑也。仲景恐人误认滑为沉，故下又云"滑者，紧之浮名也"，曰沉曰浮，若异而同。观上文“紧者如转索无常也”一句，则知浮为转索无常之浮，非轻手便得，有常之名也；沉为奄忽之沉，非重取乃得，一定之说也。仲景下字，具有史笔，不可草草看过，故赵嗣真曰“今人不解作秦汉文字观，可谓善读仲景之书矣”？（叔微）有人初得病，四肢逆冷，脐下筑痛，身疼如被杖，盖阴证也，急服金液、来复①、破阴②等丹，其脉遂沉而滑。沉者阴也，滑者阳也，病虽阴证而见阳脉，有可生之理，仲景所谓：阴病见阳脉者生③，仍灸气海丹田百壮，手足温温，阳回得汗而解。或问沉滑之状，如何便有生理？予曰仲景云“翕奄沉名曰滑”云云。古人论脉滑，虽曰往来前却流利旋转替替，然与数相似，不若仲景三语而足也，此三字最难晓。翕，合也，言张而复合也，故曰翕为正阳；沉言降而下也，故曰沉为正阴，方翕而合，俄沉而降，奄为忽忽间，仲景论滑脉，可为谛当矣。其言皆有法，故读者难晓，宜细思之。

寸口脉

寸口脉浮为在表，沉为在里，数为在腑，迟为在脏。假令脉迟，此为在脏也。《经》曰“诸阳浮数为乘腑，诸阴迟涩为乘脏”④。（宇泰）《九难》⑤曰“数者，腑也；迟者，脏也。数则为热，迟则为寒。诸阳为热，诸阴为寒”，故以别知脏腑之病也，此伤寒分三阳三阴证之总诀欤？若夫杂病，则脉数者脏亦有热，脉迟者腑亦有寒，勿泥此也。（观子）古人所谓寸口，俱是通三部而言，非仅指关前之谓。**寸口诸微亡阳，诸濡亡血，诸弱发热，诸紧为寒，诸乘寒者则为**

---

① 来复丹：出《太平惠民和剂局方》，药物组成：硫黄、硝石、五灵脂、青皮、陈皮。

② 破阴丹：出《本事方》，药物组成：硫黄、水银、青皮、陈皮。

③ 阴病见阳脉者生：语本《伤寒论·辨脉法》。

④ 诸阳浮数为乘腑诸阴迟涩为乘脏：语出《伤寒论·平脉法》。

⑤ 九难：即《难经·九难》。

厥，郁冒不仁，以胃无谷气，脾涩不通，口急不能言，战而栗也。微为卫气微，故云亡阳；濡为荣气弱，故云亡血。弱为阴虚，虚则发热；紧为阴胜，故寒。乘寒者，阴阳俱虚而为寒邪乘也，寒乘气虚，抑伏阳气，不得宣发，遂成厥也。厥，尸厥也；郁冒，昏冒不知人也；不仁，强直无觉也；以胃无谷气，脾涩不通于上下，故口急不能言也；战者，寒在表；栗者，寒在里。

寸口卫气盛，名曰高。高者，暴狂而肥，阴不胜其阳也。卫气盛为肥者气盛于外也。（宇泰）高谓脉来浮而有力，卫气主表，浮以候之，其体在上，今浮中有力，是卫气胜也，以其在上故谓之高，有升而不降之义焉。**荣气盛，名曰章。章者，**暴泽而光。荣者血也，荣华于身者也，荣盛故身暴光泽也。（宇泰）章，明也，往来分明有条理也。今滑脉为血实之诊，殆近是乎。**高章相搏，名曰纲。纲者，**筋急脉直也。荣卫俱盛，则筋络满急。（宇泰）纲，总也，以荣卫俱盛，故谓之总。**卫气弱，名曰惵**①。惵，迫怯也。卫出上焦，弱则上虚，心中气动迫怯也。（宇泰）举之濡弱恍惚故谓惵。**荣气弱，名曰卑。**卑者，羞愧也。《针经》曰“血者，神气也”②，血弱则神弱，故常自羞愧。（宇泰）荣主血为阴，按以候之，其脉沉而无力，故谓之卑。**惵卑相搏，名曰损。**损者，虚惙也。荣卫俱虚，则五脏六腑失于滋养，致乏气虚惙也。（宇泰）阴阳俱虚，总谓之损，举按俱无力也。**卫气和，名曰缓；荣气和，名曰迟。**（宇泰）缓为胃脉，胃合卫气，卫气和故见缓脉；迟为脾脉，脾合荣气，荣气和故见迟脉。**迟缓相搏，名曰强**一本作沉。（宇泰）荣卫俱和，故迟缓相搏，不亦强乎？**寸口脉缓而迟，缓则阳气长，其色鲜，其颜光，其声商，毛发长；迟则阴气盛，骨髓生，血满，肌肉紧薄鲜**上声**硬。阴阳相抱，**

---

① 惵（dié 谍）：恐惧、害怕。

② 血者神气也：语出《灵枢·营卫生会》。

荣卫俱行，刚柔相搏，名曰强也。阴阳调和，二气相抱而不相戾，荣卫流通，刚柔相得，是谓强壮。（不岩）此释上三句义，并结高章以下一段脉法，故重提寸口二字。盖谓高章失之盛，惵卑失之弱，惟荣卫和平，斯脉法迟缓。审能知迟缓之脉，阴阳相抱，刚柔相搏，断而名之为强，则无误于纲与损二者之患矣。（观子）气盛髓生血满之人，而加之肌肉紧硬，能无太过偏胜乎？惟紧与薄俱而又鲜硬，此为荣气之和，刚柔相得之道也。

寸口脉浮而紧，浮则为风，紧则为寒，风则伤卫，寒则伤荣，荣卫俱病，骨节烦疼，当发其汗也。卫为阳，荣为阴，风伤阳，寒伤阴者，各从其类而伤也。卫得风则热，荣得寒则痛，荣卫俱病致骨节烦疼，当与麻黄汤发汗则愈。（宇泰）风，阳物也，其体在外，其伤在卫，飘然流行于上者，其脉不得不浮也；寒，阴物也，其体在中，其伤在荣，挛然缴急而敛缩者，其脉不得不紧也。荣卫俱病而骨节烦疼，当开户以逐之，麻黄汤发汗是也。（观子）既云风寒荣卫两伤，何以不主大青龙？盖证仅骨节烦疼，则寒闭腠理为急，故单行发汗耳。**寸口脉阴阳俱紧者，法当清邪中于上焦，浊邪中于下焦。清邪中上名曰洁也，浊邪中下名曰浑也。阴中于邪，必内栗也，表气微虚，里气不守，故使邪中于阴也；阳中于邪，必发热头痛，项强颈挛，腰痛胫酸，所谓阳中雾露之气，故曰清邪中上，浊邪中下。阴气为栗，足膝逆冷，便溺妄出，表气微虚，里气微急，三焦相溷①，内外不通，上焦怫郁，脏气相熏，口烂蚀龈也；中焦不治，胃气上冲，脾气不转，胃中为浊，荣卫不通，血凝不流。若卫气前通者，小便赤黄，与热相搏，因热作使，游于经络，出入脏腑，热气所过则为痈脓；若阴气前通者，阳气微厥，阴无所使，客气内入，嚏而出之，声唱咽塞，寒厥相逐，为热所拥，血**

① 溷（hùn 混）：混乱。

凝自下，状如豚肝。阴阳俱厥，脾气孤弱，五液注下，下焦不合，清便下重，令便数难，脐筑湫痛，命将难全。浮为阳，沉为阴，阳脉紧则雾露之气中于上焦，阴脉紧则寒邪中于下焦，上焦者太阳也，下焦者少阴也。发热头痛，项强颈挛，腰疼胫酸者，雾露之气中于太阳之经也；浊邪中下，阴气为栗，足胫逆冷，便溺妄出者，寒邪中于少阴也。因表气微虚，邪入而客之，又里气不守，邪乘里弱，遂中于阴，阴虚遇邪，内为懼栗，致气微急矣。《内经》曰“阳病者上行极而下，阴病者下行极而上”①，此上焦之邪甚则下于中焦，下焦之邪甚则上于中焦，由是三焦混乱也。三焦主持诸气，既相混乱，则内外之气俱不得通。膻中为阳气之海，气不得通于内外，怫郁于上焦而为热，与脏相熏，口烂食齗也。中焦为上下二焦之邪混乱，则不得平治，中焦在胃之中，中焦失治，胃气因上冲也；脾助胃气消磨水谷，脾气不转则胃中水谷不得消磨，故胃中浊也。荣者水谷之精气，卫者水谷之悍气，气不能布散，致荣卫不通，血凝不流也。卫气者阳气也，荣血者阴气也，阳主为热，阴主为寒，卫气前通者，阳气先通，而热气得行也，膀胱者津液藏焉，化则能出，以小便赤黄知卫气前通也；热气与卫气相搏而行，出入脏腑，游于经络，经络客热则血凝肉腐而为痈脓也。若阴气前通则不然，“阳在外阴为之使”②，阳气微厥，阴无所使，阳微不能卫外，寒气因而客之，鼻者肺之候，肺主声，寒气内入客于肺，故嚏出声嗢咽塞也；寒者外邪也，厥者内邪也，外内之邪合并相逐，又为热所拥，使血凝不流，且自下如豚肝也。上焦阳气，下焦阴气，二气俱厥不相顺接，则脾气孤弱，不能行化气血，滋养五脏，致五脏俱虚而五液注下也。閤，合也；清，圊也。下焦气脱而不合，故数便而下重；脐者生气之源，脐筑湫痛，则生气欲绝，故曰命将难全。（宇泰）此所言邪，似是湿邪也。盖天之

---

① 阳病者……下行极而上：语出《素问·太阴阳明论》。

② 阳在外阴为之使：语本《素问·阴阳应象大论》。

湿，雾露与雨是也，天本乎气，故中上、中表、中经络；地之湿，水、泥是也，地本乎形，故中下、中里、中筋骨，《经》曰“风者上先受之，湿者下先受之”①，又云“清湿地气之中人也必从足始”②，故其脉紧，其证头痛项强腰痛，与伤寒同也。内栗者必惕惕然栗也。《难经》以中湿为肾邪，其病足胫寒而逆，则此足膝逆冷，为中湿邪明甚。便溺妄出者，河间所谓邪客手足厥阴经，廷孔郁结极甚而气血不通，痿痹不用，漩溺遗失，不能收禁也。三焦者原气之别使，主通行上中下之三气，经历于五脏六腑，通行三焦者，即纪氏所谓下焦禀真元之气，即原气也，上达至中焦，中焦受水谷精悍之气，化为荣卫，荣卫之气与真元之气，通行达于上焦，则上下内外左右皆通。今表气微虚，里气微急，则三焦相溷，内外不通矣。上焦病则郁热内发而口糜龈蚀，中焦病则脾不能化胃所纳而胃中浊，胃中浊则无清气为荣，悍气为卫，而荣卫不通，荣卫不通则血亦凝泣不流矣，其人尚可以久乎？然荣卫亦不能一时而通，必有先后，欲知孰为先通，卫气先通者，必先小便黄赤而后发痈脓；荣气先通者，必先嚏嗢咽塞而后下血如豚肝也。卫气者温分肉充皮肤，肥腠理司开合，故其通也以溃脓；荣气者以其津液注之于脉，化而为血，以荣四末，注脏腑，故其通也以下血；若荣卫之气竟不通，则阴阳俱厥，脾弱不能散精于肺，通调水道，而五脏之液注下，下焦不合，数至圊而无气以出之也，脐中如筑，拘急而痛，肾间动气将绝故也，故曰命将难全。**脉浮而数，浮为风，数为虚，风为热，虚为寒，风虚相搏，则洒淅恶寒也。**《内经》“有者为实，无者为虚。气并则无血，血并则无气”③，风则伤卫，数则无血，浮数之脉，风邪并于卫，卫胜则荣虚也。卫为阳，风搏于卫，所以为热；荣为阴，荣气虚所以为寒，风并于卫者，发热

① 风者上先受之湿者下先受之：语出《素问·阴阳应象大论》。
② 清湿地气之中人也必从足始：语出《灵枢·百病始生》。
③ 有者为实……血并则无气：语出《素问·调经论》。

恶寒之证具矣。（兼善）古今皆以数脉为热，今以数为虚寒，何也？数则为虚，乃阴阳偏负之理，非专寒而专热也。浮为阳，浮数为阳虚；沉为阴，沉数为阴虚。阳虚则恶寒，药用温热抑阴扶阳；阴虚则发热，药用寒凉抑阳扶阴，使二气平，其病自愈。且如病在表，脉浮而数，乃阴盛阳虚，汗之则愈，下之则死；病在里，脉沉而数，乃阳盛阴虚，下之则愈，汗之则死，经论昭然，非有差别。**诸脉浮数，当发热而洒淅恶寒，若有痛处，饮食如常者，蓄积有脓也。**浮数之脉，主邪在经，当发热洒淅恶寒，病人一身尽痛，不欲饮食者，伤寒也；若虽发热恶寒而痛偏着一处，饮食如常者，即非伤寒，是邪气郁结于经络之间，血气壅遏不通，欲畜聚成痈脓也。（宇泰）伤寒书举类伤寒者数证，至痈疽之发，憎寒壮热，大似伤寒，仲景已及之而后人多忽，何也？然人身有焮肿痛楚处，未有不自觉者，此条所言必是内痈，故曰蓄积有脓也，如胃脘痈、肺痈、肠痈，皆各有辨，而胃痈之脉，人迎反盛，未有不误以为伤寒者，故察之宜精也。

寸口脉浮而大，浮为虚，大为实，在尺为关，在寸为格，关则不得小便，格则吐逆。浮则为正气虚，大则为邪气实，在尺则邪气关闭下焦，使里气不得下通，故不得小便；在寸则邪气格拒上焦，使食不得入，故吐逆。（丹溪）《难经》“吸入肝与肾”①，夫一元之气，升者为阳，降者为阴，肝肾位居下，主吸与入气，所吸之气不能达肾，至肝而还者，阴之弱也。浮大之脉属阳，见于寸者，阳气偏盛，阴不得配之也，故为格，主吐逆，此无阴则呕也；见于尺者，阴血不足，阳往乘之也，故为关，主不得小便，此东垣滋肾丸意也。**寸口脉浮大，而医反下之，此为大逆。浮则无血，大则为寒，寒气相搏则为肠鸣，医乃不知，而反饮冷水，令大汗出，水得寒气，冷必相搏，其人即饲。**音噎，义同。浮大之脉，邪在表也，当发其

① 吸入肝与肾：语出《难经·四难》。

汗。若反下之攻其正气，邪得以深入，故为大逆。浮则无血者，下后亡血也；大则为寒者，邪气独在也，寒邪因里虚而入，寒气相搏，乃为肠鸣。医见脉大，以为有热，饮以冷水，故令胜热而作大汗，里先虚寒，又得冷水，水寒相搏，使中焦之气涩迟，故令䭇也。**脉浮而大，浮为风虚，大为气强，风气相搏，必成瘾疹，身体为痒。痒者为泄风，久久为痂癞**。痂癞者，眉少发稀，身有干疮而腥臭，《内经》曰“脉风成为癞”①。**脉浮而大，心下反硬，有热，属脏者，攻之，不令发汗；属腑者，不令溲数，溲数则大便硬，汗多则热愈**一本此下有甚字，**汗少则便难，脉迟尚未可攻**。浮大之脉，当责邪在表，若心下反硬者，热已甚而内结也。有热属脏者，谓别无虚寒而但见里热，故可攻下之，不可以脉浮大，更与发汗也；心下硬，若无里证但见表证者，为病尚在阳，谓之属腑，当先解表，然后攻痞，勿以饮结而利小便，使其溲数，大便必硬也，《经》曰“小便数者，大便必硬”②，谓走其津液也。汗多则邪气除而热愈，汗少则邪热不尽，又走津液，必便难也。硬家当下，设脉迟则里气未实，未可攻之。（宇泰）论言脉浮大应发汗反下之为逆，此以心下硬有热，知传邪入里，故舍脉而从证也。属脏者，病枈在脏也；属腑者，小便不利也。大便则许攻之，小便则不许，何也？曰利大便则内热除，利小便则徒走津液耳。故伤寒治小便不利，惟汗后脉浮烦渴，始用五苓散利之，其他或温，或下，或和解，或泄湿热，或固下散寒，或温经散湿，或解错杂之邪，或散传阴之热闭，皆未尝轻事分利也。既言不令发汗，不令溲数，又曰溲数则大便硬，汗多则热愈甚，汗少则大便难者，以发汗利小便，亡其津液，致有此失，故不可不慎也。迟为阴为寒为脏，肾者至阴之脏，故病之所主曰肾虚，若遽攻之，恐泄肾气，

① 脉风成为癞：语出《素问·脉要精微论》。
② 小便数者大便必硬：语出《伤寒论·辨阳明病脉证并治》。

所以虽具可攻之证，未可遽攻，徐俟之以观其变可也。（观子）此见脉证在两可疑似之间，汗下俱不可轻也。心下硬有似内实可攻，然脉浮大且身热，便非必攻之证，故必审果下于腑，全属于脏者，即与攻之，不可以犹有外热，为之发汗也；若犹属腑，在欲结未结之际，则无论攻大便不可，即利小便亦忌也，利小便必溲数，溲数则大便转硬矣。且属脏之可攻不可汗，岂独大汗之其热愈增，即小汗之，亦令便难者也，何也？浮大则本气已虚，故发汗则阳虚转深，利小便亦阴虚随甚，况攻下之失当乎？然岂仅浮大者不可遽攻也，其脉迟者亦如之，迟则均为证似可攻而脉非必攻者也，审而治之，法皆尚未可攻。心下硬与腹硬满不同，腹硬，邪已全结聚成实；此但在心下者，或缘表邪未悉收敛入胃，或缘里虚所结犹微浅，曰心下，曰反硬，自与非下不可者异矣。节内从脉浮大有热说起，末复结归尚未可攻，义颇显然。《经》又云：阳明病，心下硬满者，攻之利不止，死①，亦可互证也。此所谓腑，但取与脏对举而言，见彼为入里，此犹属外之义，非同便硬属腑之腑也。**夫病脉浮大，问病者，言但便硬耳。设利者，为大逆。硬为实，汗出而解，何以故？脉浮当以汗解。**《经》曰脉浮大应发汗，医反下之为大逆。便硬难虽为里实，亦当先解其外，若下利药是为大逆。结胸虽急，脉浮大，犹不可下，下之即死，况此只便难乎？《经》曰：本发汗而复下之此为逆，若先发汗治不为逆②。（观子）此与上节同一脉浮大，曰便硬，似邪深于心下硬者矣，乃上则汗下俱难，此但可汗不可下者；上乃里虚正损之证，此则便虽硬，邪仍在表也。盖脉浮大，病本在表，然病者自觉累日未圊，便结是苦耳。设不知者因而利之，病外责内，非大逆乎？“硬为实”以下，是设为问难，以悉其说也。便难虽为内实，然亦有汗出而解者，奚故哉？正以脉之浮大，表邪甚盛，非汗不可也，故下复足其意曰“脉浮

① 阳明病……攻之利不止，死：语本《伤寒论·辨阳明病脉证并治》。
② 本发汗……治不为逆：语本《伤寒论·辨太阳病脉证并治中》。

当以汗解”。脉浮而芤，浮为阳，芤为阴，浮芤相搏，胃气生热，其阳则绝。浮芤相搏，阴阳不谐，胃气独治，郁而生热，消烁津液，其阳则绝。**脉浮而滑，浮为阳，滑为实，阳实相搏，其脉数疾，卫气失度。浮滑之脉数疾，发热汗出者，此为不治。**浮为邪气并于卫而卫气胜，滑为邪气并于荣而荣气实，邪气胜实，壅于荣卫，则荣卫行速，故脉疾速而失其常度也。浮滑疾速之脉，发热汗出当解，不解者，精气脱也，不可治矣。**阳脉浮，阴脉弱者，则血虚，血虚则筋急也。**阳为气，阴为血，阳脉浮者卫气强也，阴脉弱者荣血虚也，《难经》曰“气主煦之，血主濡之”①，血虚则不能濡润经络，故筋急也。

寸口脉弱而缓，弱者阳气不足，缓者胃气有余，噫而吞酸，食卒不下，气填于膈上也。阳能消谷，弱者阳气不足，故不能消化谷食；缓者胃气有余，则胃中有未消谷物，故噫而吞酸，食卒不下，气填膈上也，《要略》曰：中焦未和，不能消谷，故令噫②。**寸口脉弱而迟，弱者卫气微，迟则荣中寒。荣为血，血寒则发热；卫为气，气微者心内饥，饥而虚满不能食也。**卫为阳，荣为阴，弱者卫气微，阳气不足也，迟者荣中寒，经中客邪也。荣客寒邪，搏而发热；阳气内微，心内虽饥，虚满不能食也。**寸口脉微而缓，微者卫气疏，则其肤空；缓者胃气实，实则谷消而水化也。谷入于胃，脉道乃行，而**一本作水**入于经，其血乃成。荣盛则其肤必疏，三焦绝经，名曰血崩。**卫为阳，微为亡阳，脉微者，卫气疏，卫温分肉，肥腠理，卫气既疏，皮肤不得温肥则空虚也。缓者胃气有余，有余则为实，《内经》“食入于胃，淫精于脉”③，是谷入于胃，脉道乃行也；

① 气主煦之血主濡之：语出《难经·二十二难》。

② 中焦未和……故令噫：语本《金匮要略·五脏风寒积聚病脉证并治》。

③ 食入于胃淫精于脉：语出《素问·经脉别论》。

《针经》“饮而液渗于络，合和于血，是水入于经，其血乃成也”①，故胃中谷消水化，以为气血。今荣气强而卫气弱，卫气弱者外则不能固密皮肤而气为之疏，内则不能主持其血而血为之崩。经，常也，三焦者，气之道路，卫疏则气不循常道，三焦因绝其常度也。（宇泰）“而入于经”，“而”字，承上文“谷”字来，水亦在其中矣。《注》引《针经》“水入于经”，互文以见意也，仲景独重于谷，故用“而”字。（卿子）玩“实”字乃胃病也，实则谷消水化者，胃病不能使水谷入经，循其脉道，故外则肤空，内则血崩。荣盛者谓不能与卫和，肤疏者谓不能固于荣，非谓荣强而卫弱也。**寸口脉微而涩，微者卫气不行，涩者荣气不足，荣卫不能相将，三焦无所仰，身体痹不仁。荣气不足则烦疼，口难言；卫气虚则恶寒，数欠。三焦不归其部，上焦不归者噫而酢吞，中焦不归者不能消谷引食，下焦不归者则遗溲。**夫养三焦者，血也；护三焦者，气也。荣卫俱损，不能相将而行，三焦无所依仰，而体为之顽痹不仁，《内经》曰“荣气虚则不仁”②，《针经》曰“卫气不行为不仁”③。荣为血，血不足则烦疼；荣属心，荣弱心虚则口难言。卫属阳，阳微则恶寒；卫为气，气虚则数欠。三焦因荣卫不足，无所依仰，其气不能归其部，归者，至也。上焦在膈上，物未化之分，上焦之气不至其部，则物未能传化，故噫而酢吞；中焦在胃之中，主腐熟水谷，水谷化则思食，中焦之气不至其部，则水谷不化，故不能消谷引食；下焦在膀胱上口，主分别清浊，溲小便也，下焦不归其部，则不能约制溲便，故遗溲。酢吞即吞酸也。**寸口脉微而涩，微者卫气衰，涩者荣气不足。卫气衰，面色黄；荣气不足，面色青。荣为根，卫为叶，荣卫俱微，则根叶枯槁而寒栗，咳逆唾腥，吐涎沫也。**卫为气，面色黄者卫气衰也；

---

① 饮而液渗于络……其血乃成也：语出《灵枢·血络论》。
② 荣气虚则不仁：语出《素问·逆调论》。
③ 卫气不行为不仁：语出《灵枢·刺真节邪》。

荣为血，面色青者荣血衰也。荣行脉中为根，卫行脉外为叶，根叶俱微，则阴阳之气内衰，致生寒栗而咳逆唾腥吐涎沫也。（宇泰）子能令母虚，肺主气，气虚则脾色见于面而黄；心主血，血衰则肝色见于面而青。肺臭腥，脾液涎也，荣虚则寒栗，卫虚则咳逆。**师曰：病人脉微而涩者，此为医所病也。大发其汗，又数大下之，其人亡血，病当恶寒，后乃发热无休止时，夏月盛热欲著复衣，冬月盛寒欲裸其身，所以然者，阳微则恶寒，阴弱则发热，此医发其汗，令阳气微，又大下之，令阴气弱。五月之时，阳气在表，胃中虚冷，以阳气内微，不能胜冷，故欲著复衣；十一月之时，阳气在里，胃中烦热，以阴气内弱，不能胜热，故欲裸其身。又阴脉迟涩，故知血亡也。**微为亡阳，涩则无血，不当汗而强汗之，令阳气微，阴气上入阳中则恶寒，故曰阳微恶寒；不当下强下之，令阴气弱，阳气下陷入阴中则发热，故曰阴弱发热。气为阳，血为阴，阳以候气，阴以候血，阴脉迟涩为荣血不足，故知亡血。（损庵）大发其汗，伤阳也，宜其脉微而恶寒，又数大下之，伤阴也，宜其脉涩而发热，阴阳两伤则气血俱损，而首尾独言亡血者，何也？曰下之亡阴不必言，汗亦血类故也。内虚之人，夏月阳气在表，则其内无阳也，故不胜其寒；冬月阳气在里，里阴既虚，不能当阳之灼烁，故不胜其热。阴虚则发热，冬月发热者，当补其阴，使济于阳而热自除矣，茯苓补心汤类是也，若误用寒凉之药，火无所附而升走，必发躁，欲坐井中，宜暖药治之。然诸脉弦细而涩，按之无力者，往往恶寒，若振栗不止，或时发躁，蒸蒸而热，如坐甑中，必欲去衣、居寒处或饮寒水则便如，故其振寒复至，非必遇夏乃寒，遇冬乃热也，此但立其例，论其理耳。脉微因大发汗所致，故当恶寒之时，虽盛夏亦欲著复衣；脉涩因大下所致，故当恶寒后发热之时，虽盛冬亦欲裸其体，是皆亡血，阳微阴弱，不能胜冷、胜热，非是盛夏牵延至盛冬也。**寸口脉微，尺脉紧，其人虚损多汗，知阴常在，绝不见阳也。**寸微为亡阳，尺紧为阴胜，阳微阴胜，故云虚损，又加之多汗，则愈损阳气，是阴常在而绝不见阳也。**伤寒咳逆上气，其脉散者，死，谓其形损故也。**咳逆上气者肺病，散者心脉，是心火刑于肺金也，《内经》“心之肺谓之死阴”①，死阴之属，不过三日而死，以形见损伤故也。

趺阳、少阴脉

趺阳脉浮而涩，少阴脉如经也，其病在脾，法当下利，何以知之？若脉浮大者，气实血虚也，今趺阳脉浮而涩，故知脾气不足，胃气虚也，以少阴脉弦而浮，才见此为调脉，故称如经也。若反滑而数者，故知当屎脓也。趺阳者胃之脉，诊得浮而涩者，脾胃不足也。以浮为气实，涩为血虚者，非也。《经》曰“脉浮而大，浮为气实，大为血虚”②，若脉浮大，当为气实血虚。今趺阳浮而涩，浮则胃虚，涩则脾寒，脾胃虚寒，则谷不消，水不别，法当下利。少阴肾脉也，肾，肺之子，肝之母，浮为肺脉，弦为肝脉，少阴弦而浮，为子母相生，故云调脉；若滑数者，客热在下焦，使血腐为脓，故屎脓也。（损庵）趺阳脉一名冲阳，一名会元，在脚背上，去陷谷三寸，乃足阳明胃之动脉也。胃者水谷之海，五脏六腑之长，若胃气已惫，水谷不进，谷神已去，脏腑无所禀受，其脉不动而死也，故必诊趺阳以察胃气焉。切脉轻重为气血之分，浮而大者，轻取有余，重取不足也，故为气实血虚之诊；若轻取不大而涩，知脾胃气不足矣，不足则转输失职而下利见，下利属少阴，故云少阴脉如经，少阴之脉微细沉紧，此乃以弦而浮为调者，最宜活看，应弦浮而反滑数，所以知其便脓，此桃花汤证也。少阴动脉名太谿，在足内踝后跟骨上。**趺阳脉浮，浮则为虚，浮虚相搏，故令气馅，言胃气虚竭也；脉滑则为哕，此为医咎，责虚取实，守空迫血，脉浮，鼻中燥者，必**

---

① 心之肺谓之死阴：语出《素问·阴阳别论》。
② 脉浮而大……大为血虚：语出《伤寒论·辨脉法》。

衄也。趺阳脉浮为䭇，滑为哕，皆医之咎，责虚取实之过也。《内经》曰“阴在内阳之守也，阳在外阴之使也”①，发汗攻阳，亡津液而阴气不足者，谓之守空。《经》曰“表气微虚，里气不守，故使邪中于阴也”②，阴不为阳守，邪气因得而入之，内搏阴血，阴失所守，血乃妄行，未知从何道出，若脉浮鼻燥，知血必从鼻中出也。（宇泰）䭇与噎同，哕即俗之吃逆也。东垣、海藏以哕为干呕，陈无择又以哕为咳逆，皆失之。按《灵枢》云“哕以草刺鼻，嚏而已；无息而疾迎引之立已，大惊之亦可已”③，今之吃逆以此三法施之立已，若施干呕不为止也。又古之所谓咳，即今之所谓嗽，与吃逆又无干也。䭇与哕，皆因妄下之后，复与之水，及发其汗，胸中虚气逆而作，轻为䭇，重则哕矣。**趺阳脉迟而缓，胃气如经也。趺阳脉浮而数，浮则伤胃，数则动脾，此非本病，医特下之所为也。荣卫内陷，其数先微，脉反但浮，其人必大便硬，气噫而除，何以言之？本以数脉动脾，其数先微，故知脾气不治，大便硬，气噫而除。今脉反浮，其数改微，邪气独留，心中则饥，邪热不杀谷，潮热发渴，数脉当迟缓，脉因前后度数如法，病者则饥，数脉不时则生恶疮也。**经，常也。趺阳以候脾胃，故迟缓为常。若浮数，即为医妄下，伤胃动脾，致邪气乘虚内陷也。盖邪在表必见阳脉，在里必见阴脉，今在表之时浮而数，知因下里虚，荣卫内陷，邪客于脾所为也，何以故？数则动脾，数先微者，脾邪先陷于里也，反但浮者，胃虚脾热津液干少，大便必硬也，《针经》曰“脾病则善噫，得后与气快然衰”④，故气噫而除也。脾主消磨水谷，今邪气独留，脾气不治，故心中虽饥，不能杀谷也；脾主为胃行其津液，脾为热烁，故潮热而发渴

---

① 阴在内……阴之使也：语出《素问·阴阳应象大论》。
② 表气微虚……邪中于阴也：语出《伤寒论·辨脉法》。
③ 哕以草刺鼻……亦可已：语出《灵枢·杂病论》。
④ 脾病则善噫得后与气快然衰：语出《针灸大成·脾经歌诀》。

也；趺阳之脉，本迟而缓，因下后变浮为数，荣卫内陷，数复改微，是脉因前后度数本如法，但邪热陷脾而善饥也；数脉不时者，法当改微而复不微，是邪不传里，但郁于荣卫之中，必出自肌皮为恶疮也。（宇泰）胃脉迟缓，其本也；若浮而数，则病矣。胃气伤故虚，虚故浮；脾气动故躁，躁故数，知为误下之故也。荣卫之气，脾胃之气所为也，胃伤脾动则内虚，荣卫之气乘虚内陷。浮数二脉，数脉先退而浮脉独存，其人必大便硬，气噫而除也，何以言之？本以数脉动脾，脾虽躁动，不能持久，故数脉先改而微，因数改微，故知脾气不治，脾不治则孰为津液？津液少胃中干燥，故知大便硬。脾病善噫，得后与气乃衰，故知气噫而除也。本以浮脉伤胃，胃伤则止于伤而已，故浮脉独存，不与数脉俱退。邪气独留于脾，无与于胃，胃中空虚，故饥而思食也，胃能纳，脾不能化，则食而不消，所以然者，脾中真火乃能杀谷，邪热不能杀谷也。谷不化，反增胸中之热，则潮热而渴，势所必至矣。若数不改微而径改迟缓，病退之后，与未病之前，一息四至，度数如法，如是而饥，饥而能食，食即能化，不为患也。若数脉不改迟缓，又不改微，非时而见，则脾气躁动不已，脾主肌肉，必生恶疮也。**趺阳脉浮而芤，浮者卫气衰，芤者荣气伤，其身体瘦，肌肉甲错。浮芤相搏，宗气衰微，四属断绝。**卫气衰则身体瘦而不肥，荣气伤则肌肉甲错而不泽。宗气者，三焦归气也。四属者，皮肉脂髓也。荣卫衰伤，则宗气亦微，四属失所滋养而断绝。**趺阳脉紧而浮，浮为气，紧为寒，浮为腹满，紧为绞痛。浮紧相搏，肠鸣而转，转即气动，膈气乃下。少阴脉不出，其阴肿大而虚也。**浮为胃气虚，紧为脾中寒，胃虚则满，脾寒则痛。虚寒相搏，肠鸣而转，转则膈中之气因而下泄也。若少阴脉不出，则虚寒之气至于下焦，结于少阴而聚于阴器不得发泄，故阴肿大而虚也。**趺阳脉滑而紧，滑者胃气实，紧者脾气强，持实击强，痛还自伤，以手把刃，坐作疮也。**滑则谷气实，是为胃实；紧则阴气胜，是为脾强。以脾胃一实一强而相持击，故令痛作。痛则腑脏自伤而痛，譬若以手把刃而成疮，岂非自贻其害乎？（卿子）玩趺阳数条，皆本虚寒，则此之为实为强，亦非真实真强也。如不剂量①邪正，以实持之，以强击之，误与攻削，乃自取伤耳，故重叹之，痛者惜也，即为医取咎意。**趺阳脉大而紧者，当即下利，为难治。**大为虚，紧为寒，胃中虚寒当即下利，脉必微小，反紧大者，邪胜也，故为难治。（宇泰）大为实，大为虚，纷纷更易不一，只要识得虚者正气虚，实者邪气实之义。**趺阳脉微而紧，紧则为寒，微则为虚，微紧相搏则为短气。**中虚且寒，气自短矣。**趺阳脉沉而数，沉为实，数消谷。紧者，病难治。**沉为实者，沉主里也；数消谷者，数为热也；紧为肝脉，见于脾部，木来克土，为鬼贼相刑，故难治。**趺阳脉伏而涩，伏则吐逆，水谷不化；涩则食不得入，名曰关格。**伏则胃气伏而不宣，中焦关格，正气壅塞，故吐逆而水谷不化；涩则脾气涩而不布，邪气拒于上焦，故食不得入。**趺阳脉不出，脾不上下，身冷肤硬。**脾胃为荣卫之根，脾能上下，则水谷消磨，荣卫之气得行。今脾虚衰，不能上下，则营卫之气不得通行于外，故趺阳脉不出。身冷者，卫气不温也。肤硬者，营血不濡也。

少阴脉弱而涩，弱者微烦，涩者厥逆。烦者，热也。少阴脉弱者阴虚，阴虚则发热，以阴见阳脉，非大虚也，故生微烦；厥逆者，四肢冷也，少阴脉涩者阴气涩，不能与阳相顺接，故逆冷。**少阴脉不至，肾气微，少精血，奔气促迫，上入胸膈，宗气反聚，血结心下，阳气退下，热归阴股，与阴相动，令身不仁，此为尸厥，当刺期门、巨阙。**尸厥者，谓其从厥而生，形无所知，其然若尸，故名尸厥。少阴脉不出，则厥气客于肾，而肾气微少，精血厥而上奔，填塞胸膈，壅遏正气，使宗气反聚而血结心下。宗气者，积胸中，贯心

---

① 剂量：计量，权衡。

肺而行呼吸者也；荣气者，泌精液，注于脉，化血以营四末者也。今厥气太甚，宗气反聚而不行，则绝其呼吸；血结心下而不流，则四体不仁。阳气为厥气所壅，不能宣发，退下至阴股间，与阴相动。仁者柔也，不仁者不柔和也，谓寒热痛痒俱不觉知者也。阳气外不为使，内不得通，荣卫俱不能行，身体不仁，状若尸也，《内经》曰“厥气上行，满脉去形”①，刺期门者以通心下结血，刺巨阙者以行胸中宗气，血气流通，厥气退则苏矣。（观子）伤寒必诊冲阳太谿脉者，盖肾乃先天元气，有生之根蒂；胃乃后天元气，谷食之本源，较他脏不同，故必察其动脉之存亡，以验经气之绝与未绝。至后世则多忽之，正仲景所记“握手不及足者”② 矣。然经复有浮沉滑涩诸体状，一如手太阴之诊，则犹在临病之工善为消息以得之。若寸口之胃肾，是又趺阳太谿之经气也，使未至伏乱不可察，则脉会太渊者，不当即是诸法以兼求之乎？

阳结、阴结、阳从、阴乘脉

问曰：脉有阳结、阴结者，何以别之？答曰：其脉浮而数，能食不大便者，此为实，名曰阳结也，期十七日当剧。其脉沉而迟，不能食，身体重，大便反硬，名曰阴结也，期十四日当剧。结者，气偏结固，阴阳之气不得而杂之也。阴中有阳，阳中有阴，阴阳相杂以为和，不相杂以为结。今浮数，阳脉也，能食不大便，里实也，为阳气固结，阴不得而杂之，是名阳结；沉迟，阴脉也，不能食，身体重，阴病也，阴病见阴脉则当下利，反大便硬者，为阴气结固，阳不得而杂之，是名阴结也。伤寒之病，日传一经者，经尽当愈，阳结为火，至十七日传少阴水，水能制火，火邪解散则愈；阴结属水，至十四日传阳明土，土能制水，水邪解散则愈。彼邪气结甚，

① 厥气上行满脉去形：语出《素问·阴阳应象大论》。
② 握手不及足者：语出《伤寒杂病论·自序》。

水又不能制火，土又不能制水，故剧，《内经》曰“一候后则病，二候后则病甚，三候后则病危也”①。（观子）浮而数，能食，为脉证俱属阳，故不大便者，曰阳结；沉而迟，不能食，体重，为脉证俱属阴，故不大便者曰阴结，阴病当下利，不当结硬，故曰反也。十七日来复之气两周，又三阳为尽之际，结而不解，则有去阳入阴而已，安得不剧？十四日正来复两周之际，在阴病又阴极阳生之候，结而不解，则阴终不能得阳矣，安得不剧？小柴胡证以邪在半表里者为阳微结，少阴病为纯阴结，皆可与此互发明。

问曰：病有洒淅恶寒而复发热者，何？答曰：阴脉不足，阳往从之；阳脉不足，阴往乘之。曰：何谓阳不足？答曰：假令寸口脉微，名曰阳不足，阴气上入阳中，则洒淅恶寒也。曰：何谓阴不足？答曰：假令尺脉弱，名曰阴不足，阳气下陷入阴中，则发热也。一阴一阳谓之道，偏阴偏阳谓之疾。阴偏不足，则阳得而从之；阳偏不足，则阴得而乘之。阳不足则阴气上入阳中为恶寒者，阴胜则寒矣；阴不足则阳气下陷入阴中为发热者，阳胜则热矣。（丹溪）按《经》言：凡伤于寒则为病热②，盖寒客于经，阳气怫郁成热，故发热，寒伤荣血，血既受伤，故恶寒，属太阳证。又曰：发热恶寒发于阳③也。合二者而说，明是体虽热，自恶寒，宜解表，则麻黄、青龙类主之。今曰洒淅恶寒复发热，当是寒热往来，其属表者宜小柴胡，属里者宜大柴胡，其或已汗、已下者，宜桂枝干姜汤，此三阳证论寒热往来之平等者。若寒热或多或少，又当轻重较量而施治法。今曰阴不足则阳胜而热，阳不足则阴胜而寒；又曰阳往从之，阴往乘之，当是阳并于阴，阴并于阳。岐伯曰“疟气者更盛更虚”④，似与

---

① 一候后则病……则病危也：语出《素问·三部九候论》。
② 凡伤于寒则为病热：语本《素问·热论》。
③ 发热恶寒发于阳：语本《伤寒论·辨太阳病脉证并治上》。
④ 疟气者更盛更虚：语出《素问·疟论》。

经文阳胜阴胜之意合，未审为伤寒立论耶？为疟立论耶？孰为是否？(兼善) 或云经言阴脉不足阳得乘之，阳脉不足阴得乘之，不足乃阳脉微弱之谓，所以恶寒发热也；又云脉盛身寒得之伤寒，夫伤寒表病，未有脉不浮盛者，设或微弱，即阳病见阴脉也，二说参差，必有其理，曰此章论伤寒所以然之理，非病已发于外而言也。凡病伤寒者，皆因荣卫不足，是以尺寸之脉皆微弱，外邪因得相袭，使阴阳相乘，故洒淅恶寒而复发热也；凡已病之脉则不然，若风并于卫则卫实荣虚，故桂枝证阳浮而阴弱；若风寒并于荣卫则脉皆浮盛，所以麻黄证当发其汗也，仲景之书各有所指，非浅见薄识者所能知也。

欲愈脉

问曰：伤寒三日，脉浮数而微，病人身凉和者，何也？答曰：此为欲解也，解以夜半。脉浮而解者，濈然汗出也；脉数而解者，必能食也；脉微而解者，必大汗出也。伤寒三日，阳去入阴之时，病人身热脉浮数而大，邪气传也；身凉和脉浮数而微，邪不传而欲解也。解以夜半者，阳生于子也。脉浮濈然汗出而解者，邪从外散也；脉数能食而解者，胃气和也；脉微大汗出而解者，邪气微也。(宇泰) 战而汗出节，言脉微故不汗出而解；此言脉微而解，必大汗出，二说何相左耶？曰：一以曾经吐下亡血，邪正俱衰，虽解不能作汗；一以未经汗下，血气未伤，正盛邪衰，故大汗出而解，不相左也。**问曰：病有战而汗出因得解者，何也？答曰：脉浮而紧，按之反芤，此为本虚，故当战而汗出也。其人本虚，是以发战，以脉浮大故当汗出而解也。**浮为阳，紧为阴，阴阳争则战。芤为虚，邪气将出，邪与正争，其人本虚，是以发战。正气胜则战已复发热而大汗解也。**若脉浮而数，按之不芤，此人本不虚，若欲自解，但汗出耳，不发战也。**浮数阳也，本实阳胜，邪不能与正争，故不发战也。**问曰：病有不战而汗出解者，何也？答曰：脉大而浮数，故知不战汗出而解也。**阴阳争则战，脉大而浮数皆阳也，阳气全胜，阴无所争，何战之有？问曰：病有不战、不汗出而解者，何也？答曰：其脉自微，此以曾经发汗、若吐、若下、若亡血，以内无津液，此阴阳自和，必自愈，故不战、不汗出而解也。脉微者，邪气微也，邪气已微，正气又弱，脉所以自微。既经发汗吐下，亡阳亡血，内无津液，则不能作汗，得阴阳气和而自愈也。（海藏）战而后解者，太阳也；不战，有汗而解者，阳明也；不战，无汗而解者，少阳也。

欲自解者，必当先烦，乃有汗而解，何以知之？脉浮故知汗出解也。烦，热也。邪气还表，则为烦热汗出而解，以脉浮故为邪还表也。脉浮而迟，面热赤而战惕者，六七日当汗出而解。反发热者差迟，迟为无阳，不能作汗，其身必痒也。脉浮，面热赤者，邪气外浮于表也；脉迟，战惕者，本气不足也。六七日为传经尽，当汗出解之时，若当汗不汗，反发热者，由里虚津液不多，不能作汗，既不汗，邪无从出，是以差迟。发热为邪气浮于皮肤，必作身痒也，《经》曰：以其不能得小汗出，故身必痒①。（宇泰）脉浮而迟，阳气虚所以脉迟，气怫郁不得越故面热赤，正与邪争故战惕，犹天气溽蒸而成雨，岂可以不汗乎？若阳气衰微不能作汗，六七日反发热，其身不痛而痒也，宜各半汤小汗之。病六七日，手足三部脉皆至，大烦而口噤不能言，其人躁扰者，必欲解也。烦，热也。传经之时，病人身大烦，口噤不能言，内作躁扰，则阴阳争胜，若手足三部脉皆至，为正气胜，邪气微，阳气复，寒气散，必欲解也。若脉和，其人大烦，目重睑内际黄者，此为欲解也。《脉经》曰“病人两目皆有黄色起者，其病方愈”②，病以脉为主，若目黄，大烦，脉不和者，邪胜也，其病为进；目黄，大烦，而脉和者，为正气已和，故云欲解。

问曰：脉病欲知愈、未愈者，何以别之？答曰：寸口关上尺

---

① 以其不能得小汗出故身必痒：语本《伤寒论·辨太阳病脉证并治上》。

② 病人两目……其病方愈：语出《脉经》卷五。

中三处，大小浮沉迟数同等，虽有寒热不解者，此脉阴阳为和平，虽剧当愈。三部脉均等，即正气已和，虽有余邪，何害之有？（宇泰）阴阳偏而为病，平而为和，故寸关尺脉皆同等，为阴阳和平而自愈。凡得病厥，脉动数，服汤药更迟，脉浮大减小，初躁复静，此皆愈证也。动数之脉，邪在阳也，变迟者，阳邪愈也；浮大之脉，邪在表也，复减小者，表邪散也；病初躁乱者，邪所烦也，汤入而安静者，药胜病也，是以皆为愈证。凡病，若发汗、若吐、若下、若亡津液，阴阳自和者，必自愈。重亡津液则不能作汗，脉见阴阳自和，虽不汗，亦自愈矣。

立夏得洪大脉，是其本位。其人病身体苦疼重者，须发其汗；若明日身不疼不重者，不须发汗。若汗濈濈自出者，明日便解矣，何以言之？立夏得洪大脉，是其时脉，故使然也。四时仿此。脉来应时为正气内固，虽外感邪气，但微自汗出而亦解矣，《内经》曰“脉得四时之顺者病无他”①。（观子）四时当令之气即本脏旺气也。正气旺，邪自不客矣。体犹疼重者，荣卫未和也，故一汗即愈。不疼重者，邪已散也，或不汗亦愈，或自汗而愈。

脉阴阳俱紧者，口中出气，唇口干燥，蜷卧足冷，鼻中涕出，舌上苔滑，勿妄治也。到七日以来，其人微发热，手足温者，此为欲解。或到八日以上，反大发热者，此为难治。设使恶寒者，必欲呕也；腹内痛者，必欲利也。脉阴阳俱紧，为表里客寒，寒为阴，得阳则解，口中气出，唇口干燥者，阳气渐复，正气方温也。虽尔，然阴未尽散，蜷卧足冷，鼻中涕出，舌上苔滑，知阴犹在也。方阴阳未分之时，不可妄治以偏阴阳之气。到七日以来，其人微发热手足温者，为阴气已绝，阳气得复，是为欲解。若过七日不解，到八日以上，反发大热者，为阴极变热，邪气胜正，故云难治。阳脉紧者寒

---

① 脉得四时之顺者病无他：语出《素问·平人气象论》。

邪发于上焦，上焦主外也；阴脉紧者寒邪发于下焦，下焦主内也，设使恶寒者，上焦寒气胜，是必欲呕也；腹内痛者，下焦寒气胜，是必欲利也。（宇泰）此脉此证，表里阴阳混淆，未的①疑似之间，慎勿妄投药饵，徐而俟之，若七日之外当解之候，微热手足温，则为邪气解而自愈矣；若八日以上，当解不解，反发大热，此为逆证，不可治也。**脉阴阳俱紧，至于吐利，其脉独不解。紧去人一本作入安，此为欲解。若脉迟，至六七日不欲食，此为晚发，水停故也，为未解；食自可者，为欲解。**脉阴阳俱紧，为寒气甚于上下，至于吐利之候。紧脉不罢者，为其脉独不解；紧去，则人安为欲解。若脉迟，至六七日不欲食者，为吐利后，脾胃大虚，脾胃气强则能输散水饮之气，若脾胃气虚，则水饮内停也。晚发者，后来之疾也。若至六七日而欲食者，脾胃已和，寒邪已散，故云欲解。

问曰：凡病，欲知何时得、何时愈？答曰：假令夜半得病，明日日中愈；日中得病，夜半愈。何以言之？日中得病夜半愈者，以阳得阴则解也；夜半得病明日日中愈者，以阴得阳则解也。日中得病，阳受之；夜半得病，阴受之。阳不和，得阴则和，是解以夜半也；阴不和，得阳则和，是解以日中也，经曰“用阳和阴，用阴和阳”。

不治脉

脉浮而洪，身汗如油，喘而不休，水浆不下，体形不仁，乍静乍乱，此为命绝也。病有不可治者，谓邪气胜于正气也。《内经》曰“大则邪至”②，“大则病进”③，脉浮而洪者，邪气胜也；身汗如油，喘不休者，正气脱也；水浆不下者，胃气尽也；形体不仁者，荣

---

① 未的：不明确。
② 大则邪至：语出《素问·离合真邪论》。
③ 大则病进：语出《素问·脉要精微论》。

卫绝也；邪正争则乱，安则静，乍静乍乱者，正负邪胜也。正气既脱，胃气又尽，荣卫俱绝，邪气独胜，故命绝也。（宇泰）火之将灭也必明，脉来浮洪涌盛，此将去人体之兆，再得下一二证，可必其命绝矣。**又未知何脏先受其灾。若汗出发润，喘不休者，此为肺先绝也。**肺为气之主，为津液之帅，汗出发润者，津脱也；喘不休者，气脱也。**阳反独留，形体如烟熏，直视摇头者，此心绝也。**肺主气，气为阳，心主血，血为阴，阳反独留者，身体大热，是血先绝而气独在也；体如烟熏者，身无精华，血绝不荣于身也；心脉挟咽系目，直视者，心经绝也；头为诸阳之会，摇头者，阴绝而阳无根也。（卿子）凡“血”字要看得活，谓阴气先绝可耳。**唇吻反青，四肢漐习者，此为肝绝也。**唇吻者，脾之候，肝色青，肝绝则其色见于所胜之部；四肢者，脾所主，肝主筋，肝绝则筋脉引急，发于所胜之分。漐习者，振动若搐搦也。**环口黧黑，柔汗，发黄者，此为脾绝也。**脾主口唇，绝则精华去，故环口黧黑；柔为阴，柔汗，冷汗也，脾胃津液之本，阳气之宗，柔汗发黄者，脾绝而阳脱，真色见也。**溲便遗矢，狂言，目反直视者，此为肾绝也。**肾司开合，禁固便溺。溲便遗矢者，肾绝不能约制也；肾藏志，狂言者，志不守也，《内经》“狂言失志者，死”①；五脏之精气皆上注于目，骨之精为瞳子，目反直视者，骨之精不荣而瞳子不转也。**又未知何脏阴阳前绝。若阳气前绝，阴气后竭者，其人死，身色必青；阴气前绝，阳气后竭者，其人死，身色必赤，腋下温，心下热也。**阳主热而色赤，阴主寒而色青，其人身青则阴未离体，故曰阴气后竭；身赤腋下温心下热，则阳未离体，故曰阳气后竭，《针经》曰“人有两死而无两生”② 是也。

脉阴阳俱盛，大汗出，不解者，死。阴阳俱盛当汗出而解，不

---

① 狂言失志者死：语出《素问·评热病论》。
② 人有两死而无两生：语出《灵枢·营卫生会》。

解者邪气胜，正气脱也，故死，《内经》曰“汗出而脉尚躁盛者死”①，《千金》曰“热病已得汗，脉尚躁盛，此阳脉之极也，死”②。**脉阴阳俱虚，热不止者死。**阴阳俱虚者，真气弱也，热不止者，邪气胜也，《内经》曰“病温，虚甚者，死”③。**脉至乍疏乍数者，死。**天真荣卫之气断绝也。**脉至如转索者，其日死。**紧急而不软，是中无胃气，故不出其日死。**谵言妄语，身微热，脉浮大，手足温者，生；逆冷，脉沉细者，不过一日，死矣。**谵言妄语，阳病也，身微热，脉浮大，手足温，为脉病相应；若身逆冷脉沉细，为阳见阴脉，脉病不相应，故不过一日而死矣。

凡脉四损，三日死。平人四息，病人脉一至，名曰四损。脉五损，一日死。平人五息，病人脉一至，名曰五损。脉六损，一时死。平人六息，病人脉一至，名曰六损。四脏气绝者，脉四损；五脏气绝者，脉五损；五脏六腑气绝者，脉六损。

问曰：二月得毛浮脉，何以处言至秋当死？师曰：二月之时，脉当濡弱，反得毛脉者，故知至秋死。二月肝用事，肝脉属木应濡弱，反得毛浮者，是肺脉也。肺属金，金来克土，故知至秋死。他皆仿此。当春时反见秋脉，为金来乘木，肺来克肝，夺其旺气而见，至秋肺王，肝气则绝，故知至秋死也。**师曰：寸脉下不至关为阳绝，尺脉上不至关为阴绝，此皆不治，决死也。若计其余命死生之期，期以月节克之也。**阳生于寸，动于尺；阴生于尺，动于寸。阳绝者不能下应于尺，阴绝者不能上应于寸，《内经》曰“阴阳离决，精气乃绝”④，此阴阳偏绝，故皆决死期。以月节克之者，谓如阳绝，

---

① 汗出而脉尚躁盛者，死：语出《素问·热病》。

② 热病已得汗……死：语出《脉经》卷之七《热病阴阳交并少阴厥逆阴阳竭尽生死证第十八》。

③ 病温虚甚者死：语出《素问·八正神明论》。

④ 阴阳离决精气乃绝：语出《素问·生气通天论》。

死于春夏；阴绝，死于秋冬也。

杂辨脉法

问曰：东方肝脉，其形何似？师曰：肝者木也，名厥阴，其脉微弦濡弱而长，是肝脉也。肝病自得濡弱者，愈也。微弦濡弱而长是肝之平脉。肝病得肝脉愈者，为肝气已和也。假令得纯弦脉者，死。何以知之？以其脉如弦直，是肝脏伤，故知死也。纯弦者如弦直而不软，是中无胃气，为真脏之脉，故主死矣。南方心脉，其形何似？师曰：心者火也，名少阴，其脉洪大而长，是心脉也。心病自得洪大者，愈也。心王于夏，夏则阳外胜，气血淖溢，故其脉来洪大而长也。假令脉来微去大，故名反，病在里也；脉来头小本大者，故名覆，病在表也。上微头小者则汗出，下微本大者，则为关格不通，不得尿。头无汗者可治，有汗者死。心脉来盛去衰为平，来微去大是反本脉，《内经》曰“大则邪至，小则平”①，微为正气，大为邪气，来以候表，来微则知表和，去以候里，去大则知里病，《内经》曰“心脉来不盛去反盛，此为不及，病在中”②；头小本大者，即前小后大也，小为正气，大为邪气，则邪气先在里，今复还于表，故名曰覆，不云去而只云来者，是知在表，《脉经》曰“在上为表，在下为里”③。汗者心之液，上微为浮之而微，头小为前小，则表中气虚，故主汗出；下微为沉之而微，本大为后大，沉则在里，大则病进，《内经》曰“心为牡脏，小肠为之使”④，今邪甚下行，格闭小肠，使正气不通，故不得尿，名曰关格。《脉经》曰“阳气上出，汗见于头”⑤，今关格，正气不通，加之头有汗，则阳气不得下通而

---

① 大则邪至小则平：语出《素问·离合真邪论》。

② 心脉来……病在中：语出《素问·玉机真脏论》。

③ 在上为表在下为里：语出《脉经》卷一《迟疾短长杂脉法十三》。

④ 心为牡脏小肠为之使：语出《素问·脉要精微论》。

⑤ 阳气上出汗见于头：语出《脉经》卷之三《心小肠部第二》。

上脱也；其无汗者，虽作关格，然阳气未衰，故犹可治。**西方肺脉，其形何似？师曰：肺者金也，名太阴，其脉毛浮也，肺病自得此脉。若得迟缓者皆愈，若得数者则剧，何以知之？数者南方火，火克西方金，法当痈脓，为难治也。**轻虚而浮曰毛，肺之平脉也。缓迟者脾之脉，脾为肺之母，以子母相生故云皆愈。数者心之脉，火克金为鬼贼相刑，故剧。肺主皮毛，数则为热，热客皮肤，留而不去则为痈疡，《经》曰：数脉不时则生恶疮①。（观子）此下当有北方肾脉一段，必阙亡也。

问曰：何以知乘腑？何以知乘脏？师曰：诸阳浮数为乘腑，诸阴沉涩为乘脏也。腑，阳也，阳脉见者为邪乘腑也；脏，阴也，阴脉见者为邪乘脏也。**问曰：脉有残贼，何谓也？师曰：脉有弦紧浮滑沉涩，此六者名曰残贼，能为诸脉作病也。**为人病者凡八邪，风寒暑湿伤于外也，饥饱劳逸伤于内也。经脉者荣卫阴阳也，为诸经脉作病者，必由风寒暑湿伤于荣卫，客于阴阳之中。风则脉浮，寒则脉紧，暑则脉滑，湿则脉涩，伤阴脉沉，伤阳脉浮，谓之残贼者，以能伤害正气也。**问曰：脉有相乘，有纵有横，有逆有顺，何也？师曰：水行乘火，金行乘木，名曰纵。火行乘水，木②行乘金，名曰横。水行乘金，火行乘木，名曰逆。金行乘水，木行乘火，名曰顺也。**金胜木，水胜火，纵者言纵任其气，乘其所胜。横者言其气横逆，反乘所不胜也。水为金子，火为木子，子行乘母，其气逆也。母行乘子，其气顺也。**师曰：呼吸者，脉之头也。**《难经》“一呼脉行三寸，一吸脉行三寸”③，以脉随呼吸而行，故曰脉之头。（宇泰）此诊脉入门之要法。**初持脉，来疾去迟，此出疾入迟，名曰内虚外实也；初持脉，来迟去疾，此出迟入疾，名曰内实外虚也。**外为阳，

---

① 数脉不时则生恶疮：语本《伤寒论·辨脉法》。
② 木：原作“水”，据文义改。
③ 一呼脉行三寸一吸脉行三寸：语出《难经》。

内为阴，《内经》曰来者为阳①，是出以候外，入以候内，疾为有余，有余则实，迟为不足，不足则虚。来疾去迟者，阳有余而阴不足，故曰内虚外实；来迟去疾者，阳不足而阴有余，故曰内实外虚。**师曰：脉肥人责浮，瘦人责沉。肥人当沉今反浮，瘦人当浮今反沉，故责之。**肥人肌肤厚，其脉当沉；瘦人肌肤薄，其脉当浮，今肥人脉反浮，瘦人脉反沉，必有邪气相干，使脉反常，故当责之。**师曰：脉病，人不病，名曰行尸，以无旺气，卒眩仆不识人者，短命则死；人病，脉不病，名曰内虚，以无谷神，虽困无害。**脉者，人之根本也。脉病人不病，为根本内绝，形虽且强，卒然气脱，则眩运僵仆而死，不曰行尸而何？人病脉不病，则根本内固，形虽且羸，只内虚耳。谷神者，谷气也，谷气既足，自然安矣，《内经》曰“形气有余，脉气不足，死；脉气有余，形气不足，生也”②。**问曰：曾为人所难，紧脉从何而来？师曰：假令亡汗、若吐，以肺里寒，故令脉紧也；假令咳者，坐饮冷水，故令脉紧也；假令下利，以胃中虚冷，故令脉紧也。**《要略》曰“寒令脉急”③，经曰“诸紧为寒”。（宇泰）阳舒缓，阴缩急，阴化为寒，挛然收敛，气血以坚，其为脉也，宁得不急？经曰紧脉带数如切绳状，又曰如转索无常，故有寒则见矣。（观子）亡汗、若吐，内伤阳气，其脉因紧固矣；若饮冷者，亦寒伤肺也；下利者，《内经》曰“微寒为咳，寒甚为泄”④是也，是以汗吐咳利四端，病虽殊而里有寒颇同，故并见紧脉耳。**问曰：经说脉有三菽六菽重者，何谓也？师曰：脉者，人以指按之，如三菽之重者，肺气也；如六菽之重者，心气也；如九菽之重者，脾气也；如十二菽之重者，肝气也；按之至骨者，肾气也。**菽，豆也。《难

① 来者为阳：语本《素问·阴阳别论》。
② 形气有余……生也：语出《素问·方盛衰论》。
③ 寒令脉急：语出《金匮要略·脏腑经络先后病脉证》。
④ 微寒为咳寒甚为泄：语出《素问·咳论》。

经》曰“如三菽之重，与皮毛相得者，肺部也；如六菽之重，与血脉相得者，心部也；如九菽之重，与肌肉相得者，脾部也；如十二菽之重，与筋平者，肝部也；按之至骨，举指来疾者，肾部也”①，皆各随所主之分以候脏气。假令下利，寸口关上尺中悉不见脉，然尺中时一小见，脉再举头者，肾气也。若见损脉来，至为难治。下利不见脉，则冷气客于脾胃；令尺中时一小见，为脾虚肾气所乘；脉再举头者，脾为肾乘也；若尺中之脉更或减损，为肾气亦衰，脾复胜之，鬼贼相刑，故云难治，是脾脉不应时也。（观子）此即察肾气脉之一法，以赅上分菽数求诸脏之法也。损脉者，平人数至病人一至，所谓四损五损类也。诸部脉既伏匿难求，只得一脏之气见，而又至极迟减，兼得损脉，其欲生全也，能乎？问曰：上工望而知之，中工问而知之，下工脉而知之，愿闻其说。师曰：病家人请，云病人苦发热身体疼，病人自卧，师到，诊其脉沉而迟者，知其瘥也，何以知之？表有病者，脉当浮大，今脉反沉迟，故知愈也。望以观其形证，问以知其所苦，脉以别其表里。病苦发热身疼，邪在表也，当卧不安而脉浮数，今病人自卧而脉沉迟者，表邪缓也，是有里脉而无表证，则知表邪当愈也。（观子）阳病见阴脉者当死，何以此得沉迟之脉，反属病瘥？曰阳病阴脉死，以未服汤药，未得汗之前言，是病脉相反，里气已大坏，故主死；此乃指发热身疼已罢之后言，正所谓凡服汤药，数动更迟，初躁后静之脉也，邪退正复，安得不愈？一为未汗之先，一为既汗之余，观者毋得淆惑。假令病人云腹内卒痛，病人自坐，师到，脉之浮而大者，知其瘥也，何以知之？若里有病者，脉当沉而细，今脉浮大，故知愈也。腹痛者，里寒也，痛甚则不能起而脉沉细，今病人自坐而脉浮大者，里寒散也，是有表脉而无里证也，则知里邪当愈。是望证、问病、切脉三者相参而得之，

① 如三菽之重……肾部也：语出《难经·五难》。

可谓十全之医矣。师曰：病家人来请，云病人发热烦极，明日师到，病人向壁卧，此热已去也。设令脉下①和，处言已愈。发热烦极则不能静卧，今向壁静卧，知热已去。设令向壁卧，闻师到，不惊起而盻视，若三言三止，脉之咽唾者，此诈病者也。设令脉自和，处言此病大重，当须服吐下药，针灸数十百处乃愈。诈病者非善人，以言恐之，使其畏惧则愈。医者意也，其谓是欤？师持脉，病人欠者，无病也。阳引而上，阴引而下则欠，阴阳不相引而病，阴阳相引而和，是欠者为无病也。脉之，呻者，病也。呻为呻吟之声，身有所苦则然。言迟者，风也。风客则筋络急而舌强难运用。摇头言者，里痛也。里有病欲言，则头为之战摇。行迟者，表强也。表强者，由筋络引急而行步不利。坐而伏者，短气也。短气者，里不和也，故坐而喜伏。坐而下一脚者，腰痛也。腰者身之大关节，腰痛则大关节不利，故坐不能正，下一脚以缓腰中之痛。里实护腹，如怀卵物者，心病也。心痛则不能伸仰，护腹以按其痛。问曰：脉有灾怪，何谓也？师曰：假令人病，脉得太阳，与形证相应，因为作汤，比还送汤，如食顷，病人乃大吐，若下利，腹中痛。师曰：我前来不见此证，今乃变异，是名灾怪。又问曰何缘作此吐利？答曰或有旧时服药，今乃发作，故名灾怪耳。医以脉证与药相对而反变异，为其灾可怪，故名灾怪。问曰：人病恐怖者，其脉何状？师曰：脉形如循丝累累然，其面白脱色也。“血气者，人之神”②，恐怖者，血气不足而神气弱也。脉形似循丝累累，面白脱色者，《针经》曰“血夺者，色夭然不泽，脉空虚”③是也。问曰：人不饮，其脉何类？师曰：其脉自涩，

① 下：当是“自”之误。
② 血气者人之神：语出《素问·八正神明论》。
③ 血夺者……脉空虚：语出《灵枢·营卫生会》。

唇口干燥也。涩为阴，虽主亡津液而唇口干燥，以阴为主内，故不饮也。问曰：人愧者，其脉何类？师曰：脉浮而面色乍白乍赤。愧则神气怯弱，故脉浮而面色改变不常。问曰：濡弱何以反适十一头？师曰：五脏六腑相乘，故令十一。濡弱者气血也，往反有十一头者，五脏六腑共有十一也。

平脉證

问曰：脉有三部，阴阳相乘，荣卫气血，在人体躬，呼吸出入，上下于中，因息游布，津液流通，随时动作，效象形容，春弦秋浮，冬沉夏洪，察色观脉，大小不同，一时之间，变无经常，尺寸参差，或短或长，上下乖错，或存或亡，病辍改易，进退低昂，心迷意惑，动失纪纲，愿为具陈，令得分明。师曰：子之所问，道之根源。脉有三部，尺寸及关，荣卫流行，不失衡铨。衡铨者，称量轻重也。《内经》曰“春应中规，夏应中矩，秋应中衡，冬应中权”①。荣卫与脉相随上下，应四时不失常度。肾沉心洪，肺浮肝弦，此自经常，不失铢分。肾北方水，旺于冬而脉沉；心南方火，旺于夏而脉洪，类为铢分不差之经常。出入升降，漏刻周旋，水下二刻，一周循环，身之脉长十六丈二尺，一呼行三寸，一吸行三寸，一息共六寸，二刻凡二百七十息，脉行一周于身，一日一夜漏水下百刻，共五十周于身，终而复始，如环无端。当复寸口，虚实见焉。经脉之始，从中焦注手太阴寸口，脉行一周复还至寸口，故虚实可诊焉。变化相乘，阴阳相干。风则浮虚，寒则牢坚，沉潜水畜一本作滀，支饮急弦，动则为痛，数则热烦。设有不应，知变所缘，三部不同，病各异端。脉有与病不相应者，必缘传变之所致。三部以候五脏之气，随部以察其虚实之异。太过可怪，不及亦然。邪不空

① 春应中规……冬应中权：语出《素问·脉要精微论》。

见，中必有奸。审察表里，三焦别焉。知其所舍，消息诊看，料度腑脏，独见若神，为子条记，传与贤人。太过不及之脉，皆有邪气干于正气，审看在表在里，入腑入脏，随其所舍而治之。（宇泰）按此后人以为出王叔和，今按《脉经》载仲景论脉，只此一条，则知非叔和自撰也。

卷十三

类证一

（太阳经）发热

发热者，无休止时也；寒热者，寒已而热，热已而寒也；潮热者，有时热，有时止，如潮汛之不失其期也；烦热者，虚而烦躁发热也。伤寒发热之症多矣，其不同者，太阳邪气怫郁在表，多作壮热，若微热者，邪已衰也；阳明主乎潮热；少阳主乎往来寒热。然亦皆有发热者，其兼症必异，其施治自殊也。少阴反发热者，外未离乎表也；里寒外热者，阴盛隔阳之热也；太阴不言发热而有中风脉浮可发汗之条；厥阴有阴极阳生先厥后发热之热，是六经多有发热也。汗下后亦多发热者，非表邪犹在，即阴阳已虚也。合并病、异气病亦无不发热者，与瘥后发热，皆宜详本条之说而各区别，毋混视焉，可矣。

太阳发热，头痛项强，腰脊痛，身痛，骨节痛，恶寒，无汗，脉紧麻黄汤。恶风，有汗，脉浮缓桂枝汤。中风，脉浮紧，发热恶寒，体痛，无汗，烦躁大青龙汤。表不解，心下有水气，干呕，发热而咳小青龙汤。中风，发热而烦，有表里证，渴欲饮水，水入则吐，为水逆五苓散。大汗后，脉浮数，微热，消渴，小便不利，为太阳传本上方。服桂枝汤或下后，仍头项强痛，发热，无汗，心下满痛，小便不利桂枝汤去桂加茯苓白术汤。五六日大下后，身热不去，心中结痛栀子豉汤。丸药大下之，身热不去，微烦栀子干姜汤。伤寒发热，汗出不解，心下痞硬，呕吐，下利大柴胡汤。发汗不解，仍发热，心悸，头眩，身瞤动，振振欲擗地真武汤。发热，头痛，脉反沉，不瘥，身体痛，当救里四逆汤。

阳明发热，目痛，鼻干，不眠，微恶寒，头额痛，脉洪长葛根汤。脉浮滑，表里有热白虎汤。吐下后，热结在里，表里俱热，恶风，大渴，燥烦，脉洪数白虎加人参汤。阳明中风，口苦，咽干，腹满，喘，发热恶寒，脉浮紧小柴胡汤加葛根。若发热，汗出，不恶寒，反恶热，身重柴葛解肌汤。阳明下之，外有热，懊侬，饥不能食，但头汗栀子豉汤。太阳三日，发汗不解，蒸蒸发热调胃承气汤。阳明汗多，微发热恶寒，热不潮，外未解也，未可与大承气，其腹大满不通小承气微和之。小便不利，大便乍难乍易，时有微热，喘冒不卧大承气汤。阳明发热，汗多，急下之上方。六七日目中不了了，睛不和，无表里证，大便难，身微热，急下之上方。无表里证，发热七八日，虽脉浮数，可下之。已下，脉数不解，善饥，不大便，有瘀血也抵当汤。脉浮而迟，表热里寒，下利清谷四逆汤。

少阳发热，耳聋胁痛，寒热，呕，口苦，头角痛，脉弦数小柴胡汤。伤寒头痛发热，脉弦细者，属少阳上方。呕而发热上方。四五日身热，恶风，颈项强，胁下满而渴上方。伤寒中风，往来寒热，胸胁满，不欲饮食，心烦喜呕，或不渴，外有微热小柴胡去人参加桂。六七日发热，微恶寒，支节烦疼，微呕，心下支结柴胡桂枝汤。

少阴始得之，反发热，足冷，脉沉麻黄附子细辛汤。下利清谷，里寒外热，厥逆，脉微欲绝，反不恶寒，面赤色通脉四逆汤。吐利，手足不逆冷，反发热者，不死。脉不至，灸少阴。

厥逆，下利清谷，里寒外热，汗出而厥通脉四逆汤。大汗出，热不去，内拘急，四肢疼，下利，厥逆，恶寒四逆汤。呕而脉弱，小便复利，微热，见厥难治上方。先厥后发热，下利必自止，反汗出，必喉痹。

若发热，不恶寒而渴，为温病。发汗已，身犹灼热，为风温。

（节庵）翕翕发热为表热，是风寒客于皮肤，邪气怫郁于外，表热而里不热也。脉浮紧，无汗，宜发表；浮缓，有汗，宜解肌。

蒸蒸发热为里热，是阳邪入陷于阴中，里热而表不热也，脉沉实而渴，宜下之。（《明理》）翕翕发热，翕，合羽所覆，明其热之在外；蒸蒸发热，蒸若熏蒸之蒸，明其热之在内，是二者有轻重之殊，表里之别。其在半表里者，表热未罢，邪气传里，里未作实，则表里俱热，脉必弦数，宜和解。太阴、厥阴皆不发热，惟少阴有反发热，是未离于表也，麻黄附子细辛汤。若发热，烦渴，小便赤，脉浮大，此表里俱见也，五苓散利之。汗下后发热者，大汗则损气，气损则阳微，故脉虚而恶寒；大下则伤血，血伤则阴弱，故脉涩而发热，此误汗误下如此也。若阴阳俱虚，热不止者；汗下后，复热，脉躁乱者；下利，热不止者，皆死矣。（复庵）诸阴不发热，惟少阴发热有二证：初得病，即见症发热恶寒，头不疼，宜麻黄附子细辛汤；若下利清谷，身热躁扰，里寒外热，乃阴盛隔阳，宜四逆汤、附子理中汤。盖阳气传阴经而利者，乃是热利，阳陷入里，外所以无热；阴气入阴经而利者，乃里寒自利，寒既在里为主，则阳气必客于外，所以反发热。要知发于阳而热者，头必疼；发于阴而热者，头不痛为验也。又发汗后只恶寒者为虚，虚乃表虚，是汗出太过，所谓阳微则恶寒，宜芍药附子甘草汤；发汗后只恶热者为实，实乃里实，是表解而里不消，所谓阴微则发热，宜大柴胡汤或小承气汤。又汗下后阴阳不相入，水火不相济，致余热未退，不可更用冷药，其人已虚，虚能生热，宜小建中汤加当归一钱，或四君子加黄芪半钱，或十全大补调其荣卫；虚甚者，真武汤；审是邪热未解，虽经汗下，却不畏虚者，宜竹叶石膏汤。（嗣真）详仲景论中三阴皆有发热至何其言之拘耶。详《太阴篇》内[1]。大抵阴症虽发热，必有手足厥冷，下利清谷，脉沉之殊，与阳症自不类。

---

① 太阴篇内：全文见卷七“脏寒当温证”下。

恶　风

卫气者，所以温分肉，充皮毛，肥腠理，司开合者也。风邪中于卫，则腠理不密，故恶风。恶寒者，虽不当风而时自畏怯；恶风者，居密室之中则无所畏，惟当风则淅淅然而恶也。恶寒有阴阳之别，恶风悉属于阳，所以三阴经症并无恶风也。里症虽具而恶风未罢者，皆当先解其外。

太阳，无汗恶风麻黄汤；有汗恶风桂枝汤。项背强几几，反汗出恶风桂枝加葛根汤；无汗恶风葛根汤。汗多亡阳，恶风，小便难，四肢急，难屈伸桂枝加术附汤。吐下后不解，表里俱热，时时恶风，大渴而烦白虎加人参汤。四五日身热恶风，颈项强，胁下满而渴小柴胡汤。风湿相搏，骨节痛，短气，小便不利，身微肿，自汗恶风甘草附子汤。

恶　寒

寒邪客于荣卫故恶寒，身虽热，不欲去衣被也，由阴气上入阳中，或阳微或风虚相搏之所致也。恶寒一切属表，虽里症悉具而微恶寒者，亦表未解，当先解其外，俟不恶寒方可攻里。然虽悉属表，亦有虚实之分，汗出而恶寒为表虚，宜解肌；无汗而恶寒为表实，可发汗；若无热恶寒，脉沉细，阴症也，宜温里治之。

太阳，发热，无汗，恶寒麻黄汤。中风，自汗，恶寒桂枝汤。中风，脉浮紧，发热恶寒，身痛，无汗，烦躁大青龙汤。八九日如疟，热多寒少，脉浮缓欲愈。脉微而恶寒，阴阳俱虚也不可更汗、吐、下。发热恶寒，热多寒少，脉微弱，无阳也，不可更汗桂枝二越婢一汤。脉浮，自汗，小便数，心烦，脚挛急，微恶寒误与桂枝，必厥，宜桂枝附子汤①。五六日头汗出，微恶寒，心下满，手

① 桂枝附子汤：当是桂枝加附子汤。

足冷，不欲食，便硬，脉细，为阳微结，有表复有里也小柴胡汤。六七日发热，微恶寒，支节烦疼，微呕，心下支节柴胡桂枝汤。发汗病不解，反恶寒，虚故也芍药附子甘草汤。下后复汗，振寒，脉微细，内外俱虚也当归四逆汤、真武汤。下后，脉促，胸满，微恶寒桂枝去芍药加附子汤。大下复汗，心下痞，恶寒，表未解也，不可先攻痞解表，桂枝汤；攻痞，大黄黄连泻心汤。心下痞，复恶寒汗出附子泻心汤。

阳明脉迟，汗出多，微恶寒桂枝汤。阳明中风，口苦咽干，腹满，喘，发热恶寒，脉浮紧小柴胡汤加葛根。阳明汗多，微发热恶寒，外未解也。其热不潮，未可与大承气。若腹大满不通小承气微和之。

少阳，头汗出，微恶寒小柴胡加桂汤。

少阴，无热恶寒理中汤、四逆汤；下利，恶寒而蜷四逆汤、真武汤、小建中汤。

大汗出，热不去，内拘急，四肢疼，下利，厥逆恶寒四逆汤。

阳明，背微恶寒，口燥渴，心烦白虎加人参汤。少阴①口中和，背恶寒附子汤。

少阴恶寒身蜷而利，手足逆冷者，不治。四逆恶寒身蜷，脉不至，不烦而躁者，死。

（损庵）伤寒，太阳病在表，故恶寒。少阳半表半里，故微恶寒。阳明在里，本不恶寒，或恶寒者，与太阳合病也。三阴惟少阴有恶寒之症，然少阴恶寒亦有二：发于阴者，无热而恶寒，宜温之，理中、四逆类；少阴无热恶寒，似与太阳未即热相似，未即热者谓太阳症悉具而未热耳，此以无头痛等症，故知为少阴也。若下利，恶寒而蜷，手足温者，小建中类。恶寒而蜷，时自烦，欲去

---

① 少阴：原作“少阳”，据文义改。

衣被，阳气将复，《活人》云宜大柴胡，赵氏谓宜温散阴邪，导引真阳，汗出而解。若下之，不能解表，反虚其里，恶寒之邪内陷矣，虽脉浮滑内实，亦未可遽用大柴胡，必先解表，使恶寒症罢而后用之。至于太阴自利不渴，厥阴下利厥逆，俱或恶寒。太阴，理中；厥阴，四逆。夫太阴、厥阴本无恶寒，今或恶寒者，阴入阴者也，特在少阴为多耳。

背恶寒者，阳弱也，有二证：少阴以阴寒气盛，不能消耗津液，故口中和；三阳合病，以阳气陷入，津液为涸，故舌干口燥。少阴，附子汤；三阳合病，白虎汤。按经只阳明一症，合病之说出于《活人》。（《南阳》）大抵太阳恶寒，亦不可过覆盖衣被，及近火气，恐寒热相搏，脉道沉伏，愈令人寒甚，但饮以和表之药，自不恶寒也。若妇人尤忌近火，恐寒气入血室结聚，针药所不能治矣。

头　痛

巅顶脑后痛者太阳也，头额痛者阳明也，头角痛者少阳也。头痛专主表，太阳为病属表，故太阳经独多。三阴脉至颈而还，故无头痛。惟厥阴会于巅，故亦有头痛，然却无身热，与阳症自不同也。若风温病在少阴，湿温病在太阴而头反痛，及阴毒亦然，此痰与气逆壅而上，气不得降，故头痛，是又不可拘拘为也。内因头痛作止有时，外因头痛常常有之，必传入里方罢。

太阳头痛，有汗恶风桂枝汤；无汗恶寒麻黄汤。不大便六七日，头痛有热，小便清，知不在里，当须发汗。若头痛者，必衄桂枝汤。服桂枝汤或下之，仍头项强痛，发热，心下满痛，小便不利桂枝去桂加茯苓白术汤。头痛，心下痞硬满，引胁下痛，干呕，短气，汗出不恶寒，表解里未和也十枣汤。二症属饮家。病发热头痛，脉反沉。不瘥，体痛，当救里四逆汤。

阳明头额痛，目痛，鼻干，不眠，脉微洪葛根解肌汤加川芎、升麻。表里大热，烦渴，头痛如破竹叶石膏汤。头痛，不恶寒，反恶热，大便实调胃承气汤。潮热谵闭，渴而头痛，脉沉数有力小承气汤。阳明身热头痛，漱水不欲咽，必发衄，脉数者犀角地黄汤、茅花汤。

伤寒，头痛发热，脉弦细属少阳；少阳头角痛，脉弦数并小柴胡加川芎。膈上有涎，头痛，胸满，寒热，脉紧而不大瓜蒂散。

太阴头痛，气逆有痰二陈加枳实芎辛。

少阴头痛，足寒气逆麻黄附子细辛汤。

厥阴干呕，头痛，吐涎沫吴茱萸汤。厥阴头痛，脉缓为欲愈小建中汤。热病后，头痛不止石膏川芎汤。

湿家，鼻塞，头痛瓜蒂散搐鼻，黄水出即愈。两感头痛，口干烦满而渴与头痛极连胸，手足寒者，真头痛也，皆不治。

（损庵）三阳有头痛，三阴无头痛，此论古矣。然阴间有头疼者，厥阴与督脉会于巅也；阳间有不头疼者，似非正法。曾治邻叟，身热头略不疼，进小柴胡八服才愈，亦不可不知。诸病已解，别无证，但头疼者，连须葱白生姜煎汤服。若发汗太过致头疼甚者，宜小建中加川芎一钱。三阴头痛非是正病，然阴盛隔阳者亦有头痛，以其病本在阴而阳又为阴所病，故亦见阳症也。（东垣）太阴头痛者，必有痰也；少阴头痛者，足寒而气逆也。盖太阴、少阴二经虽不至头，然痰与气，逆壅于膈中，则头上气不得畅降而为痛也。（仁斋）少阳头痛，不问有汗无汗，皆以小柴胡主之。凡非次头痛，发寒热，脉紧不大者，是上膈有痰，宜瓜蒂散以吐之。（海藏）伤寒，头不痛者，知邪不在经；头痛者，知邪犹在经。

项　强

项强者，太阳经感邪也，然结胸、并病、痓病皆有之，其兼背强则太阳入阳明矣。

太阳病，头项强痛，恶寒，项背强几几，反汗出恶风桂枝加葛根汤；无汗恶风葛根汤。服桂枝汤或下之，仍头项强痛，发热，心下满痛，小便不利桂枝去桂加苓术汤。结胸，项强如柔痓状大陷胸丸。四五日身热，恶风，颈项强，胁满，手足温而渴小柴胡汤。太阳少阳并病，头项强痛，眩冒，时如结胸，心下痞硬刺大椎第一间、肺俞、肝俞。阴毒初得病，项背强附子汤、甘草汤。颈项强急，卒口噤，背反张，为痓。项背强几几，脉反沉迟为痓。

体 痛

体痛乃六经俱有之症，有表、里、寒、热、风、湿之分。太阳寒伤荣，荣血不利身疼者，宜汗；汗后脉沉迟，体痛者，宜温；中暍者，宜白虎汤；里寒外热者，宜先救里，后攻表。寒在三阴者脉沉，风在三阳者支节烦疼，四逆、柴胡可不审哉？中湿者，身重不可转侧；阴毒者，身大痛，宛如被杖，以此别之。

太阳发热恶寒，无汗体痛麻黄汤。中风，脉浮紧，恶寒，无汗，体痛，烦躁大青龙汤。支节烦疼，微呕，心下支结，外症未去柴胡桂枝汤。发汗后，脉沉迟，身疼痛桂枝加芍药人参新加汤。伤寒误下，下利清谷，身疼痛，急救里四逆汤，后身疼痛，急救表桂枝汤。发热，头痛，脉反沉，不瘥，身体疼痛四逆汤。体痛，尺脉迟黄芪建中汤。俟尺脉回，仍以麻黄汤发之或小柴胡汤和解之。

太阴中风，四肢烦疼，脉阳微阴涩而长为欲愈。

少阴身体痛，手足寒，骨节痛，脉沉附子汤。四五日，小便不利，大便自利，腹痛，四肢沉重疼痛，有水气也真武汤。

厥阴大汗出，热不去，内拘急，四肢疼，下利厥逆，恶寒四逆汤。下利，身疼痛，清便自调，当救表桂枝汤。下利腹胀满，体疼痛先四逆汤温里，次桂枝汤攻表。厥逆下利，身痛呕逆茱萸四逆汤。

身痛如被杖，面目青，咽痛，为阴毒升麻鳖甲汤去雄黄、蜀椒。风湿一身尽痛，身重不可转侧，小便不利五苓散加羌活、苍术。霍乱后，体痛不休少与桂枝汤。疮家身疼痛，不可发汗，发汗则成痓。

考少阳无体痛证，体痛且身重者，始属阳明中风，今云三阳俱有体痛，此语恐未莹①。

自 汗

卫气者，护卫皮肤，肥实腠理，禁固津液，不得妄泄。邪气干之，则不能卫固于外，由是津液妄泄，濈濈然润，漐漐然出，不因发散而自汗出也。伤风则发热自汗，中暍则汗出恶风而渴，风湿甚则汗多而濡，是风与暑湿皆能令自汗。惟寒邪伤荣而不伤卫，是以肤腠闭密汗不出也。始虽无汗，及传入里而为热，则荣卫通，腠理开，亦令汗自出矣。自汗又有表里之别、虚实之异。汗出，恶风及微恶寒者，皆表未解，宜发汗解肌；漏不止，恶风，及发汗后恶寒者，表虚也，宜温之；若汗出，不恶风寒者，非表病也，表解里病，下之则愈，如阳明发热汗出，是为热越，及阳明发热汗多急下之者是也；其或汗出发润如油，或如贯珠，着身不流，皆为不治矣。误发汗出不止者为亡阳，表虚汗自出不止者亦为亡阳。

太阳，风伤卫，脉浮缓，自汗桂枝汤；项背强，反汗出，恶风桂枝加葛根汤。过汗，漏不止，恶风，小便难，四肢急，难屈伸桂枝附子汤②、术附汤。脉微弱，汗出，恶风，误服大青龙，厥逆，筋惕肉瞤真武汤。表虚，汗不止黄芪建中汤。汗不止，无他证者温粉扑。脉浮，自汗，小便数，心烦，微恶寒，脚挛急。误与桂枝必厥，宜桂枝附子汤。汗后，不可更行桂枝，汗出而喘，无大热。麻

① 莹：明白。

② 桂枝附子汤：当是“桂枝加附子汤”。后同。

黄杏仁甘草石膏汤。下后，同。桂枝证，下之，利遂不止，脉促，喘而汗出葛根黄连黄芩汤。心下痞，复恶寒，汗出附子泻心汤。下利呕逆，汗出，不恶寒，表已解，头痛，心下痞硬满，胁下痛，干呕短气，里未和也十枣汤。

阳明身热，濈濈汗自出，不恶寒，反恶热，胃实也调胃承气汤。阳明多汗，津液外出，必便硬谵语小承气汤。阳脉实，发其汗太过，亡津液，大便因硬上方。阳明汗多，若微发热恶寒，外未解也，其热不潮，未可与大承气。若腹大满不通小承气微和之。汗出，谵语，有风也。燥屎在胃，必过经下之大承气汤。下之若早，语言必乱。阳明，发热，汗出多，急下之大承气汤。脉沉，汗出多，微恶寒，表未解也桂枝汤。阳明中风，脉浮紧，咽燥口苦，腹满，微喘，发热，汗出，恶热，身重柴葛解肌汤，不可汗、下、烧针。自汗，若发汗，小便自利者，津液内竭，虽便硬，不可攻宜蜜胆导。阳明汗出多而渴，不可与猪苓汤复利小便。三阳合病，腹满身重，口不仁，面垢，谵语，遗尿，自汗白虎汤。

少阴脉阴阳俱紧，反汗出，亡阳桂枝加干姜汤、四逆汤。下利，脉微涩，呕而汗出，必数更衣。反少者，当温其上灸之。吐利汗出，手足厥冷，发热恶寒，四肢拘急四逆汤。既吐且利，小便复利，大汗出，下利清谷，内寒外热，脉微欲绝上方。二条系霍乱。下利清谷，里寒外热，汗出而厥通脉四逆汤。

吐逆，厥冷，脉沉，身痛，大汗人参四逆汤加桂枝芪术。肢冷，额上手背汗出，脉沉细四逆汤。脉浮，汗出，身重，多眠，鼻鼾，语难，为风温。太阳发热，汗出，恶寒，为柔痓。

（海藏）太阳自汗，桂枝汤；少阴自汗，四逆汤；阳明身热，鼻干，不卧，目痛，自汗，恶热，而尺寸俱浮者，白虎汤。又伤寒尺寸脉俱长，自汗大出，身表如冰石，脉传至里，细而小，及疟疾但寒不热，其人动作如故，此阳明传入少阴，戊合癸，夫传妇也，白虎加桂枝主之，然脉虽细小，当以迟疾别之，此证脉必疾而不迟。(《活人》) 阴不得有汗，而少阴亦有反汗出之证；阳明法多汗，而阳明亦有反无汗之条，皆不可不察也。

（阳明经）不大便

有大便不通，有大便难，有大便硬，皆阳明胃实之候。里症宜下者多矣，然胃实有表未罢者，必先解表，表证已乃可攻之。又口苦、咽干、脉浮紧者，犹有半表，必先和之，忌即攻下。又表症虽罢，不可攻者，大便已硬，惟宜导之。至于便虽硬，无所苦者，不可攻也，惟宜俟之。若胃实表解而有证者，方随证攻之。阳明自太阳、少阳传入，众所共知，于三阴传入者鲜能察识。若能熟视其微，则三阴有急下之症多矣，岂非仲景之微意欤？

六七日不大便，头痛有热，勿与承气汤。小便清者，知不在里，仍在表也桂枝汤。阳明病，脉浮，无汗而喘麻黄汤。阳明中风，脉弦浮大，短气，腹满，胁及心痛，鼻干，不得汗，嗜卧，一身悉黄，小便难，潮热，哕，耳前后肿外不解，脉续浮，小柴胡汤；但浮无余症，麻黄汤。阳明胁下硬满，不大便而呕，舌上白胎小柴胡汤。伤寒，头汗出，微恶寒，手足冷，心下满，不欲食，大便硬，脉细上方。阳明自汗，若发汗，小便自利者，津液内竭，虽硬不可攻蜜导、胆导。太阳寸缓关浮尺弱，发热汗出，不恶寒而渴，转属阳明也。小便数，大便必硬，不更衣十日，无所苦也。渴欲饮水，少少与之；渴不止，五苓散。阳明病本自汗，医重发汗，病已瘥，尚微烦不了了者，以亡津液，胃中干燥，故大便硬。若本小便日三四行，今日再行，津液还入胃中，大便不久出也。阳明病，不吐不下，心烦调胃承气汤。汗出多，必大便硬，谵语小承气汤。若谵语止，莫再服。阳脉实，发其汗太过，亡津液，大便因硬小承气汤。太阳吐、下、汗后，微烦，小便数，大便因硬小承气和之。不大便，绕脐痛，烦躁，有燥屎也大承气汤。潮热，不大便六七日，少与小承气。转矢气者，有燥屎，可攻上方。小便不利，大便乍难乍易，微热，喘冒，不卧，有燥屎也上方。脉迟，汗出，不恶寒，身重，短气，腹满，喘，潮热，外已解，可攻里也。手足濈然汗出，大便已硬上方。谵语，潮热，不能食，必有燥屎上方。能食者，但硬，非燥屎。不大便六七日，小便少者，必初硬后溏，未可攻。须小便利者，屎定硬，乃可攻之上方。阳明下后，心中懊侬而烦，尚有燥屎也上方。若腹微满，必初硬后溏，不可攻。大下后，六七日不大便，烦不解，腹满痛，有燥屎也上方。吐下后，不大便至十余日，日晡潮热，不恶寒，独语如见鬼，剧者不识人，循衣摸床，微喘直视，脉弦者生，涩者死。微者，但发热谵语上方。六七日目中不了了，睛不和，无表里证，大便难，身微热，急下之上方。阳明少阳合病，下利，脉滑而数，有宿食也上方。二阳并病，太阳证罢，潮热，汗出，谵语，便难上方。少阴病六七日，腹胀，不大便，急下之上方。

阳明喜忘，屎虽硬，大便反易，其色黑，必有蓄血抵当汤。无表里证，下后脉数不解，善饥，六七日不大便，有瘀血也上方。不大便，舌上燥渴，日晡小潮热，从心下至少腹硬满痛不可近，结胸也大陷胸汤。趺阳脉浮涩，小便数，大便难，脾约也麻仁丸。

（念莪）按仲景论初硬后溏者有四证：或曰：阳明病，潮热，不大便，与小承气，不转失气者，初硬后必溏，不可攻之①，此胃中初热，未作实者也；或曰“太阳病下之，腹满，初硬后必溏”②，此虚热在上，无燥屎者也；此二症不言小便。或曰“阳明病，中寒不能食，小便不利，手足濈然汗出，此欲作痼瘕，初硬

① 阳明病……不可攻之：语本《伤寒论·辨阳明病脉证并治》。
② 太阳病下之……初硬后必溏：语本《伤寒论·辨阳明病脉证并治》。

后必溏”①，以水谷不分也；或曰“服承气汤，若不大便六七日，小便少者，初硬后必溏，须小便利，屎定硬，乃可攻之”②，此二证一言不利，一言少，乃知仲景测大便法，皆以小便验之。然小便利，屎定硬，固为可攻；亦有小便利，大便硬而不可攻者，何也？阳明自汗或发汗后，小便自利，此为津液内竭，虽硬不可攻，当须自欲大便，蜜煎导之，盖非里实，不可攻也。夫胃虽实，有表者，汗之；半表半里者，和之，不因胃实便下也，此仲景心法，精求详考，自无误矣。（节庵）不大便者，因发汗、利小便过多，耗损津液，以致肠胃干燥，邪热传入，转属阳明里症。再见发渴，谵语，狂妄，潮热，自汗，小水赤，脉实，或心腹胀满硬痛，急选承气等下之，大便通而愈矣。倘脉浮、脉虚，恶寒，表证尚在，或带呕吐，知邪未全入腑，犹在半表里间，用小柴胡和之。俟大便硬，不得不下者，只以大柴胡下之。若自汗发汗，小便自利，不大便者，津液内竭，复不可攻之。又脾约一症，不因发汗、利小便，亡耗津液，小便自数，大便难者，为津液偏渗，致大肠燥也，必麻仁丸治之。（《活人》）不大便有阳结、阴结之论，不可不别。其脉浮而数，能食不大便，此为内实，名曰阳结，宜用小柴胡汤，所谓和其荣卫以通津液，纵不了了，得屎而解也；其脉沉而迟，不能食，身体重，大便反硬，名曰阴结，宜用金液丹，所谓阴盛则结之结同也。（仁斋）阳结宜调胃承气汤，阴结亦可四物汤加附子或半硫丸。太阳病曾经吐、下、发汗后，微烦，小便数，大便因硬，宜小承气和之；里实燥屎结聚，腹满，按之脐腹坚硬，大承气下之；阳明自汗，小便自利，津液内竭，蜜煎导；血虚肠燥不通，或去血过多，或新产妇人，或久病虚人，皆当归润燥汤

---

① 阳明病……初硬后必溏：语本《伤寒论·辨阳明病脉证并治》。
② 服承气汤……乃可攻之：语本《伤寒论·辨阳明病脉证并治》。

及麻仁丸、蜜导等法，不可下也。

不得卧

不得眠者，阳明病也，胃不和则卧不安也。或因汗下而心血亏损，或因烦热而转展不宁，或因瘥后余热未尽，阴气未复，皆令人不得卧。正病不得眠者，阳明也。少阴当但欲寐，不得卧者，缘阳气入少阴，非少阴正病也。不得眠皆热症。其太阳汗下后，昼日烦燥不得眠，虽用干姜附子汤，盖复其汗下所亡之阳，非治不眠也。不得眠为常症，然少阴脉沉细，自利烦躁不得眠者死；伤寒发热下利厥逆，烦躁不得卧者亦死，俱正气弱，阳不复也。

太阳病二三日，不能卧，但欲起，心下必结，脉微弱者，寒也桂枝加厚朴杏子汤。下后复汗，昼日烦躁不得眠，夜安静，不呕不渴，无表证，脉沉微，身无大热干姜附子汤。汗、吐、下后，虚烦不得眠，心中懊侬栀子豉汤。下后，心烦腹满，卧起不安栀子厚朴汤。发汗后，胃中干燥，不得眠。欲饮水，少少与之，愈。脉浮，火迫劫之，亡阳惊狂，起卧不安桂枝去芍药加蜀漆牡蛎龙骨救逆汤。衄家不可汗，汗则额上陷脉紧急，直视不眴，不眠黄芩芍药汤。

身热，目疼，鼻干，不得卧，尺寸脉长，阳明标病也葛根解肌汤。脉洪数，自汗，表里俱热，烦渴饮水，不得眠人参白虎合解毒汤。中风，脉浮紧，咽燥口苦，喘满，发热，汗出，不恶寒，恶热，身重。加烧针，怵惕，烦躁不眠栀子豉汤。小便不利，大便乍难乍易，微热，喘冒不能卧，有燥屎也大承气汤。

少阳发热口苦，心烦不得眠。小柴胡加黄连栀子，虚弱人加麦冬枣仁。

少阴二三日以上，心烦不得卧黄连阿胶汤。少阴下利，六七日咳而呕，渴，心烦不得眠猪苓汤。

脉浮数，身疼，无汗，烦躁不眠麻黄汤。伤寒大热，干呕，呻吟错语，不得眠黄连解毒汤。汗后，脉浮数，烦渴，不眠，小便不利五苓散；脉数大人参白虎汤、竹叶石膏汤。汗下后，虚烦不得眠加味温胆汤、栀子乌梅汤、朱砂安神丸。汗出，脉虚，不得眠小建中汤。

（节庵）凡阳盛阴虚则不得眠，盖夜以阴为主，阴气盛则目闭而卧安，若为阳所胜，终夜烦扰不宁也。汗出鼻干不得卧者，邪在表也。有燥屎，大热错语，及大汗，胃中汁干不眠者，邪在里也，所谓胃不和则卧不安，治宜彻热和胃也。咳而呕，烦闷不眠者，停水也少阴猪苓汤症。少阴病不得眠者，热烦于内，宜扶阴散热也。瘥后不得眠者，热气未散，与诸阳相并，阴气未复也。汗下太过，阳气暴虚而不眠者，若无热证，宜姜附退阴复阳也。（士材）心为丙丁之主，邪火炎灼则神不休息，魂气飞扬，不能归肝，故不卧。大下则血亡，心主血，故亦不得卧。

潮　热

一日一发，按时而病，若潮汛之来，不失其期也。若日三五发者，非也。潮热属阳明，阳明旺于未申，故必于日晡时发乃为潮热，专主胃中实热，燥屎使然，故宜下之。

阳明潮热，大便硬，与大承气汤；不硬者，不与。若不大便六七日，先与小承气，转矢气者，燥屎也，可与大承气；不转矢气者，初硬后必溏，慎勿攻，攻之则胀满不食。脉迟，汗出，不恶寒，身重，短气，腹满而喘，潮热者，外欲解，可攻里也。手足濈然汗出，大便已硬大承气汤。吐下后不大便，日晡潮热，不恶寒，独语如见鬼，剧者不识人，循衣摸床，微喘直视，脉弦者生，涩者死。微者，但发热谵语上方。谵语潮热，不能食，有燥屎也上方。若能食，但硬，非燥屎。谵语潮热，脉滑而疾。与小承气汤，转失气者，更与；勿转失气者，勿与。病人烦热，汗出则解。又如疟状，日晡发热，属阳明也，脉实，下之大承气汤；脉浮虚，汗之桂枝汤。潮热，大便溏，小便利，胸胁满不去小柴胡汤。十三日不解，胸胁满而呕，日晡潮热，微利。先小柴胡汤解外，次柴胡加芒硝汤。阳明中风，脉弦浮大，短气，腹满，胁及心痛，鼻干，不得汗，嗜卧，身黄，小便难，潮热，哕，耳前后肿。过十日，脉续浮，小柴胡汤；脉但浮，无余症，麻黄汤。太阳重发汗，复下，不大便五六日，舌上燥渴，日晡小有潮热，心下至少腹硬满痛不可近大陷胸汤。二阳并病，太阳证罢，但发潮热，汗出，便难，谵语大承气汤。

（《南阳》）仲景云“潮热者，实也”①，大承气证；又云：其热不潮，未可与也②，则知潮热当下无疑矣，然更看脉与外证何如。若脉浮、脉虚，及外证恶寒，犹有表者，且与小柴胡解之，其胸胁满而呕，日晡潮热，及潮热已而微利，微潮热，大便溏，或潮热而咳逆者，皆当用小柴胡也；又阳明病，脉浮而紧，潮热发作有时，但脉浮者必盗汗出，黄芩汤主之；至于外未解，腹大满不通者，与小承气微和胃气；及当行大承气者，必先与小承气，不转矢气者，不可攻之，兢兢致慎，未便以潮热为必可攻也。（《明理》）潮热属阳明，邪入胃腑，为可下之症。设脉浮而紧，潮热而利，或小便难，大便溏，是热未入腑，犹带表邪，当先和解其外，俟小便利，大便硬，方可攻之；若潮热于寅卯，即属少阳；潮热于巳午，即属太阳，又不可不辨也。（仁斋）潮热若在寅卯辰巳时分，且未可下，只宜小柴胡和之；热甚烦渴者，人参白虎汤解之。

---

① 潮热者实也：语出《伤寒论·辨太阳病脉证并治中》。

② 其热不潮未可与也：语本《伤寒论·辨阳明病脉证并治》。

谵语

谵语者，妄有所见，呢喃而语，不伦于理也，皆胃中热甚，上乘于心，心为热冒，则神识昏乱而语言谬妄也。多言稍有次第者，独语如见鬼者，睡中呢喃者，皆热之轻也；音声高朗，言之不休者，热之重也；狂言叫唤，骂詈不避亲疏，神明已乱，热之最甚也。诸如此者，脉短则死，脉和则愈。又身微热，脉浮大者，生；逆冷，脉沉者，死；或气上逆而喘满，或气下夺而自利皆为逆也。

十三日不解，过经谵语，当下之。若小便利者，大便当硬，而反下利，脉调和，知以丸药下之，非也。自利者，脉当微厥，今反和，内实也调胃承气汤。脉浮，自汗，小便数，微恶寒，脚挛急，误与桂枝攻表得厥，厥愈后，胃不和而谵语少与调胃承气汤。阳明病，汗多，胃燥，必便硬谵语小承气汤。谵语止，莫再服。谵语，潮热，脉滑疾上方。转矢气者再服，不转矢气勿服。四五日脉沉，喘满，沉为在里，反发其汗，津液越出，大便为难，表虚里实，久则谵语大承气汤。谵语，潮热，反不能食，必有燥屎上方。汗出，谵语，燥屎在胃中，以有风，须过经乃可下之上方。吐下后，不大便，潮热不恶寒，独语如见鬼，剧者不识人，循衣摸床，惕而不安，微喘直视，脉弦者生，涩者死。微者，但发热谵语上方。发汗多，亡阳，谵语者，不可下，和荣卫以通津液，自愈柴胡桂枝汤。下后，胸满，烦，惊，小便不利，谵语，一身尽重，不可转侧柴胡加龙骨牡蛎汤。

少阳误汗，谵语，胃不和，烦，悸大柴胡汤、承气汤。发汗、吐、下、温针后，谵语，柴胡证罢为坏病。二阳并病，太阳证罢，潮热汗出，便难，谵语大承气汤。太阳少阳并病，误汗，谵语不止刺期门。三阳合病，腹满身重，口中不仁，面垢，谵语，遗尿，自汗白虎汤。男子阳明病，下血谵语，热入血室，但头汗出。刺期门，及小柴胡加黄连瓜蒌。伤寒腹满，谵语，脉浮紧，肝乘脾也，名曰纵刺期门。

谵语，不恶寒反恶热白虎汤。火迫致谵语上方。大便秘，小便赤，手足温，脉洪数者，必谵语调胃承气汤。下利，谵语，脉滑数，有燥屎也，此汤饮旁流，所利皆稀水，可下之大承气汤。阴证手足冷，脉微细而谵语四逆汤、白通汤、黄芪加干姜汤。已得汗，身和，谵语柴胡桂枝汤。谵语，气虚，独言，脉无力补中益气汤。

（节庵）大抵热入于胃，水涸粪燥，必发谵语，实也。有被火劫汗，而谵语者；有亡阳，谵语者；有下利清谷，不渴谵语者，皆为虚也。如脉来沉实，洪数有力，大便不通，小便赤涩，燥渴，谵语，狂妄，腹胀满硬痛，或潮热自汗，或下利纯清水，心腹硬痛，皆里证邪热燥屎也，大承气下之。或下后，利不止与喘满气逆而上奔，自利气脱而下夺，皆为逆也。其三阳合病，脉实，身重，口中和，面垢，遗尿，白虎汤。或便结大热，干呕，呻吟，不眠，错语，犀角解毒汤。初得病无热，狂言烦躁，精彩不与人相当，五苓散三钱，新汲水探吐，或桂苓汤。狂言漱水不欲咽，大便黑，小便自利，身黄，胀满，此失下，瘀血谵语，桃仁承气汤下尽黑物则愈。（全善）《素问》“谵语，气虚独言也”①，予用参芪归术等剂治谵语，得愈者百十数，岂可不分虚实，概用黄连解毒、大小承气等汤乎？丹溪亦曰予治谵语，皆用参芪归术之剂而愈。信哉！属虚者十居八九。谵语，脉调和，手足和，小便利者，阳也，故用承气下之。脉微厥，及少阴但欲寐，下利，小便难，被火劫汗出谵语者，皆阴也，故当用补剂和之。（海藏）黄芪汤治伤寒或时悲哭，或时嬉笑，或太息，或语言错乱，世疑为谵语，非也，神不守舍耳，此阴盛阳虚之故，两手脉浮沉不一，举

① 谵语气虚独言也：语见《太素》二十六卷。

按全无力，浮之损小，沉之亦损小，皆阴脉也，宜先缓而后急，缓者黄芪汤，急者加干姜一钱。大便闭者，调中丸或理中丸。（复庵）有虚人感冒发热，才得一日，热不为久，又不为重，便见谵语，此乃虚不禁热，不可遽用十分冷剂。

郑　声

谓郑重频烦，语言谆复也，只将一句旧语，重叠频言，不换他声也。若谵语则乱言无次，数数更端矣。盖神有余则能机变而更端，神不足则无机变而但守一声也，故曰实则谵语，虚则郑声。成氏谓为郑卫之声，误矣。

郑声，重语也。实则谵语，虚则郑声。四逆，脉微，郑声四君子汤。甚者，参附汤送黑锡丹。

（复庵）谵语属阳，郑声属阴。谵语者，颠倒错乱，言出无伦，或对空独语，如见鬼状；郑声者，郑重频繁，谆谆不已，如老人遇事则碎语不休，以阳气虚故也，此谵语、郑声虚实之所以不同也。二者本不难辨，但阳盛里实与阴盛格阳，皆能错语，须以他证别之。大便秘，小便赤，身热烦渴而妄言者，乃里实之谵语也；小便如常，大便洞下，或发躁，或反发热而妄言者，乃阴格阳之谵语也。里实宜下，调胃承气汤；热躁甚而妄言不休，大渴喜饮，理中汤；阴格阳，通脉四逆汤、附子理中汤。

又有不系正阳明，似困不困，间时一二声谵语者，当随症施治。已得汗，身和而言妄者，此汗后津液不和，慎不可下，乃非阳非阴者，宜小柴胡和建中汤各半贴，和荣卫，通津液。病后血气未复，精神未全，多于梦寐中不觉失声如魇，此非谵语、郑声类也，温胆汤去竹茹入人参半钱或六君子汤。（仁斋）大抵郑声因内虚正气将脱之象，如更手足冷，脉沉细，口鼻气短少，言语轻微无力，难以布息，或呃逆不止，神昏气促，不知人事，死矣。

如气不促，手足温，脉沉细而微，急以附子汤倍人参兼进接气丹、黑锡丹一二服，以助真气，或浓煎参汁徐徐服，或未可用附子者，三白汤倍人参。

发狂

《经》曰“邪入于阳则狂”①，又曰“重阳则狂”②，是狂为阳盛也。伤寒热毒在胃，并于心脏，使神不宁而志不定，至于发狂，为邪热极矣。狂之发作，少卧，不饥，妄语笑，妄行起，登高而歌，弃衣而走，甚则逾垣上屋，皆独阳亢极，非大吐下之不能已也。亦有当汗不汗，瘀热在里，下焦蓄血而如狂者，小便必利，特未至于狂耳。其或熏熨迫汗，灼艾烧针，令人烦躁，卧起不安，则为火邪惊狂。其或狂言，目反直视，为肾绝。汗出，复热，狂言不能食者，皆死矣。

脉浮，无汗，医以火迫劫取汗，亡阳，必惊狂，起卧不安桂枝汤去芍药加蜀漆龙骨牡蛎救逆汤。太阳六七日，表证仍在，脉微而沉，反不结胸，其人发狂，以热在下焦，少腹当硬满，小便自利，下血乃愈。以随经瘀热在里也抵当汤。太阳病不解，热结膀胱，其人如狂，血自下者，愈。外不解，尚未可攻。外已解，但少腹急结，乃可攻桃仁承气汤。身黄，脉沉结，少腹硬，小便自利，其人如狂，血证谛也抵当汤。

阳明病欲食，小便不利，大便自调，骨节疼，翕翕如有热，奄然发狂，濈然汗出而解桂枝汤、羌活汤类。

大渴，目赤唇焦，舌干齿燥，脉实，狂妄大承气汤。烦躁狂走，妄言叫骂，面赤咽痛，鼻如烟煤，或身斑如锦纹，阳毒也表者，阳毒升麻汤、黑奴丸；里者，大黄散。时行热病，发狂黑奴丸。阴症发躁，欲坐泥水井中，面赤足冷，脉沉，不能饮水霹雳散冷

---

① 邪入于阳则狂：语出《素问·宣明五气》。

② 重阳则狂：语出《难经·二十难》。

服。身微热，面赤足冷，脉举之数大，按之无力，此虚阳伏阴而躁人参四逆汤冷饮。脱阴者发狂，宜峻补其阴。天门冬地黄煎膏，谓之天地煎。少阴误汗，漏不止，亡阳故狂玉屏风散入熟附一钱。狂不止，冷汗自出，手足厥逆四逆汤冷进。发狂，肌表虽热，按之冷透手，或肩背胸膈有斑十数点，脉极沉细者干姜附子汤加人参冷服。

（仁斋）发狂者，伤寒凶恶之候也，要在详辨而治之。如阳盛发狂者，大抵热甚则神昏，狂妄骂詈，逾垣上屋，神明之乱，非素能为之，病使之然也，必先以凉水潠其面，或以硝水法浸布搭胸中，甚者以玄明粉寒水石散先与之，以折其热势。俟稍定，察脉，若实大滑，大便结，腹满者，急以大承气倍芒硝下之；如势轻未可攻，三黄石膏汤类主之。温病发狂者，伏寒得春时温气而发也，脉大胸满多痰发狂，及脉浮数不得汗出发狂者，六神通解散加宽胸消导药；便闭者，承气下之。热病发狂者，发于炎暑之时，其热尤甚，若无汗脉浮数者，六神通解散汗之；热甚者，三黄石膏汤。凡温病热病发狂，得汗者生，不得汗者死，脉小、逆冷者不治。大抵温热病不得汗者必发狂，要在审察而汗之。阳毒发狂者，其人素有积热于内，因患伤寒，又失汗下，其热蕴而为毒，脉洪大而数，尤热之甚也，其候唇口焦黑，舌卷，鼻如烟煤，面赤咽痛，狂言妄语，或发斑如锦，或如豌豆赤豆之类，七日内者多可治，犀角地黄、三黄石膏汤选用，大抵与阳盛发狂同治，因发斑咽痛，故曰毒耳。（念莪）按狂之为证多属实热，非大承气下之，安能已乎？如脉无力者，宜三黄石膏汤清之。至于蓄血证，但如狂，非真狂也，由于当汗不汗，或汗迟，或脉盛汗微，或覆盖不周汗不透，太阳之邪无从而出，故随经入腑，结于膀胱。若夫阴躁，真气败坏，虚阳上越，乃阴盛格阳，庸医不识脉之浮盛沉衰与不能饮水，见其面赤身热，误与凉剂，立毙矣，大抵此证肌表虽热，重按之则冷透手矣，然阴躁一症，十中只救一二，惜乎昧者不察，识者忧谗，束手待尽，良可痛也！（叔微）侯辅之病，脉极沉细，内寒外热，肩背胸胁斑出数点，语言狂乱，或曰发狂谵语非热乎？予曰非也。阳为阴逼，上入于肺，转之皮毛，故斑出；神不守舍，故错语如狂，非谵语也；肌表虽热，以手按之，须臾冷透如冰，与姜附等药，数日约二十余两，得大汗而愈。后因再发，脉复沉迟，三四日不大便，与理中丸，三日内约半斤，其疾全痊。以此知侯生之狂，非阳狂之狂，乃失神之狂，即阴虚①也。（海藏）陈志仁治伤寒狂妄欲走，四五人扶捉不定，脉虚数，用柴胡汤反剧，以参芪归术陈甘煎汤，一服狂定，再服，安睡而愈。

循衣摸床

手弄衣被及摸床者，必兼撮空，此肝家之热，肝将绝故见此危恶症也。然有二：一由太阳中风火劫坏病，一由阳明里热之极。

太阳中风，以火劫发汗，邪风被火，两阳相熏，其身发黄，阳盛则衄，阴虚则小便难，但头汗出，腹满微喘，口干咽烂，或不大便，谵语，甚者哕，手足躁扰，捻衣摸床，小便利可治，不利者死。

吐下不解，不大便，日晡潮热，不恶寒，独语如见鬼，剧者不识人，循衣摸床，惕而不安，微喘，直视，脉弦者生，涩者死。微者，但发热谵语大承气汤。

（士材）按：循衣摸床，必兼见撮空及怵惕，肝主筋，肝热极故动惕也。脉弦则肝木未败，故生；涩则金旺而木欲绝，故死。仲景主下者，因其不大便也；若内无燥屎而脉重按无力者，往往

① 阴虚：当是“阳虚”之误。

以大补气血而愈，此又法外之变通也。（叔微）尝治循衣摸床撮空，得愈者数人，皆用大补气虚之剂，惟一人兼瞤振脉代，遂于补剂中略加桂二分，亦振止脉和而愈。

渴

凡渴，问所饮欲冷、欲热，欲多、欲少。饮多而欲冷者，阳渴也；饮少而喜温者，阴渴也。邪在表则不渴，邪传里则渴。三阳虽或有渴，不如三阴之甚也，故在太阴，腹满，咽干；少阴，口舌燥渴；厥阴，消渴，盖邪初传，热微而渴微，传深则热甚而渴甚矣。阳明不甚渴者，胃存津液，邪犹在经也。太阴乃大渴者，自利，津液已去，无以润养也。渴欲饮水者，亦须稍稍与之，若不与，无以解其枯燥，无由作汗；若过多，恐成悸、动、水结胸、咳、呕、噫、哕、腹满、下利等症，不可不慎也。

表不解，心下有水气，干呕，发热而咳，或渴小青龙去半夏加栝蒌根；若咳而微喘，发热，不渴，服汤已渴者，寒去欲解也小青龙汤。太阳大汗出后，烦躁不眠，欲饮，少少与水则愈。若脉浮，小便不利，微热，消渴五苓散。六七日不解而烦，有表里证，渴欲饮水，水入即吐，名水逆上方。与泻心汤，痞不解，渴而口燥烦，小便不利上方。服桂枝汤，大汗出后，大烦渴，脉洪大白虎加人参汤。吐下后不解，热结在里，表里俱热，时时恶风，大烦渴，欲饮水数升上方。太阳重发汗，复下，不大便五六日，舌上燥而渴，小潮热，心下至少腹硬满痛大陷胸汤。发热恶寒，大渴，腹满，自汗，小便利，其病欲解，此肝乘肺，名曰横刺期门。

阳明脉长微洪，无汗而渴葛根解肌汤。中风误下后，渴欲饮水，口干舌燥白虎加人参汤。若脉浮，发热，渴欲饮水，小便不利猪苓汤。恶寒，自汗，面赤，谵，渴，脉洪数人参白虎汤加黄连花粉。谵、黄、狂、渴，脉沉数大承气汤。太阳寸缓关浮尺弱，发热汗出，不恶寒而渴，属阳明也；小便数，大便必硬，不更衣十日，无所苦也，渴欲饮水，少少与之；渴不止五苓散。阳明汗出多而渴，不可与猪苓汤，以胃中燥，复利其小便也白虎加人参汤、小柴胡去半夏加瓜蒌竹叶。阳明但头汗出，小便不利，渴引水浆，瘀热在里，必发黄茵陈蒿汤。

往来寒热，胸胁满，心烦喜呕，或渴。小柴胡加人参花粉去半夏。李①加葛根花粉。伤寒，身热，恶风，胁下满，手足温而渴上方。已汗复下，胸胁满微结，小便不利，渴而不呕，但头汗，寒热，心烦柴胡桂枝干姜汤。

少阴欲吐不吐，心烦，但欲寐，自利而渴，小便白四逆汤、白通汤。下利，咳而呕渴，心烦不眠猪苓汤。少阴渴，自利纯清水，色青大承气汤。

厥阴消渴，气上撞心，疼热，饥不欲食，吐蛔大柴胡汤。若大热甚，谵，闭，舌卷，囊缩大承气汤。下利欲饮水，有热也白头翁汤。阳毒，目赤唇焦，鼻如烟煤，渴而脉实三黄石膏汤。阳毒，倍常躁盛，大热，大渴黑奴丸。食少而渴，胃脉弱。宜茯苓、白术，勿用凉药益伤中气。太阳病，发热，不恶寒而渴者，温病。

（仁斋）凡渴当分六经而治。太阳标热在表则不渴，热传入膀胱之本则烦渴，脉浮数，小便不利也，五苓散。阳明脉长，无汗而渴者，葛根解肌汤或通解散倍葛根以汗之；若热传入于胃中，恶热，濈濈汗出而渴，脉洪浮数，人参白虎汤；若阳明本热，或蒸蒸而热，潮热，烦渴，舌燥口干，饮水，大便实者，大柴胡汤或调胃承气下之。少阳口苦咽干，发热而渴，小柴胡去半夏加栝楼根。太阴自利则不渴。少阴渴欲饮水，小便色白，下有寒也，脉沉者，附子汤；若身寒厥逆，脉滑而渴，里有热也，人参白虎

① 李：医家姓氏，具体姓名待考。

汤。凡阴症烦躁，口渴不能用水，脉沉，足冷者，宜四逆汤冷饮之。凡伤寒时气等证欲饮水者，为欲愈，盖得水能和其胃气，汗出而解。若不与则干燥无由作汗，遂致闷乱而死也。与水须量病人勇怯，邪热重轻，宁少与之，不可太过，致生他疾。水须用新汲者良。若热甚大便实者，以玄明粉一二钱加入，饮之最妙；又虚人不能饮者，以灯心煎汤，浸冷与之。

（复庵）阴证自利而渴，古人多用冷剂，以其皆挟阳气，经虽阴而病则阳也。然有下利清谷，不系热利，纯是阴病而反渴者，此是阴在下隔阳于上，兼因泄泻津液去，枯燥而渴，其人虽喜饮，饮不多而常喜温是也，宜理中汤，或四逆汤加人参一钱；渴甚，连理汤。

治渴，有坚肾水而渴止者，用知母、花粉是也；有利小便而渴愈者，用猪苓、茯苓是也，盖太阳以利小便为先，阳明以利小便为戒。少阳半表半里，未可下之，或大渴不止，以小柴胡加花粉之属，坚其肾水，肾水既坚，自还渗入大肠，大便微通，热去而渴解。若病在太阳，太阳在膀胱肾经，非利小便则热无从去，渴何由愈？外有非太阳症烦躁发渴，乃阴盛隔阳，不当润其渴，惟当治其阴。

（《活人》）太阳无汗而渴，不可与白虎汤；阳明汗多而渴，不可与五苓散。盖渴欲饮水，无表证者，白虎加人参汤；若脉浮，发热，无汗，是表未解也，故不可与，必汗后脉洪大，方与白虎。当以小青龙去半夏加栝蒌根治之陶小柴胡。阳明，汗出多，胃中燥，猪苓汤复利其小便，故不可与，必小便不利，汗少，脉浮而渴，方与猪苓汤。当以薏仁竹叶汤治之陶竹叶石膏汤。

（节庵）渴者，里有热也，津液为热所耗，故令渴也。伤寒六七日至厥阴消渴者，饮水多而小便少，乃热能消水也。朱氏曰脉浮而渴属太阳，有汗而渴属阳明，发热，恶风，寒热而渴属少阳，脉沉自利而渴属少阴，至于厥阴则热之极矣。若先呕后渴则为欲解，当与之水；先渴后呕则为水停，属赤茯苓汤也。(《活人》) 伤寒热气入脏，流于少阴之经，少阴主肾，肾恶燥，故渴而引饮。又发汗吐下后，脏腑空虚，津液枯竭，肾有余热者，亦渴。(天益①) 伤寒食少而渴，当以和胃之药止之，不可与凉药止之，恐损胃气，愈不能食也，白术、茯苓是矣。

发 黄

黄者，中央土色也，故属阳明、太阴之症。湿热交并，必发身黄，如夏月腌面，因湿热而生黄也。湿胜者，一身尽痛，色如熏黄而晦；热胜者，一身无痛，色如橘黄而明。又伤寒汗已，身目为黄，以寒湿在里不解，此不可下，宜于寒湿求之，是非特湿热为黄，而寒湿亦发黄也。其蓄血亦能发黄，但兼小腹硬，小便自利，其人如狂耳。发黄，鼻出冷气，寸口近掌无脉者，死。黄而直视摇头为心绝，黄而环口黧黑为脾绝，是皆不治之证也。古谓之瘅，瘅即黄也，谓单阳而无阴也。

瘀热在里，但头汗，身无汗，渴，小便不利，热不得越，如橘之黄且明。大便闭，腹满者，茵陈蒿汤；小便难者，五苓散加茵陈山栀。湿家发黄，一身尽痛，小便难，色如熏黄之暗。胃苓汤加茵陈；大便闭者，茵陈蒿汤。寒湿发黄，身疼，发热，头痛，鼻塞而烦，脉大。瓜蒂散搐鼻取水，或用防风、葛根、苍术、茵陈、桔梗、陈皮、甘草、生姜煎服，取微汗即愈。痞气发黄。半夏泻心汤加茵陈枳实；小便难者，五苓散加茵陈山栀。结胸发黄陷胸汤加茵陈。蓄血发黄，小腹满痛，小便利，大便黑，如狂，脉沉桃仁承气汤。内伤寒发黄调中汤加茵陈，逆冷者加附子。阴证发黄，脉沉迟，肢冷，气促，呕闷，或面赤，足冷，阴躁，欲坐泥水井中轻者理中汤，重

① 天益：元代医家罗天益，字谦甫，著有《卫生宝鉴》。

者四逆汤，俱加茵陈。身冷，汗出，脉沉而黄为阴黄，乃太阴中湿也小便利，术附汤；小便不利，大便反快，五苓散。伤寒遇太阳太阴司天，下之太过，往往变成阴黄。一则寒水太过，水来侮土；一则土气不及，水来侵之，并宜韩氏法：一茵陈茯苓汤加当归桂枝，二茵陈橘皮汤加半夏姜术，三茵陈附子汤，四茵陈四逆汤，五茵陈姜附汤，六茵陈吴茱萸汤，当依次第而用之。

太阳病，脉浮动数，头痛，发热，微盗汗，恶寒，表未解也，反下之，不结胸，但头汗，小便不利，必发黄栀子柏皮汤。六七日脉迟浮弱，恶风寒，二三下之，不能食，胁下满痛，项强，小便难，面目及身黄茵陈五苓散。中风以火劫汗，两阳相熏，身发黄，阳盛则衄，阴虚则小便难防已黄芪汤、栀子柏皮汤。身黄，脉沉结，少腹硬，小便自利，如狂，蓄血也抵当汤。阳明，瘀热在里，身必发黄麻黄连翘赤小豆汤。身黄，发热栀子柏皮汤。阳明中风，脉弦浮大，短气，腹满，胁及心痛，鼻干，不得汗，嗜卧，一身及面目悉黄，小便难，潮热，哕小柴胡汤、麻黄汤。阳明病，被火，额上微汗，小便不利必发黄五苓加山栀茵陈。阳明脉迟，食饱微烦，头眩，小便难，欲作谷疸。下之，腹满如故谷疸汤、五苓加茵陈。阳明无汗，小便不利，心中懊侬，必发黄五苓加茵陈。往来寒热，一身尽黄小柴胡加栀子。身黄，胁痛，小便难未下，宜柴胡；下后，忌柴胡。湿家，一身尽痛，小便不利，发热，色如熏黄五苓散；小便自利术附汤；身烦痛麻黄汤加苍术；脉浮，身重，汗出，恶风防已黄芪汤。

（兼善）或谓伤寒发黄，惟阳明与太阴有之，俱言小便利者不能发黄，何也？盖黄者，土之正色，以太阴与阳明俱属土，故黄也。凡外不得汗，里不得小便，脾胃之土为热所蒸，则色见于外而黄。若小便利者，热不能蓄，故不能变黄也。其有别经发黄者，亦由脾胃之土受邪故也。热虽内盛，若已自汗、小便利，即不能发黄。其有但头汗，身无汗，剂颈而还，及小便不利，渴饮水浆，为瘀热在里，必发黄矣。

（《南阳》）白虎症亦身热、烦渴、引饮，小便不利，何以不发黄？曰白虎与发黄证相近，遍身汗出为热越，白虎症也；头面汗出，颈以下无汗，热不得越，发黄症也。湿家在里不散，热畜于脾胃，腠理不开，瘀热与宿谷相薄，郁蒸不消化，故发黄。其湿气胜则如熏，热气胜则如橘。

（全善）身黄，小腹不硬，其人不狂，大便不黑，虽小便利，非蓄血也，其为证有三：一者栀子柏皮汤，二者麻黄连翘赤小豆汤，皆治身黄小便利而身不疼者，海藏所谓干黄是也；三者桂枝附子汤或去桂加白术汤，皆治身黄小便利而一身尽痛者，《活人》所谓中湿是也。

（海藏）熏黄，湿病也，一身尽痛；橘子黄，热病也，一身不痛。熏黄，阴黄；橘子黄，阳黄也。赵宗颜因下之太过，生黄，脉沉迟无力，次第用至茵陈附子汤而大效。又一人下早病黄，脉寸微尺弱，身冷，次第用至茵陈四逆汤而效，皆依韩氏法也。次第者自一而二而三也。

（叔微）一舟子①病伤寒发黄，鼻内酸痛，身与目如金，小便赤而数，大便如经，或欲行茵陈五苓，予曰非其治也。小便利，大便如常，则知病不在脏腑，今目睛疼，鼻颇痛，是病在清道中，清道者，华盖肺之经也，若下大黄，必腹满为逆。用瓜蒂散，先含水，次搐之，鼻中黄水尽出乃愈。

（孙兆）工部郎中郑君，患伤寒，胸腹满，面黄如金，诸翰林医官商议不定，皆曰胸满可下，然脉浮虚，召孙至，曰：诸公虽疑，不用下药，郑之福也，下之必死。某有一二服药，服之必瘥，

---

① 舟子：船夫。

遂下小陷胸汤，一利，其病遂愈，明日面色改白，京师人称服。湿热甚者固发黄，内热已甚复被火者亦发黄，所谓“邪风被火热，两阳相熏灼，其身必发黄也”。此小结胸而黄者，脉浮，阳脉也，虚阳在上，不可下，故宜小陷胸以和之。

发 斑

斑者，胃经热毒也。下之太早，热气乘虚入胃，乃致发斑；下之太迟，热气留于胃中不散，亦令发斑；或服热药多者，亦发斑。胃主肌肉，故微微隐起，实无头粒，小者如芝麻，大者如芡实。轻者如星布，重者如锦纹。鲜红者为胃热，易治；紫者为热盛，难治；黑者为胃烂，必死。斑有六症：一曰伤寒，二曰时气，三曰温毒，四曰阳毒，五曰内伤寒，六曰阴症。此外惟有发疹颇类斑证，但疹属肺家，肺主皮毛，故有头粒尖起，惟瘾疹亦如锦纹而无头粒，尤为难辨，然疹为肺症，必有鼻塞，流涕，咳嗽声重为异耳。疹脉多浮大，斑脉多洪数；疹多发于病之首，斑所发于病之尾，自不同也。独有时气发斑，亦是病起便见，贵乎临症精思熟察之。易老云大红点发于皮肤上者为斑，小红点行于皮中不出起者为疹。

考仲景论无斑症，华佗、《千金》皆言之，又云“热微者，赤斑出，此疾五死一生；剧者，黑斑出，此疾十死一生”。

一曰伤寒发斑。因当汗不汗，当下不下，或未当下而早下，则热毒蕴于胃而发斑也。身温足暖，脉洪数有力者，易治；脉沉小，足冷挟虚者，难治。斑欲出未出升麻葛根汤以发之；紫黑者上方加紫草茸；脉虚者上方加人参；食少，大便不实倍用白术。斑已出，不宜再发，恐伤其气也；又不可汗，汗之则病更增；发斑表虚里实，若更用表药发汗开泄，更增斑烂矣。不可下，下之则斑毒内陷，烦渴热甚，脉洪数者。人参化斑汤或犀角玄参汤、大青四物汤。热毒内盛，心烦，不得眠，错语呻吟黄连解毒汤加玄参升麻大青犀角。热甚，烦，渴，喘咳解毒合化斑汤。斑势稍退，潮热，谵语，便硬大柴胡加芒硝或调胃承气汤。大青为化斑要药，如无，以大蓝叶代之，或真青黛亦可。凡发斑，避忌香臭，与痘疮同。已出、未出之时，切不可投寒凉之剂、吃生冷之物，恐冰凝其毒不得发泄也。挟虚者，必先助真气，往往拘泥而不敢补者，多致不救。若脉弱者，必先犯房事，要在审问之，如夹阴者亦必先助真气为主。

二曰时气发斑。四时不正之气，人感之则寒热拘急，或呕逆，或喘嗽，或烦闷，或躁热，或头痛、鼻干、不眠，皆斑候也。鲜红稀朗者，吉；紫赤稠密者，凶。大抵鲜红起发者，虽大亦不妨；稠密成片，紫黑者，凶。杂黑者，难治。重者，发热一二日即出；轻者，发热三四日始出，必察元气虚实，脉来有力无力为主。如虚者先以参胡三白汤助元气，斑未透者升麻葛根汤。热甚，加紫草茸；胃弱人虚者，以四君合而用之，曰升君汤。稠密，咽肿甘草桔梗玄参知母升麻及犀角黄连汤。斑出，呕逆陈皮甘草茯苓黄连半夏生姜，斑出，脉数，大烦渴人参化斑汤，若发潮热不解小柴胡增减或人参败毒散。斑出，毒盛必用犀角大青玄参黄芩黄连黄柏山栀石膏知母。

三曰温毒发斑。或犯春令温邪而发，或犯冬令寒邪至春始发，或冬有非时之温，皆名温毒，治例大抵与时气同，但温毒则尤甚尔。斑将出未出，咳闷呕逆葛根橘皮汤，斑已出黑膏或玄参升麻汤、犀角大青汤、人参化斑等汤。受邪于春，病发于夏，亦同此例。

四曰阳毒发斑。大热，狂言，面赤，鼻黑，咽痛，斑欲出未出，须凉以解之干姜升麻大青紫草茸陈皮甘草，斑紫，烦，渴三黄石膏汤加犀角大青，阳毒发斑多成脓疮蜜煎升麻涂之。

五曰内伤寒发斑。暑月纳凉太过，食冷太多，内外皆寒，逼其暑火浮游于外而为斑，斑不过数点，身无大热，脉未沉涩。调中汤去桂枝麻黄加厚朴干姜，夹暑加香薷扁豆。暑月阳气重者，宜常候体间才有赤点如蚊蚤咬，却宜急治之。

六曰阴证发斑。状如蚊迹蚤痕，无大斑点，出手足胸背居多，其色淡红，稍久则为微黄，病人安静，脉来沉细，此因元气素虚，或多房事，或误服寒凉太过，遂成阴证，乃寒伏于下，逼其无根失守之火，熏灼肺胃，传及皮肤。升麻、藿香、陈皮、人参、生姜、熟附、甘草，或与调中温胃加茴香炒白芍，寒甚，脉微大建中汤，得温补之剂，阳回而阴火自降，此治本不治标也。大抵发斑，身温，足暖，脉数大者，顺；身凉，足冷，脉微细者，逆。治斑不可专以斑治，必察脉之浮沉，证之虚实而治之，切不可孟浪，一概论之。此证根本既拨，吉少凶多，庶几老成炼达者，十可救四五，病家、医家临斯症者，顾可忽乎哉？

（陶氏）大热则伤血，血热不散，里实表虚，热乘虚出于皮肤而为斑也，轻则如疹子，甚则如锦纹。或本阳症，误投热药，或汗下不当，或汗下邪未解，皆致发斑。斑之方萌，与蚊迹颇相类。斑多见于胸腹，蚊迹只于手足；脉洪大，病人昏愦，先红后赤者，斑也；脉不洪大，病人安静，先红后黄者，蚊迹也。凡汗下不解，足冷，耳聋，烦闷，咳，呕，便是发斑之候。

（黄氏）阴症发斑，稀少而淡红，如蚊蚋蚤虱咬痕，非大点也，急与温中暖胃之药。寒甚，脉微者，人参三白汤加姜附主之。

（仁斋）一人伤寒七八日，服凉药太过，遂变身凉，手足厥冷，通身黑斑，惟心头温暖，乃伏火也，六脉沉细，昏不知人事，不能语言，状如尸厥，遂用人参三白汤加熟附半个、干姜二钱，服下一时许，斑渐红，手足渐暖，苏矣。数日复有余热不清，此伏火后作，再用黄连解毒、竹叶石膏汤调治而安。

一人伤寒八九日，发斑，四肢强硬，昏沉谵语，不知人，大便四五日不通，以调胃承气一下而愈。如未可下，有潮热、烦、渴者，小柴胡去半夏加黄连、柏、山栀、花粉治之。

（沧洲①）一人伤寒十日余，身热而人静，两手脉尽伏，俚医以为死症，弗与药。吕诊之，三部脉举按皆无，舌苔滑，两颧赤如火，语言不乱，因告之曰：此子必大发赤斑，周身如锦纹。夫脉，血之波澜也，今血为邪热所搏，淖而为斑，外见于皮肤，呼吸之气无形可依，犹沟渠之水虽有风不能成波澜，斑消则脉出矣。及揭其衾而赤斑烂然，与白虎加人参汤化其斑，脉乃复常，继投承气下之而愈。发斑，无脉，长沙未言，今以意消息之耳。

一人伤寒旬日，邪入于阳明，俚医以津液外出，为脉虚自汗，进玄武汤实之即真武汤，遂致神昏如熟睡。吕切其脉，皆伏不见，而肌热灼指，语之曰：此必荣血致斑，而脉伏非阳病见阴脉比也。见斑则应候，否则蓄血耳。乃去其衾裯，视其隐处及小腹，果见赤斑，脐下石坚且拒痛，为作化斑汤半剂，继进韩氏生地黄汤逐其血。是夕，下黑屎若干枚，即斑消脉出，复三日腹痛，遂用桃仁承气攻之，所下如前，乃愈。

（少阳经）口苦咽干、口干、舌干

咽通六经，口为脾窍，舌乃心苗，津为肾液，俱属热而无寒也，惟误汗、误下，及虚人久病者，方与温经耳。有因汗下者，有不因汗下者，或和，或解，或微汗，或下，或急下，当考兼见之症而施治。《经》谓咽干不可发汗②，以其多有里症也，实无寒病，善治者再参渴条以施焉。

舌干轻而咽干重者，咽舌俱通于少阴之络，而舌为心苗，伤寒喜阳而恶阴，故舌干为轻也。

① 沧州：元代医家吕复，字沧州，著有《伤寒内外编》，见《考证诸书》。

② 咽干不可发汗：语本《伤寒论·辨太阳病脉证并治中》。

《经》云：太阴受病，腹满，咽干①。今考太阴中缺咽干证。

太阳咽干，不可发汗津液竭也。脉浮，自汗，小便数，心烦，微恶寒，脚挛急。本桂枝附子证②，误与桂枝攻表，便厥，咽干，烦躁，吐逆甘草干姜汤。吐下后不解，表里俱热，恶风，大渴，舌干燥而烦白虎加人参汤。重发汗，复下之，不大便五六日，舌上燥而渴，日晡小潮热，心下至少腹硬满痛大陷胸汤。与泻心汤，痞不解，渴而口燥烦，小便不利五苓散。

阳明中风，口苦咽干，腹满微喘，发热恶寒，脉浮紧柴胡汤加葛根。若汗出，不恶寒，反恶热，身重柴葛解肌汤。阳明中风，咽燥口苦，腹满，喘，恶热，身重，若下之，渴欲饮水，口干舌燥白虎加人参汤；便硬，口燥舌干调胃承气汤。阳明脉浮，发热，口干，鼻燥，能食，必衄黄芩汤。阳明口燥，漱水不欲咽，必衄黄芩芍药汤、犀角地黄汤。

少阳，口苦，咽干，目眩小柴胡汤。

少阴二三日，口燥，咽干大承气急下之。少阴口燥咽干而渴，若尺寸脉俱沉迟四逆汤，沉疾者大承气汤，少阴自利清水，色纯青，心下痛，口干燥大承气急下之。

不欲眠，目不能闭，声哑，咽干为狐惑。

（赵氏）《活人》谓脾脏有热，则津液枯少，故口燥而咽干，固也。然独太阴腹满咽干可言脾热耳，余如白虎加人参症，口舌干燥者，表里俱热也；口苦咽干者，少阳经热或阳明中风也；口燥咽干，急下之，自利纯清水，口燥干，急下之，少阴经热也；咽干，烦躁，吐逆者，误汗津液少而欲作阳明内实者也，岂可专言脾热哉？

---

① 太阴受病腹满咽干：语本《素问·热论》。

② 桂枝附子证：当是“桂枝加附子汤证”。

（仁斋）凡发汗吐下后，口燥咽干，此津液衰少，肾水不升，虚火上炎也，宜生津益气汤或竹叶石膏汤。若脉沉微，足冷口燥者多难治。少阴有急下救肾水之例，及虚人水竭火燥不可下者，补中益气汤倍人参加麦冬、花粉、黄柏、知母以滋水也。又少阳，脉疾者，可下；脉沉者，附子汤加知母、黄柏、麦冬、五味子、花粉。若虚热病后烦热不解者，竹叶石膏汤去半夏加花粉润之。

（海藏）少阴燥渴，脉沉迟，四逆；沉疾，大承气；若身表凉，脉沉细而虚，则宜泻心汤，此有形无形法也。

头眩、目眩

头眩者，头旋眼花也，因汗、吐、下，虚其上焦元气所致。眩冒者，昏冒是也。伤寒起则头眩与眩冒者，皆汗、吐、下所致，知其阳虚也，《针经》曰“上虚则眩，下虚则厥”①。若阳明中风，但头眩，不恶寒者，风主动摇，故眩，非逆候也。少阳目眩者，目系连肝胆，胆有邪，郁而成热，热气上冲，故眩也。诸逆发汗，剧而言乱目眩者，死，是病势已成，神医莫为也。

吐下后，逆满，气上冲胸，头眩，脉沉紧。发汗则动经，身振摇茯苓桂枝白术甘草汤。发汗不解，仍发热，心悸，头眩，身瞤动，振振欲擗地真武汤。吐、下、发汗后，虚烦，脉微，心下痞硬，胁痛，气上冲咽喉，眩冒，动惕真武汤或茯苓桂枝白术甘草汤。阳明，但头眩，不恶寒，能食而咳，咽痛四逆散加桔梗。陶茯苓白术甘草生姜汤。少阳，口苦，咽干，目眩小柴胡加花粉、麦冬。太阳少阳并病，头项强痛，或眩冒，时如结胸，心下痞硬刺大椎第一间、肝俞、肺俞。动气误汗，头眩，汗不止小建中汤。少阴利止，头眩，时时自冒者，死，虚极而脱也。

---

① 上虚则眩下虚则厥：语出《灵枢·卫气》。

太阳中风，头眩，头摇，脉弦浮而急羌活神术汤加防风、天麻。头眩，血虚者四物加人参、天麻；痰火上攻加酒芩、竹沥；内伤阴虚补中益气加川芎、天麻、防风；下焦元气虚脱人参养荣汤或大建中加天麻。

耳聋

有二证：一由重发汗而虚，一由少阳中风。

未持脉时，病人叉手冒心，试令咳而不咳，耳聋无闻也。以重发汗，虚故如此黄芪建中汤。胸胁痛，耳聋，尺寸脉俱弦，少阳也。少阳中风，耳聋目赤，胸满而烦并小柴胡汤。少阳厥阴俱病，耳聋囊缩，两感也；厥阴耳聋囊缩，不知人，荣卫不通，皆死矣。

往来寒热

往来寒热者，寒已而热作，热已而寒起，盖寒为阴，热为阳，里为阴，表为阳，邪客于表，与阳争则发寒；邪入于里，与阴争则发热。表邪多则寒多而热少，里邪多则热多而寒少，邪在半表半里之间，外与阳争而为寒，内与阴争而为热，表里之不拘，内外之无定，由是寒热往来而无常也，故立小柴胡诸加减法以和解之。然与寒热如疟，似是而非也。如疟者，止作有时，正气与邪争，则作；分，则止矣。往来寒热则作止无时，日有三五或十数发也。虽然往来寒热属半表半里，当和解之，又有病至十余日，热结在里，复往来寒热者，则宜大柴胡下之而愈矣。

伤寒中风，往来寒热，胸胁满，嘿嘿不欲饮食，心烦喜呕小柴胡汤。太阳病不解，转入少阳，胁下硬满，干呕不能食，往来寒热，脉沉紧上方。已吐、下、发汗、温针，谵语，柴胡证罢为坏病，他法治之。已汗，复下，胸胁满，小便不利，渴而不呕，但头汗出，往来寒热，心烦柴胡桂枝干姜汤。十余日，热结在里，复往来寒热大柴胡汤。

(《活人》)往来寒热有三证：有表证而往来寒热者，小柴胡汤也；有里证而往来寒热者，大柴胡汤也；已汗或已下，复往来寒热者，皆可以柴胡桂枝干姜汤也。

胸胁满痛

邪气传里，必先自胸而胁，以次经心腹而入胃，是以胸满多带表证，胁满多带半表半里症，腹满多里症，少腹满非溺即血也，盖身半以上同天之阳，身半以下同地之阴，清阳出上窍，浊阴归下窍，当出而不出，积而为满，故在上满者，无形之气也；在下满者，有形之物也。在上者，因而越之，故胸满宜吐；在下者，引而竭之，故腹满宜下，俱有阴阳之辨，不可不察也。

太阳十日已去，脉浮细，嗜卧，外已解也，设胸满胁痛小柴胡汤。下后，脉促，胸满桂枝去芍药汤。汗下后，烦热，胸中窒满栀子豉汤。病如桂枝证，胸中痞硬，气上冲喉，不得息，此胸中有寒痰瓜蒂散。太阳下利，呕逆，头痛，心下痞硬满，胁痛，干呕，短气，汗出不恶寒，表解里未和也十枣汤。已汗，复下，胸胁满，小便不利，头汗出，寒热，心烦柴胡桂枝干姜汤。下后，胸满，烦，惊，小便不利，谵语，身重柴胡加龙骨牡蛎汤。过经十余日，温温欲吐，胸中痛，大便反溏，腹微满，微烦。先极吐下者，调胃承气汤；不吐下者，勿与。吐下后，发汗，虚寒，脉甚微，心下痞硬，胁下痛，气冲咽喉，眩冒，经脉动惕。真武汤、桂枝茯苓白术甘草汤。

阳明潮热，大便溏，小便自可，胸胁满不去小柴胡汤。阳明胁下硬满，不大便而呕，舌上白胎上方。

太阳不解，转入少阳，胁下硬满，干呕，寒热，脉沉紧上方。四五日身热恶风，颈项强，胁下满，手足温而渴上方。伤寒中风，往来寒热，胸满胁痛，心烦喜呕上方，或胁下痞硬上方去大枣加牡蛎。少阳中风，耳聋目赤，胸满而烦。若吐下，惊而悸小柴胡去黄芩加茯苓。十三日不解，胸胁满而呕，潮热，微利。先小柴胡汤解外，后柴胡加芒硝汤。太阳阳明合病，喘而胸满麻黄汤。

少阴下利，咽痛，胸满，心烦猪肤汤。厥阴手足厥冷，脉乍紧，邪结在胸中，满而烦，饥不能食，病在胸中也，须吐之瓜蒂散。

（《明理》）胸满，如下后脉促胸满，合病喘而胸满，二者俱属表，宜汗之，盖胸中至表犹近也。及胁满，则更不言发汗，但主小柴胡和解而已。大抵邪初入里，尚未停留为实，气郁积而不行，致生满者，和解斯可矣；若留于胸中，聚而为实，非涌吐之不可已也，故华佗曰“四日在胸，吐之则愈”，邪已收敛不散，则可吐之，《内经》曰：其高者因而越之①，病在胸膈之上为高，吐之为越，如栀子豉汤、瓜蒂散二证是已，虽均是吐剂，又须知栀子吐虚烦客热，瓜蒂吐痰实宿寒也。

（嗣真）《活人》云太阴者脾之经，主胸膈膜胀，愚观《明理论》云胸中至表犹近，所以喘而胸满者，麻黄汤，是属表而可汗也；胸胁满者，小柴胡汤，是半表里而可和解也；至太阴只云腹满而吐，食不下，时腹自痛，或腹满而咽干，可见太阴不主胸上矣。

（仁斋）胸满多用吐法，实者瓜蒂散，虚者人参芦，更以手探吐之。伤寒三四日，已传少阳，脉弦，口苦，发热，胸满，小柴胡汤。若胸满而闷，加枳壳、桔梗各二钱；若满而烦，加瓜蒌三钱，黄连一钱半。凡心之上，胸之分，宜枳壳；心之下，胃之分，宜枳实，盖枳壳能泻至高之气，枳实能泻至低之气。蒌仁能泻肺，涤胸中痰垢之要药也，故胸满而烦必加之。一法小麦麸一二升，

---

① 其高者因而越之：语本《素问·阴阳应象大论》。

生枳壳，切，拌同炒，去枳壳，帛包热麸，熨胸中，冷易之，胸中遂豁然矣。

（戴氏）阳证身热而胸膈痞塞者，减枳壳、桔梗之半，加柴胡、前胡足其数。

呕吐、干呕

呕者，有物有声而渐出；吐者，有物无声而顿出；干呕者，有声而无物。呕有责为热者，责为寒者，至于吐则悉属虚冷也。呕又有停饮者，有胃脘有脓者。大抵伤寒表邪欲传里，里气上逆则为呕，是以半表半里症多呕也。生姜为呕家圣药，散逆气也；半夏为呕家要药，去痰水也。呕多，虽有阳明证，不可攻者，为其气逆，尚未收敛为实，是犹在外，未传入里也。热者，脉数，烦渴；寒者，脉迟，逆冷；有水气者，先渴后呕，腹满，怔忡；有脓血者，吐尽自愈，不须治也。

初病起即呕吐，寒伤胃也藿香正气散。太阳恶寒，体痛，呕逆，脉阴阳俱紧麻黄汤。五六日呕而发热小柴胡汤。六七日发热微恶寒，支节烦疼，心下支结，微呕柴胡桂枝汤。发汗、吐、下后，虚烦懊侬而呕栀子生姜汤。胸中有热，胃中有邪气，腹痛，欲呕吐黄连汤。发热，汗出不解，心下痞硬，呕吐，下利大柴胡汤。过经十余日，呕不止，心下急，微烦上方。十三日不解，胸胁满而呕，潮热，微利。先小柴胡解外，后柴胡加芒硝汤。过经十余日，嗢嗢欲吐，胸中痛，大便溏，腹微满，微烦，但欲呕。先曾吐下伤胃，与调胃承气汤；不尔，不与。

阳明胁下硬满，不大便而呕，舌上白苔小柴胡汤。呕多，虽有阳明证，不可攻。黄芩生姜半夏汤、小柴胡汤。食谷欲呕，阳明也吴茱萸汤，得汤反剧者，属上焦葛根半夏汤。阳明有寒而呕吴茱萸汤，潮热，便闭而呕大柴胡汤。阳明反无汗而小便利，二三日呕而咳，手足厥，头痛真武汤去茯苓。

发热，口苦，脉弦数而呕，或心烦喜呕，或胸胁满痛，寒热而呕，或日晡发热而呕并小柴胡加半夏生姜。血弱气尽，邪气因入，结于胁下，往来寒热，邪高痛下，故呕小柴胡汤。渴而饮水，呕，柴胡不中与也赤茯苓汤。太阳阳明合病，不下利但呕葛根半夏汤。太阳少阳合病，下利而呕黄芩加半夏生姜汤。

少阴下利，咳而呕渴，心烦，不眠猪苓汤。少阴腹痛，小便不利，四肢重痛，自利或呕，此有水气真武汤去附子加生姜。少阴下利，脉微涩，呕而汗出，更衣反少者灸之，温其上。呕而肢冷，脉沉细四逆汤加橘半生姜。

厥阴呕而脉弱，小便复利，微热，见厥难治四逆汤。热厥吐蛔，得食而呕乌梅丸。热少厥微，烦躁，小便利，色白，欲得食，热除，欲愈也。若厥而呕，胸胁满烦，后必便血。黄芩芍药汤、抵当汤。呕而吐涎沫，逆冷，脉沉微茱萸四逆汤加橘半。

先呕后渴，欲解也。思水者，急与之。先渴后呕，水停心下也赤茯苓汤、茯苓半夏汤加姜橘。呕而下利，有寒①热者，为阳黄芩汤；无热者，为阴猪苓汤、真武汤。呕而心烦，若汗、吐、下后栀子生姜豉汤；未经汗、吐、下，兼咳而渴猪苓汤。有痈脓而呕，不必治呕，脓尽自愈。

太阴腹满痛，自利而吐，脉沉理中汤加藿香姜橘。少阴欲吐不吐，心烦，但欲寐，自利而渴，小便白四逆汤、白通汤。饮食入口则吐，心中温温欲吐，复不能吐，始得之手足寒，脉弦迟，胸中实也，当吐之瓜蒂散；若膈上寒饮，干呕，不可吐也，急温之四逆汤。伤寒本自寒下，复吐下之，寒格，食入口即吐干姜黄连黄芩人参汤。吐利厥逆，烦躁欲死吴茱萸汤。汗下后，关脉迟缓而吐，为

① 寒：当是衍文。

胃寒理中丸。汗后，水浆不入口四逆茯苓半夏汤。似呕、似哕、似喘，愦愦无奈大橘皮汤。脉数，手心热，烦渴而吐，热在胃脘五苓散。寒多不饮水而吐理中汤去术加生姜。阴证喘促及吐逆返阴丹入口便住。瘥后，虚烦，呕吐竹叶石膏汤、生姜汁或橘皮竹茹汤。脉滑数或洪，发热茅根汤。呕吐，发热而脚弱或疼，乃脚气于脚气求之。

太阳中风，自汗，鼻鸣，干呕桂枝汤。表不解，心下有水气，干呕，发热而咳小青龙汤。头痛，心下痞硬满，胁痛，干呕，短气，汗出不恶寒，表解里未和也十枣汤。下之，下利日数十行，腹中雷鸣，心下痞硬满，干呕，心烦，复下之，痞益甚甘草泻心汤。太阳转入少阳，胁下硬满，干呕，往来寒热，脉沉紧小柴胡汤。少阴，膈上有寒饮，干呕四逆汤。下利，厥逆无脉，干呕，烦白通汤加猪胆汁。下利清谷，里寒外热，厥逆，脉微欲绝，反不恶寒，面赤或干呕通脉四逆汤加生姜。少阴下利，干呕姜附汤。厥阴干呕，吐涎沫，头痛吴茱萸汤，得汤反剧与小柴胡汤。

（复庵）太阴、厥阴间有呕吐，太阴宜理中汤，厥阴宜四逆汤，并加生姜，盖此乃阴中之阴，宜用热剂。若阳入阴者，能为利而不能为呕，呕属上而近于外也，阳之所入者深，故利也。大抵得之太阳而呕者，必是合病，呕乃病渐入内，非正太阳也。曾记有人初得病太阳证，呕吐不住，投暖药莫效，知太阳已汗解，固当用冷剂，况太阳见呕，非合阳明即少阳也，其呕为热，用暖剂，非矣。又记有人初病，具太阳症而呕，一家少长悉类，与养胃汤服之立效，此时行之气使然，是伤寒杂病又不可以正伤寒律之也。若非合病而独见太阳证，恐素有痰饮、停水、食伤，且以二陈①定之，俟吐定，徐进解太阳经药。

---

① 二陈：指二陈汤。

（吴氏）呕吐，凡胃家有热，脉必弦数，口苦，烦渴；胃家有寒，脉必弦迟，逆冷，不食；有水气者，先渴后呕，腹满，怔忡；有脓血者，喉中腥气奔逆上冲，此四者不可不辨。

（《活人》）无阴则呕。呕者，足阳明胃之气，本下行，今厥而上行，故为气逆，气逆则呕，仲景云：呕多，虽有阳明证不大便，不可下①，可小柴胡汤，上焦得通，津液得下，胃气因和，泱然汗出而解矣②。

（陶氏）干呕者，呕而无物出也，干犹空也，大抵热在胃脘，与谷气并，热气上熏，心下痞结，则有此证。太阳汗出，干呕，桂枝主自汗也；少阴下利，干呕，姜附主下利也；厥阴吐涎沫，干呕，吴茱萸主涎沫也，邪去则呕自止矣。若有水气二证：太阳表不解，干呕，微喘，小青龙汤；不发热，不恶寒，胁痛，咳而利，干呕，十枣汤，在分表里而治之。若呕而脉弱，便利，身热，见厥，难治，以其虚寒甚也。

（长卿③）干呕者，寒郁于中脘，令阳气不舒，故欲吐不得吐；若热在内则吐而物出，或呕酸、呕苦也。然太阳、少阳、水气亦干呕者，太阳必头痛发热，少阳必胸满胁疼，水气必咳引胁疼，三者皆未离乎寒也。至三阴干呕，则外无一毫表证，内必下利清谷，具诸寒证矣。

---

① 呕多……不可下：语本《伤寒论·辨阳明病脉证并治》。

② 上焦得通……汗出而解矣：语本《伤寒论·辨阳明病脉证并治》。

③ 长卿：与作者同时代医家陈长卿，与陈养晦共著有《伤寒五法》，见《考证诸书》。

卷十四

类证二

（太阴经）腹满

脾为中央之土，所以腹满多属太阴，满者邪入脾也。常满者为里实，当下之；时减者为里虚，当温之。若表解内不消，非大满，犹生寒热，亦未可下，是邪未全入腑；若大满大实坚，有燥屎，虽得之日数少，亦为可下，谓邪已入腑也。大抵阳热为邪，腹满则咽干，大小便闭，潮热，谵语；阴寒为邪，腹满则吐利，食不下。若曾经吐下后而腹满者，治法又各不同也。

太阳发汗后，腹胀满，当温厚朴生姜甘草半夏人参汤。吐后腹胀满，当下少与调胃承气汤。下后心烦腹满，卧起不安栀子厚朴汤。过经十余日，心下温温欲吐，胸中痛，大便反溏，腹微满，郁郁微烦。先吐下伤胃，与调胃承气汤；未经吐下，勿与。身黄如橘，小便不利，腹微满茵陈蒿汤。伤寒，腹满，谵语，脉浮紧，此肝乘脾，名曰纵；发热恶寒，大渴，腹满，自汗，小便利，病欲愈，此肝乘肺，名曰横俱刺期门。

阳明中风，咽燥口苦，腹满，微喘，发热恶寒，脉浮紧小柴胡汤加葛根。若汗出，不恶寒反恶热，身重柴葛解肌汤。若脉弦浮大，短气，腹都满，胁及心痛，鼻干，不汗，嗜卧，身黄，小便难，哕。小柴胡加茯苓，脉但浮，无余症者，麻黄汤。腹满时减，为里虚理中汤加木香厚朴；腹满不减，为里实大承气汤。阳明脉迟，不恶寒，身重，短气，腹满，喘，潮热，手足汗出，大便已硬上方。阳明下后，懊侬，烦，尚有燥屎，可攻之；若腹微满，必初硬后溏，不可攻。阳明汗多，若微发热恶寒，外未解也，其热不潮，未可与大承气，若腹大满不通小承气微和之。发汗不解，腹满痛，急下之大承气汤。潮热，谵，渴，腹满，便闭大柴胡汤；大实，大满大承气汤。三阳合病，腹满，身重难转侧，谵语，口中不仁，面垢，遗尿。小柴胡汤；自汗，白虎汤。

太阳误下，腹满痛，属太阴桂枝芍药汤；痛甚桂枝大黄汤。太阴腹满痛，吐，食不下，自利枳桔理中丸。

少阴六七日，腹胀满，不大便，急下之大承气汤。

厥阴下利清谷，不可汗，汗出必腹胀满四逆汤。下利，腹胀满，身疼痛。先温里，四逆汤；次攻表，桂枝汤。哕而腹满，小便难猪苓汤；大便难小承气汤。

饮食不节，寒中阴经，胸胁腹满，唇青厥冷，脉沉细，或生冷伤脾，腹满痛，属太阴也。理中加香附、青皮、陈皮，五积散尤妙。脾不胜水，水与气搏，肠中漉漉有声，腹满痛小半夏茯苓汤加桂。阴阳不和，腹胀满桔梗半夏汤。

（损庵）腹满俗云肚胀，有属热者，有属寒者。虽为里证，然亦有浅深之别。浅者，表已解，内不消，非大满，犹生寒热，是未全入腑；深者，大满，大实坚，有燥屎，可除下之，是邪气已入腑也。腹满固多可下，又有虚实之殊。经言：腹满不减者为实，时满时减者为虚①，《要略》曰：腹满时减，减复如故，虚寒从下上也，当温药和之，盖虚气留滞亦为之胀，但比实者不至坚尔。诸经皆有腹满，但太阴职脾土，位中央，故专主之。若汗、吐、下后成腹胀者，胃为津液之主，发汗亡阳，胃气虚而不能敷布，诸气壅滞而胀满，是当温散，厚朴生姜甘草半夏人参汤可也；吐

① 腹满……时满时减者为虚：语本《金匮要略·腹满寒疝宿食病脉证治》。后句同。

后，邪气不去，加之胀满者，胸中之邪下传入胃，壅而为实，当须调胃承气以下之也；若邪未入腑而妄下之，表邪乘虚入郁胸中，上下不得通利，腹为之满，故当吐之，栀子厚朴汤是也。又结胸症，从心下至少腹硬满而痛，与腹满类，然结胸按之痛，手不可近；腹满，举按常痛，手近不甚也。又痞，起心下至少腹，亦与满类，然痞正留心下，腹满但在腹之中也，是以治法各不可混尔。

（海藏）少阴证，小便遗沥，大便遗矢，六七日，其人静重如山，目不视，体如水，腹胀满，与水则咽，不与不求，脉沉细而微疾，按之有力，须大承气急下之。

腹痛

邪气入里与正气相搏则为腹痛。太阳，无腹痛；少阳，有胸胁痛而无腹痛，或腹痛者，非疼在里，即邪气已内侵也；阳明，腹满急而痛，为里实，宜下之；三阴，下利清谷，腹痛者，为里寒，宜温之。邪气传太阴而腹痛，证亦有二，当分虚实：肠鸣泄泄而痛者，虚也，宜与建中汤；便闭，按之转痛者，实也，宜下除之。

云岐曰手足之经皆会于腹，伤寒邪在三阴，内外不得交通，故腹为痛；寒热交聚不得分散，故腹为之痛。

伤寒，阳脉涩，阴脉弦，当腹中急痛。先与小建中汤。不瘥，小柴胡去黄芩加芍药。小建中即桂枝加芍药汤，但桂有厚薄尔。胸中有热，胃中有邪，腹痛欲呕吐黄连汤。

阳明不大便五六日，绕脐痛，烦躁，有燥屎也大承气汤。大下后，六七日不大便，烦不解，腹满痛，有宿食也上方。发汗不解，腹满痛，急下之上方。

少阳往来寒热，胸胁满，烦呕，或腹中痛小柴胡去黄芩加芍药。并病太阳转属阳明，太阳证不罢者，可小发汗。若发汗不彻，烦躁，不知痛处，乍在腹中，乍在四肢，短气但坐葛根汤、各半汤。

太阴腹满，吐，食不下，自利，时腹痛理中汤；不渴，四逆汤。太阳误下，腹满时痛，太阴也桂枝加芍药汤；大实痛桂枝加大黄。

少阴四逆，或腹中痛四逆散加附子。二三日至四五日，腹痛，小便不利，下利不止，便脓血桃花汤。下利清谷，里寒外热，厥逆，脉微欲绝，反不恶寒，面赤或腹痛通脉四逆汤去葱加芍药。二三日至四五日，腹痛，小便不利，肢重，自利，此有水气真武汤。

厥阴四五日，腹痛，若转气下趋少腹者，欲下利也四逆汤、干姜附子汤。

（士材）按腹痛有虚有实，有寒有热，有食有血，当详辨之。可揉、可按而软者，虚也；不可揉按而硬者，实也；身无大热，口中不渴，喜饮热汤者，寒也；身热口渴，喜饮凉水者，热也；噫气，恶食，气口脉实者，食也；痛有定处而不动移，或胁或小腹硬满，小便利，大便黑者，血也。大抵脉大而有力者可凉、可下，脉沉而无力者宜补、宜温，更以证参之，百不失一也。

（节庵）如阳邪传里而痛者，其痛不常，当以辛温之剂和之；阴寒在内而腹痛者，痛无休时，欲作利也，当以热剂温之；有燥屎、宿食而痛者，则烦而不大便，腹满硬痛也，下除之，经曰诸痛为实，此痛随利减之法也。

（海藏）中脘痛，太阴也，理中、建中类主之；脐腹痛，少阴也，四逆、真武、附子类主之；少腹痛，厥阴也，重则正阳、回阳丹类，轻则当归四逆汤。太阴传少阴痛甚者，当变下利不止，夏，肌热恶热，脉洪疾者，黄芩芍药汤；秋，肌热恶寒，脉沉疾者，桂枝芍药汤。又腹痛者，芍药甘草汤主之，脉弦伤气，加黄芩；脉洪伤金，加芍药；脉缓伤水，加桂枝；脉涩伤血，加当归；脉迟伤火，加干姜。

（仁斋）凡中脘痛者属脾土，脉沉迟，内寒，理中汤；阳脉涩，阴脉弦，小建中汤。小腹痛者属厥阴，当归四逆加吴茱萸；厥逆者，四逆加吴萸。大实腹满而痛，或绕脐刺痛，不大便，脉实，大承气汤；潮热，不大便，从心下至少腹硬满而痛，手不可近，大陷胸汤。脉弦，腹痛，无寒无热者，芍药甘草汤。脉弦，口苦，发热，腹中痛，小柴胡去人参加芍药；寒热交作，腹中痛，加芍药肉桂；寒多者去芩倍桂。少阴手足冷，腹痛，四逆散加附子汤入肉桂、芍药、吴萸主之。发热，脉弦而腹痛，芍药黄芩汤。自利腹痛，小便清白，理中、四逆看微甚，轻者五积散，无脉者通脉四逆汤，使阴退而阳复。腹痛，吐利而烦躁者，多有痧毒，俗刺委中穴。

（丹溪）朱宽年四十余，患伤寒，腹痛，身热如火，以人参养胃汤加柴胡、干姜、煨姜服之愈。曹九三患伤寒，腰与腹疼痛，以人参养胃汤加杜仲、姜汁服之愈。高远年六十一，患伤寒，发热，腹疼痛，与人参养胃汤加木香、白芍药服之愈。唐敬患伤寒，心疼，亦以人参养胃汤加知母、砂仁、草豆蔻各一钱愈。

（少阴经）但欲寐、嗜卧

卫气者，昼则行阳，夜则行阴，行阳则寤，行阴则寐，故阳气虚阴气盛则目瞑。多眠乃邪气传于阴而不在阳也，昏昏然但闭目者，阴主合而静也。但欲寐是少阴本病，然亦有热者，盖热气内伏则亦多眠耳。

太阳病十日已去，脉浮细，嗜卧，外已解也神将复而愈；设胸满胁痛小柴胡汤。此条当是太阳少阳并病。脉但浮麻黄汤。阳明中风，脉弦浮大，短气，腹满，喘，胁及心痛，鼻干，不得汗，嗜卧，身黄，小便难，潮热，哕小柴胡汤、麻黄汤。三阳合病，但欲眠睡，目合则汗出，胆有热也小柴胡汤。少阴但欲寐，尺寸脉微细四逆汤。欲吐不吐，心烦但欲寐，五六日自利而渴，小便白四逆汤、白通汤；若小便黄赤而渴白头翁汤。风温，脉浮，发汗后自汗，身热多眠睡，息鼾，语言难出葳蕤汤。

（念莪）嗜卧亦有阴阳之殊，少阴脉微细，但欲寐，或蜷卧，或向壁卧，四肢逆冷，身体沉重，皆阴证也，附子汤温之；如热气伏于里，喜睡者，神气昏倦，令人多眠，小柴胡汤诚为要剂。

咽 痛

太阳、阳明各一证，悉属热也；少阴六症，热证者四，寒证者二；厥阴一证，亦热也。咽痛皆热症，何独少阴二症寒耶？一以汗多亡阳，故用姜附以温经复阳；一以阴盛格阳，故用通脉四逆以散阴通阳。

太阳下之，脉紧者，必咽痛半夏散及汤。阳明头眩，不恶寒，能食而咳，必咽痛四逆散加桂枝。少阴二三日，咽痛。甘草汤，不瘥，桔梗汤。少阴咽中生疮，不能语言，声不出苦酒汤。咽痛，下利，胸满，心烦猪肤汤。少阴客寒咽痛半夏散。脉阴阳俱紧，反汗出，亡阳，必咽痛，吐利桂枝加干姜汤、四逆汤。下利清谷，里寒外热，厥逆，脉微欲绝，反不恶寒，面赤或咽痛通脉四逆汤加桔梗去芍药。伏气病，伏寒，少阴经脉微弱，喉中痛似伤，非喉痹也，必下利。始用半夏桂枝甘草汤，次四逆汤。厥阴大下后，寸脉沉迟，手足厥逆，下部脉不至，咽喉不利，唾脓血。麻黄升麻汤，若泄利不止，难治。先厥后热，下利必止，反汗出，咽中痛者，喉为痹。阳毒，咽痛升麻鳖甲汤。阴毒，咽痛上方去蜀椒、雄黄。

（兼善）伤寒惟《少阴篇》中言咽痛咽伤，何也？盖少阴之脉上贯肝膈，入肺循喉咙，系舌本，故有咽伤痛之证。《内经》曰“所生病者，咽肿上气，咽干及痛”①，此经脉所系，邪气循行而

---

① 所生病者……咽干及痛：语出《灵枢·经脉》。

致然也。

（节庵）咽喉不利，或痛或痒，不可纳食，皆毒气上冲所致也。太阳病下之，脉紧，咽痛者，太阳之邪搏于少阴也。少阴咽痛，脉沉迟，厥冷，或吐利者，不可汗下，桔梗等汤，甚者半夏散、通脉四逆汤。

（复庵）亦有初得病，头痛发热，无阳毒、少阴诸症而咽喉自痛者，此因感冒后，顿用厚衣被堆壅，或过服生姜热酒即卧，遂成上壅。或先有热壅，后致风寒外邪，寒包热火于内者，宜参苏饮倍桔梗加木香，或消风百解散、败毒散类。

下　利

自利者，不因攻下而自泄泻也，即俗所谓漏底也。有表邪传里，里虚挟热而利者；有不当攻下而下之，遂利者，是皆协热也。又三阳合病皆作自利，然有发表、攻里、和解之不同。自利不渴者，属太阴，脏寒故也。下利，欲饮水者，有热故也，故大便溏，小便自可；与夫发热，后重，泄色黄赤，皆热也。自利，小便色白，少阴形症悉具；与恶寒，脉微，自利清谷，皆寒也。自利，寒者固可温，若肠胃有积结，与下焦客邪，非温剂所能止也，必分利之，或攻泄之，可也。又下利虽有表症，不可发汗，以下利为邪气内攻，津液走而胃虚也，攻表汗出，必胀满矣。三阴自利居多，然身凉，脉静，为顺；身热，脉大，为逆，及下利邪盛正虚，邪壅正气下脱多死也，《要略》曰：六腑气绝于外，手足寒，五脏气绝于内，利下不禁①。噫！疾成而后药，气已脱矣，虽神医亦难之矣。六经皆有下利之症，表里寒热治各不同，学者宜审之。挟热犹言助热。

太阳表不解，心下有水气，干呕，发热而咳，或微利小青龙汤去麻黄加芫花。桂枝证，反下之，利遂不止，脉促者，表未解也，

① 六腑气绝……利下不禁：语本《金匮要略·呕吐哕下利病脉证治》。

喘而汗出葛根黄芩黄连汤。太阳外证未除，数下之，遂协热利，心下痞硬，表里不解桂枝人参汤。太阳二三日，不能卧，心下必结，脉微弱，本有寒也，反下之，利止，必结胸；未止，四日复下之，作协热利也。黄芩汤。脉沉滑，协热利；浮滑，下血。发热，汗出不解，心下痞硬，呕吐，下利大柴胡汤。十三日过经，谵语，热也，当下之。若小便利者，大便当硬，而反下利，脉调和，医以丸药下之也。自利者，脉当微厥，今反和，内实也调胃承气汤。过经十余日，温温欲吐，胸中痛，大便反溏，腹微满，微烦，先极吐下者上方。下利，心下痞硬满，干呕，心烦，复下之，痞益甚，胃气虚逆也甘草泻心汤。汗解后，胃中不和，心下痞硬，干噫食臭，胁下有水气，腹中雷鸣，下利生姜泻心汤。下利，心下痞硬，复下之，利不止，治以理中，利益甚，此利在下焦赤石脂禹余粮汤。下利，头痛，心下痞硬，胁痛，干呕，短气，汗出不恶寒，表解里未和也十枣汤。下后，下利清谷不止，身疼痛，急当救里四逆汤；后身疼痛，清便自调，急当救表桂枝汤。脏结如结胸状，饮食如故，时时下利，寸脉浮，关小细沉紧，舌上白胎滑，难治。

阳明潮热，大便溏，小便自可，胸胁满小柴胡汤。无表里证，发热七八日，脉虽浮数，可下；下后脉数不解，利不止，必便脓血黄芩汤、柏皮汤。脉浮而迟，表热里寒，下利清谷四逆汤。十三日不解，胸胁满而呕，日晡潮热，微利。先以柴胡解外，后以柴胡加芒硝。此条当属少阳。太阳阳明合病，必自下利葛根汤。太阳少阳合病，自利黄芩汤。阳明少阳合病，必下利，脉不负者顺。脉滑而数，有宿食也大承气汤。太阳少阳并病，反下之成结胸，心下硬，下利不止，水浆不下，心烦生姜泻心汤或小陷胸汤。

自利不渴属太阴，脏有寒也四逆辈。腹满痛，吐，食不下，自利益甚理中加青陈皮。太阴自利，脉弱，当行大黄、芍药，宜减之胃弱易动也。脉浮缓，手足温，当身黄。若小便利，不发黄，至七八日虽暴烦，下利必自止，以脾家腐秽当去也平胃散加穿山甲。

少阴欲吐不吐，心烦，但欲寐，五六日自利而渴，小便色白四逆汤、白通汤。下利，咽痛，胸满，心烦猪肤汤。下利六七日，咳而呕渴，心烦，不眠猪苓汤。少阴四逆，或泄利下重四逆散加薤白。腹痛，小便不利，下利不止，便脓血桃花汤。自利清水，色纯青，心下痛，口干燥大承气急下之。腹痛，小便不利，肢重痛，自利，或咳，或呕，或小便利，有水气也真武汤去芍药加干姜。下利清谷，里寒外热，厥逆，脉微欲绝，反不恶寒，面赤，或腹痛，或干呕，或咽痛，或利止，脉不出通脉四逆汤。下利，脉微，与白通汤，利不止，厥逆，无脉，干呕，烦。白通汤加猪胆汁。服后脉微续者生，暴出者死。少阴下利，恶寒而蜷，手足温者可治四逆汤。少阴吐利，手足厥冷，烦躁欲死吴茱萸汤。

热利下重白头翁汤。下利欲饮水，有热也上方。下利，谵语，有燥屎也小承气汤。下利后，虚烦，按之心下濡栀子豉汤。大下后，寸脉沉迟，厥冷，下部脉不至，咽喉不利，唾脓血，泄利不止，难治麻黄升麻汤。大汗出，热不去，内拘急，四肢疼，下利，厥逆，恶寒四逆汤。大汗，若大下利，厥冷上方。脉沉迟，面少赤，身微热，下利清谷者，必郁冒汗出而解。戴阳下虚者必微厥上方。下利清谷，不可攻表，汗出必胀满上方。下利，脉大者虚，强下之也；脉浮革，肠鸣当归四逆汤。下利清谷，里寒外热，汗出而厥通脉四逆汤。伤寒本自寒下，复吐下之，寒格，吐下，食入即吐干姜黄连黄芩人参汤。

（念莪）凡下利有寒热之分，最宜详辨。寒泻者，口不燥渴，小便清白不涩，完谷不化；或如鹜溏，或吐利腥臭，其脉或沉细，或迟微无力；或身虽热，手足逆冷，恶寒，蜷卧；或洞下，色白或淡黄色，或脐下多寒，此皆寒也。热泻者，口心燥渴，小便或黄赤或涩，或所下如垢腻之状，其脉多数，或浮，或滑，或弦，或大，或洪，或粪色焦黄，或热而臭，或出声响，得凉药与冷饮则止，得热药与热饮则增，此皆为热也，《原病式》曰“泻白为寒，青黄红黑皆为热也”。热泻亦有邪热不杀谷者，与寒泻之完谷不化相似，当兼他证及色脉辨之，必脉数，口燥渴，小便赤黄也。

（南阳）协热利者，脐下必热，大便赤黄色，及肠间津汁垢腻，谓之肠垢也，宜黄芩汤、白头翁汤、三黄熟艾汤、薤白汤、赤石脂汤。寒毒入胃者，脐下必寒，腹胀满，大便黄白或青黑，或清谷也，宜四逆汤、理中汤、白通加附子汤、四逆加薤白散。湿毒气盛者，下利，腹痛，大便如脓血，或如烂肉汁也，宜桃花汤、地榆散、黄连阿胶散。

（东垣）当汗而下之成协热利者，各随三阳本经表证发之，发之表解，下利自止；若不愈，方以利药治之。

（陶氏）下利，寒者，理中汤、四逆汤；热者，小柴胡汤、猪苓汤。寒因直中阴经，热因风邪入胃，木来伤土，故暴下，或攻，或温，或利小便，或固下焦，随症施治，但不可发汗。汗之邪气内攻，复泄其津液，胃气转虚，必成胀满也。下利，谵语，脉沉实有力，急下之，大承气汤；肠鸣，腹痛，脉沉迟无力，急温之，小建中汤；寒毒下利，戴阳者，下虚也，附子理中汤。又阳病，协热下利者，小柴胡合四苓散；阴证，下利清谷，脉沉细伏绝者，四逆汤加参、术、姜、桂、升麻、肉果。

（仁斋）凡下利，烦热而渴，小便不利，五苓散主之。内热，心烦者，加炒黄连；腹中痛者，加炒白芍。阳明下利，心烦，不眠，小便不利者，猪苓汤。下利，脉滑数者，有宿食也，小承气汤。下利更烦，心下满，按之软，栀子豉汤。温热泄泻，小便不利，口渴者，五苓散加滑石、木通、车前类，若腹痛亦加炒白芍。凡胃虚内热，烦渴，泻利，脉弱者，七味人参白术散；若发热者，参胡三白汤去黄芩，加炒连，李胃虚脉弱，热，渴，自利，必用四君子，发热者加柴胡黄连。皆治热利法也。太阴下利，不渴，脉沉者，理中汤。寒甚逆冷，脉沉细者，加熟附子；若腹满，小便不利者，五苓散合理中汤。凡伤水下利，脉浮，表邪未解者，仲景以小青龙去麻黄加芫花，盖散表邪兼治水也；若小便不利，大便水泻不止者，五苓散，水行则利自止。凡下利，切不可发汗，当先治利，利止内实，正气得复，邪气自解，汗出而愈，盖因利内虚，误汗之则内外皆虚，变证危殆矣。清谷者，米谷不化也，此胃虚内寒，故水谷不变而下，宜急温其里，不可别治也。

（陈氏）热在上中二焦，医者不知清里法，误用急攻，下之，多成自利不止，盖中气已陷而邪热未清，为难治也，宜小柴胡去半夏入车前、泽泻，缓缓和解分消之，此症或因误下所伤，或因凉药太多，损中气而成，或因伤生冷物，或中气素虚，脾胃不足者亦皆致之。

（丹溪）一人六十三岁，患伤寒，发热，头痛，泄泻，一日夜二三十行，以五苓散加白术、神曲、白芍、砂仁各一钱而愈。

（《云麓》①）平江张省幹病伤寒，眼赤舌缩，唇口破裂，气喘失音，大便自利，势甚危笃，诸医欲先止其泻，适秀州僧宝者过苏，延诊之，投茵陈五苓散、白虎汤而愈。诸医问故，曰：仲景云五脏实者，死。今大肠通，更止之，死可立待。五苓以利其小便，白虎以导其邪气，医之通晓也，何难之有？

吐　利

伤寒，发热，汗出不解，心下痞硬，呕吐，下利大柴胡汤。太阳少阳合病，自利而呕黄芩加半夏生姜汤。太阴腹满时痛，吐，食不下，自利不渴理中汤加青皮、陈皮。少阴脉阴阳俱紧，反汗出，

① 云麓：即《云麓漫抄》，见《杂引》。

亡阳，必咽痛，吐利桂枝干姜汤、四逆汤。下利六七日，咳而呕渴，心烦，不眠猪苓汤。下利清谷，里寒外热，厥逆，脉微，反不恶寒，面赤，或干呕通脉四逆汤。下利，脉微，与白通汤；利不止，厥逆，无脉，干呕，烦。白通加猪胆汁汤。脉微续生，暴出死。吐利，手足厥逆，烦躁欲死吴茱萸汤。腹痛，小便不利，四肢重疼痛，自利，或呕真武汤。吐利，手足不逆冷，反发热，不死，脉不至灸少阴七壮。下利，脉微涩，呕而汗出，当温其上灸之。伤寒，本寒下，复吐下之，寒格，食入口即吐干姜黄连黄芩人参汤。病呕吐而利，曰霍乱。病发热头痛，身疼恶寒，吐利，曰霍乱。

（全善）吐与利本属太阴病，因在少阴者反多，故总附入少阴耳。

（厥阴经）气上冲

气自腹中时时逆冲上也。因太阳病下之，表邪乘虚传里，里不受邪则气逆上行，仍在表也，当复汗之；厥阴客热，气上冲心，此热在里而气上也；若病后虚羸少气，气逆欲吐者，及动气发汗而气上冲者，则皆正气虚而邪气逆也。

太阳下之后，气上冲桂枝汤。吐下后，逆满，气上冲胸，头眩，脉沉紧，发汗则动经，身振振摇茯苓桂枝白术甘草汤。吐下后，发汗，虚烦，脉甚微，心下痞硬，胁痛，气上冲咽喉，眩冒，经脉动惕，久而痿上汤、真武汤。病如桂枝证，头不痛，项不强，寸脉微浮，胸中痞硬，气上冲咽喉不得息瓜蒂散。厥阴客热，气上撞心，消渴，心疼，饥不欲食，食即吐蛔大柴胡汤。动气发汗，气上冲李根汤。病后虚羸少气，气逆上冲欲吐竹叶石膏汤。烧针令汗，气从少腹上冲心，为奔豚。热上冲胸，少腹里急，头重眼花为易病。口噤不语，气上冲胸，为刚痉。

吐　蛔

病人素有寒，妄发其汗后，身有热，又复汗之，以致胃中虚冷，饥不能食，食即吐蛔；及脏寒者，蛔上入膈，烦躁欲死，须臾止，得食即呕，时吐蛔出者为蛔厥。

厥阴病，气上冲心，心疼，饥不欲食，吐蛔桂枝白术茯苓汤、理中安蛔散。蛔厥者，静而时烦，为脏寒，蛔上入膈故烦，须臾复止，得食，呕又烦，蛔闻食臭出，当吐蛔乌梅丸。病人有寒，复发汗，胃冷必吐蛔。先理中丸，次乌梅丸。

（复庵）胃中冷必吐蛔，吐蛔人皆知为阴也，然亦有阳证。吐蛔者，盖胃中空虚，既无谷气，故蛔上而求食，至咽而吐，又看别证为何，不可专以胃冷为说。曾记一人阳黄吐蛔，又大发斑，阳毒证口疮咽痛吐蛔，皆以冷剂取效，是亦有阳证矣。

（士材）属阳证者，如脉洪大数实，或渴，或闭，或斑，黄也，切不可执一。凡吐蛔勿服甘草，勿食甜物，盖蛔得甘则动，得苦则安，得酸则止，得辛则伏也。

（尚文）乍静乍烦者，蛔或上而或下也，虫闻食臭必出，所以食即吐蛔。

（《五法》）蛔得热则安，得寒则泛，故见吐蛔者，知膈上有寒，直中阴证也，必唇甲青，必脉沉迟无力，大小便清澈。若传邪吐蛔者，热郁于胃，以致蛔不安，亦逆出于上。

厥

四逆者，四肢不温也；厥者，手足冷也。夫邪在三阳，手足热，必脉虽沉而带微，手足温而唇焦舌槁口大渴为异。传至太阴手足温，至少阴则逆而不温，至厥阴则为之厥，厥甚于逆冷也。然自热至温，四逆至厥者，传经之邪，四逆散主之；始得之便厥者，阴经受邪，阳气不足，四逆汤主之矣。

太阳脉浮自汗，小便数，心烦，微恶寒，脚挛急，误与桂枝攻表，得之便厥，咽干，烦躁，吐逆甘草干姜汤。脉微弱，汗出，恶风，误服大青龙汤，厥逆，筋惕肉瞤真武汤。

阳明反无汗，小便利，二三日呕而咳，手足厥，必头痛。三阳合病，腹满身重，口不仁，面垢，谵语，遗尿。下之额上汗，手足逆冷；若自汗出白虎汤。

少阴四逆，或咳或悸，或小便不利，或腹痛泄利四逆散。少阴欲食，入口即吐，复不能吐，始得之手足寒，脉弦迟，胸中实也，当吐之；若膈上有寒饮，干呕，不可吐也，急温之附子汤。少阴身体痛，骨节痛，手足寒上方。下利清谷，里寒外热，厥逆，脉微欲绝，反不恶寒，面赤，或腹痛，或干呕，或咽痛，或利止，脉不出通脉四逆汤。下利，脉微，与白通汤，利不止，厥逆，无脉，干呕，烦，白通加猪胆汁汤。服汤，脉微续者生，暴出者死。吐利，手足厥冷，烦躁欲死吴茱萸汤。

伤寒，脉滑而厥，里有热也白虎汤。一二日至四五日厥者，必前热后厥，厥微热微四逆散；厥深热深承气汤。手足厥冷，脉乍紧者，邪结胸中，心下满而烦，饥不能食瓜蒂散。厥而悸，宜先治水，却治其厥茯苓甘草汤。大下后，寸脉沉迟，厥逆，下部脉不至，咽喉不利，唾脓血，泄利不止者，难治麻黄升麻汤。大汗出，热不去，内拘急，四肢疼，下利，厥逆，恶寒四逆汤。呕而脉弱，小便复利，微热，见厥，难治上方。下利清谷，面少赤，身微热，必郁冒汗出而解。若其人下虚，戴阳，必微厥上方。下利清谷，里寒外热，汗出而厥通脉四逆汤。手足厥寒，脉细欲绝当归四逆汤；若内有久寒当归四逆加吴茱萸生姜汤。脉促，手足厥逆，可灸之。少阴恶寒身蜷而利，手足逆冷者，不治。少阴吐利，烦躁四逆者，死。少阴但厥无汗，强发之，血从口鼻目出，名下厥上竭，死。诸四逆厥者，不可下。发热，下利，厥不止者，死。下利，厥逆无脉，灸之不温，脉不还，反微喘者，死。

（《活人》）冷厥者，初得病日，便四肢逆冷，脉沉微而不数，足多挛卧，时恶寒或自引衣盖覆，不饮水，或下利清谷，或清便自调，或小便数，外证多惺惺[①]而静，脉虽沉实，按之迟而弱，知其为冷厥也，四逆汤、理中汤、通脉四逆汤、当归四逆汤类，随证选用。热厥者，初病必身热头痛，外别有阳证，数日后方发厥，厥至半日却身热，盖热气深方能发厥，是以在二三日后也，其脉虽沉伏，按之滑，里有热也，其人或畏热，或饮水，或扬手掷足，烦躁不得眠，大便闭，小便赤，外证多昏愦者，知其热厥也，或头上有汗，或虽厥冷，手足心温，或手虽冷指甲微温，或虽冷复有时温暖，法当清之。白虎汤、承气汤随症用。有下证悉具而见四逆者，是失下，气血不通，四肢便厥，若不识，误为阴厥，复进热药，祸如反掌，须承气下之。又"诸手足逆冷皆属厥阴，不可汗下"，为真寒者言之也，若火极似水而厥，非下何以救乎？

（节庵）阴阳二厥，治之一差，死生立判。夫阳厥者，先自三阳经气分，因感寒邪，初起头疼、发热、恶寒，以后传进三阴血分，变出厥冷乍温，便实，谵渴，扬手掷足，反恶热，脉沉有力，此为传经热证，谓之阳厥。阳厥者，热极即发厥，阳症似阴，外虽有厥冷，内则热邪耳，皆由便实失下，使气不通，故手足乍冷乍温也，如火炼金，热极金反化水，水寒极而成冰，反能载物，厥微热微，厥深热深。若医人不识，疑是阴厥，复进热药，如抱薪救火矣。夫阴厥者，阴经直中真寒，不从阳经传也，为血分自受寒邪，初病无头疼、无身热，便畏寒，四肢厥冷，直至臂胫以上，过乎肘膝，引衣蜷卧，不渴，或腹痛，或吐泻，或战栗，面如刀刮，口吐涎沫，脉沉迟无力，轻则理中，重则四逆温之，勿令误也。邪在表者手足热，邪在表里之间者手足温，邪在三阴之里者手足逆冷，先热后厥者热邪伏于内，先厥后热者阴退而阳复。

---

① 惺惺：清醒。

（仁斋）夫厥者，逆也，《经》言：阴阳之气不相顺接，四肢逆冷，便为厥也[1]。又言：诸四逆厥者不可下，虚家亦然[2]。又曰阳厥应下，不可发汗，汗之则口伤烂赤，盖厥亦有可下者。然曰厥逆者，手足冷而四肢温也；四逆者，四肢手足俱冷也。凡有手足冷，便当早察冷热虚实而治之，履霜坚冰，毋致欲治已后时矣。大抵伤寒至发厥，正气已极，宜速加治，若稍有差池，则祸不旋踵。阳厥者，必先因热甚不解而后发厥，经言厥深热亦深，厥微热亦微，此之谓也，切其脉虽沉，按之则滑，四肢虽冷，手足心或温也，或时烦躁发热，与之冷饮则咽也，仲景以厥逆手足冷，脉滑者，里有热也，白虎汤主之；河间谓肢体厥冷，惟心胸有热，大便闭者，宜凉膈散养阴退阳，不宜速下；大便不闭者，黄连解毒汤。凡厥证可下者，内有燥屎也，必以手按病人脐腹，或硬，或满，或痛是也，甚者手不可近，或按之叫呼者，有燥屎也。若腹中矢气极臭者，或绕脐刺痛者，已有燥屎也，承气等下之，或凉水下玄明粉一二钱亦佳，或鸡子清入蜜和水一瓯，入好芒硝二三钱最效。大抵阳厥以脉滑为主则无差也。阴厥者，必先因肾气虚寒，或复着外寒，或误服寒凉，或误下，致积阴盛于下，微阳衰于上，遂发厥逆也，其脉沉细而微，按之全无者是也，宜四逆汤急温之。凡寒热而厥，面色不泽，冒昧[3]，两手忽无脉，或一手无脉，此将有正一作好汗出，如亢阳欲雨之状，多用绵衣包暖手足，急进热生姜汤，或热稀粥汤饮之。再不至，以人参附子麻黄细辛甘草五味子煎汤饮之，或兼与桂枝麻黄各半汤。《活人》与麻黄细辛甘草汤，服之必作大汗而解。若再脉不至，汗不出者，死。

---

① 阴阳之气……便为厥也：语本《伤寒论·辨厥阴病脉证并治》。
② 诸四逆厥者……虚家亦然：语本《伤寒论·辨厥阴病脉证并治》。
③ 冒昧：神志淡漠朦胧。

阴证四肢厥，手足指甲皆青，脉沉细而急者，四逆汤；无脉者，通脉四逆汤，或真武汤类亦可用。

（戴氏）阴阳之病皆能发厥，故有阳厥，有阴厥，皆病之深也。二厥惟阳厥易误，当问其初得病如何。若初病头不痛，身不热同前诸说，此寒厥也，是为阴中之阴，宜四逆、附子理中汤。若初病头疼身热，此热厥也，是为阴中之阳，宜白虎汤、大承气汤。热厥虽手足冷而指甲却暖，不若寒厥并指甲俱冷，此辨阴阳要法也。

（《五法》）伤寒不省人事曰厥，轻则不语，重则昏沉，或目直视，手足厥逆不动，脉数大者，热厥也，凡病人不忌饮食者，多有此证，乃胃邪盛实也，苏后不可再与饮食，只可用白汤，此症重于前半夜，至后半夜少醒，甚者至清晨方得稍清，至晚又发。

（《夷坚》①）张子刚以医名，居郑州，慕容尚书夫人病，召之至，则死矣。时方盛暑，将就木，张欲入视，慕容不忍，意其欲求钱，曰道路之费当悉奉偿，实不烦人，张曰：伤寒法有死一昼夜复生者，何惜一视之？慕容不得已，延入，张揭面帛注视，呼仵匠②，语之曰：若曾见夏月死者面色赤乎？曰：无。然则汗不出而厥尔，不死也。幸无亟敛，趋出，取药，煮其半，灌病者，戒左右曰“善守之”，至夜半大泻则活矣。张舍于外馆，夜半守者觉有声勃勃然，遗尿已满席，出秽恶物斗许，一家大喜，遽敲门唤张，张曰吾今体倦，莫能起，然亦不必起，明日方可进药也。天且明，径归郑，诣其室，但留平胃散一帖而已，服之数日良愈，盖以有求钱之疑，故不告而去也。即《鸡峰》③ 张锐。

---

① 夷坚：宋代邹弘逵著《夷坚志》，见《杂引》。

② 仵匠：官府中验尸的人，亦称仵作。

③ 鸡峰：宋代张锐所著《鸡峰备急方》之简称。

少腹满

少腹满者，脐下满也。胸满、心下满、腹满，皆为邪气而非物；若小腹满，皆为有物而非气。小便利者，蓄血之形；小便不利者，溺涩之症，治宜分两途。若素有痞在脐旁，痛引少腹入阴筋，脏结也，死矣。

太阳表不解，心下有水气，干呕，发热而咳，或小便不利，少腹满小青龙去麻黄加茯苓。六七日表证仍在，脉微而沉，不结胸，发狂，少腹硬满，小便自利抵当汤。身黄，脉沉结，少腹硬，小便不利五苓散；小便利，如狂抵当汤。伤寒有热，少腹满，小便反利抵当丸。热结膀胱，其人如狂，外解已，但少腹急结桃仁承气汤。太阳重发汗，复下，不大便，舌上燥渴，日晡小潮热，从心下至少腹硬满痛不可近大陷胸汤。厥阴病六七日，烦，少腹满，囊缩，脉沉短者，毒气入脏，大承气下之。手足厥冷，脉沉，小腹满，按之痛，冷结膀胱关元也四逆汤、真武汤。厥阴阴寒，小腹满痛。茱萸四逆汤，甚者灸关元。阴阳易病，小腹痛烧裩散。

（损庵）胸中满、心下满者，气也；腹满者，多属燥屎也；少腹满者，非溺即血也。邪结下焦，则津液不通，气血不行。小便不利者，溺涩也；小便利者，蓄血也，俱是热病。若冷结膀胱少腹满一证，寒病也，有手足厥冷为可辨。

（节庵）以手按之，少腹若痛而小水自利，大便黑，兼身黄、谵妄、燥渴，脉沉实，为蓄血，桃仁承气汤下尽黑物则愈。若按之小腹胀满不硬痛，小水不利，则溺涩也，五苓散加减利之，亦不可大利，恐耗减津液也。若按之小腹连脐硬痛，渴而小水短者，大便实，有燥屎也，大承气下之。

舌卷囊缩

厥阴危恶之证，扁鹊、孙真人皆断为死证，仲景无治法，今采

《南阳》、海藏法，有阴阳之殊。至于妇人乳头缩者即同此证。

厥阴病，尺寸脉俱沉短，必舌卷囊缩，毒气入腹也承气汤速下之。烦满囊缩，二便不通，发热引饮，腹满，邪在里也大承气汤。厥逆，爪甲青色，二便不通，地道塞也正阳散或回阳丹。

（仁斋）囊缩有热极而缩者，有冷极而缩者。热极者，可下，大承气汤；冷极者，急温之，附子四逆加茱萸汤，并灸关元、气海，葱熨等法。

（复庵）舌卷囊缩，不特阴中之阴有之，阳明之热陷入厥阴亦有之，盖阳明主宗筋，宗筋为热毒风所攻，故弗荣而急引舌与睾丸，故舌卷囊缩，当泻阳以救阴，宜大承气汤。

（长卿）问囊缩何以为直中寒证？曰：囊，阴囊也，热主舒，寒主敛，定理也。直中寒则阴盛阳衰，阳衰则不能温其下，故缩。今平人冬日肾囊必敛束，睾丸多隐于上，夏月肾囊必宽舒，睾丸多下垂，此阴盛、阳盛之验也。其热极宜下症，亦有囊缩者，厥阴者肝也，肝主一身之筋膜，筋聚于阴器，阳邪次第传至厥阴，六经已尽，亢热已极，致筋急舌卷而囊亦敛缩也，然必口渴、烦满兼见，方投承气下之之证。若兼厥逆、清谷、口不渴，宜温里之寒证矣。

（各兼证）喘

肺主气，形寒饮冷则伤肺，故气逆上行，急迫而张口抬肩，是名曰喘。有水寒射肺而喘者，有邪在表致气不利而喘者，有邪在里而喘者。邪在表而喘，心腹必濡而不坚；设腹满而喘，又为可下之证矣。经云喘而汗出宜利之，汗不出而喘宜发之。若汗出如油，喘而不休；直视谵语，喘满者，皆不治。

太阳无汗而喘麻黄汤。喘家，中风自汗桂枝汤加厚朴、杏子。表不解，心下有水气，干呕，发热而咳，或喘小青龙汤去麻黄加杏仁。发汗后，饮水多必喘。水停心下，肾气乘心也，小青龙汤加杏仁猪苓。汗下后，不可更行桂枝，汗出而喘，无大热者麻黄杏仁甘草石膏汤。桂枝证，反下之，利遂不止，脉促，表未解也，喘而汗出葛根黄芩黄连汤。太阳下之，微喘，表未解也桂枝加厚朴杏仁汤。

阳明脉浮，无汗而喘，发汗则愈麻黄汤。阳明中风，口苦咽干，腹满，微喘，发热恶寒，脉浮紧小柴胡汤加葛根。若喘而汗出，不恶寒反恶热，身重柴胡解肌汤。脉沉，喘满，沉为在里，反发其汗，津液越出，大便为难，表虚里实，久则谵语大承气汤。脉迟，汗出，不恶寒，身重，短气，腹满而喘，有潮热，手足濈然汗出，大便已硬上方。小便不利，大便乍难乍易，微热，喘冒不卧，有燥屎也上方。太阳阳明合病，喘而胸满，不可下麻黄汤。

阴证喘促，四肢逆冷返阴丹。病人小渴，与水剧饮，致停心下，满结者，喘，死甚众五苓散或陷胸丸。吐下后，不大便，潮热，剧者不识人，循衣摸床，微喘直视者，死。少阴病息高者，死。厥冷无脉，灸之不还，反微喘，死。直视谵语喘满，死。脉浮而洪，汗出如油，喘而不休，命绝矣。

（仁斋）表有寒发喘，宜麻黄汤汗之；表有风发喘，宜桂枝汤加厚朴、杏仁；阳明内实不大便，腹满，短气，发潮热而喘，大柴胡加厚朴、杏仁或小承气汤。阴症厥逆，脉沉细而微，气促而喘，无汗，四逆汤加五味子、杏仁。虚人脉伏，手足逆冷而喘，五味子汤。暴冒风寒，脉浮，无汗而喘，苏沉九宝汤。热甚有痰，脉弦数而喘，不可汗下，小柴胡加知母、贝母、蒌仁，胸满者加枳壳、桔梗，心下满者加枳实、黄连，舌燥饮水而喘加知母、石膏。

（念莪）按心火刑金，肺受迫而喘呼，如人有难而叫号，故古人以诸喘为恶。至于阴喘，则无根虚火泄越于上，根本将脱，更为危恶矣。华佗云盛则为喘，指邪气盛，非肺气盛也，所谓肺病用桑白皮者，非泻肺也，泻肺中之邪火以救肺也，故曰气即是火，其义了然。

（尚文）邪在表而喘者，必心腹软而不坚；邪在里而喘者，必心腹胀满；水气而喘者，必心下怔忡。

（陈氏）喘出乎肺者，肺六叶，司气之升降，外合皮毛，寒邪外伤皮毛则肺气敛束，不得伸越，故气高而喘。

咳　嗽

咳，有声无痰；嗽，有声有痰也。肺主气，形寒饮冷则伤之，使气逆而不散，冲激咽喉，淫淫如痒，习习如梗而咳嗽也。有寒者，有热者，有停饮者，有在表者，有在里者，有在半表半里者，病各不同，治亦有异。咳为肺疾，必发散而后已，然亦有不可发散者，《经》曰“咳而小便利，不可发汗，发汗则四肢冷厥”，又曰“咳而发汗，蜷而苦满，腹中复坚，此为逆也”。又脉数者，心火刑肺金则死。伤寒，咳逆上气，脉散者死，谓其形损也。

太阳表不解，心下有水气，干呕，发热而咳小青龙汤。少阳往来寒热，胸胁满，默默不欲饮食，心烦喜呕，或咳小柴胡去人参加五味子、干姜。少阴四逆而咳四逆散加五味、干姜。少阴腹痛，小便不利，四肢沉重疼痛，自利或咳，此有水气真武汤加五味子、细辛、干姜。下利，咳而呕，渴，心烦，不眠猪苓汤。

（《南阳》）大抵伤寒水气皆因饮水过多，古人治水气而咳，病在阳则小青龙主之，病在阴则真武汤主之。水停心下则肺为之浮，肺主于咳，水气乘之故咳而且喘。

（节庵）水咳凡有三证，不可不辨：小青龙，太阳之表水也；十枣汤，太阳之里水也；真武汤，阴证之水气也。盖水与表寒相合而咳，小青龙汗之；水与里寒相合而咳，真武汤温之；里癖合水动肺而咳，十枣汤所以下之。

（念莪）表寒喘嗽者，三拗麻黄。里热咳嗽者，参苏、桑杏。停饮而咳，青龙、真武。少阳咳嗽，小柴胡加干姜、五味；胸中痞满，枳壳、蒌、杏。阴证，脉沉细，四肢逆冷，咳嗽，四逆汤加五味子、干姜、细辛。大抵伤寒咳嗽，非比杂症同，细阅仲景治例，不分阴证阳证，必用五味、干姜，盖干姜辛温，散肺家逆气而温肺；五味甘酸，收肺家浮气而止嗽故也。

（仁斋）凡伤寒三四日，传少阳而咳嗽、脉弦、发热者，小柴胡去人参、大枣加五味子十五粒、干姜五分。若胸中烦满而咳，加蒌仁去壳炒二钱；若胸胁痞满而咳，加枳、桔各二钱；脉弦数，口苦，咽干，渴，或往来寒热而咳，小柴胡去半夏加知母、贝母、麦冬、花粉。

（复庵）喘、嗽各有阴阳。太阳经，喘嗽俱有；少阳，有嗽无喘，有喘则非少阳也；阳明，有喘无嗽，有嗽非正阳明也；阴证，喘惟少阴有之。诸阴喘促，最为危证也。

噫　气

《说文》饱食息也，俗作嗳，于介切，因胃弱不和，虚气上逆所致也。

汗解后，心下痞硬，干噫食臭，胁下有水气，腹中雷鸣，下利生姜泻心汤。汗吐下解后，心下痞硬，但噫气，不下利者旋覆代赭石汤。虚而噫气，脉弱，神困四君子加枳壳、桔梗、生姜。

（云岐）伤寒噫气者，何气使然？答曰胸中气不交故也。少阴经至胸中交于厥阴，水火相传而有声，故噫气也，宜如圣加枳实汤及人参藿香杏仁汤。

饲

音乙，即噎也。由水寒相搏而致，或妄下后复与水，胸中虚气逆而作。轻即为噎，重即哕也。然饲但胸喉间气噎塞，不得下通而无声，若哕则吃吃有声不止矣。

太阳表不解，心下有水气，干呕，发热而咳，或噎小青龙汤去麻黄加附子。趺阳脉浮，则浮虚相搏，胃气虚竭，故令气饲上方。寸口脉浮大，反下之，寒气相搏，肠鸣，医反饮以冷水，其人即饲豆蔻汤。

哕

即呃逆也。东垣以为干呕者，非也。多因胃寒，亦有胃热，不可不辨。阴证者，阴气内伏已甚，肾水专权，肝气不生，胃火已病，丁火又消，所以游行相火，寒邪迫而萃集于胸，亦欲尽也，故令人发热，大渴饮引，欲去盖覆，病人烦躁自觉热甚，他人扪其肌则冷，此无根失守之火，非实热也，乃水极似火，若不识此而误用寒凉，下咽则败矣，故用丁香、干姜之类热药，温胃则其火自下，或用《活人》羌胡附子散或加味附子汤急温其下，真阳一回，火降吃逆自止。

阳明脉弦浮大，短气，腹满，胁及心痛，鼻干，发黄，嗜卧，小便难，潮热，时时哕。小柴胡汤。凡阳症呃逆者俱宜小柴胡。伤寒大吐、大下之，极虚，复极汗出，外气怫郁，复与水发其汗，胃中寒，因得哕橘皮干姜汤、羌胡附子散、退阴散；服药不瘥者，灸之愈。妇人屈乳头尽处骨间是穴，男子及乳小者一指为率，男左女右，艾柱小豆许，陷中动脉处灸之。哕而腹满，视其前后，何部不利，利之即愈。前部，猪苓汤；后部，调胃承气汤。

汗下后，虚极得哕，胃中寒理中汤加丁香半夏。哕而烦躁，自觉热甚，他人扪其肌则冷。附子理中汤冷服，兼以乳香硫黄散嗅之，并灸期门、中脘、气海、关元。胃虚热而哕橘皮竹茹汤。因痰而哕半夏生姜汤。胃实便闭，失下而哕承气汤。胃虽热，便未硬泻心汤。有瘀血而哕，难治。温病，热未除，被暴寒，入胃变哕梓皮饮子。饮水暴冷作哕茅根葛根汤。温病，胃冷而哕茅根橘皮汤。

(《明理》)哕者，胃中寒冷也，妄下后胃气虚逆多成哕。然又有热气壅郁不得通而成者，轻者和解之，重者攻下之，《经》曰有潮热，时时哕，与小柴胡汤①，和解法也；哕而腹满，视其前后，何部不利，利之愈②，攻下证也。

(《活人》)呃逆多有先热而吃生冷凉药，相激而成，盖阴阳二气相搏也，服丁香柿蒂后，再以小柴胡解余热，无不瘥者。

(洁古)咳逆者，火热奔急上行而肺阴不纳也。失下，胃热内实，便秘者，宜大承气下之；便软者，泻心汤主之。

(海藏)少阴呃逆者，失下也，阴消将尽，阳逆上行，阴不能内，然阴既尽，阳亦将尽也，吸入肝与肾，阳上行阴不内，故为阳极，脉微将尽，不宜下也，宜泻心汤养阴退阳而已，否则凉膈散去硝黄入桔梗、清肺散亦可。盖脉左浮右沉，非表也，里极则反出于表，邪入已深矣，内热当沉反浮，阳极复之表也。

(观子)字书饲与馆通，气上逆作声之名也，今俗谓之呃忒是也。气自胸腹间直冲而上，兀兀然遽止，连续有声不达也，属寒者多，亦有热气壅郁，上不得通而作者，轻者和解之，失下者通利之，寒者温散之。古方多谓之咳逆，及为吃逆，然诸书又有误以咳嗽为呃逆者矣，不可不辨明。

(仁斋)哕而腹满，大便不利，人实者，小承气汤；人弱胃虚，蜜、胆导。小便不利，五苓散加木香，或生姜七片、葱白头十四个、豆豉七十粒，捣成饼，入麝少许，烘热，贴脐上，以帛系定，或更入皂角末，用火熨之，令热入腹，则大小便自通矣。

短气

气急而短促不能相续，似喘而不抬肩，似呻吟而无痛苦，或为

① 有潮热……与小柴胡汤：语本《伤寒论·辨阳明病脉证并治》。

② 哕而腹满……利之愈：语本《伤寒论·辨少阴病脉证并治》。

实，或为虚，或在表，或在里，或属阳，或属阴，或饮多而水停心下，各宜审详。

头痛，心下痞硬满，胁下痛，干呕，短气，汗出，不恶寒，表解里未和十枣汤。下后，膈内痛，心中懊侬，心下硬，短气，燥烦，便为结胸大陷胸汤及陷胸丸。阳明中风，脉弦浮大，短气，腹满，胁及心痛，鼻干，不得汗，嗜卧，发黄，小便难，潮热，哕。小柴胡汤；脉但浮，无余证，麻黄汤。阳明脉迟，汗出多，不恶寒，身重，短气，腹满，喘，潮热大承气汤。表未解，短气，手足濈然汗出，或潮热上方。短气，潮热，腹满而喘，此外欲解而里欲实大柴胡汤。太阳阳明并病，太阳证不罢，面怫郁正赤，当汗不汗，其人躁烦，短气葛根汤。

（念莪）按汗、吐、下后，脉微，气不能续，则与异功散；阴证逆冷，脉沉，难以布息，则与四逆汤加人参；饮多，水停心下，短气，则茯苓甘草汤及小半夏汤，皆补仲景之未备也。

（节庵）《千金》云“短气，少气不足以息也”，《金匮》云“病人无寒热，短气不足以息者，实也”①，大抵心腹胀满而短气者，邪在里，为实；心腹濡满而短气者，邪在表，为虚；及饮停心下，亦令短气也。

结胸、痞、支结

《经》曰：病发于阳而反下之，热入因作结胸；病发于阴而反下之，因作痞，以下之太早故也②。夫所谓阴阳者，指表里而言。在表当汗而反下之，因作结胸；病虽在里，尚未入腑，而辄下之因作痞也。结胸有大、小、寒、热、水、血、食、痰八者之异，而痞则所传

---

① 病人无寒热……实也：语出《金匮要略·胸痹心痛短气病脉证并治》。

② 病发于阳……太早故也：语本《伤寒论·辨太阳病脉证并治下》。

犹浅，但一味气凝耳。若未经下者不名结胸，或痰或食或热，随症治之。节庵曰表证误下，正气内虚，阳邪入陷于心胸之间，轻则为懊侬，重则为结胸。

心下满硬而痛者，为实，为结胸；满硬不痛者，为虚，为痞；不满不硬，但烦闷者，为支结。《保命集》云“脾不能行气于四脏，结而不散则为痞”。大抵诸痞皆热也，故攻痞之药皆寒剂，其一加附子者，是以辛热佐寒凉，欲令开发痞之怫郁结滞，非攻寒也。

不按自痛，为大结胸。大陷胸汤。太阳病，发汗，若下，不大便，舌上燥渴，小潮热，从心下至少腹硬满，痛不可近。表未解，下之，膈内拒痛，短气躁烦，懊侬，阳气内陷，心下石硬，脉沉紧，并大结胸。按之乃痛为小结胸。小陷胸汤。正在心下，按之乃痛，脉浮滑。烦，渴，便闭，为热结胸大陷胸加黄连。不热、渴，小便清白，为寒结胸枳实理中汤。怔忡，但头微汗出，无大热，揉之有声，为水结胸小半夏茯苓汤。胸满痛，漱水不咽，喜忘，如狂，大便黑，小便利，为血结胸。犀角地黄汤。妇人伤寒，胸胁痛不可近，亦为血结胸。脉滑，喘，嗽，为痰结胸黄芩半夏生姜汤加枳实。气口脉大，为食结胸小陷胸加枳实、厚朴。结胸加斑、黄、狂、呃者，最重，脉沉小者，死；结胸证具，烦躁者，亦死。

伤寒中风，误下之，下利，干呕，心烦，痞硬甘草泻心汤。本柴胡证，误下之，成痞，但满而不痛，无别证半夏泻心汤。发汗后，胃不和而痞，干噫食臭，下利生姜泻心汤。痞而虚，热甚，关上脉浮大黄黄连泻心汤。阳虚恶寒，汗出而痞满附子泻心汤。吐汗下后，心下痞，但噫气，不下利者旋覆代赭石汤。心下痞，下利，服泻心汤，利不止，与理中汤，利益甚，此利在下焦赤石脂禹余粮汤。

恶寒微发热，支结烦疼，外证未去，微呕，心下满者为支结柴胡桂枝汤。

（节庵）结胸之证，今人不分曾下与未下，但见心胸满闷，便呼为结胸，便与枳桔汤，盖本朱奉议之说也，有频频与之反成真结胸者，殊不知结胸乃因下早而成，未经下者，非结胸也，乃表邪传至胸中，未入于腑，证虽满闷，尚为在表，正属少阳部分，宜用小柴胡加枳、桔以治之。如未效，则以本方对小陷胸汤考此方原出刘河间，非仅从节庵始也，一服豁然，其妙如神。若因下早而成者，方可用陷胸汤、丸，分浅深从缓而治之，不宜太峻。上焦乃清道至高之分，若过下之则伤元气也。尝读仲景论云：病发于阳而反下之①云云，成氏误注云：发热恶寒者发于阳也，无热恶寒者发于阴也②，夫无热恶寒，直中阴经之真寒证也，若误下之，不死则危矣，岂可以泻心汤寒热相参之药治之乎？岂反轻如结胸，仅作痞而已乎？详此当是荣卫阴阳也。风伤阳，阳邪伤卫，头痛，发热，微汗，当用桂枝汤止汗散邪，医者不达而反下之，胃气重伤，胸中结硬，故用陷胸汤峻利之药以下之；寒为阴，阴邪伤荣，当服麻黄汤发表，医反误下之而成痞满，故宜泻心汤以理痞也。又云脉来沉实有力方为结胸，急用大陷胸汤加枳、桔下之。

（《活人》）误下，初未成结胸者，急频与理中汤自解，即不成结胸，盖理中治中焦故也，此亦古人说不到，后人因消息得之。若大段转损有厥证者，兼与四逆汤便安。胃中虽和，伤寒未退者，宜候日数足可下，却以承气再下之，盖前此下之未是故也。西晋崔行功云伤寒结胸欲绝，心膈高起，手不得近，用大陷胸汤皆不瘥者，盖下后虚逆，气已不理而毒复上攻，气毒相搏，结于胸者，当用枳实理中丸，先理其气，次疗诸疾，应手而愈，古今用之

① 病发于阳而反下之：语本《伤寒论·辨太阳病脉证并治下》。
② 发热恶寒……发于阴也：语本《伤寒论·辨太阳病脉证并治上》。

如神。

（损庵）病在表当汗解，反下之，里气为下所损，表之热邪乘虚入里，结于心下为结胸。里之阴分亦受热邪，为发于阴，下证未具而辄下之，里热虽除，表邪复至，虽不结胸必成痞也。小结胸轻于大结胸而重于痞，由误有大小，非痞为寒也。《经》谓：但结胸，无大热①。实为寒实结胸亦非寒也，但热微耳。脏结者热结于脏，故病深难治，若用凉剂亦有生者。其阳结者，热结于腑则微而浅也。水结胸者，留饮不散成头汗，脉沉潜或附骨者，积饮也。又有不因误下而成结胸痞者，此又失下及失汗而成也。经谓热已入里，久不攻之亦至结实者，三死一生，是失下也；汗后热传入心而痞，是失汗也。结胸固当下，脉浮大者下之则死，是犹带表邪，未全结实也；结胸证全具，加烦躁者亦不治，夫药逐邪必待胃气以施布药力，若邪气胜，胃气绝，安可为之？

（孙兆）俞伯道忽患微热，心下满，头有汗，不能解，众医以为温病，用表药；有谓食在膈者，治之，皆不愈。召孙至，用半夏茯苓汤遂瘥。众问其故，曰：头有汗，心下满，非湿证，乃水结胸胁也。小便既去，其病乃愈。且如湿气心下满，自当遍身汗；若有食，心下满，头岂得汗？若言是表，身又不疼，不恶寒，表证何在？故凡水结胸胁，头必有汗。

（复庵）寒实结胸，虽痛而无烦躁等证，此因下后虚逆，寒气独结，宜理中汤加枳实半钱茯苓一钱。

（嗣真）痞证有传经之邪，有内陷之邪，亦当分别而治。一者，病发于阴，身无热，而反下之，紧反入里则作痞，其脉关上沉，为阴邪内陷也，先宜桔梗枳壳汤，桔梗枳壳行气下膈，故用之无不验也，次半夏泻心诸汤，随证用之。服而渴而燥烦，小便不利

① 但结胸无大热：语本《伤寒论·辨太阳病脉证并治下》。

者，五苓散。二者，身有热，不因下后而传邪入里，亦作痞，其脉关上浮，为阳邪随经入里，须先解表，不恶寒者三黄泻心；又有痞而汗出恶寒者，以阳邪与表之正气入里，表虚汗出恶寒，故加附子固表也。既结胸有寒实、热实之殊，则痞证亦有阴邪、阳邪不为异也。外有痞而硬者，或桂枝人参汤温之，或大柴胡、十枣汤下之，亦自一律也。

脏　结

脏气闭结不得流通也。外症如结胸，但欲食如故，时时下利，舌上白苔为异耳。夫邪结于腑者微而浅，结于脏则病已深，故难治。然犹为热结，若冷结与无阳反静者，不更危乎？

如结胸状，欲食如故，时时下利，寸脉浮，关脉小细沉紧，曰脏结。舌上白苔滑者难治。胁下有痞气，连在脐旁，痛引少腹阴筋，此冷藏结必死。脏结无阳证，不往来寒热，其人反静，舌上苔滑，不可攻也茱萸四逆汤兼灸关元穴。

（节庵）脏结者，脏气闭结，不复流布也，一息不运机缄穷，一毫不续霄壤判，脏其可结乎？宜灸关元，仍以小柴胡加生姜与之。

心下满硬

谓正当心下，高起而满硬也。不经下后者，有吐、下之殊，看邪之高下而泄之；下后者，有结胸、痞之别，审邪之虚实而治之。

太阳病，外证未除，数下之，遂协热利，心下痞硬，表里不解桂枝人参汤。五六日，头汗出，微恶寒，手足冷，心下满，不欲食，便硬，脉细小柴胡汤。伤寒，发热，汗出不解，心下痞硬，呕吐，下利大柴胡汤。过经十余日，呕不止，心下急，郁郁微烦上方。服桂枝，或下后，仍头项强痛，发热，无汗，心下满微痛，小便不利桂枝去桂加茯苓白术汤。太阳下利，呕逆，头痛，汗出，不恶寒，心下痞硬满，胁痛，干呕，短气，表解里未和也十枣汤。吐下后，心下逆满，气上冲胸，头眩，脉沉紧。发汗则动经，身振振摇茯苓桂枝白术甘草汤。柴胡证以他药下之，心下满而硬痛者，结胸大陷胸汤；但满而不痛者，痞半夏泻心汤。

二三日脉弱，无太阳、柴胡证，烦躁，心下硬，至四五日，虽能食少与小承气微和之。阳明心下硬满者，不可攻。攻之，利遂不止者，死；利止者，愈。或用泻心汤。此条为邪气犹浅，未全入腑。盖食犹在胃口，未入于胃，故不可下。次条则宿屎已在脏，故必下除之。脉浮大，心下反硬，有热。属脏者，有燥屎，可攻；属腑者，小便不利，忌再走津液。太阳少阳并病，或结胸，心下痞硬，下利不止，烦生姜泻心汤、小陷胸汤。太阳少阳并病，头项强痛，或眩冒，时如结胸，心下痞硬刺大椎第一间、肝俞、肺俞。厥阴手足逆冷，脉乍紧，邪结在胸中，心下满而烦，饥不能食瓜蒂散。

（仁斋）凡心下满者，正在胃之上、心之下也，此自满耳，非下之所致也。若下早，心下满者为痞气。心下满，以手按之则散而软者，气虚也，不发热，木香和中汤；发热者，小柴胡加枳实、姜、炒黄连、去黄芩减人参之半。少阳脉弦，口苦，发热，心下满者，同。按之汩汩有声者，停饮；按之硬痛者，宿食也；不按而其人喜忘者，蓄血也，各详本条以治之。

心　痛

五六日大下后，身热不去，心中结痛栀子豉汤。小结胸，正在心下，按之则痛，脉浮滑小陷胸汤。阳明中风，脉弦浮大，短气，腹满，胁下及心痛，鼻干，嗜卧，身黄，小便难，潮热，哕小柴胡汤。少阴自利清水，色纯青，口干燥，心下必痛大承气急下之。厥阴消渴，气上撞心，心中疼热，饥不欲食，吐蛔桂枝茯苓白术汤、理中安蛔散。饮水过多，腹胀，气喘，心下痛不可忍灸中脘、气海。

懊 憹

心中郁郁不舒，愦愦无奈，比之烦躁，殆又甚焉。因误下表邪乘虚内陷，结伏于心胸间，故懊憹也。懊憹之甚即为结胸。邪在心胸即宜吐，若热结胃腑即宜下，不可拘也。憹，音恼，义同。

发汗、吐、下后，虚烦，不眠，懊憹栀子豉汤。太阳脉浮动数，头痛，盗汗，恶寒，表未解，反下之，短气躁烦，膈内拒痛，心下因硬，心中懊憹，则为结胸大陷胸汤。阳明中风，咽燥口苦，腹满，喘，发热，汗出，恶热，身重。反下之，客气动膈，心中懊憹，舌上苔栀子豉汤。阳明下后，外有热，手足温，不结胸，懊憹，头汗出上方。阳明下之，懊憹而烦，有燥屎大承气汤。阳明无汗，小便不利，心中懊憹，必发黄茵陈蒿汤。

动 气

脏气不调，肌肤间筑筑跳动。病人先有痞积而后感寒，医者不知，妄施汗下，致动其气，随脏所主而见于脐之左右上下，独不言当脐者，脾为中州，以行四脏之津液，左右上下且不宜汗下，何况中州，其敢轻动乎？

动气在右，误汗则衄，烦渴，饮即吐水。先服五苓散，次服竹叶汤。误下则津竭咽燥，鼻干，眩，悸人参白虎汤加川芎。动气在左，误汗则头眩，汗不止，筋惕肉瞤。先服防风白术牡蛎汤，汗止，服小建中汤。误下则腹内拘急，食不下，虽身热而蜷卧。先服甘草干姜汤，后服小建中。动气在上，误汗则气上冲心李根汤；误下则掌握热烦，身上浮冷，热汗自泄，欲得水自灌竹叶汤。动气在下，误汗则无汗，心大烦，骨节痛，目晕，恶寒，食即吐。先服大橘皮汤，吐止，服小建中汤。误下则腹满，头眩，食则下，清谷，心下痞甘草泻心汤。

（节庵）动气通用理中汤去术加桂，及柴胡桂枝汤亦良，二方当看有热无热。

奔　豚

气从少腹上冲心而痛，如豕突之状，曰奔豚也。凡欲作奔豚者，其气脐下筑筑而动也，有二焉，一由误汗，一由烧针，皆坏病也。节庵曰真气内虚，水结不散，与之相搏，即发奔豚，以其从气走痛冲突如豚状，故曰奔豚。

太阳发汗后，脐下悸者，欲作奔豚茯苓桂枝甘草大枣汤，或理中汤去术加桂，痛甚者更加茱萸。烧针令汗，针处被寒，核起而赤，必发奔豚，气从少腹上冲心。灸核上各一壮，与桂枝加桂汤；痛甚，手足厥逆者，当归四逆汤加吴茱萸、肉桂。

（士材）奔豚为少阴之气，故非肉桂不能泄其邪也。杂病气上冲胸，腹痛，往来寒热，奔豚者，奔豚汤。

除　中

脏寒应不能食，反能食者是也。二证俱属厥阴。

脉迟，厥冷，下利，当不能食。若反能食者，名除中，不可治。其证有二：一由误服黄芩汤凉药而致者，必死；一则热少厥多，胃气在，可治，此不因药故也。

郁　冒

即昏迷也。郁谓郁结而气不舒，冒谓昏冒而神不清。《经》云诸虚乘寒则郁冒①，然有宜下者。冒从冃加目，冃者即小儿及蛮彝头衣也，是致冒者，若以物蒙蔽其目也。

吐、下、发汗，虚烦，脉甚微，心下痞硬，胁痛，气上冲咽

---

① 诸虚乘寒则郁冒：语本《伤寒论·平脉法》。原文为“诸乘寒者，则为厥，郁冒不仁”。

喉，眩冒，动惕真武汤、桂枝茯苓白术甘草汤。下后，复汗，表里俱虚，因致冒。冒家汗出则表和而愈。若里未和，然后复下之小承气汤。阳明小便不利，大便乍难乍易，微热，喘冒不卧，有燥屎也大承气汤。太阳少阳并病，头项强痛，或眩冒，时如结胸，心下痞硬刺大椎第一间、肝俞、肺俞。厥阴下利清谷，脉沉迟，面少赤，身微热，必郁冒，汗出而解。其人戴阳，下虚，必微厥四逆汤。少阴下利止而头眩，时时自冒者，死。少阴脉不至，精血奔，气上入胸膈，血结心下，热归阴股，令身不仁，为尸厥刺期门及甘草干姜等汤。

（宇泰）诸虚乘寒而厥，郁冒不仁，附子汤倍人参、川芎、天麻、干姜。太阳先下后汗，表里俱虚，因冒，自汗出则愈，表和也；若不得汗，不解者，人参三白汤加川芎、天麻；下虚脉微者，加附子以温肾固本。《要略》曰：新产妇人有三病，一郁冒，亡血复汗寒多也[①]。又曰“产妇郁冒，脉微弱，不能食，大便坚者，由血虚而厥，厥而必冒，冒家欲解必大汗出”。则郁冒为虚乘寒明矣。

（海藏）伤寒传至五六日间，渐变神昏不语，至误与承气下之，死也必矣详《传经》[②] 内。

（损庵）余云衢形气充壮，饮啖兼人，夏患热病，肢体不甚热，间扬掷手足如躁扰状，昏愦不知人事，时发一二语不可了，而非谵语，脉微细如欲绝，有谓是阴证当温者，有谓当下者。予谓阳病见阴脉，在法不治，然素禀如此，又值酷暑外烁，酒炙内炎，宜狂热如焚，脉洪数有力，而此何为者？岂热气怫郁不得伸邪。且不大便七日矣。姑以大柴胡下之，或欲用大承气，予不可。

---

① 新产妇人……寒多也：语本《金匮要略·妇人产后病脉证治》。后句同。
② 传经：卷十七中的《传经》篇。

服药已，大便即行，脉已出，手足温，继以黄连解毒汤数服而平。后读河间《直格》曰“畜热内甚，脉当疾数，以其极热畜甚而脉道不利，反致沉细欲绝，俗未明造化之理，反谓传为寒极阴毒者；或始得之，阳热暴甚，而便有此证候者；或两感热甚者，通宜解毒加大承气下之。下后，热稍退而未愈者，黄连解毒汤调之；或微热未除者，凉膈散调之。或失下热极，以致身冷脉微而昏冒将死，若急下之则残阴暴绝而死，不下亦死，宜凉膈或黄连解毒养阴退阳，积热渐以消散，则心胸渐暖而脉渐生”，予于是恍然，曰：云衢所患，正失下热极以致身冷脉微而昏冒欲绝也，下与不下，大下与微下，死生在呼吸间，可不慎哉！又云脉渐生后，至阳脉复有力者，方可以三一承气微下之，或解毒加承气尤良。

烦　躁

烦为烦扰，心病也，故烦字从火；躁为愦躁，肾病也，故躁字从足。有邪气在表、在里之分，有火劫、阳虚、阴盛之异。

太阳中风，脉浮紧，发热恶寒，身痛无汗，烦躁大青龙汤。发汗，若下，病仍不解，烦躁茯苓四逆汤。下后，复汗，昼日烦躁不眠，夜安静，不呕不渴，无表证，脉沉微干姜附子汤。发汗后，大汗出，胃中干，烦躁不得眠，欲饮水少少与之。若脉浮，小便不利而渴五苓散。大逆下之，因烧针，烦躁桂枝甘草龙骨牡蛎汤。下后，膈内痛，心下硬，懊侬短气，躁烦，为结胸大陷胸汤。

阳明二三日，脉弱，无太阳、柴胡证，烦躁，心下硬，至四五日虽能食少与小承气汤微和之。五六日不大便，绕脐痛，烦躁，发作有时，有燥屎也大承气汤。二阳并病，太阳证不罢，面赤怫郁，当汗不汗，躁烦，不知痛处，短气葛根汤、麻黄汤。六七日无大热，躁烦，阳去入阴也。

少阴吐利，手足厥冷，烦躁欲死吴茱萸汤。厥阴热少厥微，指头寒，不欲食，烦躁数日，小便利，色白，欲食，此热除也为欲愈。若厥而呕，胸胁烦满，后必便血黄芩芍药汤、抵当汤。

结胸证具，烦躁者，死。少阴四逆，恶寒身蜷，脉不至，不烦而躁，死。少阴吐利，躁烦四逆，死。脉微细沉，但欲卧，五六日自利，复烦躁不得卧，死。厥阴脉微，厥冷，烦躁，灸之厥不还者，死。七八日脉微而厥，肤冷而躁无暂安时，为脏厥，死。

（宇泰）烦躁皆热也，拆而言之，烦，阳也，为热之轻；躁，阴也，为热之甚。先烦渐至躁者，为烦躁；先躁迤逦复烦者，为躁烦。有不烦而躁者，阴盛格阳也，虽大躁，欲于泥水中坐卧，但饮水不得入口是也，此气将脱而争，譬之灯将灭而暴明也，霹雳散、火焰散、丹砂丸类。盖内热曰烦，心中烦郁也；外热曰躁，气外热躁也。内热为有根之火，故但烦不躁，及先烦后躁者，皆可治；外热为无根之火，故但躁不烦，及先躁后烦者，皆不可治也。

（《活人》）烦躁，太阳与少阴为多，阳明因不大便，中有燥屎故耳。大抵阴气少阳气胜则热而烦，故太阳伤风，多烦而躁也；若阳虚阴盛亦发烦躁者，阳气弱为阴所乘而躁，故少阴亦烦躁也。又有汗之后、下之后，而烦躁者，阴阳俱虚，邪气与正气内争也。若病解后尚微烦者，新瘥不胜谷气，损谷则愈，或小柴胡以和荣卫通津液，或调胃汤微下燥屎也。

（节庵）心热则烦，阳实阴虚也；肾热则躁，阴实阳虚也。太阳不得汗烦躁者，邪在表也，羌活冲和汤；不得汗，火劫取汗，火热入胃，劫令烦躁者，小柴胡加牡蛎。

（海藏）烦躁，心下硬，若未曾下，无太阳、柴胡证者，小承气微和之；若曾下，心下硬痛，短气躁烦者，大陷胸也。

（复庵）烦躁，阴阳经俱有之，太阳已得汗而烦，五苓散；阳明有燥屎而烦，宜下之；少阳亦有烦，宜和之。阴烦，少阴为多，由阳气传入阴经，阴得阳而烦也，自利而渴，烦，不眠者，辰砂五苓散；若非阳传阴经，则阳虚阴乘之，亦烦也，如吐利手足厥冷而烦，及阴盛发躁，欲坐井中是也，宜吴茱萸汤，甚者四逆汤加葱白二茎。

烦

烦者热也，心中热而烦扰也，亦有属寒者。或在表，或在里，或半表半里，或因阴虚火动，或因心虚，或因气虚。

太阳中风，服桂枝汤，反烦不解。先刺风池、风府，后与桂枝即愈。伤寒已解，复烦，脉浮数，邪未尽再与桂枝汤。脉浮，自汗，小便数，心烦，微恶寒，脚挛急误与桂枝必厥。汗、吐、下后，心烦不眠，懊侬栀子豉汤。下后，心烦，腹满栀子厚朴汤。发汗、若下，而烦热，胸中窒栀子豉汤。丸药大下之，身热不去，微烦栀子干姜汤。吐下后，表里俱热，恶风，烦渴白虎加人参汤。汗后，脉浮数，烦渴五苓散。中风发热，六七日不解而烦，有表里证，渴欲饮水，水入则吐上方。与泻心汤，痞不解，渴而口燥烦，小便不利上方。过经十余日，心下温温欲吐，胸中痛，大便反溏，腹微满，郁郁微烦，先曾极吐下者。调胃承气汤。不吐下者勿与之。过经十余日，呕不止，心下急，郁郁微烦大柴胡汤。吐、下、汗后，微烦，小便数，大便硬小承气汤。下后，下利，心下痞硬满，干呕，心烦不得安，复下之，痞益甚甘草泻心汤。吐下后，发汗，虚烦，脉甚微，心下痞硬，胁痛，气冲咽喉，眩冒，动惕茯苓桂枝白术甘草汤、真武汤。二三日悸而烦小建中汤。

阳明，不吐，不下，心烦调胃承气汤。下后，懊侬而烦，尚有燥屎。大承气汤。若腹微满，必初硬后溏，忌攻。大下后，不大便，烦不解，腹满痛，有燥屎上方。阳明自汗，又重发汗，病已瘥，尚微烦不了了，以亡津液，大便必硬。若小便少，大便不久出，不可攻之。

少阳中风，耳聋目赤，胸中满而烦小柴胡汤。伤寒中风，往来寒热，胸胁满，心烦喜呕上方；或胸中烦而不呕小柴胡去半夏人参加瓜蒌实。少阳误汗，谵语，胃不和，烦而悸大柴胡汤、小承气汤。下之，胸满，烦，惊，小便不利，谵语，身重柴胡加龙骨牡蛎汤。已汗，复下，胸胁微结，小便不利，渴而不呕，但头汗，寒热，心烦柴胡桂枝干姜汤。

少阴但欲寐，心烦，自利而渴，小便白四逆汤、白通汤。二三日以上，心烦不得卧黄连阿胶汤。下利，咽痛，胸满，心烦猪肤汤。下利，咳而呕，渴，心烦不眠猪苓汤。服白通后，利不止，厥逆无脉，干呕而烦白通汤加猪胆汁。

厥阴手足厥冷，脉乍紧，邪结胸中，心下满而烦瓜蒂散。下利后，虚烦，按之心下濡栀子豉汤。阴虚火动而烦生脉散。气虚，自汗，脉虚而烦补中益气汤。

（损庵）烦者热也，谓烦扰也，与发热若同而异也。经有烦、有微烦、有烦热、有复烦、反烦、烦满、烦痛、烦渴、胸中烦、心中烦、内烦、虚烦、大烦欲解，皆以烦为热也，然阴寒而烦者亦不少也。盖在表而烦者，则有脉浮，恶风寒，体强痛之证；在里而烦者，则有潮热，谵语，不大便，腹满，小便赤涩之证；在半表半里而烦者，则有往来寒热，胸胁疼痛之证；其邪在胸膈以上而烦者，则有胸满，懊侬，可吐之证；其阴寒而烦者，则有恶寒而蜷，下利，厥逆，脉微与夫吐蛔之证。大烦欲解者，其脉必和；若脉不应者，难治。足冷，脉沉细而烦者，阴证之烦也，急用附子、人参热剂温之；若内伤劳役，阴虚火动而烦者，其人身倦无力，自汗，尺脉浮虚也，宜补中益气加炒黄连、生地、麦冬、黄柏、知母之类；若不得眠而烦者，兼服朱砂安神丸，纳其浮溜之火而安神明，此治之大略也。虚烦、心中烦、胸中烦，三者不因汗、吐、下而烦，则是传经之邪，不作膈实，但当和解而已，经用小柴胡汤、黄连阿胶汤是也；若经汗、吐、下而烦，则是邪热内陷以为虚烦，心中嗢嗢欲吐，愦愦无奈是也，但多涌吐而已，经用栀子等汤是也。又有不因汗、吐、下，邪结胸中，膈实者，与瓜蒂散；及阳明心烦，与调胃承气，此又烦之实者也。二三日悸而烦，虚也；少阳之邪入腑，烦而悸，热也。大抵先烦而后悸为热，先悸而后烦为虚也。

（节庵）邪热传里，不经汗下者为烦热，与发热似而异也。经曰病人烦热，汗出则解。如未作膈热，但当和解微热而已。若心下满而烦，则有吐下之殊，虚实之异矣。

（《千金》）诸虚烦发热者，与伤寒相似，然不恶寒，身不疼痛，知非伤寒，不可发汗也；热不潮，脉不数实，知非里实，不可下也。如此者内外皆不可攻，但当与竹叶汤。呕者，橘皮汤。一剂不愈，可重与之。此法数用，甚有效验。又伤寒后虚烦，亦宜服之。

卷十五

类证三

振战栗

振者，身微动，正气虚寒也；战者，身大动，邪正相争也；栗者，心战动，邪气胜也。振为轻而战为重，战在外而栗在内，战重于振，而栗重于战也。

吐下后，心下逆满，气上冲胸，头眩，脉沉紧。发汗则动经，身振振摇茯苓桂枝白术甘草汤。太阳汗后不解，仍发热，心悸头眩，身瞤动，振振欲擗地真武汤。下后复汗，必振寒，脉微细，以内外俱虚也。亡血家，不可发汗。发汗则寒栗而振。诸乘寒者则为厥，郁冒不仁，口急不能言，战而栗也。阴中于邪，必内栗也。

（士材）按《经》云：下后复发汗，及亡血家误汗，必为寒振①，内外俱虚也，又曰：表气微虚，里气不守，邪中于阴则栗②，乃知振摇之证，大抵属气血俱虚，不能荣养筋骨，故为之振摇而不能主持，须大补气血则可，用人参养荣汤屡效。

《素问》曰“寒邪伤人，使人毫毛毕直，鼓颔战栗”③，此表有邪，当发其汗，仲景云脉浮而紧，按之反芤，此为本虚，当战汗而解；又三部脉浮沉迟数同等，必战汗而解。外不战，但内栗者，阴中于邪也。凡伤寒欲解，则战而汗出，此邪不胜正也；若正不胜邪，虽战，无汗，不可治矣。

---

① 下后复发汗……必为寒振：语本《伤寒论·辨太阳病脉证并治中》。
② 表气微虚……邪中于阴则栗：语本《伤寒论·辨脉法》。
③ 寒邪伤人……鼓颔战栗：语出《素问·生气通天论》。

（节庵）战栗者，阴阳相争，故身为之动摇也。邪气外与正气争则战，内与正气争则栗。战者，正气胜，故有得汗而解者；栗则不战而但鼓颔，遂成寒逆，此阴气内中，正不胜邪，宜姜附四逆，加艾大灼之，经曰“阴中邪，必内栗”，又云“邪中下焦，阴气为栗，足膝逆冷，便溺妄出”，皆由此矣。若复躁不得卧者，死。在表者，冲和汤；在里者，人参理中汤，此阴经自中寒者用之。若传经战栗者，大柴胡治之。

（祇和①）凡汗下后，战者，与救逆汤，再与羊肉汤而解。若阴气内盛，正气大虚，心栗鼓颔者，遂成寒逆，宜灸之，或大建中汤。

肉瞤筋惕

汗多亡阳，津液枯而筋肉失养，故筋惕惕而跳，肉瞤瞤而动也，直宜温经益阳。

脉微弱，汗出，恶风，误服大青龙汤，厥逆，筋惕肉瞤真武汤。太阳发汗不解，仍发热，心悸，头眩，身瞤动，振振欲擗地真武汤或人参养荣汤倍人参当归。吐下后，复发汗，虚烦，脉甚微，心下痞硬，胁痛，气冲咽喉，眩冒，经脉动惕，久而成痿桂枝茯苓白术甘草汤、真武汤。发汗，复下，表里俱虚，阴阳并竭，复加烧针，因胸烦，面青黄，肤瞤者，难治；色微黄，手足温者，易愈。

（尚文）发汗过多，或虚弱人发汗后，或伤风自汗，妄用大青龙，致筋惕肉瞤者，并属真武汤，羸者去芍药，有热者去附子。应发汗而腹有动气，汗之筋惕肉瞤，或头眩，汗出不止者，其候最逆，先宜防风白术牡蛎汤，次服小建中汤，可十救一二。此方出《活人》中。

（士材）大抵此证因于汗者十有七八。不因汗者，素里血虚，

① 祇和：宋代医家韩祇和，著有《伤寒微旨论》。

邪热搏血，亦见此证。又有未尝发汗，七八日筋惕而肉不瞤，潮热，大便秘，小便涩，脐旁硬痛，此燥屎也，大柴胡下之，一虚一实，治法相悬，可不详慎乎！

惊　悸

心主神，神依血，心血一虚，神气失守，则舍空而痰水客之，此惊悸之所由作也。惊者，惕惕然不宁，触事易惊，气郁生痰也；悸者，筑筑然跳动，盖以心虚则停水，水居火位，心实畏之，故怔忡也。

太阳汗出不解，仍发热，心悸头眩，身瞤动，振振欲擗地真武汤。发汗过多，其人叉手冒心，心下悸，欲得按桂枝甘草汤。汗后，脐下悸，欲作奔豚茯苓桂枝甘草大枣汤。八九日下之，胸满，烦，惊，小便不利，谵语，一身尽重柴胡加龙骨牡蛎汤。以火劫汗，亡阳，惊狂桂枝去芍药加蜀漆龙骨牡蛎救逆汤。二三日悸而烦小建中汤。脉结代，心动悸炙甘草汤。

少阳耳聋，目赤，烦满，不可吐下。吐下则悸而惊小柴胡去黄芩加茯苓。五六日往来寒热，胸胁满，默默不欲饮食，心烦喜呕，或心下悸上方。脉弦细，头痛，发热，属少阳。误汗则谵语，胃不和，烦而悸大柴胡汤、调胃承气汤。

少阴，四逆而悸四逆散加桂枝。厥而悸者，宜先治水茯苓甘草汤。霍乱，心悸理中汤加茯苓。

（念莪）按惊与悸虽有分别，总皆心受病也。因阳气内弱，法当镇固；因水饮停蓄，法当疏通。饮之为患，甚于他邪，虽有余邪必先治水，盖以水停心下，无所不入，侵于肺为喘，传于胃为呕，溢于皮为肿，渍于肠为利，故治不可缓也。《经》曰：厥而悸者，宜先治水①。夫莫重于厥，犹先治水，况其他乎？

---

① 厥而悸者宜先治水：语本《伤寒论·辨厥阴病脉证并治》。

（节庵）悸有气虚，有停饮。气虚者，阳气内弱，心下空虚，正气内动而悸；或汗下后正气虚，亦悸，法当先定其气。停饮者，由饮水过多，水停心下，心不自安而悸。小便利者，茯苓桂枝白术汤；小便少者，必里急，猪苓汤。

（《明理》）少阴四逆或悸，四逆散加桂五分，是气虚而悸也。

（损庵）伤寒证，属惊者，皆坏病也，由误下、火逆、温针所致，故仲景治法各随其逆而调之。悸者，或汗下后，或气虚，或饮，具如各条所说也。兼言惊与悸者，少阳吐下一证也，其救逆则小柴胡去黄芩加茯苓。

瘛　疭

瘛者，筋脉急而缩；疭者，筋脉缓而伸，一伸一缩，手足牵引，俗谓之搐搦。风主动摇，乃风热盛也，宜以祛风涤热之凉剂治之，或有可生者。若妄加灼火及发表之药，则祸不旋踵。瘛疭音翅粽。

汗下后，日久瘛疭，此虚极生风小续命汤加减。不因汗下，瘛疭羌活芩连天麻四物汤。汗出露风，汗不流通，手足搐搦牛蒡根散。风温，被火劫发汗，微黄色，瘛疭萎蕤汤。

（仁斋）骆龙吉言心主脉，肝主筋，心属火，肝属木，火生热，木生风，风火相扇则为瘛疭也。若夫不因汗下后所生者，当平肝木，制心火，佐以和血脉之药。有痰者加痰药，挟风邪者加风邪药。若曾经汗下后，日久传变而得此症者，为病势已过，多难治也，盖因虚极生风所致，须用小续命或大建中增损治之。若瘛疭，戴眼，反折，绝汗出，如贯珠不流者，太阳终也，不治；又有四肢漐习，动而不止，似瘛疭而无力抽搐，此为肝绝，死矣。凡用小续命，有汗去麻黄，无汗去黄芩，要在变通而已。

拘急、蜷

手足不能自如，屈伸不便，蜷卧之貌，谓之拘急，阴寒所致也。

四肢诸阳之本，因发汗亡阳，阳虚而有此症。蜷者，阴寒之极，屈缩不伸。少阴恶寒，身蜷，四逆救之。若有阴无阳者，不治矣。

太阳自汗，脉浮，小便数，心烦，微恶寒，脚挛急芍药甘草汤。发汗，漏不止，恶风，小便难，四肢微急，难屈伸桂枝加附子汤。大汗出，热不去，内拘急，四肢疼，下利，厥冷，恶寒四逆汤。少阴下利自止，恶寒而蜷，手足温者可治。恶寒而蜷，时自烦，欲去衣被者，可治。恶寒，身蜷而利，手足逆冷，不治。四逆，恶寒，身蜷，脉不至，不烦而蜷者，死。风湿相搏，骨节烦疼，不得屈伸，汗出，短气，小便不利，恶风或微肿甘草附子汤。

不　仁

仁，柔也；不仁，身不柔和，痛痒不知，针火不知也。《经》曰：诸虚乘寒则为郁冒不仁①。盖气血虚少，不能周流于身，于是正气为邪气所伏，故肢体顽麻不仁，厥如死尸也。若脉浮而洪，身汗如油，喘而不休，水浆不下，形体不仁，此命绝也。

郁冒不仁，厥如死尸。桂枝麻黄各半汤，或补中益气汤入姜汁。少阴脉不至，寒气上奔，血结心下，热归阴股，与阴相动，身不仁。亦曰尸厥，甘草干姜汤、桂枝芍药汤加姜。

（《明理》）不仁，由邪气壅盛，正气为邪气闭伏，郁而不发，荣卫血气虚少，不能通行致然也。《内经》曰“荣气虚则不仁”②，《针经》曰“卫气不行则不仁”③，《经》曰“荣卫不能相将，三焦无所仰，身体痹不仁”④，由是言之，不仁为荣卫气血虚少明矣。经又曰“诸乘寒者则为厥，郁冒不仁”，此厥者言正气为寒气所乘

① 诸虚乘寒则为郁冒不仁：语本《伤寒论·平脉法》。
② 荣气虚则不仁：语出《素问·逆调论》。
③ 卫气不行则不仁：语出《灵枢·刺节真邪论》。
④ 荣卫不能相将……身体痹不仁：语出《伤寒论·平脉法》。

而厥，非四肢逆冷之厥也，何也？盖以郁冒为昏冒，不仁为不知痛痒，得不为尸厥之厥耶？《经》曰“少阴脉不至，肾气微，少精血，奔气促迫，上入胸膈，宗气反聚，血结心下，阳气退下，热归阴股，与阴相动，令身不仁，此为尸厥”①，其乘寒之厥，郁冒不仁，即此尸厥可知矣。昔越人入虢，诊太子尸厥不仁，刺之而痊，此可治者也。若脉浮而洪，身汗如油，形体不仁之命绝，虽越人其能起欤？

肉 疴

出《内经》，谓顽痹不知痛痒也②。汗出太多，荣与卫俱虚，血气不和，肌肉失养故也。

汗后，虽近衣絮，犹尚肉疴羌活冲和汤加桂枝、木香、当归。

（仁斋）伤寒，发汗过多，亡其血者，多变此证。又气血俱虚，复为寒邪所袭，则血脉凝泣而不仁。

身 重

有风温，有风寒，有火逆，有易病，有三阳合病，虽所由不一，然悉属三阳经，非若身疼兼有三阴也，坏病有之，寒则必无矣。

风寒两伤，身不疼，但重，乍有轻时，无少阴证大青龙汤。八九日下之，胸满，烦，惊，小便不利，谵语，一身尽重，不可转侧柴胡加龙骨牡蛎汤。

阳明脉迟，汗出不恶寒，身重，短气，腹满而喘，潮热，手足濈然汗出，大便已硬大承气汤。脉浮紧，咽燥，口苦，腹满而喘，发热，汗出，反恶热，身重柴葛解肌汤或小柴胡加葛根。三阳合病，腹满，身重，难以转侧，口不仁，面垢，谵语，遗尿，自

---

① 少阴脉不至……此为尸厥：语出《伤寒论·平脉法》。
② 顽痹不知痛痒也：语出《素问·逆调论》。

汗出白虎汤。

少阴腹痛，四肢沉重疼痛，下利，小便不利真武汤。

阴阳易，身重，少气，少腹急，引阴中，热上冲胸，眼花烧裈散。

风温，发汗已，犹灼热，汗出，身重，多眠萎蕤汤。脉浮，汗出，恶风，身重防己黄芪汤。

面　赤

怫郁者即面赤也，阳气蒸越在表，故面色发赤。虽由于热，然六经俱无可下之症。亦有阴寒证，水极似火者，须兼他证别之也。

太阳如疟状，脉微，恶寒，面反有热色，身痒桂枝麻黄各半汤。太阳初得病，发汗不彻，并于阳明，续自微汗，面色缘缘正赤解肌汤。阳明病，面合赤色，不可攻葛根汤。少阴下利清谷，里寒外热，厥逆，脉微欲绝，反不恶寒，面色赤通脉四逆汤加葱白。厥阴下利清谷，脉沉迟，面少赤，微热，必郁冒，汗出而解。戴阳下虚者，必微厥四逆汤。面赤如锦纹，咽痛，吐脓血，阳毒也阳毒升麻汤。

（陶氏）怫郁，如大便硬而短气燥渴者，实也，大柴胡汤；小便不利，时有微热，大便乍难，怫郁不得卧者，燥屎作实也，大、小承气汤；汗下后有此证，饮水而哕者，胃虚也，桂枝人参汤加茯苓。

目直视

视物而不转睛者。五脏六腑之气皆上注于目，邪气壅盛，冒其正气，则神识不慧，脏精之气不能上荣于目，故直视。此邪气已极，正气已坏，吉少凶多者也，故曰：狂言直视为肾绝，直视摇头为心绝①，

① 狂言直视……为心绝：语本《伤寒论·辨脉法》。

直视谵语喘满者死，直视下利者死①。又戴眼反折者是为上视，绝汗如贯珠不流，膀胱绝也，不治。

衄家，不可发汗。汗，则额陷脉紧急，直视不能眴。肝受血而能视，亡血则肝虚，又发汗亡阳，则阴阳俱虚，此证虽为逆，尚可以补剂救之十之一二。阳明吐下后，不大便，潮热，不恶寒，独语如见鬼，剧者不识人，循衣摸床，惕而不安，微喘直视，脉弦者生，涩者死。微者，但发热，谵语大承气汤。伤寒，目中不了了，睛不和，无表里证，大便难，微热，此为实，急下之上方。风温，被下，小便不利，直视，失溲详风温。不了了，犹为可治之候；若直视，为不治之疾多矣。

不能言

默默不欲言者，阴主静也。热病，喑哑者，火伤肺也。风温，语言难出；少阴咽疮者，传邪所伤也。及风热入肺，风邪伏肺，俱令声嗄②，各别而治之。

少阴咽中生疮，不能语言，声不出苦酒汤。太阳发汗已，身犹灼热，为风温。脉尺寸俱浮，自汗身重，多眠鼻鼾，语言难出萎蕤汤。惑病，虫食咽喉，上唇有疮，则声嗄甘草泻心汤。痉病，口噤不能言刚痉，葛根汤；柔痉，桂枝汤加瓜蒌根。火邪刑金，声哑芩、连、知母、黄柏、麦冬、桔梗、五味、甘草。风热壅盛，咳嗽声哑荆、防、甘、桔、薄荷、知母、花粉。热病，喑哑不言，三四日不得汗者，死。

漱水不欲咽

内有热者必喜饮水，今欲饮而不欲咽，是热在经而里无热也，此症属在阳明，此经气血俱多，经中热甚，逼血妄行，必将衄也。凡在

---

① 直视谵语……下利者死：语本《伤寒论·辨阳明病脉证并治》。
② 嗄（shà 厦）：嘶哑。

表证者，是邪热在经也；无表证，加之胸腹满而如狂者，蓄血证也，亦多燥而不渴。又阴症发躁烦渴不能饮水，或勉强下咽，少顷即吐出，或饮下即呕哕，皆内真寒而外假热也，盖无根失守之火，游于咽嗌之间，假作燥渴，故其症欲饮不能饮也，宜分别焉。

阳明身热，头痛，口燥，漱水不欲咽，必衄血，脉微犀角地黄汤、茅花汤。**无表证，不寒热，胸腹满，唇口燥，漱水不欲咽，必衄血，小便多，此为瘀血，必发狂**轻者桃仁承气汤，甚者抵当汤。**少阴脉沉细，厥逆，漱水不欲咽**四逆汤。**下利，厥逆，无脉，干呕，烦，漱水不欲咽**白通汤加胆汁、人尿。**吐蛔，口燥舌干，但欲凉水浸舌及唇，不得咽**理中汤加乌梅。

衄　血

衄者，鼻中出血也。杂病衄者，责热在里；伤寒衄者，责热在表。夫肝主血，肺主气，肺开窍于鼻，血得热则随火上逆，故杂证以衄为里热。《经》曰：伤寒不发汗因致衄者，与麻黄汤①，六七日不大便，头痛有热，与小承气汤，小便清者知不在里，仍在表也，当发其汗，若头痛者，必衄②。盖经络热甚则迫血上行，邪解则不壅盛上迫，故伤寒衄为表热也。古人以血为红汗，故曰：夺血者无汗，夺汗者无血③。成流者，不须服药，当与水解即止；点滴者，邪犹在经，当散其邪。衄血虽为欲解，若衄不止，而头面汗出，其身无汗，及发汗不至足者，难治矣。

太阳脉浮紧，不发汗，因致衄麻黄汤。**阳明脉浮，发热，口干鼻燥，能食者必衄**黄芩汤。**阳明口燥，但漱水不欲咽者，必衄**黄芩芍药汤。**衄后，脉犹浮**麻黄汤。**衄后，脉已微**黄芩芍药汤或犀角地

---

① 伤寒不发汗……与麻黄汤：语本《伤寒论·辨太阳病脉证并治中》。
② 六七日不大便……必衄：语本《伤寒论·辨太阳病脉证并治中》。
③ 夺血者无汗夺汗者无血：语出《灵枢·营卫生会》。

黄汤。衄多，不止茅花汤加黄芩黄连墨汁。衄忌寒药凉水，过多必成蓄血结胸。轻，犀角地黄汤；重，桃仁承气汤。少阴但厥无汗，强发之，血从口鼻目出，为下厥上竭，难治。

（《活人》）太阳证，衄血乃解，阳气重故也，仲景所谓阳盛则衄是也。凡小衄，而脉尚浮紧者，宜再与麻黄汤；脉浮缓，自汗者，再与桂枝汤。言衄家不可发汗者，盖为脉微也，既二药不可用，犀角地黄汤主之。衄而渴，心烦，饮水则吐者，先服五苓散，次服竹叶石膏汤。

（复庵）古论鼻衄属太阳经，风、寒皆有之，既衄而表证仍在，于寒当再用麻黄汤，于风当再用桂枝汤。且谓“发烦，目瞑，剧者必衄”，既发烦、目瞑，岂纯是太阳经？兼阳明之脉循鼻，是太阳侵入阳明，汗下俱难。若衄已，而热不退，惟升麻葛根汤、败毒散、阳旦汤为稳。若少阴初得病，医误以正发汗之法，致迫血动经，妄行而衄，其血非独出于鼻，或从口中，或从耳目。又有阳陷入阴，四肢厥逆，医见其厥，谓寒邪在表，从而汗之，当下反汗，以致动血，是谓下厥上竭，为难治。先哲云：桂枝下咽，阳盛则毙①。正以此也。要知汗出不彻为阳之衄，误发其汗为阴之衄，二者大不同也。

（节庵）以麻黄、桂枝治衄，非治衄也，散其经中邪气耳。衄家不可汗，汗出额上陷，直视不眴，不眠，芍药地黄汤；阳明自利，加衄者，麻黄升麻汤；少阴强汗，下厥上竭者，当归四逆汤，仍灸太谿、三阴交、涌泉；一法用黑锡丹。

（江瓘②）仲景言：衄家，不可汗③，亡血家，不可汗④。而此

---

① 桂枝下咽阳盛则毙：语本《伤寒论·伤寒例》。
② 江瓘：明代医家，著有《名医类案》。
③ 衄家不可汗：语本《伤寒论·辨太阳病脉证并治中》。
④ 亡血家不可汗：语本《伤寒论·辨太阳病脉证并治中》。

用麻黄汤，何也？盖既衄之人，亡血已多，故不可再汗，此则当汗不汗，热毒蕴结，无由解散，故仲景又云：伤寒，脉浮紧，不发汗，因致衄者，麻黄汤主之①。盖发其汗，则热越而出，血自止也。

吐 血

杂病吐血、咯血责为热邪，伤寒吐、咯血皆由误汗下并火逆所致，或失汗下，血热而成，是为坏病，当随其逆而调之。惟少阴厥竭为强动阴血，难治。

凡服桂枝汤吐者，其后必唾脓血。黄芩汤。脉浮，发热，反灸之，必咽燥，吐血救逆汤。咽喉闭塞，不可发汗。汗则吐血，气欲绝，厥冷，蜷卧当归四逆汤。大下后，寸脉沉迟，尺部不至，咽喉不利，唾脓血。有两证：阳毒，麻黄升麻汤；阴毒，甘桔汤加半夏生姜。阳毒，咽痛，吐血，面赤斑斑如锦纹升麻鳖甲汤。燥渴，吐鲜血。黄连解毒汤加丹皮、生地，吞四生丸。不渴，吐血如猪肝理中汤加墨汁。

（仁斋）凡吐血、衄血，无表证，脉不浮紧者，不可发汗，东垣云脉微者宜黄芩芍药汤，脉滑数者犀角地黄汤。如热甚，血不止者，河间地黄散，古方四生丸；血虚者，东垣麦冬饮子，三黄补血汤。大抵脉滑小者生，实大者死。或吐或衄后，脉微者，易治；热反盛，脉反数急者，死。凡血得热则行，得冷则凝，得黑则止，所以犀角地黄汤中加京墨一二匙最效也。昔陶尚文治一人伤寒四五日，吐血不止，医以犀角地黄汤、茅根汤治之反剧，陶公切其脉浮紧而数，遂用麻黄汤，一服汗出而愈，可谓得仲景之心法矣，若脉非浮紧而数，此法安可施乎？

---

① 伤寒……麻黄汤主之：语本《伤寒论·辨太阳病脉证并治中》。

（节庵）吐血者，诸阳受热，其邪在表，当汗不汗，致使热毒入脏，积瘀于内，遂成吐血。若见眼红目闭，神昏语短，眩冒迷妄，烦躁漱水，惊狂谵语，鼻衄唾红，背冷足寒，四肢厥冷，胸腹急满，大便黑，小便数，见一二证，皆瘀血也。初得此病，急宜治之，若陆续不已，经数时而腹痛，则难愈矣。

（东垣）一贫士病脾胃虚，与补剂愈后，继居旷室中，卧热炕，咳而吐血数次。予谓此久虚弱，外有寒形，而又有火热在内，上气不足，阳气外虚，当补表之阳气，泻里之虚热。盖冬居旷室，衣盖单薄，是重虚其阳；表有大寒，壅遏里热，火邪不得伸舒，故血出于口，因思仲景治伤寒脉浮紧当与麻黄汤发汗，而不与之遂致衄血，却与麻黄汤立愈，与此甚同，因立麻黄人参芍药汤。

（宇泰）观此一方，足为万世模范也，盖取仲景麻黄汤与补剂各半服之，但凡虚人合用仲景方者，皆当以此为则也。

蓄血

当汗不汗则为蓄血、血结胸。腹硬满，手按则痛。若小便不利，乃水与气也，小便自利为有蓄血。许学士云蓄血在上其人喜妄，蓄血在下其人如狂。凡尿血身黄，必蓄血。

太阳六七日，表证仍在，脉微而沉，不结胸，发狂，少腹硬满，小便自利，下血者愈。若不下血，瘀热在里抵当汤。身黄，脉沉结，少腹硬，小便自利，如狂上方。太阳病不解，热结膀胱，少腹急结，其人如狂桃仁承气汤。阳明病，喜忘，大便黑，为蓄血，在上犀角地黄汤；在中桃仁承气汤；在下抵当汤。胸满，唇痿，舌青，口燥，但漱水不欲咽，无寒热，脉微大来迟，腹不满，其人言我满，有瘀血也桃仁承气汤。如热状，烦满，口燥渴，脉反无热，阴伏，瘀血也，当下之。

（《明理》）蓄血者，血在下焦结聚，畜积而不散也。由伤寒失汗，热畜在里，太阳之邪随经内瘀，血为热所搏，结而不行，畜于下焦也。大抵伤寒先看面目，次观口舌，次观心下至少腹，以手揣按之，若少腹觉硬满，便当问其小便，小便不利者，是津液留结，可利小便；若小便自利者，则是蓄血也，可下瘀血。《经》曰：伤寒有热，少腹满，小便不利，今反利者，有血也①。又曰：太阳身黄，脉沉结，少腹硬，小便不利为无血也。小便自利，其人如狂，血证谛也②。然蓄血之中又有轻重，如狂也，喜忘也，皆证之甚也，抵当汤；外已解，但少腹结，证之轻也，桃核承气汤。

（《五法》）少腹急者，邪在下焦；无头痛、恶寒、发热者，外证已解；大便黑者，瘀血渍之；小便利者，血病而气不病；上焦主阳，下焦主阴，阳邪居上为重阳，重阳则狂，今瘀血客下焦，下焦不行则干上部清阳之分，而天君③弗宁矣，故如狂。

（海藏）血证古人用药虽有轻重之殊，而无上下之别，今分作上中下三等，以衄血、呕血、唾血、吐血为上部，血结胸中为中部，蓄血下焦为下部。夫既有三部之分，药亦当随之轻重也。失汗，多为衄血；脉浮，灸之咽燥，为唾血；当汗不汗，热入于里，为呕血吐血，此在上也，犀角地黄汤主之，凉膈散加生地黄亦可。大凡血证皆不饮水，惟气证则饮之，此证乃足太阴所主，脾所不裹，越而上行，实者犀角地黄汤，虚者黄芩芍药汤。凡病呕吐者皆脾所主，故咸用芍药主之，是知太阴药也。头痛，身痛，漱水不欲咽者，衄。胸满，漱水不欲咽，喜忘昏迷，其人如狂，心下手不可近者，血结在胸中也，桃仁承气汤主之。其人发狂，小腹硬满，小便自利，大便反黑，乃脐下疼者，蓄血下焦也，抵当丸

---

① 伤寒有热……有血也：语本《伤寒论·辨太阳病脉证并治中》。
② 太阳身黄……血证谛也：语本《伤寒论·辨太阳病脉证并治中》。
③ 天君：指心，因心居上焦，为君主之官，主神志。

主之。如狂者在中，发狂者在下。

便脓血

便脓血皆是传经热邪，或与微凉，或用疏导，无不愈者。若误用辛热，即便难痊，世以此为难疗之证，殊不知仲景著便脓血别无死证也。然又有阴寒为病，下利脓血者。

病人无表里证，发热七八日，虽脉浮数，可下之。若下后，脉数不解，而利不止，必协热，便脓血黄芩汤、柏皮汤。少阴下利，便脓血桃花汤；色紫黑理中汤。又少阴下利便脓血者，可刺。腹满，身热，下如鱼脑，湿毒也桃花汤、地榆散、黄连阿胶汤。先厥后发热，下利必自止；不止，必便脓血。厥少热多，病当愈，至七日，热不除者，必便脓血。下利，脉数而渴者，自愈；不愈者，必清脓血。下利寸脉反浮，尺中自涩，必清脓血。淋家，不可发汗，发汗必便脓血。

太阳以火熏之，不得汗，其人必躁，再到太阳，不解，必清血。太阳下之，脉浮滑者，必下血。少阴八九日，一身手足尽热，以热在膀胱，必便血。热少厥微，烦躁，小便利，色白，欲食，为欲愈。若厥而呕，胸胁满烦，后必便血。

（仁斋）凡下血、便脓血，有阴阳冷热之不同，古人云见血无寒，又曰血得热而行，此大概之言也，大抵属热者常八九，属寒者常一二，不可拘泥谓无寒也。《要略》曰“阳证内热则下鲜血，阴证内寒则下紫黑如豚肝也”①。且夫阳证，脉数而有力者，为实热，苦寒之药可投；若数而无力者，虚热也，当甘温养血药中少佐寒药。若阴证，则脉迟而有力者，为有神，可治；无力者，难治也。凡下利脓血，身热脉大者难治，身凉脉小易治。下血，脉

① 阳证内热……如豚肝也：不见于《金匮要略》，未知出处。

洪大急硬不和者，死；脉虽大而和者，可治也。

（损庵）太阳火熏，再到太阳，必清血，是火邪迫血而血下行也。淋家发汗必便脓血，此坏病也，由小便淋漓所致，与猪苓汤利其小便而愈矣。阳明下血谵语，热入血室也，刺期门则散其热矣。无表里证，脉浮数，下之协热便脓血者，热势下流也。

（陶氏）阴寒为病，下利脓血者，乃下焦虚寒，肠胃不固，清浊不分而便脓血。二者一为血热，一为血寒，宜审之。

热入血室

冲脉为血之海，即血室也，男女均有此血气，亦均有此冲脉。冲之得热，血必妄行，在男子则为下血、谵语，邪热传入正阳明腑也；在妇人则为寒热如疟，邪随经而入也，皆为热入血室，逼血下行，挟热而利。是热入血室，男女皆有之也。挟血之脉乍涩乍数，或伏或沉，血热交并，则脉洪盛，大抵男多于左手，女多于右手见之。

男子热入血室，下血，谵语，但头汗出，刺期门。妇人热入血室，经水适断，寒热如疟，发作有时，小柴胡汤或加生地、当归、丹皮。经水适来，热除身凉，脉迟，胸胁满，如结胸状，谵语，刺期门。经水适来，昼日明了，暮谵语如见鬼状，不须治，自愈。

（尚文）妇人热入血室有三，一条不言药者，以经血方来，热气乘虚而入，经血止则热亦出矣，故不可汗下；如胸满，谵语，此内实也，宜刺而泻之；若经水适断，续得寒热，其血必结矣，故用小柴胡也。

无　汗

有寒邪在表而无汗者，有邪气行于里而无汗者，有水饮内蓄而无汗者，有阳虚无汗者，皆不同也。

太阳伤寒，无汗而喘麻黄汤。中风，无汗，烦躁大青龙汤。太阳项背强几几，无汗，恶风葛根汤。伤寒，无汗，渴欲饮水，无表证者白虎加人参汤。如疟，发热恶寒，面反有热色，不得小汗出，身必痒桂枝麻黄各半汤。服桂枝汤，或下，仍头项强痛，发热，无汗，心下满微痛，小便不利桂枝去桂加茯苓白术汤。

阳明中风，脉弦浮大，短气，腹满，胁及心痛，鼻干，不得汗，嗜卧，发黄，小便难，潮热，哕。小柴胡汤。脉但浮，无余症，麻黄汤。阳明脉浮，无汗而喘麻黄汤。阳明无汗，小便不利，心中懊侬，必发黄五苓散加茵陈。但头汗，身无汗，小便不利而渴，必发黄茵陈蒿汤。阳明法多汗，反无汗，身如虫行皮中，久虚故也术附汤、黄芪建中汤。

少阴脉沉，发热，无汗麻黄附子细辛汤。少阴但厥无汗，强发之，血从口鼻目出，名上竭下厥，难治。脉浮而迟，迟为无阳，不能作汗，身必痒各半汤。脉弱无力难作汗，血虚也黄芪建中加术附汤。投麻黄汤三大剂，而不得汗者，死。汗虽出，不至足者，死。热病，脉躁盛而不得汗者，死。是为阳脉之极，故危。然有当和解之证，汗之不得汗者，和解之力到，汗自出而解矣，慎勿误以为死证。

头　汗

诸阳经络皆循于头，头者诸阳之会，邪搏诸阳，津液上凑，乃为头汗。三阴经不上于头，故阴经无头汗也。遍身有汗谓之热越，但头汗者，热不得越而上蒸也，故或吐、或下以除之。湿家，但头汗出者，寒湿相搏，不谓之逆。若小便不利而成关格，但头汗者，阳脱也，故曰头无汗者生，有汗者死。又湿家下后，头额汗出，微喘，亦阳脱也。湿家下之，额上汗出，小便不利者死，下利不止者亦死，皆为逆也。

太阳水结胸，无大热，头微汗大陷胸汤。孙兆：水结胸胁，头必有汗，治以半夏茯苓汤。已汗，复下，胸胁微结，小便不利，渴而不呕，头汗出，往来寒热，心烦柴胡桂枝干姜汤。五六日头汗出，微恶寒，手足冷，心下满，便硬，脉细，为阳微结，有表复有里也，头汗出，为阳微小柴胡汤。阳明下后，外有热，不结胸，懊侬，头汗出栀子豉汤。阳明但头汗出，剂颈而还，小便不利而渴，瘀热在里，身必发黄茵陈五苓散。阳明被火，额上微汗出，小便不利，发黄五苓散或栀子加茵陈柏皮汤。热入血室，下血谵语，但头汗出刺期门。发黄，头汗出，小便难而渴，湿也茵陈五苓散或茵陈大黄汤。头汗，额上偏多者，属心部，为血证四物汤加桃仁、红花、白术、甘草以益脾土。

（嗣真）头汗出有数种：如发黄，头汗出者，热不得越而上泄也；背强恶寒，头汗出者，寒湿搏经络也；下血，谵语，头汗出者，热入血室也；虚烦懊侬，头汗出者，邪客胸中，熏发于上也；水结胸，头汗出者，水气停结，不得外行也水结胸必心下怔忡，满而微热，头汗；阳微结与往来寒热，头汗者，邪在半表里也；发黄，鼻衄，小便难，头汗出者，邪风火热熏灼上炎也，此数者皆为邪所干而致。若关格不通，头汗者，死；湿家下之，额汗，微喘，小便利者，死，则皆阳气上脱为逆也。

（《活人》）病人表实里虚，玄府不开，则阳气上出，汗见于头。凡头汗出者，五脏干枯，胞中空虚，津液少也，慎不可下，下之为重虚。

（节庵）夫里虚不可下，内涸不可汗，既头有汗，不可再汗也。其或实热在内，小便利而大便黑，为蓄血头汗出者，轻则犀角地黄汤，重则桃仁承气汤。热入血室，半表半里头汗出者，小柴胡汤。

（海藏）头汗出，剂颈而还，血证也，额上偏多者属心部，独益中州脾土，以血药治之，其法无以加矣。

（宋迪①）凡额上、手背冷汗者，阴毒伤寒也，宜四逆汤急温之，焉得谓阴证必无汗？

手足汗

胃主四肢，为津液之主，手足汗出为热聚于胃，是津液之旁达也。《经》曰：手足濈然汗出者，大便已硬②。又曰：手足漐漐汗出，大便难而谵语③。二者俱宜下之。若阳明中寒不能食，小便不利，手足濈然汗出，此欲作痼瘕，不宜下也。二俱手足汗出，一者初硬后溏，胃中冷，水谷不别，故不可下；一者便难、谵语，为阳明证具，故宜下。

阳明脉迟，汗出，不恶寒，身重，短气，腹满，喘，潮热，此外欲解，可攻里也。手足濈然汗出，大便已硬大承气汤。二阳并病，太阳证罢，潮热，手足漐漐汗出，大便硬，谵语上方。阳明中寒，不能食，水谷不别，小便不利，手足濈然汗出厚朴生姜甘草半夏人参汤、吴茱萸理中汤。

盗　汗

睡而汗出，觉即汗止也。睡则热气行于里，乘表中阳气不致，故津液泄；觉则气行于表，故止矣。杂病盗汗主于阴虚，伤寒盗汗由邪气在半表半里也，盖邪在表则自汗，《经》曰：微盗汗出，反恶寒者，表未解也④。阳明当作里实，而脉浮者必盗汗出，是犹有表邪也。又：三阳合病，目合则汗⑤。是知盗汗邪在表里之间，而悉属和解明矣，非若自汗有表里虚实也。

---

① 宋迪：宋官吏，著《阴证形证诀》，今佚。
② 手足濈然汗出者大便已硬：语本《伤寒论·辨阳明病脉证并治》。
③ 手足漐漐汗出大便难而谵语：语本《伤寒论·辨阳明病脉证并治》。
④ 微盗汗出……表未解也：语本《伤寒论·辨太阳病脉证并治下》。
⑤ 三阳合病目合则汗：语本《伤寒论·辨少阳病脉证并治》。

阳明潮热，脉但浮，必盗汗出黄芩汤或桂枝茯苓白术汤。三阳合病，脉浮大，上关上，但欲眠睡，目合则汗小柴胡汤。

表热里寒、表寒里热

表热里寒者，阴证发热是也，脉虽沉迟，手足微厥，下利清谷，而外反发热也。表寒里热者，少阴恶寒而蜷，表寒也；时时自烦，欲去衣被，里热也，脉必滑，身厥，舌干，是也。

阳明脉浮而迟，表热里寒，下利清谷四逆汤。少阴下利清谷，里寒外热，手足厥逆，脉微，反不恶寒，面赤，或腹痛，或呕，或咽痛，或利止脉不出通脉四逆汤。下利清谷，里寒外热，汗出而厥上方。既吐且利，小便复利，大汗出，下利清谷，内寒外热，脉微欲绝四逆汤。

大热恶寒、大寒恶热

身大热，反欲近衣，热在皮肤，寒在骨髓；身大寒，反不欲近衣，寒在皮肤，热在骨髓。

（节庵）赵嗣真曰：《明理论》云往来寒热者邪正分争也。邪气之入，人正气不与之争，则但热而无寒；若正邪分争，于是寒热交作也。盖寒邪为阴，热邪为阳，里分为阴，表分为阳，邪之客于表也为寒，邪与阳争则寒；邪之入于里也为热，邪与阴争则热；若在表里之间，外与阳争，内与阴争，由是寒热且往且来，日数度发也。若以阴阳二气相胜论，阳不足则先寒后热，阴不足则先热后寒，此则杂病阴阳二气自相乘胜然也，非可以语伤寒，斯论精切，深合仲景之旨，盖不惟释疑《活人书》而已也。又按河间言恶寒为寒在表，或身热恶寒为热在皮肤寒在骨髓者皆误也，而《活人》亦以此为表里言之。故赵氏曰“详仲景论，只分皮肤骨髓而不曰表里”者，盖以皮肤、肉、脉、筋、骨五者，《素问》以为五脏之合，主于外而充于身者也，惟曰脏曰腑，方可言表里，可见皮肤即骨髓之上，外部浮浅之分；骨髓即皮肤之下，内部深沉之分，与经络属表，脏腑属里之例不同。况仲景出此于《太阳篇》首，其为表证明矣。是知虚弱素寒之人，风邪发热，热邪浮浅不胜沉寒，故外怯而欲得近衣，此所谓热在皮肤寒在骨髓也，药用辛温；至于壮盛素热之人，或酒客辈，感邪之初，寒未变热，阴邪闭其伏热，阴凝于外，热畜于内，故烦而不得近衣，此所谓寒在皮肤热在骨髓也。药用温凉，一发之余，表解里和，此仲景不言之妙。若以皮肤为表，骨髓为里，则麻黄汤证骨节疼痛，其可谓有表复有里耶？仲景伤寒一书，人但知为方家之祖，而未解作秦汉文字观，故于大经大法之意，反有疑似，而后世赖其余泽者，往往频辑方书，失其本义，及穿凿者有之，矧以杂病为类，但引其例者乎？

如疟、热多寒少

如疟者，作止有时，非若寒热往来之无定时也。有太阳，有阳明，有妇人热入血室之不同。热多寒少亦有三证，其用药各有不同矣。

太阳八九日，如疟，发热恶寒，热多寒少，不呕，清便自可，日二三度发，脉微缓为欲愈。脉微，恶寒，阴阳俱虚不可更汗、下、吐。面反有热色，不得小汗，身必痒桂枝麻黄各半汤。服桂枝汤，大汗出后，如疟，日再发，汗出必解桂枝二麻黄一汤。发热恶寒，热多寒少，脉微弱，无阳也，不可更汗桂枝二越婢一汤。病人烦热，汗出则解，又如疟状，日晡发热，阳明也。脉浮虚桂枝汤；脉实大承气汤。妇人热入血室，其血必结，故使如疟状小柴胡汤。

（节庵）热多寒少，阳乘阴也，若尺脉迟为血少，先以黄芪建中汤养其荣卫，候尺脉不迟，却以小柴胡、桂枝二越婢一选用之。厥阴脉浮缓，囊必不缩，必发热恶寒似疟，为欲愈，桂枝麻黄各半汤。温疟，其脉和平，身无寒但热，骨节烦疼，时呕，白虎汤加桂；渴者，柴胡加人参瓜蒌根汤。

小便不利、小便难

因汗而小便不利者，津液亡于外也；因下而小便不利者，津液耗于内也；痞症，或发黄，或热病，而小便不利者，皆热郁所致也；风湿相搏与阳明中寒，小便不利者，寒邪所乘也，其小便难者，亦由汗下所致矣。

伤寒表不解，心下有水气，干呕，发热而咳，小便不利，少腹满小青龙去麻黄加茯苓。大汗后，胃干，烦燥，不眠，欲饮水。少少与之，愈。若脉浮，小便不利，微热，消渴。脉浮者，五苓散；不浮者，猪苓汤。服桂枝汤，或下后，仍头项强痛，发热，无汗，心下满微痛，小便不利桂枝去桂加茯苓白术汤。心下痞，与泻心汤，痞不解，渴而燥烦，小便不利五苓散。往来寒热，胸胁满，不欲饮食，心烦喜呕，或心下悸，小便不利小柴胡汤去黄芩加茯苓。已汗，复下，胸胁满微结，小便不利，渴而不呕，但头汗，寒热，心烦柴胡桂枝干姜汤。下之，胸满，烦，惊，小便不利，谵语，一身尽重不可转侧柴胡加龙骨牡蛎汤。

阳明中风，误下后脉浮发热，渴欲饮水，小便不利猪苓汤。小便不利，大便乍难乍易，微热，喘冒，不能卧，有燥屎也大承气汤。但头汗，小便不利，渴饮水浆，热不得越，必发黄茵陈蒿汤。身黄如橘，小便不利，腹微满上方。无汗，小便不利，心中懊侬，必发黄五苓散加茵陈。阳明被火，额上微汗，小便不利，发黄五苓散加茵陈山栀。中寒，不能食，小便不利，手足汗出，欲作痼瘕理中汤。

少阴小便不利，大便自利，腹痛，四肢沉重痛，有水气也真武汤。四逆，或小便不利四逆散加茯苓。腹痛，小便不利，下利不止，便脓血桃花汤。哕而腹满，前部小便不利。脉浮，五苓散；不浮，猪苓汤。阴证小便不利，手足厥冷，脉微细不宜服利小便药，但服返阴丹，或灸气海，或行葱熨法。

发汗，遂漏不止，恶风，小便难，四肢急，难屈伸桂枝加附子汤。太阳小便利者，饮水多，必心下悸茯苓桂枝白术甘草汤；小便少，必里急猪苓汤。阳明中风，脉弦浮大，短气，腹满，胁及心痛，鼻干，不得汗，嗜卧，发黄，小便难，潮热，哕。外不解，小柴胡加茯苓；脉但浮，无余症，麻黄汤。

（念莪）按仲景大法，在太阳证，脉浮，五苓散；不浮，猪苓汤，二方皆以猪苓、茯苓、泽泻为主，但五苓散加白术、桂，辛甘为阳也；猪苓汤加阿胶、滑石，甘寒为阴也。阳明热黄，与栀子柏皮汤；胁痛身黄，与小柴胡汤。少阴，有水则行真武。厥阴，寒闭则行四逆；其汗多亡阳者，以桂枝加附子汤。后世以热盛赤涩不通者，与八正散；阴虚火动赤涩不利者，与生地、木通、知母、黄柏；不渴，小便不利者，热在血分，亦知、柏、生地类，皆补仲景之未备也。大都膀胱津液之府，汗多者津液外泄，小便困难，不可利之，恐重亡其津液，待汗止，小便自行也。又有热甚而小便不利者，勿妄利之，恐引热入于膀胱，往往变为蓄血也。

（《活人》）发汗后，汗出多，亡津液，胃中极干，故小便不利，医不知，遂利小便，误矣。《类纂》云“胃中干，别无小便”。仲景云：下之后复发汗，小便不利，亡津液耳①。若引饮，下焦有热，小便不通者，可脉浮，五苓散；脉沉者，猪苓汤利之。小便难者，阴虚也，阴虚者阳必凑之，由膀胱受热，故小便赤涩而不利也。又云小便黄者，中有热也，宜瞿麦、滑石类；若太阳漏不止，小便难，桂枝加附子汤；阳明中风，小便难则小柴胡加茯

① 下之后复发汗……亡津液耳：语本《伤寒论·辨阳明病脉证并治》。

苓矣。

（节庵）邪气聚于下焦，结而不散，甚则小腹硬满而痛，此小便所以不通。大抵有所不利者，行之，取其渗泄也。若引饮过多，下焦畜热，或中湿发黄，水饮停留，皆以利小便为先。惟汗后亡津液胃汁干与阳明汗多者，则以利小便为戒。

（仁斋）太阴腹满，自利，小便不利，无热，脉沉者，理中合五苓，更加厚朴、木香，分利其小便而大便自止。厥阴寒闭，厥逆脉伏，囊缩入腹，小便不利，四逆加通草、茯苓，或灸气海、石门，并葱熨法。

小便自利、小便数

小便自利，有在表者，有在里者，有因热者，有因寒者，六经俱有此症，难以概治也。数者，频欲去而不多也，在三阳经有在表、在里之分，若三阴并无便数证矣。

太阳六七日，表证仍在，脉微而沉，反不结胸，其人发狂，以热在下焦，少腹硬满，小便自利抵当汤。身黄，脉沉结，少腹硬，小便自利，其人如狂上方。伤寒有热，少腹满，小便反利，为有血也抵当丸。十三日，过经谵语，小便利，反下利，脉调和调胃承气汤。太阳小便自利，饮水多，必心下悸茯苓桂枝白术甘草汤。不大便六七日，小便少，必初硬后溏，未可攻，如小便已利大承气汤。阳明自汗或发汗，小便自利，为津液内竭，屎虽硬，不可攻蜜、胆导。发热恶寒，大渴，腹满，自汗，小便利，肝乘肺也，名曰横刺期门。少阴四逆，小便自利，或色白四逆汤。小便不利，大便自利，四肢沉重痛，腹痛，有水气也，或小便利真武汤去茯苓。既吐且利，小便复利，大汗出，下利清谷，里寒外热，脉微欲绝四逆汤。此属霍乱。呕而脉弱，小便复利，微热，见厥，难治上方。热少厥微，烦躁数日后，小便利色白，热除也。欲得食，其病为愈。脉浮，自汗，小便数，心烦，微恶寒，脚挛急误与桂枝必厥。太阳寸缓关浮，脉弱，发热汗出，恶寒罢而渴，属阳明也。小便数者，大便必硬，不更衣十日无所苦也，渴欲饮水少少与之，渴不止五苓散。趺阳脉浮而涩，浮则胃气强，涩则小便数。浮涩相搏，大便则难，脾约也麻仁丸。汗吐下后，微烦，小便数，大便因硬，和之则愈小承气汤。

（士材）凡小便不利者，初硬后必溏，不可下也；小便已利而汗多，津液已竭，不可下也；小便不利而少腹硬者，溺也，当渗泄之；小便利而少腹硬者，非血即屎也，当通利之；发黄而小便利则为可治，腹满而小便利则为欲解，湿热而小便利则不能发黄，谵语至循衣摸床而小便利为可治，则小便之当察也审矣。小便数者，太阳阳明治各有条。若肾虚有热者，清心莲子饮、生脉散加知、柏、麦冬、莲子类；脾肾俱虚者，补中益气加生脉、知、柏，而法无遗用矣。

（节庵）小便自利者，为津液偏渗，大便必硬，宜以药微下之。阳明自汗，复发汗，津液内竭，故不可攻。若自汗而小便难，虽有表证，不可用桂枝，谓重亡其津液也，故厥。

（《活人》）小便数者，何也？肾与膀胱俱虚而有客热乘之，虚则不能制水，热则水道行涩，故小便不快而数起也。

遗溺

遗溺者，小水自出而不知也。夫膀胱所以潴水者也，下焦虚不能约束，故遗也。

三阳合病，腹满，身重，口中不仁，面垢，遗尿，谵语，自汗出白虎汤。邪中下焦，阴气为栗，足膝逆冷，便溺妄出四逆汤。风温误下，小便不利，直视失溲详风温。太阳火熨其背，大汗出，谵语，振栗，下利，欲小便不得，反呕而失溲此为欲解。遗溺狂言，目反直视此为肾绝。

（仁斋）阳证热甚神昏而遗溺者易治，阴证逆冷脉沉微而遗尿者难治，宜附子汤加干姜益智以温其下。若厥阴囊缩逆冷脉微遗尿者，四逆加吴茱萸，阳不回者死；汗下后阴虚火动而遗溺者，宜人参三白汤加知、柏或参、术、芍、草、知、柏；《经》曰水泉不止者，膀胱不藏也①，肾虚则膀胱之气不能约束，要在滋补膀胱之气而已；东垣又谓遗溺属肺金虚，气陷，当补肺气，宜补中益气合生脉知柏，更以他证及色脉详之，而自无遁情矣。

（别为一病证）合病　并病

合病者，或二阳经，或三阳经同受病，病之不传者也。并病者，一阳经先病，未尽，又过一经，而前经之邪犹存，病之传者也。三阴经无合病，三阳若与三阴合即两感矣。

太阳阳明合病，喘而胸闷麻黄汤。太阳阳明合病，自利。葛根汤。必下利而头疼腰痛，发热，目疼鼻干，脉浮大而长。太阳阳明合病，不下利但呕葛根加半夏汤。太阳少阳合病，自利；黄芩汤。必下利而头疼胸满，或口苦咽干，或往来寒热而呕，脉浮而弦长。若呕者黄芩加半夏生姜汤。阳明少阳合病，脉纯弦者，死；脉未至纯弦者小柴胡加葛根芍药。脉滑而数者，有宿食。大承气汤。必下利而身热，胁满痛，干呕，或往来寒热，脉长大而弦。三阳合病，腹满，身重难以转侧，口不仁，面垢，谵语，遗尿，若自汗者白虎汤。三阳合病，脉浮大上关上，但欲眠睡，目合则汗小柴胡、白虎汤。

二阳并病，太阳初得病时，汗出不彻，因转属阳明，微汗出，不恶寒，当下。若表证不罢者，不可下，可小发汗。设面色缘缘正赤，阳气怫郁在表也，当解之熏之。若发汗不彻，其人烦躁不

---

① 水泉不止者膀胱不藏也：语本《素问·脉要经微论》。

知痛处，乍在四肢，乍在腹中，短气但坐，脉涩，更发汗则愈。下之，大、小承气；汗之，麻黄汤类。二阳并病，太阳证罢，潮热汗出，便难，谵语大承气汤。太阳少阳并病，头项强痛，或眩冒，时如结胸，心下痞硬刺大椎第一间、肝俞、肺俞。若发汗，谵语，脉弦刺期门。太阳少阳并病，反下之，或结胸，心下硬，下利不止，心烦生姜泻心汤、小陷胸汤。

（念莪）并病者，譬之太阳先病，后传阳明，太阳之证犹未尽，故曰并，何以见之？观前云二阳并病，太阳初得时，汗之不彻，转属阳明，自微汗，不恶寒，大柴胡汤，是以知之。合病者，初起时，二阳之证同见是也，不若并病有先后之传。

（嗣真）且如太阳阳明，若并而未尽，是传未过，尚有表证，犹当汗之，以各半汤；若并之已尽，是为传过，法当下之，以承气汤。是知传则入腑，不传则不入腑，所以仲景论太阳阳明合病，只出三证，于太阳阳明并病，则言其有传变如此也。

（兼善）并者，催并、督并之义，乃前病未解，后病已至，有逼相并之义，故曰并病也。《经》曰太阳与少阳并病，头项强痛或眩冒云云，如果并作一家，则仲景不具两经之证而言也，其非并字明矣。或云三阳合病，有太阳阳明，有正阳阳明，有少阳阳明，似乎重出？曰此各有所指，不过表里之分耳。夫三阳合病，病在表；三阳阳明，病在里，事在两途，即非重出。在表者，宜解散以痊安；在里者，非攻下则不可，然表里症治迥各不同，惟编目有似乎重出。

（损庵）太阳阳明合病有三证，其邪有浅深之分，故用药有汗、下、和解之异。三阳合病有二证，一曰白虎，一无治法，后人用小柴胡、白虎类，盖此二证俱有三阳之候，故不可汗、下也。二阳并病有二证，表未解者，汗之；表已解，有里证者，下之。太阳少阳并病有三证，一由误下成结胸；一项强如柔痓状，心下硬如结胸，不可发汗；一心下硬，项强而眩，不可下，俱宜刺之。

（仁斋）治法，既二经同病，用药亦必以二经之药合而治之；既三经同病，亦必以三经之药合而治之，如人参羌活散乃三阳经药，神术汤、冲和汤皆太阳经药，葛根汤、白虎汤乃阳明经药，小柴胡汤乃少阳经药也。凡表证未解，太阳病尚在者，宜先解表；表已解，内不消，大满大实者，方可攻下之也。

两　感

（《活人》）庞安常云“脉沉大者，太阳少阴；沉长者，阳明太阴；沉弦者，少阳厥阴也”，诸方书不载两感脉，安常特设以示人。《素问·热论》云“两感于寒而病者，必不免于死，法不过六日”，仲景亦无治法，但云两感病俱作，治有先后[1]，证治论谓如下利清谷，身体疼痛，急当救里；后身疼痛，清便自调，急当救表[2]，盖先救里，内才温，则可医矣，然救表亦不可缓也，然此只论得先里后表，愚意则谓如下利不止，身体疼痛，则先救里；如不下利，身体疼痛，则先救表，此亦为有先后也，然则两感亦有可治之理，但不可必耳。

（嗣真）仲景论两感为必死之证，而复以治有先后发表攻里之说继之者，盖不忍坐视而欲觊其万一之可活也，《活人书》云先救里以四逆汤，后救表以桂枝汤，殊不知仲景云太阳与少阴俱病，则头痛为太阳邪盛于表，口干而渴为少阴邪盛于里也。阳明与太阴俱病，则身热，谵语为阳明邪盛于表，不欲食，腹满为太阴邪盛于里也。少阳与厥阴俱病，则耳聋为少阳邪盛于表，囊缩而厥为厥阴邪盛于里也。三阳之头痛、身热、耳聋、胁痛，救表已自不可，三阴之腹满、口干、囊缩而厥，不下可乎？《活人书》引下

---

① 两感病俱作治有先后：语本《伤寒论·伤寒例》。
② 下利清谷……急当救表：语本《伤寒论·辨太阳病脉证并治中》。

利、身疼痛，虚寒救里之例，而欲施于烦渴、腹满、囊缩、谵语，实热之证，然乎？否乎？盖仲景所谓发表者，葛根麻黄是也；所谓攻里者，调胃承气是也，《活人》所谓救里四逆，救表桂枝，则是以救为攻，岂不相背？若用四逆以火济火，死可立而待也。吁！两感固不治之证，而用药之法，毋实实，毋虚虚，学者不可不有一定之法于胸中也。

（东垣）问：两感从何道而入？曰：经云两感者死不治，一日太阳与少阴俱病云云。太阳者，腑也，自背俞而入，人所共知之；少阴者，脏也，自鼻息而入，人所不知。鼻气通天，故寒邪无形之气，从鼻而入，肾为水，水流湿，故肾受之，同气相求也。又曰天之邪气感则害人五脏，以是知内外两感，脏腑俱病，欲表之则有里，欲下之则有表，表里既不能一治，故死矣。然所禀有虚实，所感有浅深，虚而感之深者必死，实而感之浅者犹或可治，治之而不救者有矣，未有不治而获生者也。予尝用此，间有生者，十得二三，故立此大羌活汤，以待好生君子用之。

（仁斋）两感必死不治者，乃一日传二经，阴阳俱病也，欲治阳急而有阴急，欲治阴急而有阳急，表里不可并攻，阴阳难同一法，故不治也。《活人书》有先后之法者，乃表里皆寒，急救之法，非日传二经之法也。王海藏用大羌活汤者，此内伤外感之法，亦非日传二经之法也。《保命集》曰内伤于寒，外感于风；或内伤于风，外感于寒；或先伤于湿而后感于风；或先伤于风而后伤于湿；或先伤于寒而后伤于食之类，此亦内外俱病，表里俱伤，乃为可治者，则宜大羌活汤，间有得生者。不然，易老、丹溪岂真贤于仲景哉？

（景岳）按：门人钱桢曰两感者本表里之同病，似若皆以外邪为言，然实有未尽然者，盖内外俱伤便是两感。凡见少阴先溃于内而太阳继之于外者，即纵情肆欲之两感也；太阴受伤于里而阳明重感于表者，即劳倦竭力饮食失调之两感也；厥阴气逆于脏，少阳复病于腑者，必七情不慎疲筋败血之两感也。人知两感为伤寒，而不知伤寒之两感，内外俱困，病斯剧矣。但伤有重轻，医有贤不肖，则死生系之。或谓两感之证不多见者，盖推广之未尽耳。斯言最切此病，诚发人之所未发，深足指迷者也。

百合

无分经络，百脉一宗，悉致病也。尝嘿嘿然，欲食不能食，欲卧不能卧，欲行不能行，如寒无寒，如热无热，口苦，小便赤，诸药不能治，得药则吐利而剧，如有神灵，身形虽如和，其脉微数。每溺时头痛者六十日愈，溺时头不痛淅淅然者四十日愈，若溺时快然但头眩者二十日愈。体证或未病而预见，或病四五日而出，或病二十日一月而微见，各随证治之。

百合病，汗后者百合知母汤；下后者滑石代赭石汤；吐后者百合鸡子汤；不经吐、汗、下者百合地黄汤。一月不解，变成渴者。百合洗法。不瘥者，瓜蒌牡蛎汤。百合病，变发热者百合滑石汤。百合病，见于阴者以阳法救之，见于阳者以阴法救之。见阳救阴，复发其汗，此为逆；见阴救阳，乃复下之，亦为逆也。

（《活人》）百合病，多因伤寒虚劳大病之后，脏腑不平，变成奇疾也。

狐惑

初得，状如伤寒，或因伤寒而变成斯证，其状默默欲眠，目牵不得闭，卧起不安，虫蚀于喉为惑，蚀于阴肛为狐，不欲饮食，恶闻食臭，面目乍赤乍黑乍白。

蚀于上部，声嗄甘草泻心汤。蚀于下部，咽干苦参汤洗。蚀于肛雄黄末、艾肭拌匀，以二瓦合而烧向肛门熏之。

（节庵）狐惑、湿䘌，皆虫证也，盖腹中有热，食入无多，肠胃空虚，故三虫求食而食人之五脏也。其候四肢沉重，恶闻食气，默默欲眠，目不能闭，啮齿晦面，眉间赤白黑色，变异无常。虫食上部为惑，上唇有疮，声哑；食下部为狐，下唇有疮，咽干，通用桃仁汤、黄连犀角汤、雄黄锐散。无阳者，金液丹。

（《活人》）其候齿无色，舌上尽白，甚者唇黑有疮。尝数看其上下唇，上唇有疮，虫食其脏也；下唇有疮，虫蚀其肛也。烂见五脏则死，杀人甚急，多因下利而得。

目赤黑

脉数，无热，微烦，但默默欲卧，汗出，初得之三四日，目赤如鸠眼，七八日，目四眦黑一本此下有黄字，若能食者，脓已成也赤豆当归散。

（士材）此症乃目疡也。当其未成脓时，毒气未出，故腹满不欲食；及脓成，毒出则腹舒，故能食也。然此症后贤多遗而不论，及或混杂于狐惑症中，尤可笑也。

阴毒、阳毒

阴毒者，面目青，身痛如被杖，咽喉痛，五日可治，七日不可治升麻鳖甲汤去雄黄、蜀椒。阳毒者，面赤斑斑如锦纹，咽喉痛，吐脓血，五日可治，七日不可治。升麻鳖甲汤。凡后贤所论阳毒阴毒症悉删。

（士材）尝读仲景书至《金匮要略》第三论，乃以阴阳二毒之症附于百合、狐惑、目赤黑之尾，反复玩之而知斯五症者皆奇症也。百合之状，欲食不食，欲卧不卧，欲行不行，如寒无寒，如热无热，状若神灵，何其奇也！狐惑之状，嘿嘿不欲眠，目不得瞑，蚀喉为惑，食阴为狐，面目乍赤乍黑乍白，又何其奇也！目赤黑之状，则不热而烦，嘿嘿欲卧，三四日目赤，七八日眦黑，又何其奇也！阳毒则面赤如锦，咽痛吐血；阴毒则面目俱青，咽痛，身如被杖，俱以五日可治，七日不可治，及其施治则二症俱用升麻鳖甲汤，更不可解矣，在阳毒之热反加蜀椒，在阴毒之寒反去蜀椒。味其叙阳毒，不过曰面赤、咽疼、唾脓血而已，并不言亢阳极热之状也；其叙阴毒，不过曰面青、咽痛、身如被杖而已，并不言至阴极寒之状也，其所用药不过升麻、甘草、鳖甲、当归而已，并不用大热大寒之剂也。乃知仲景所谓阳毒者，感天地恶毒之异气，入于阳经则为阳毒，入于阴经则为阴毒，故其立方但用解毒之品，未尝以桂、附、姜、萸治阴，芩、连、硝、黄治阳也。后世名家不深察仲景之旨，遂以阳毒为阳症之甚者而用寒凉，阴毒为阴症之甚者而用温热，殊不知仲景论疗阳症，状极其热而药极其寒；论疗阴症，状极其寒而药极其热，已无遗蕴，而何必别出名色乎？至其治阳毒反投蜀椒者，椒本解毒之物，从其类而治之也；阴毒反去蜀椒者，为升麻鳖甲既属清凉，只觉蜀椒为赘矣。若以阳毒为极热，何不投凉剂而反入蜀椒耶？若以阴毒为极寒，何不投温剂而反去蜀椒耶？是知如上五症，皆奇异而罕观者，此《金匮》总类于一条之中，良有以也。故必深思明辨，庶入仲景之室耳。

（王氏）后人所叙阴毒与仲景所叙阴毒，自是两般，岂可混论？后人所谓阴毒，只是内伤冷物，或不正暴寒所中，或过服冷药所变，或内外俱伤于寒而成，非若仲景所叙天地恶毒异气所中者也。

阴阳易

伤寒未全瘥，因于交合房欲，而无病之人反得病也。易者，邪毒之气交相换易也。男子病新瘥，妇人与之交合而得病，名曰阳易；妇人病新瘥，男子与之交合而得病，名曰阴易。所以呼为易者，以阴阳相感动，其毒著于人，如换易然也。其候身重气乏，百节解散，头重不举，目中生花，热上冲胸，火浮头面，憎寒壮热，在男子则阴肿，少腹绞痛，在妇人里急连腰胯内，痛甚者手足冷蜷挛，男子卵陷入腹，妇人痛引阴中，皆难治也。其有不即死者，筋脉缓弱，血气虚，骨髓竭，恍恍翕翕，气力转少，着床不能动摇，起止仰人，或牵引岁月方死矣。陶节庵曰：夫外感六气，内伤七情，其为害若是，吁，可畏哉！恍恍翕翕，《千金方》作嘘嘘吸吸。

易病，阳证烧裩散、竹皮汤；阴证猳鼠粪汤、当归白术汤；大便不通，昏乱惊惕妙香丸。

（医林）阴阳易病，得离经脉者死。夫脉太过而一呼三至曰至，不及而一呼一至曰损，此离于经常之脉也，惟易病有之。

（海藏）阴阳易果得阴脉，当随证用之：脉在厥阴，当归四逆汤送烧裩散；脉在太阴，四顺理中丸送烧裩散；脉在少阴，通脉四逆汤送烧裩散，各随其经而效自速。若有热者，以鼠屎竹茹汤类送烧裩散也。

（损庵）不病人与病新瘥人交合阴阳，而不病人因病者曰易病；若新瘥人自病，则房劳复是也，其治亦可同易病，用烧裩散以诱安其气。夫易病者，由合阴阳而动余邪，其人正气本虚，故能染着。观小腹绞急，痛引阴道，病从房欲而入，非有外邪之感动也。

（仁斋）侯国华病伤寒，四五日身微斑，渴欲饮，诊之脉弦欲绝，厥阴脉也，服温药数日不已，又以姜附等药，觉阳微回，脉生。因渴，私饮水一杯，脉复退，头不举，目不开，问之则先犯阳易。若只与烧裩散，则寒而不济矣，遂更用吴茱萸汤一大服，调烧裩散，连进一二服，出大汗，两昼夜而愈。

房劳复

瘥后犯房事而病，名房劳复。其候头重、眼花、腰背痛，小腹里急绞痛，或时阴火上冲，头面烘热，心胸烦闷。

房劳，头重，眼花，小腹绞痛猳鼠粪汤、赤衣散、烧裩散、竹皮汤选用。虚弱，脉微四君子汤送烧裩散或人参三白汤调赤衣散。小腹急痛，脉沉，逆冷。当归四逆汤加附子吴茱萸送赤衣散，仍以吴茱萸一升酒炒熨小腹。若卵缩入腹，手足蜷，离经脉见者，不可治也。

(《千金》) 魏督邮顾子献伤寒瘥后，诣华佗视脉，曰：虽瘥，尚虚未得复，阳气不足，慎勿劳事，余事尚可，女劳则死，当吐舌数寸。其妇闻其夫瘥，从百余里来省之，经宿交接，三日发热口噤，临死舌出数寸。凡大病新瘥，未满百日，气力未平复而房室者，略无不死。有盖正者，疾愈后六十日，已能射猎，以房事即吐涎而死。近一士大夫小得伤寒，瘥已十余日，能乘马往来，自谓平复，以房室即小腹急痛，手足拘挛而死。庞安常曰新瘥精髓枯燥，故犯房事必死。

(海藏) 李良佐子太阳症愈后，复犯房过，垂头不语，神气不舒，头重目眩，与大建中汤三四服，外阳内收，脉返沉小，始见阴候与已寒，加芍药、茴香等丸，三日内约服六七百丸，脉复生，再以大建中接之，大汗作而解。

(全善) 尝治伤寒未平，复犯房室，命在须臾，用独参汤调烧裩散，凡服参一二斤余，得愈者亦三四人，信哉！药不可执一也。

劳　复

大病新瘥，气血津液俱耗，最忌思虑伤神，多言耗气，梳浴行动太早，则因劳发热，复病如初。孙真人曰新瘥后当静卧，慎勿早起梳洗以劳其体，亦不可多言语用心，使意劳烦，凡此皆令劳复。

劳后发热。脉浮，汗解；脉沉，下解。劳不可汗、不可下，小柴胡随证增损和之，或濈然汗出而解，或战而汗解。劳神归脾汤。气弱，脉细补中益气汤。一切劳复。鳖甲为末，炒黄，米汤送下。

（海藏）大抵劳者动也，动非一种，有内外气血之异焉。若劳乎气，则无力与精神，法宜微举之；劳乎血与筋骨，以四物之类补之；若劳在脾，内为中州，调中可已，此为有形病也；若见外证，则谓之复病，非但劳也，如再感风寒是已。

（仁斋）《千金》治劳复以麦门冬汤主之，易老加人参以益元气。若身热食少无力，以参胡三白汤或补中益气汤增损治之。

（叔微）一人患伤寒，得汗已数日，忽身热，自汗，脉弦数，心不得宁，劳复也。予诊之，曰劳心之所致。心，神之所舍，未复其初，而又劳伤其神，荣卫所以失度也，当补其子，益其脾，解发其劳，庶几得愈，授补脾汤，佐以小柴胡汤而愈。或问曰：虚则补其母，今补其子，何也？曰：子不知虚与劳之异乎？《难经》曰“虚则补其母，实则泻其子”①，此虚当补母，人所共知也；《千金》曰“心劳甚者，补脾气以益之，脾王则感之于心矣”②，此劳则当补其子，人所未闻也。盖母生我者也，子继我而助我者也，方治其虚则补其生我者，与《锦囊》所谓“本骸得气，遗体受荫”同义；方治其劳，则补其助我者，与荀子所谓“未有子富而父贫”同义，此治虚与劳之异也。

（伯仁③）一人得感冒，已汗而愈数日，复大发热，恶寒，头痛，眩晕，呕吐，烦满，咳而多汗，诊之脉两手皆浮紧。曰：在仲景法，劳复证，浮以汗解，沉以下解，今脉浮紧，且证在表，当汗之。众以虚惫难之，且议温补。伯仁曰：法当如是也，为作麻黄葛根汤，三进，更得汗，旋调理而安。

---

① 虚则补其母实则泻其子：语出《难经·六十九难》。

② 心劳甚者……感之于心矣：语出《备急千金要方》卷十三《心劳第三》。

③ 伯仁：元代医家滑寿，字伯仁，著有《撄宁医案》。

（祝氏①）给事毛弘病伤寒，汗已，不解，医之与补剂，旬日病大作，盗汗，唇裂，召橘泉诊视，曰：伤寒无补法，此余热不解也，与芩连山栀石膏之剂，一服而愈。

食　复

凡病瘥后，先进清粥汤，次进浓粥汤，次进糜粥，亦须少少与之，切勿在意过食也。至于酒肉，尤当禁忌，若有不谨，便复发热，名为食复也。大抵强人足两月，虚弱人足百日，则无复病矣。

食复，轻者香砂枳术汤，重者枳实栀子豉汤。酒复。酒味辛而大热，伤寒前热未已而又饮酒，则转如热甚而增剧矣，小柴胡加葛根黄连乌梅。脉洪大者，人参白虎汤加葛根黄连或竹叶石膏汤多加鸡矩子②。

（《千金》）大病瘥后，食猪肉及羊血肥鱼油腻等，必大下利，难治；食饼饵粢黍饴哺鲙炙脯脩枣栗诸果，坚实难消之物，胃气虚弱，不能消化，必更结热，不下必死，下之复危，皆难治也。瘥后，食一切肉面者，病更发；饮酒及食蒜韭菜者，病更发。食生鱼鲊，下利不止；食生菜及瓜，令颜色终身不复；食生枣羊肉，膈上作热蒸；食犬羊等肉，作骨蒸；新汗解后，饮冷水者，损心胞，令人虚，虽补不复。《金匮》时病新瘥，食生菜者，手足必肿。

（仁斋）经言食复发热不解，以柴胡汤加减主之。若食少胃弱痞闷，四君子为主，有表热，加柴胡苗；内外有热，加黄芩；心下闷劣，心烦内热，加枳实、黄连；不眠，加枣仁；有痰，加橘红、半夏，呕吐亦加之；米食不化，加曲蘖；肉食不化，加山楂、青皮类，变通用之。

---

① 祝氏：明代医家祝仲宁，字橘泉。

② 鸡矩子：中药名，又名枳椇子，鸡爪梨，性平味甘，止渴除烦，解酒毒。

瘥后各证

瘥后昏沉，已愈数日后，渐觉昏昏不醒，或错语呻吟如见鬼状，皆因余热蕴于心胞络也。节庵或十余日半月后，终不惺惺者，皆因发汗不尽，余热蕴结也。脉浮者，微汗之。小柴胡加紫苏、知母、生地。虚弱人归脾汤加黄连、竹茹，或十味温胆汤加黄连。不得眠。栀子乌梅汤。热气与诸阳并，阴气未复，所以不眠。虚烦不得眠参胡温胆汤加枣仁。瘥后发肿，水气，发浮肿，壮实者。商陆少许，煮粥食之。脾虚发肿四君子汤、五苓散合服之。足肿大米薏仁茯苓煎汤代茶。腰已下有水气为肿，由脾胃气虚，不能约制肾水归于隧道，当利小便牡蛎泽泻散。瘥后虚烦，阴阳未复，时发烦热竹叶石膏汤。痰多睡不宁温胆汤。呕者橘皮汤。虚羸少气，气逆欲呕竹叶石膏汤。虚热燥渴上汤去半夏。瘥后喜唾，胃中虚寒，不纳津液也理中汤加益智仁。瘥后余毒，发豌豆疮黄连甘草荆芥防风连翘煎服，外用赤小豆为末，入青黛，以鸡子清调，涂，神效。

遗　毒

汗下不彻，余邪热毒，结于耳后，名曰发颐，此为遗热成毒之所致也，宜速消散之，稍缓即成脓矣。

余毒发颐，可消者连翘败毒散；不可消者，不问已破未破俱用内托消毒散。

瘥后进食、通便二法

（陈氏）伤寒进食一节为最难，如胃中有一毫未清而进食早一刻，则热邪必复；若胃已清，热已定，不与饮食，使几微元气一脱，从何处续命耶？此际全以验舌苔为主。如胃有积热者，舌必有苔，苔必干燥，重者焦槁，甚则芒刺，此等只可与白滚汤频频润之，禁绝谷气，全要使胃脘空虚，则邪热易退。今之为父母骨肉者，不知伤寒之利害，但狃于平昔之恩爱，只记伤寒不吃粥饭，而床头果品，枕底酸甜，一概不禁，不知此等滋味，一入肠胃，则稠腻胶结，反助胃火里邪，其害甚于谷气。如果看得舌苔渐尽，渐有滋润，即有少苔，亦洗刮可去者，方为里热将清，即宜渐进谷气以扶正胜邪，其法先用荷叶擦洗杓器，次用青竹叶带水一滚，倾去竹叶，只用净水一碗，次入水中嫩芦根，在泥内白色者，指大寸许，置前汤中一滚，再去芦根，次入陈冬米所磨之粉，法以水搅和粉，澄去沉底粗者，只取上浮细者，入前汤中十数沸后，粉糊已熟，芦根、竹叶气清香，可以入胃脘回清气退浊气，有食消食，有火清火，有痰消痰，有滞行滞矣，如尚有燥粪，自能润下之，此伤寒进食第一法也。其糊以最薄为主，渐进渐加渐厚，万勿性急，用此糊数日后，或尚未得大便者，因肠胃津液干涸，亦勿以不解为忧，但如常调理去，药中多用当归、紫菀，大肠液足，燥粪自行，奚必急用大黄，多损气血一番哉？仲景法，便硬，无所苦者，俟之。尽有热退，食进十余日，而便始通，无害者，万勿急为攻逐也。又曰伤寒舌苔未净，其大便虽解后，胃口原不曾清，饮食一进，便有翻覆之虞。邪在上中焦，既宜清之解之矣。邪归二肠，中宫既开，米饮可进，病轻者数日大便自通，邪解病除矣；重者郁蒸既久，燥粪结于大肠，一时难解，然解迟，切勿急从攻下，但于药中入紫菀、当归濡润之品，渐渐润去，燥粪自行矣；如再未解，竟用归菀汤大剂与之，无不解者，盖紫菀者清肺之品，肺与大肠相表里，故肺清则大肠润，佐以当归之养血而润，桃仁之行血而润，蒌仁之清热而润。是汤也，有承气之能而无承气之猛峻，为肺部宣治节之令，助脾家开窒塞之关，三焦清而小便长，幽门通而大圊顺，凡一应劳怯、久病、老羸、幼弱、劳力、内伤、胎前、产后，不可攻下者，此汤尤宜行之。

（《医说》①）史载之治蔡元长大便不通，国医罔措，载之但求二十文，市紫菀末，服，随手而愈。或问之，曰：大肠，肺之传送，今之闭结，无他，以肺气浊耳，肺气不降于大肠，大便安得传送于外？紫菀清肺是以通也。按紫菀善清肺下气，开三焦郁结，补虚，使大便润而小便长，故治二便不通之功最良。

① 医说：宋代医家张杲著。

卷十六

类证四

汗吐下后

去伤寒之邪，不过汗吐下之三法，三法得当，病势易衰；三法失宜，病变危恶，诚可虑也。或邪气未尽，或热邪传里，或乘虚壅窒，或正气已乖，先贤谓能知邪气之虚实，发汗吐下之不瘥，温补针艾之适当，则万全之功可收，其慎之哉。

发汗已解，复烦，脉浮数桂枝汤更发汗。发汗后，不可更行桂枝，汗出而喘，无大热麻黄杏仁甘草石膏汤。服桂枝汤，大汗出，脉洪大，与桂枝汤如前法。此与“已解，半日复烦，脉浮数”症同，为表证犹在，故当再表之。若如疟，日再发，汗出必解桂枝二麻黄一汤。服桂枝汤，大汗出后，大烦渴不解，脉洪大白虎加人参汤。发热，汗出不解，心中痞硬，呕吐，下利大柴胡汤。太阳发汗不解，蒸蒸发热，胃实也。调胃承气汤。发汗后但恶热者，同。烦热，汗出则解，又如疟状，日晡发热，阳明也。脉浮虚桂枝汤；脉实大承气汤。发汗后，大汗出，欲饮水，少少与之令胃气和则愈。汗后，脉浮，小便不利，微热，消渴五苓散。汗解后，胃中不和，心下痞硬，干噫食臭，腹中雷鸣，下利生姜泻心汤。发汗后，腹胀满厚朴生姜人参汤。发汗后，身疼痛，脉沉迟桂枝芍药生姜人参汤。发汗后，脐下悸，欲作奔豚茯苓桂枝甘草大枣汤。发汗，漏不止，恶风，小便难，四肢急，难屈伸桂枝加附子汤。发汗多，亡阳，谵语者，不可下，和荣卫以通津液，自愈柴胡桂枝汤。发汗过多，叉手冒心，心下悸桂枝甘草汤。发汗，病不解，反恶寒，虚也芍药甘草附子汤。发汗不解，仍发热，心悸，头眩，身瞤动，振振欲擗地真武汤。汗家，重发汗，必先恍惚心乱，小便已阴疼禹余粮丸。阳明发汗不解，腹满痛，急下之大承气汤。太阴病，脉浮，可发汗桂枝汤。大汗出，热不去，内拘急，四肢疼，下利，厥逆，恶寒四逆汤。大汗，若大下，利而厥冷四逆汤。

太阳外证未解，不可下，下之为逆桂枝汤。太阳下后，微喘，表未解桂枝加厚朴杏仁汤。下后，脉促，胸满桂枝去芍药汤；若微恶寒去芍药方中加附子汤。不大便六七日，头痛有热，下之，小便清，仍在表也桂枝汤。先发汗不解，复下之，不愈，脉犹浮桂枝汤。太阳下后，气上冲桂枝汤。下后，汗出而喘，无大热麻黄杏仁甘草石膏汤。桂枝证，反下之，利不止，脉促，喘而汗出，表未解也。葛根黄芩黄连汤。外证未除，数下之，协热利不止，心下痞硬，表里不解桂枝人参汤。下之，胸满，烦，惊，小便不利，谵语，一身尽重不可反侧柴胡加龙骨牡蛎汤。伤寒误下，下利清谷不止，身疼痛，急救里四逆汤；后身疼痛，清便自调，救表桂枝汤。五六日大下后，身热不去，心中结痛栀子豉汤。下后，心腹烦满，卧起不安栀子厚朴汤。伤寒，丸药大下之，身热不去，微烦栀子干姜汤。太阳过经十余日，二三下之，后四五日，呕不止，心下急，郁郁微烦大柴胡汤。太阳表不解，反下之，膈内拒痛，心中懊侬，心下因硬，短气躁烦，则为结胸大陷胸汤。伤寒中风，反下之，其人下利，心下痞硬满，干呕，烦甘草泻心汤。阳明下之，不结胸，外有热，懊侬，头汗出栀子豉汤。下后，若心中懊侬而烦，胃中尚有燥屎也大承气汤。大下后，六七日不大便，烦不解，腹满痛，有燥屎也大承气汤。五六日呕而发热，柴胡证具，而他药下之，柴胡证仍在，虽下不为逆，必蒸蒸发热汗出而解。六七日大下后，寸脉沉迟，手足厥逆，下部脉不至，咽喉不利，唾脓血，泄利不止，为难治麻黄升麻汤。

太阳先发汗不解而复下之，脉浮者病犹在表，当须解外桂枝汤。发汗，若下，烦热，胸中窒栀子豉汤。已发汗，复下，胸胁满微结，小便不利，渴，头汗出，往来寒热，心烦柴胡桂枝干姜汤。服桂枝汤，或下之，仍头项强痛，发热无汗，心下满微痛，小便不利，属饮家桂枝汤去桂加茯苓白术汤。太阳重发汗，复下，不大便五六日，舌上燥而渴，日晡小潮热，从心下至少腹硬满痛大陷胸汤。发汗若下，病仍不解，烦躁茯苓四逆汤。下后复汗，昼日烦躁不眠，夜安静，不呕渴，无表证，脉沉微，身无大热干姜附子汤。下后，复发汗，必振寒，脉微细，内外俱虚也。大下后，复汗，心下痞，恶寒，表未解也桂枝汤先解表，大黄黄连泻心汤攻痞。

发汗吐下后，虚烦不得眠，剧者反复颠倒，心中懊侬栀子豉汤。发汗吐下解后，心下痞硬，噫气不除旋覆代赭石汤。吐下后七八日不解，热结在里，表里俱热，大渴燥烦白虎加人参汤。吐下后，不大便至十余日，日晡潮热，不恶寒，独语如见鬼，剧者不识人，循衣摸床，微喘直视，脉弦者生，涩者死；微者，但发热谵语大承气汤。吐下发汗后，微烦，小便数，大便因硬小承气汤。太阳过经十余日，温温欲吐，胸中痛，大便反溏，腹微满，微烦，先曾极吐下者调胃承气汤。伤寒吐后，腹胀满调胃承气汤。若吐、若下后，心下逆满，气上冲胸，起则头眩，脉沉紧。发汗则动经，身振振摇茯苓桂枝白术甘草汤。吐下后，发汗，虚烦，脉甚微，心下痞硬，胁痛，气上冲咽喉，眩冒，经脉动惕，久而成痿上汤或真武汤。伤寒，本寒下，复吐、下之，寒格，食入即吐干姜黄连黄芩人参汤。大吐、大下之，极虚，复极汗出，其人外气怫郁，复与之水，因得哕，胃中寒冷也橘皮干姜汤、羌活附子散、退阴散。

坏　病

坏病者，太阳误汗吐下后，虚烦、结胸、痞气、内烦、腹胀满等证是也。或不当汗而汗，不当下而下，或汗下过甚皆是也。一为桂枝不中与，一为柴胡证罢，各随所犯而治之。

太阳病，已发汗、吐、下、温针，仍不解者，名坏病，桂枝不中与也，审其脉证，知犯何逆，随证治之。

太阳病不解，转入少阳，已发汗、吐、下、温针后，谵语，柴胡证罢，此为坏病，知犯何逆，以法治之。

（戴氏）伤寒有坏病者，缘太阳、少阳病，已发汗、吐、下，仍不解，是为坏病，当依症而治。又如病中复感异气，若重感于寒，则先热后寒而为温疟之类，其证脉既变，方治自不同，及过经日久，邪留脏腑不已，至此则经候传变，无复纪纲，皆名坏伤寒，俱当于《活人书》中考本病而治之。

（念莪）伤寒既久，汗、吐、下后，邪气渐平，正气渐复者，阳亡于外，阴竭于内，自非大补，宁有生机？苏韬光①云好参一两作一服，鼻梁上涓涓微汗，是其候也。未效，当更与之，古人以治坏症，屡屡回生。如有兼症，必以人参为主，随症治之，真良法也。《是斋》② 云伤寒阴阳二症不明，或投药错误，致患人重困垂死，七日后皆可服此，千不失一。

（勉学）昔张致和治一伤寒坏症，用独参汤救一人，垂死，手足俱冷，气息将绝，口张不能言，致和以人参一两加附子一钱，于石铫内煎至一碗，新汲水浸至水冷，一服而尽，少顷病人汗从鼻梁尖上涓涓如水。盖鼻梁应脾，若鼻端有汗者可救，以土在身之中，周遍故也。近陆同妇产后患疫症，二十余日气虚脉弱，即同坏症，亦以此汤治之愈。世谓伤寒汗吐下三法差谬者，名曰坏症。孙真人云人参汤须得长流水煎，佳，若井水即不验，盖长流

---

① 苏韬光：南宋官吏，陆游有《苏韬光节推挽歌词》致悼。
② 是斋：即《是斋百一选方》，南宋官吏王璆著。

水取其性之通达耳。

（宇泰）余每治伤寒、温热等症为庸医妄汗、误下，已成坏病，死在旦夕者，以人参一二两，童子小便煎之，水浸冰冷饮之，立起。

过经不解

伤寒六日传六经，七日为一候，十三日再传经尽，犹不解，谓之过经。更脉尺寸陷者，大危矣。

过经不解，柴胡证未罢小柴胡汤和之。呕不止，心下急，郁郁微烦大柴胡汤。十三日不解，胸胁满而呕，日晡潮热，微利。先小柴胡，次柴胡加芒硝汤。过经十余日，心下嗢嗢欲吐，胸中痛，大便反溏，腹微满，微烦。先极吐下者，与调胃承气；不吐下者，不与。过经，谵语，反下利，脉和，内实也调胃承气汤。行弱，脉虚参胡三白汤。虚烦不眠温胆汤加人参、柴胡。

（《活人》）伤寒四五日后，以至十三日过经，无表证可汗，亦无里证可下者，皆可用小柴胡随证加减之。十余日外，用小柴胡不效者，看大便硬，可下，则用大柴胡下之，以过经其人稍虚，用大柴胡为稳，恐承气大峻，病人不禁也，仲景云：病人无表里证，发热七八日，脉虽浮数，可大柴胡下之①，又云：六七日，目中不了了，睛不和，无表里症，大便难，身微热，此为实也，当下之，大承气汤②，是虚实有不同也。

愈　症

寸口、关上、尺中三处脉大小浮沉迟数同等，为阴阳和平，虽剧当愈。得病服汤药后，脉动数更迟，浮大减小，初躁后静，

---

① 病人无表里证……可大柴胡下之：语本《伤寒论·辨阳明病脉证并治》。

② 六七日……大承气汤：语本《伤寒论·辨阳明病脉证并治》。

皆愈。伤寒三日，脉浮数而微，身凉和，解也。六七日手足三部脉皆至，大烦，口噤不能言，躁扰，必解也。脉和，大烦，目内际黄，欲解也。病若发汗、若吐、若下、若亡津液，阴阳自和者，必自愈。太阳病，脉阴阳俱停，必振栗，汗出而解；但阳脉微者，汗出而解；阴脉微者，下之而解。太阳病十日已去，脉浮细，嗜卧，外已解也。脉浮，先烦，欲自解也，当汗出而解。立夏得洪大脉，是其本位时脉，更汗濈濈自出，明日便解。他时仿此。凡得病反能饮水，欲愈也。七日太阳病衰，头痛少愈；八日阳明病衰，身热少歇；九日少阳病衰，耳聋微闻；十日太阴病衰，腹减如故，思饮食；十一日少阴病衰，渴止，舌干已而嚏；十二日厥阴病衰，囊纵，少腹微下，大气皆去，精神慧爽。伤寒三日，少阳脉小，欲愈。太阴中风，四肢烦疼，脉阳微阴涩而长，欲愈。少阴中风，脉阳微阴浮，欲愈。少阴脉紧，自利，脉暴微，手足反温，脉紧反去，虽烦，欲解也。少阴恶寒而蜷，时自烦，欲去衣被，可治。厥阴中风，脉微浮，欲愈；不浮，未愈。厥阴病，渴欲饮水，少少与之，愈。下利，微热而渴，脉弱者，自愈。下利，脉数有微热，汗出自愈；复紧，未解。太阳欲解从巳至未。阳明欲解从申至戌。少阳欲解从寅至辰。太阴欲解从亥至丑。少阴欲解从子至寅。厥阴欲解从丑至卯。

（海藏）太阳症知可解者，头不痛，项不强，肢节不疼，知表已解也。阳明症知可解者，无发热恶热，知里已解也。太阳传阳明，其中或有下症，阳明病反退而无热与不渴，却显少阳症，知可解也。少阳知可解者，寒热不移时而作，邪未解也；若用柴胡而早移之于晏，晏移之于早，气移之于血，血移之于气，是邪无可容之地，知可解也。可解之脉浮而虚，不可解之脉浮而实，浮而虚者只在表，浮而实者已在里也。

死　症

发汗多，重发汗，亡其阳，谵语，脉短，死。结胸，脉浮大者，下之，死。结胸症悉具，烦躁者，死。胁下素有痞，连在脐旁，痛引少腹入阴筋，死。

阳明心下硬满，攻之，利不止，死；直视，谵语，喘满者，死；下利亦死。吐下不解，不大便至十余日，日晡潮热，不恶寒，独语如见鬼状，发则不识人，循衣摸床，微满，直视，脉涩者死。

少阴但厥无汗，强发之，血从口鼻或从目出，名下厥上竭，难治。少阴恶寒，蜷而利，手足逆冷，不治。少阴四逆，恶寒身蜷，脉不至，不烦而躁，死。少阴吐利，躁烦，四逆，死。少阴下利止而头眩，时时冒，死。少阴脉微细沉，但欲卧，汗出不烦，自欲吐，五六日自利，复烦躁不得卧寐，死。少阴六七日，息高，死。少阴下利止，厥逆无脉，干呕，烦，服汤药，脉暴出，死；微细，生。

六七日大下后，寸脉沉迟，手足厥逆，下部脉不至，咽喉不利，唾脓血，利不止，难治。脉微而厥，七八日肤冷，其人躁无暂安时，为脏厥，死。伤寒脉迟为寒，反与黄芩汤彻其热，当不能食，反能食者，为除中，必死。伤寒发热，下利厥逆，躁不得卧，死。伤寒发热，下利至甚，厥不止，死。伤寒六七日，不下利，后发热而利，汗出不止，死。伤寒下利，日十余行，脉反实，死。发热而厥，七日反下利，难治。五六日不结胸，腹濡，脉虚，复厥，为亡血，下之，死。伤寒脉微，手足厥冷，烦躁，灸厥阴，灸不还，死。下利，手足厥冷，无脉，灸之不温，脉不还，反微喘，死。下利后，脉绝，手足厥冷，晬时脉还，手足温，生；脉不还，死。呕而脉弱，小便利，身微热，见厥，难治。

湿家，下之，额上汗出，微喘，小便利，死；下利不止，亦死。

脉浮而洪，身汗如油，喘而不休，水浆不下，体形不仁，乍静乍乱者，死。若汗出发润，喘不休者，肺绝。阳反独留，形如烟熏，直视摇头者，心绝。唇吻反青，四肢漐习者，肝绝。环口黧黑，柔汗发黄者，脾绝。溲便遗矢，狂言，目反直视者，肾绝。

脉阴阳俱盛，大汗出，不解者，死。脉阴阳俱虚，热不止者，死。脉至乍疏乍数者，死。脉至如转索者，其日死。谵言妄语，身微热，脉浮大，手足温者，生；逆冷，脉沉细，不过一日死。脉四损，三日死，平人四息，病人脉一至也；脉五损，一日死，平人五息，病人脉一至也；脉六损，一时死，平人六息，病人脉一至也。伤寒咳逆上气，脉散者，死。浮滑之脉，数疾发热，汗出者，不治。寸脉下不至关为阳绝，尺脉上不至关为阴绝，皆不治。二月得毛浮脉，金来克木，至秋当死。所谓见鬼贼之脉，十死不治也。余时仿此。赤斑五死一生，黑斑十死一生。女劳复者，死。六七日大汗出不止，如贯珠者，死。伤寒八日以上，大发热者，死。

（《脉经》）诊伤寒发热盛，脉浮大者生，沉小者死。伤寒已得汗，脉沉小者，生；浮大者，死。热病未得汗，脉盛躁疾，得汗者，生；不得汗者，难瘥。热病已得汗，脉静，安者，生；躁者，难治。热病已得汗，常大热不去者，亦死。热病已得汗，热未去，脉微，躁者，慎不得刺治。热病发热，热甚者，其脉阴阳皆竭，慎勿刺，不汗出必下利。热病已得汗，而脉尚躁盛，此阳脉之极也，死；其得汗而脉静者，生也。热病，脉尚躁盛而不得汗者，此阳脉之极也，死；脉躁盛得汗者，生也。热病，阴阳交者，死。太阳病，□□脉反躁盛者，是阴阳交，死；复得汗脉静者，生。缺文处当是“汗出”二字。热病阴阳交者，热烦身躁，太阴寸口两冲脉尚躁盛，是阴阳交，死；得汗，脉静者，生。热病阳进阴退，头独汗出，死；阴进阳退，腰以下至足独汗出，亦死；阴阳俱进，汗出已，热如故，亦死；阴阳俱退，汗出已，寒栗不止，鼻口气冷，亦死。热病所谓阳附阴者，腰以下至足热，腰以上寒，阴气下争，还心腹满者，死；所谓阴附阳者，腰以上至头热，腰以下寒，阳寒上争，还得汗者，生。热病已得汗而脉尚躁，喘且复热，勿刺肤；喘甚者，死。热病不知所痛，不能自收，口干，阳热甚，阴颇有寒者，热在髓，死不治。热病在肾，令人渴，口干舌焦黄赤，昼夜欲饮不止，腹大而胀，尚不厌饮，目无精光，死不治。热病七八日，脉不软不散一作不喘不数者当喑，喑后三日温，汗不出者，死。热病七八日，其脉微细，小便不利，加暴口燥，脉代，舌焦干黑者，死。热病七八日，脉微小，病者溲血，口中干，一日半而死；脉代者，一日死。热病七八日，脉不躁，喘不数，后三日中有汗，三日不汗，四日死；未曾汗，勿膚一作庸刺。热病，身面尽黄而肿，心热口干，舌卷焦黄黑，身麻臭，伏毒伤肺，中脾者，死。热病瘛疭，狂言不得汗，瘛疭不止，伏毒伤肝，中胆者，死。热病汗不出，出不至足，呕胆呕苦也，吐血，善惊不得卧，伏毒在肝，府足少阳者，死。热病，脉四至，三日死，脉四至者，平人一至，病人四至也；脉五至，一日死；此与损脉正相反对。脉六至，半日死；时一大至，半日死；忽忽闷乱者，死；忽急疾大至，有顷死；若绝不至或久乃至，立死。

十逆死证热病，腹满膜胀，身热，不得大小便，脉涩小疾，一逆见，死。热病，肠鸣腹满，四肢清，泄注，脉浮大而洪不已，二逆见，死。热病，大衄不止，腹中痛，喘而短气，脉浮大绝，三逆见，死。热病，呕且便血，夺形肉，身热甚，脉绝动疾，四逆见，死。热病，咳喘，悸，眩，身热，脉小疾，夺形肉，五逆见，死。热病，腹大而胀，四肢清，夺形肉，短气，六逆见，一旬内死。热病，腹胀便血，脉大，时时小绝，汗出而喘，口干舌焦，视不见人，七逆见，一旬死。热病，身热甚，脉转小，咳而便血，目眶陷，妄言，手循衣缝，口干，躁扰不得卧，八逆见，一时死。热病，瘛疭狂走，不能食，腹满，胸痛引腰脐背，呕血，九逆见，一时死。热病，呕血，喘咳，烦满，身黄，其腹鼓胀，泄不止，脉绝，十逆见，一时死。

五脏绝热病肺气绝，喘逆咳唾血，手足腹肿，面黄，振栗不能言语，死，魄与皮毛俱去，故肺先死，丙日笃，丁日死。热病脾气绝，头痛，呕宿汁，不得食，呕逆吐血，水浆不得入，狂言谵语，腹大满，四肢不收，意不乐，死，脉与肉气俱去，故脾先死，甲日笃，乙日死。热病心气绝，烦满骨痛，嗌脓不可咽，欲咳不能咳，歌哭而笑，死，神与荣脉俱去，故心先死，壬日笃，癸日死。热病肝气绝，僵仆，足不安地，呕血，恐惧，洒淅恶寒，血妄出，遗尿溺，死，魂与筋血俱去，故肝先死，庚日笃，辛日死。热病肾气绝，喘，悸，吐逆，肿疽尻痈，目视不明，骨痛，短气喘满，汗出如珠，死，精与骨髓俱去，故肾先死，戊日笃，巳日死。上俱叔和集仲景《平脉论》。

（《灵枢》）热病不可刺者有九：一曰汗不出，大颧发赤，哕者，死。二曰泄而腹满甚者，死。三曰目不明，热不已者，死。四曰老人婴儿，热而腹满者，死。五曰汗不出，呕下血者，死。六曰舌本烂，热不已者，死。七曰咳而衄，汗不出，出不至足者，死。八曰髓热者，死。九曰热而痉者，死。腰折瘛疭，齿噤龂①也。

（又歌）两感伤寒不须治，阴阳毒过七朝期，黑斑下厥与上竭，阳病见阴脉者危。舌卷耳聋囊更缩，阴阳交及摸寻衣，重暍除中皆不治。唇吻青黄面黑黧，咳逆不已并脏结，溲屎遗矢便难医。汗出

① 龂（xiè 谢）：牙齿相磨。

虽多不至足，口张目陷更何为？喘不休与阴阳易，离经脉见死当知。结胸证具烦躁甚，直视摇头是绝时。少阳证与阳明合，脉弦长大救时迟。汗后反加脉躁疾，须知脏厥命难追。虾游屋满并雀啄，鱼翔弹石解绳推，更有代脉皆不救，以上之证死无疑。

温　病

冬伤于寒，病不即发，寒毒藏于肌肤，至春而病曰温病；又伤寒，汗下不愈，过经而其证尚在，亦曰温病。治温大抵不宜发汗，过时而发，不在表也；已经汗下，亦不在表也。《经》曰：不恶寒而反渴者，温病①。则其热自内达外，无表证明矣。汪氏曰有不因冬伤寒但只于春时感温暖之气而病外感者，亦曰温病。

（宇泰）《内经》曰“冬伤于寒，春必温病”②，李明之曰冬伤于寒者，冬行秋令也，当寒而温，火胜而水亏矣。水既已亏，则所胜妄行，土有余也；所生受病，金不足也，所不胜者侮之，火太过也，火土合德，湿热相助，故为温病。所以不病于冬而病于春者，以其寒水居卯之分，方得其权，大寒之令，复行于春，腠理开泄，少阴不藏，房室劳伤辛苦之人，阳气泄于外，肾水亏于内，当春之月，木当发生，阳已外泄，孰为鼓舞？肾水内竭，孰为滋养？此两者同为生化之源，源既已绝，木何赖以生乎？身之所存者，热也，时强木长，故为温病。论曰：太阳病，发热而渴，不恶寒者，为温病③，释曰：太阳病者，脉浮头项痛而腰脊强也。伤于寒者当恶寒，若不恶寒而渴者，转属阳明，则表邪已罢，邪传于里矣，今不恶寒则非伤寒，证似阳明而与太阳兼见，则非伤寒之阳明也，故决其为温病。

---

① 不恶寒而反渴者温病：语本《伤寒论·辨太阳病脉证并治上》。

② 冬伤于寒春必温病：语出《素问·生气通天论》。

③ 太阳病……为温病：语本《伤寒论·辨太阳病脉证并治上》。

(《启蒙》)冬伤寒，不即病者，寒毒藏于肌肤，至春变为温病，由身中阳气为冬时伏藏之寒毒所郁，不得顺其行运之性，变为邪热而发于春，则为病温也。然亦始太阳者，何也？邪热自内达外，反郁其腠理，不得外泄，乃见表证也。然无寒在表，故不恶寒；热自内出，已伤津液，鲜有不渴，故《《太阳篇》》曰“太阳病，发热而渴，不恶寒者为温病”①，夫热自内出，表邪虽见，而热气在内，其脉浮数。斯时也，法当治里为主，解表兼之，用辛凉以解表邪，苦寒以除热渴，羌活冲和汤加知母、石膏，若仲景桂枝、麻黄，必不可用也。表邪不解，必复还里，其分六经，亦若伤寒，如传阳明，脉必尺寸俱长而大，发热无汗者清热解肌汤、升麻葛根汤，渴者白虎加人参汤；少阳，脉必弦数，或往来寒热，或心烦喜呕，诸半表半里证小柴胡汤加减；如渐传里，与伤寒治法同，惟发表与伤寒大异也。

(陶氏)温病者，发于春三月夏至前是也。发热，咳嗽，头疼身痛，口燥渴，脉浮弦。热甚者小柴胡汤，微热者升麻葛根汤、解肌汤，微热，不渴小柴胡加桂枝。渴，去半夏加五味子、瓜蒌、人参，脉实，烦渴大柴胡微利之，虚烦者竹叶石膏汤，然不若用羌活汤解之稳当。

(《活人》)春月伤寒谓之温病，由冬伤于寒，轻者夏至已前发为温病，盖因春温暖之气而发也又非瘟疫也。治温病与冬月伤寒、夏月热病不同，盖热轻故也。春初秋末阳气在里，其病稍轻。治宜升麻汤、解肌汤、柴胡桂枝汤最良，热多者小柴胡汤；不渴，外有微热小柴胡加桂枝；嗽者小柴胡加五味；或烦，渴，发热，不恶寒者并竹叶石膏汤次第服之。麻黄、桂枝、大青龙，惟西北二方，四

---

① 太阳病……不恶寒者为温病：语出《伤寒论·辨太阳病脉证并治上》。

时行之无有不验，若江淮间，地偏暖处，惟冬月及正初乃可用正方，他时非加减不可也。

（损庵）按《活人》所云，温病有二，其用升麻解肌等者，乃正伤寒太阳证，恶寒而不渴者，以其发于温暖之时，故谓之温病；其用竹叶石膏汤者，乃仲景所谓渴不恶寒之温病也，要须细别，勿令误也。然不恶寒而渴之温病，四时皆有之，不独春时而已。

（仁斋）春时天道和暖，有人壮热口渴而不恶寒者，乃温病也。《难经》言：温病之脉，散在诸经，各随其经而取之①，如尺寸俱浮数者，发于太阳也；宜人参羌活散加葛根葱白生姜紫苏以汗之，或自汗者九味羌活汤增损之。脉尺寸俱长者，发于阳明也葛根解肌汤或十味芎苏饮汗之；尺寸俱弦数者，发于少阳也十味芎苏饮或小柴胡加减之；若兼太阳者羌活散加黄芩；兼阳明者加葛根升麻类。大抵治温病，发表不与伤寒同者，此病因春时温气而发，非寒初伤于表也。其怫郁之热，自内而发于外，故宜辛平之剂发散之。况时令和暖，亦非麻黄汤所宜也。如天道尚寒，少佐以麻黄亦可，要在随时审察，不可执一也。凡温病发于三阳者多，发于三阴者少。若发于阴必有所因，或饮寒食冷内伤太阴而得之，或先因房欲伤于少阴而得之，凡治例俱与伤寒传变同，惟发表不与伤寒同例也。凡温病，壮热，脉浮大有力者，可治；若沉涩细小者，多难治，所以温病大热穰穰，脉小足冷者，死矣。

（观子）温病之名虽一，致病之由有三，昔人言之详矣，其间再为区别，复有寒热之殊。如曰寒毒藏于肌肤，至春而病，曰伏寒所变，皆以寒因言也。如曰冬行秋令，当寒反热，感而为温；曰冬不伤寒，亦不伤热，但感春时温暖之气而病温；曰感于四时温热气，亦为温病，皆以热因言也。然致病之由虽不同，及其为

---

① 温病之脉……而取之：语本《难经·五十八难》。

病之日则无二，过时而病者，寒郁既已化热；感于非时者，四时无非温气，所以证状相近，病名不殊，一从热邪以治之，而不可复同即病之伤于寒者也。

（《脉经》）温病，穰穰大热，其脉细小者，死。穰穰《千金》作时行。温病，三四日以下不得汗，脉大疾者，生；脉细小难得者，死。温病，汗不出，出不至足者，死。厥逆，汗出，脉坚强急者，生；虚缓者，死。温病，二三日，身体热，腹满，头痛，食饮如故，脉直而疾者，八日死；四五日，头痛，腹痛而吐，脉来细强，十二日死；八九日，头不疼，身不痛，目不赤，色不变，而反利，脉来牒牒，按之不弹手，时大，心下坚，十七日死。温病，下利，腹中痛甚者，死。温病，已汗出而复热，脉躁疾不为汗衰，狂言不能食，名曰阴阳交，死。人所以汗出者，皆生于谷，谷生于精，今邪气交争于骨肉而得汗者，是邪却而精胜，精胜则当能食而不复热。热者邪气也，汗者精气也，汗出复热，邪胜也。不能食者，精无俾也。汗而热留者，寿可立而倾也；汗出，脉尚躁盛者，脉不与汗相应，不胜其病也；狂言者，失志，失志者，死；有三死不见一生，虽愈，必死矣。

（《难经》）温病之脉，行在诸经，不知何经之动也，各随其经所在而取之。

（《内经》）人一呼，脉三动，一吸，脉三动而躁，尺热者，曰病温。尺肤热甚，脉盛躁者，病温。

热　病

亦曰暑病，冬伤于寒不即病，至春亦不病，郁而至夏始发者曰暑病。《经》曰“暑病者热极，重于温也”①，取夏火当权而言，故曰暑

① 暑病者热极重于温也：语出《伤寒论·伤寒例》。

病。《内经》曰“先夏至日为温病，后夏至日为暑病”①，暑病即热病是也。

（《启蒙》）暑病虽热极，重于温，然其原既与温病不殊，治法亦与温病相类矣。《素问·热论篇》曰“暑当与汗皆出，勿止”，谓暑病既见表证，则当解表，而令其热邪与汗皆出，勿反止之。马玄台注此为感暑，非也。凡温暑始见之时，邪热自内达表，表证少而里证多者，诚有如《溯洄集》所云法当治里热兼解表，宜防风通圣、凉膈散之类。夫《溯洄集》谓《伤寒论》之方法专为即病之伤寒设，不兼为过时之温暑设，诚足破千古之惑。

（宇泰）冬伤于寒，至夏而变为热病者，此则过时而发，自内达表之病，俗谓晚发是也。虽病于夏，名曰暑病，与中暑、中暍、中热，暴病者不同也。凡新中暑病，脉虚；晚发热病，脉盛。伤寒虽发热恶寒，初病未至于烦渴，惟暑病则不然，一病即渴，且脉亦不同，所以与伤寒异也。

（陶氏）夏月热病，头疼，发热，身体重痛，不恶寒而恶热，其脉洪，药不可温宜羌活汤加知母、石膏。三月至夏，谓之晚发栀子升麻汤。有少阳症小柴胡汤，更与前诸方选用。若有恶风恶寒，证类伤寒者，当时暴中新风寒之证，非冬时所受也通用羌活汤治之。

（《活人》）夏月发热恶寒头痛，身体肢节重痛，其脉洪盛者，热病也，冬伤于寒，因暑气而发为热病。治热病与伤寒不同，夏月药性须带凉，不可大温，桂枝、麻黄、大青龙须用加减，夏至前加黄芩半两，夏至后加知母一两石膏二两或升麻半两。盖桂枝、麻黄性热，又暖处非西北之比，夏月服之，必有发黄、斑出之失。热病三日外，与前汤不瘥，脉势仍数，邪气犹在经络，未入脏腑

① 先夏至日……为暑病：语出《素问·热论》。

桂枝石膏汤主之。若三月至夏，为晚发伤寒栀子升麻汤选用之。

（仁斋）自夏至以后，时令炎暑，有人壮热烦渴而不恶寒者，乃热病也。凡脉浮洪者，发于太阳也；洪而长者，阳明也；弦而数者，少阳也。然此发在三阳为可治。若脉沉细微小，足冷者，发在三阴，为难治也。大抵热病身大热，须得脉洪大有力，或滑数有力，乃为脉病相应，可治；若弱小无力，难治。人虚脉弱者，且以人参汤与之，扶其元气，不可以攻其热。如脉洪，身疼，壮热，无汗，烦乱者六神通解散，发汗则愈或人参羌活散加葛根、淡豆豉、生姜汗之，轻者只十味芎苏散汗之亦佳，如夹暑加香薷扁豆双解之，兼内伤生冷，饮食停滞，或呕吐恶心，中脘痞闷或恶风，憎寒，拘急宜藿香正气散加香薷、扁豆、葛根以发汗，名二香汤。若发散，热不解者，在太阳经宜人参羌活散加黄芩，在阳明经宜升麻葛根汤加黄芩，热甚，燥渴，脉大者，白虎汤加人参，在少阳经宜小柴胡随症增损，夹暑加黄连香薷，热而大便自利，小便不利，烦渴，五苓散去桂加葛根黄连香薷滑石类，若表里俱热，自利，脉浮数，小便不利，小柴胡合四苓散。不解，或传经变证，或里实可下，或阴寒可温，或斑、黄等证，皆从正伤寒条内治。凡热病一二日，泄利腹满，热甚者，死；三四日，目昏，谵语，热甚，脉小者，死；四五日，脉小，足冷者，死；五六日，汗不出，谵语昏沉，脉促急者，死；六七日，舌本焦黑燥者，死；七八日衄吐血，躁热，脉大者，死；九日，发痉搐搦，昏乱者，死。热病，脉促、结、代、沉、小，皆难治。

（宇泰）伤寒即发于天令寒冷之时，寒邪在表，闭其腠理，故非辛甘温之剂不足以散之，此仲景桂枝、麻黄等汤之所以必用也。温病、热病，后发于天令暄热之时，怫热自内而达于外，郁其腠理，无寒在表，故非辛凉或苦寒或酸苦之剂不足以解之。

风　温

伤寒，阳脉浮滑，阴脉濡弱，更遇于风，变为风温①，此前热未已，更感异气而变者也；又：太阳病，发汗已，身犹灼热者，亦曰风温②。

（《活人》）风温者，脉尺寸俱浮，头疼，身热，常自汗出，体重，其息必喘，四肢不收，嘿嘿但欲眠，治在少阴、厥阴，不可发汗。发汗即谵语独语，内烦躁不得卧。若惊痫，目乱无精宜葳蕤汤，身灼热者知母葛根汤，渴甚者栝蒌根汤，脉沉，身重，汗出者汉防已汤。

（叔微）大抵温气大行，更感风邪，则有是证，是以当春夏病此者多，医作伤寒漏风治之，不知不可火、不可下、不可大发汗，而仲景无方药，古法谓当取手少阴火、足厥阴木，随经所在而取之，如麻黄薏苡仁汤、威蕤汤辈，予以为败毒、独活、续命减麻黄去附子益佳。

风温误汗防已黄芪汤救之。

（《启蒙》）风温者，伤寒之热未已，更遇于风，变为风温，由风来乘热而成，治宜辛凉疏风解热为主。其《太阳篇》曰：若发汗已，身灼热者曰风温③，此则脉阴阳俱浮，自汗，多眠睡，息鼾，语言难出，此非冬伤于寒复感异气而成之证也，乃冬伤于寒至春病温，太阳证兼有风邪者也。风与温相合而伤卫，邪气外盛，故有此脉证也，治宜辛凉疏风解热，不可汗、下、火熏，误则死。

冬　温

（丹溪）冬温为病，此非其时而有其气者，冬时严寒，君自当

---

① 伤寒……变为风温：语本《伤寒论·伤寒例》。

② 太阳病……亦曰风温：语本《伤寒论·辨太阳病脉证并治上》。

③ 若发汗已身灼热者曰风温：语本《伤寒论·辨太阳病脉证并治上》。

闭藏，而反发泄于外得之，脉必左手浮大于右手，浮缓而盛，按之无力，宜补药带表药。

（《启蒙》）冬温者，冬感温气而成，时行为病之一也，《伤寒例》曰其冬有非节之暖者名曰冬温。冬温之毒与伤寒大异，盖温则气泄，寒则气收，二气本相反也。丹溪治用补药带表，如补中益气之类。愚谓冬温为病，亦自不一，当随时宜而施治。

（《活人》）冬应寒而反大温袭之，责邪在肾宜葳蕤汤。仲景云冬温之毒与伤寒大异，盖伤寒者伤寒气而作，冬温者感温气而作，寒疫者暴寒袭人而作，其治法不同，所施寒热温凉亦异，不可拘以日数，发汗吐下随证而行，要之治热以寒，温而行之；治温以清，冷而行之；治寒以热，凉而行之；治清以温，热而行之，以平为期，不可以过，此为大法也。

温　毒

（《活人》）初春发斑咳嗽为温毒。

（仁斋）《经》曰“冬有非节之暖曰冬温”①，盖此即时行之气也，若发斑者，又曰温毒，亦为时气发斑也。又伤寒坏病，阳脉洪数，阴脉实大，更遇温热变为温毒者，其病最重也，盖此因前热多日不解，更感温热之气而为病，故曰重也。若无汗者三黄石膏汤汗之；自汗者人参白虎汤；烦热，错语，不得眠者白虎合黄连解毒汤；表热又盛者更加柴胡；内实大便不通者三黄泻心汤下之，或大柴胡加芒硝；若斑出如锦纹者，多难治宜人参化斑、玄参升麻汤、黑膏、大青四物等汤选用。

（汪氏）愚谓温与热有轻重之分，故仲景云：若遇温气则为温病，更遇温热则为温毒，热比温为尤重故也②。苟但冬伤于寒，至

---

① 冬有非节之暖曰冬温：语出《伤寒论·伤寒例》。

② 若遇温气……尤重故也：语本《伤寒论·伤寒例》。

春而发，不感异气，名曰温病，此病之稍轻者也；温病未已，更遇温气，变为温毒，亦曰温病，此病之稍重者也，《伤寒例》以再遇温气名曰瘟疫。又有不曾冬月伤寒，至春而病温者，此特感春温之气，可名曰春温，如冬之伤寒，夏之中暑，秋之伤湿也。以此观之，是春之病温，有三种不同：有冬伤于寒，至春发为温病者；有温病未已，更遇温气，则为温毒，与重感温气相杂而为温病者；有不因冬伤于寒，不因更感温气，只于春时感春温之气而病者。若此三者皆可名为温病，不必更立名色，只要知其病源之不同也。

（《启蒙》）《论·例》曰"阳脉濡弱，阴脉弦紧，更遇温气，变为瘟疫"①，此伤寒之热未已，更遇温气而变斯证，由温热相合而成，治宜寒凉解热为主，较之温毒稍轻。盖再感温热而变温毒，再感温气而变瘟疫，不过微甚之分，温气比温热为轻也。然是以温气而加于伤寒成热之体，后人不察，概指为时行瘟疫，非矣，经不云：以此冬伤于寒，发为温病②乎？故列于更感异气变为他病之后，非时疫，必也。

温　疟

（仁斋）凡伤寒坏病，前热未除，其脉阴阳俱盛，重感寒邪，变为温疟也③。寒热往来，口苦，胸胁满者小柴胡加芍药，少加桂枝主之，若热多倍柴胡，寒多倍桂枝，热甚而烦渴人参白虎汤，有寒者必少加薄桂，单热④者不用，如热多小柴胡合白虎，痰多而热小柴胡合二陈，食少胃弱加白术，心下痞加黄连、枳实，脉虚者必倍

① 阳脉濡弱……变为瘟疫：语出《伤寒论·伤寒例》。
② 以此冬伤于寒发为温病：语本《伤寒论·伤寒例》。
③ 脉阴阳俱盛……变为温疟也：语本《伤寒论·伤寒例》。
④ 单热：但热不寒。

人参，口渴去半夏加瓜蒌根，邪热蕴结于里者，大便必实，脉滑大有力大柴胡下之。若变疟已，正于杂病中求之。

（《启蒙》）此前热未已，再感于寒，变为温疟，是由寒热相搏而成，治当散寒解热为主。其状先热后寒，以其先有热而复感寒也。作止有时小柴胡加减之，热甚者小柴胡合白虎，柴胡、葛根之类散其寒，石膏、知母之类解其热。仲景曰脉阴阳俱盛者，盖指热时而言也。若一热一寒则当随时而变矣，热则弦数而盛，寒则弦迟而弱；若单热无寒，则阴阳俱盛也。林氏所校《伤寒例》曰“若更感异气变为他病者，当依后坏证而治之”，以两邪相合，病既变则治亦当变也，故温疟、风温之类，不可复以伤寒六经方混治。《素问注证》改风温、温疟诸“温”字作“瘟”，谓时行疫疠使然。噫，谬矣！

（观子）经以温疟之类由更感异气而成，是为伤寒坏病，《启蒙》谓其不可复以伤寒六经诸方混合，合古所谓瘟疫之发不可同伤寒而大汗大下也，宜治少阳阳明二经之旨，其说精矣。至谓不可以“温”讹“瘟”，作时行气之比，噫！斯言其尽然乎？如近日壬子盛夏，风雨逾旬，暴寒非常，遂致疟证大作，十人病七八。其作只寒热，殊类乎疟，然实时气伤寒也。虽不传经，日困一日，得食皆剧，或大发汗者即狂扰而死，以白虎类寒中者亦死，惟出入小柴胡者无不安痊。亦有成结胸、蓄血、发斑诸证者，沿门阖境，病皆相似，斯非温疟之尤者欤？又按凡疟之作，必由夏月伤暑而得，然一岁之间，或未际暑令而疟先作，或时值春冬而寒热似疟，是又皆不正之气所成，虽仅从杂病治之，不可谓非温疟之类也，然则感异气之外，焉得谓再无他种温疟乎？

湿温

先伤于湿，后伤于暑；或先受暑，后受湿；或病热未已，复感湿淫，皆曰湿温。其证一身尽痛，不能转侧，或微自汗，四肢沉重。

（《活人》）湿温者，其人常伤于湿，又中于暑，湿热相搏则发湿温。病两胫逆冷，胸腹满，头目痛苦，妄言多汗，其脉阳濡而弱，阴小而急，治在太阴属土主湿也，宜茯苓白术汤、白虎加苍术汤，慎勿发汗。汗之名重暍，必死；又曰发汗必不能言，耳聋，不知痛所在，身青，面色变。

（嗣真）《活人》云尝伤于湿，因而中暑，湿热相搏则发湿温，许学士云先受暑后受湿，虽所言感受先后不同，其证治则一也。又论脉曰阳濡而弱，阴小而急，许学士以关前为阳，关后为阴，朱氏则以浮为阳，沉为阴，虽所言部位不同，其脉状则一也。要之，二说皆不可偏废，而于用药则白虎加苍术诚为至当。但《活人》前兼言术附汤，此但言白虎，何耶？庞氏云愚医昧于冷热之脉，但见足胫冷，多行四逆辈，如此死者，医杀之耳。夫湿温脉小紧，有类伤寒脉，但证候有异，数进白虎，则胫自温而瘥。朱氏之言，岂以术附与四逆药物相类，恐犯庞氏之戒，而此间不载欤？设若湿气胜，脏腑虚，大便滑，术附其可废乎？

（《启蒙》）《病机》曰此伤寒之热未已，立夏之后，立秋之前，处暑之时，湿淫方盛，更感其气，湿来乘热，变为湿温也。身多微凉，或微自汗，四肢沉重，为湿热内作，又谓之湿淫，多不欲饮水宜苍术白虎汤；如身热，脉洪，无汗，多渴，是热在上焦，积于胸中也桔梗散；如大便秘结加大黄微利之。

（海藏）湿温，汗少者白虎加苍术，汗多者白虎加桂枝。

（叔微）王彦龙季夏时，病胸胁多汗，两足逆冷，谵语，医者不晓，杂进药已旬日，诊之脉关前濡关后数，予曰当作湿温治之，先以白虎加人参汤，次白虎加苍术汤，头痛渐退，足渐温，汗渐止，三日愈。此名贼邪，误用药，有死之理。有人难曰：何名贼邪？予曰：《难经》有五邪，“从所不胜来者为贼邪”①，假令心病中暑为正邪，中湿得之为贼邪，心先受暑而湿邪乘之，水克火，从所不胜，斯谓之贼邪，五邪之中最逆也。又曰湿温之脉，阳濡而弱，阴小而急，濡弱见于阳部，湿气搏暑也；小急见于阴部，暑气蒸湿也，故曰暑湿相搏名曰湿温，是谓贼邪也。不特此也，予素有停饮之疾，每至暑月，两足汗漐漐未尝干，每服此药二三盏即愈。

（孙兆）酒家姜姓者，善歌唱，孙爱之，忽数日不见，使人问之，则病久将命绝。孙诊之，遍身皆润，两足冷至膝下，腹满，不省人事，六脉皆小弱而急，问其所服药，取而视之，皆阴病药也。孙曰此非受病重药重病耳?② 遂用五苓散、白虎汤，十余帖，病少苏，再服全愈。他日姜诣孙谢，因问曰：某得病剧，蒙赏药一治而苏，愿闻治法。孙曰：汝病伤暑也，始则阳微厥而脉小无力，众医谓阴病，遂用阴药，其病愈厥，予用五苓散大利小便则腹减，白虎解利邪热则病愈。凡阴病胫冷，两臂亦冷，汝今胫冷，臂不冷，则非下厥上行，所以知是阳微厥也。

时　疫

此时行疫疠也，众人病一般，转相传染者是。《说文》“民皆疾为疫”，从疒加役，今省作殳。疠，砺也，病气流行中人，如磨砺之伤物也。又疫者，役也，有鬼彡行役所为也。疠者，灾厉也，周礼季冬大傩旁磔以禳除厉鬼之气，惧其害之大也。后人有温疫、时气天行、大头、虾蟆、瘥跶之殊，而俗通谓之瘟病，盖讹温为瘟也。或曰疫者天之气，疠者地之气，司天之气变则为疫，司地之气变则为疠。彡音衫。

① 从所不胜来者为贼邪：语出《难经·五十难》。
② 此非受病重药重病耳：这难道不应归咎于反复误治加重病情吗？

（仁斋）时气者，乃天疫暴疠之气流行，凡四时之令不正，乃有此气行也。若人感之则长幼相似而病，及能传染于人者也。其作虽与伤寒相似，然伤寒因寒而得之，此则得于疫气，不可与伤寒同论也。治法当辟散疫气，扶持正气为主。若多日不解，邪热传变何证，当从伤寒变证条内，详而用之，惟发散之药则不同矣，凡发散汤剂藿香正气散、芎芷香苏饮、十神汤、人参败毒散、十味芎苏饮等方皆可选而用之。

（《活人》）若春应暖而清气折之，当责邪在肝；夏应暑而寒气折之，则责邪在心；秋应凉而反大热抑之，则责邪在肺；冬应寒而反大温抑之，则责邪在肾。

（冷氏①）众人病一般乃天行时疫也，悉由运气郁发迁正退位之所致也，如冬应寒而反温，春发温疫败毒散主之；春应温而反清凉，夏发躁疫大柴胡汤主之；夏应热而反寒，秋发寒疫五积散主之；秋应凉而反淫雨，冬发湿疫五苓散主之。凡如此瘟疫，切不可作伤寒证治而大汗大下也，但当从乎中治，而用少阳阳明二经药，少阳小柴胡汤，阳明升麻葛根汤。又曰看所中阴阳以上二方加减和治之，或人参败毒散主之。治四时瘟疫通用羌活冲和汤，初感一二日间服之，取汗，其效最速。

（兰谷②）瘟疫者，浑身壮热，昏昏不爽，递相传染，盛于春夏间者是也。虽因时气而得，然所触者恶毒异气而成，非如春应暖而反大寒，夏应热而反大凉之类也。盖天地间之气，升于春，浮于夏，不无恶毒者在焉，人在是气之中莫知也，正气虚者感而受之，邪从口鼻而入，由是正被邪侵，怫郁烦扰，行运失常，壮

---

① 冷氏：冷君培，见《杂引》。

② 兰谷：医家黄昇，字兰谷，年代不详，著有《伤寒启蒙》，见《考证诸书》。

热作矣。虽由感受天地之邪，而其热实自内出也，热达于表，表证见焉；及其热郁腠理，不得外泄，复还入里，里证见焉，大略与春温夏暑病相似。所以独相传者，由其感天地间异气而病，气亦异故也。病者气蒸越于外，正气虚者从而感之遂致传染，亦犹感天地间异气不自知者也。感天地之邪者在春夏间，感病人之邪者无分四时也，是以狱中此病，四时不绝，以其中病气易于传染也。但当春夏之间，加以天地升浮之气，则愈多而愈重耳。饥馑之岁，体虚者众，感邪者众，绵绵传染，虽秋冬不休者，因势而致也；富贵而亦有病此者，正缘正气少充耳，故《素问遗篇》岐伯曰“不相染者，正气存内，邪不可干也”。其感受之因异于伤寒，异于温暑，异于非时感冒之寒疫，则治法亦不容不异也。丹溪人中黄丸，补、散、降三法并施；《明医杂著》清热解毒汤，内外兼治，斯二者乃治瘟疫大法矣。其所以用人参者，以其本于中气不足而补之防邪之入里也。《蕴要》亦曰当辟散疫气，扶持正气为主也。然疫瘟之补，亦自其初发而言，若多日不解，坏证见焉，里证见焉，则又当随证为可否，以伤寒法治之也。

（丹溪）瘟疫，众人一般病者是，又谓之天行时疫，治有三法，宜补、宜散、宜降入方宜大黄、黄芩、黄连、人参、桔梗、防风、苍术、香附、滑石、人中黄，曲糊丸，分气血与痰，作汤使气虚，四君子汤下；血虚，四物；痰多，二陈；热甚，童便下，当推岁运及三因治法可用。

（叔承①）疫病当分天时寒暄燥湿，病者虚实劳逸，因时制宜，不可拘执。如久旱，天时多躁，热疫流行，忌用燥剂，宜解毒润燥；天久淫雨，湿令大行，脾土受伤，民多寒疫，多兼泻利，忌

① 叔承：明代医家张三锡，字叔承，号嗣泉，著有《医学六要》，见《考证诸书》。

用润剂，宜渗湿理脾。饥荒岁多疫，然荒必因水旱，气候失和，偏寒偏躁，加以饮食失节，以身之虚逢天之虚，则病作。岁在万历壬午，久旱民饥，热疫流行，起于寒热拘挛，次变斑、黄、狂躁，死者相继，大都渴躁发斑者多，右气口脉多大，皆饥饱不时所致先用人参败毒散发表，次用人参柴胡汤和解；右脉大于左，自汗，无表里证见者补中益气汤，活者甚多，皆因中气先曾饥馁受伤，已属内伤不足之证，若用正伤寒法，大汗大下，宁不杀人？

（《五法》）人与天地本同一体，天地之气变，则人身之气亦变，故一方老幼，大率受之，无一遗者，方曰疫病也，《内经》曰苍天之气不得无常，反常则灾害至矣，治法必先观其年盛衰与客气之胜复，如此则不伐天和矣。

（《全生》①）正伤寒须依伤寒法看脉用药，无有不应，若瘟疫时证，不须论脉，但无怪脉即不妨，切不可发汗，此病一七或二七、三七，自然汗出身凉而愈，只须小柴胡治之。热甚者，合解毒汤，只要扶之使正，便是医之功也。若发汗，汗虽出而热不退，益增其虚矣，切戒之！

（丹溪）大头天行，乃湿气在高巅之上，宜羌活、酒黄芩、酒大黄随病加减，切勿用降药。泰和二年，东垣监济源税，时四月，民多疫疠，初觉憎寒体重，次传面目肿盛，目不能开，上喘，咽喉不利，舌干口燥，俗云大头天行，亲戚不相访问，如染之，多不能救。张县丞侄亦得此病，至五六日，医以承气加蓝根下之，稍缓，翌日其病如故，下之又缓，终莫能愈，渐致危笃。或曰李明之存心于医，可请治之，遂命诊视。具说其由，东垣曰夫身半以上天之气也，身半以下地之气也，此虽热邪客于心肺之间，上

① 全生：即玉符朱暎（或映）璧所著《伤寒全生集》，见《考证诸书》。

攻头目而为肿盛，以承气下之，泻胃中之实热，是诛伐无过，殊不知适其病所为故，遂处方用黄连、黄芩，味苦寒，泻心肺热以为君；橘红味平，玄参苦寒，生甘草甘寒，泻火补气以为臣；连翘、鼠粘子、薄荷叶苦辛平，板蓝根味甘寒，马勃、白僵蚕味苦平，散肿消毒定喘以为佐；升麻、柴胡苦平，行少阳阳明二经之不得伸；桔梗味辛温，为舟楫，不令下行，共为细末，半用汤调，时时服之，半用蜜为丸，噙化之，服尽良愈。因叹曰往者不可追，来者犹可及，凡他所有病者，皆书方以贴，全活甚众，时人皆曰此方天人所制，遂刊于石以传永久。

（海藏）大头病者，虽在身半以上，热伏于经，以感天地四时非节瘟疫之气所成，至于溃裂脓出，而又染他人，所以谓之疫疠也。大抵足阳明邪热太盛，实资少阳相火而为之炽，多在少阳，或在阳明，甚则逆传，视其肿势在何部分，随其经而取之。湿热为肿，木盛为痛，此邪发于首，多在两耳前后，所先见出者为主为根，治之宜早，药不宜速，恐过其病所，谓上热未除，中寒已作，有伤人命矣。此疾是自内而之外者，是为血病，况头部受邪，见于无形之处，至高之分，当先缓而后急，先缓者邪气在上，既着无形，所传无定头面空虚之分既着空处，则无所不至也，若用大剂重泻之，则其邪不去，反过其病所矣。虽用缓药，若又急服之，或食前，或顿服，咸失缓体，则药不能除病矣，当徐徐渍无形之邪，药性味形体据象服饵皆须不离缓意，及寒药必酒炒浸之类，皆是也；先缓者，且与清热解毒；如虚人，兼益元气；胃虚食少者，兼助胃气，皆是也。待其内实热甚大便结，方以酒浸大黄下之也。后急者谓前缓剂已经高分泻邪，气入于中，是到阴部，染于有形质之所，若不速去，反损阴也，此却为客邪，当急去之，是治客以急也。凡阳分受阳邪，阴分受阴邪，主也，治主当缓；阴分受阳邪，阳分受阴邪，客也，客者必急去之。少阳为邪者，出于耳前后也；阳明者，首面大肿也。

（仁斋）若先发于鼻额红肿，以至两目盛肿不开，并额面焮赤而肿者，阳明也，壮热，气喘，口干舌燥，或咽痛不利，脉数大普济消毒饮，内实热甚防风通圣散增损；若发耳上下前后，并头角红肿者，少阳也，肌热，日晡潮热，往来寒热，口苦咽干，目疼，胸胁满闷小柴胡加消毒药；若发于头上脑海下项，并耳后赤肿者，太阳也荆防败毒散；若三阳俱受邪，并发于头面鼻耳者普济消毒散或通圣散增损之。外用清凉救苦散涂之。此毒从鼻先肿，次肿于目，又次肿于耳，从耳至头，上络后脑，结块则止；不散，比作脓而愈。

寒　疫

非时暴寒，感之而病也。

（仁斋）寒疫乃天之暴寒为病也，凡四时之中，天令或有暴风寒之作，感冒而即病者曰寒疫也。其证与正伤寒即病者同，但暴寒为轻耳，初作头疼，憎寒，拘急，或呕逆，恶心，痞闷，饮食停滞，或腹中作痛。未发热者藿香正气散增损之，已发热者十味芎苏饮，身痛，骨节疼，发热者人参羌活散加葱白葛根生姜或神术汤，自汗者，不宜再汗九味羌活汤。若热不解，变别证者，宜从正伤寒条内治。

（兰谷）寒疫者，非时感冒之暴寒，亦为时行者，《伤寒例》曰从春分以后至秋分以前，天有暴寒，皆为时行寒疫也，三月四月其时阳气尚弱云云。夫温暑之热自内而出，寒疫则寒折阳气，自外感受，只须解表，故其治法不同，与温暑兼表里者异矣。况感于寒与伤于寒，有轻重不同，其病多不传经。又其寒亦非冬时杀厉之气之比，故不可以伤寒法治也。其证亦恶风恶寒，头痛身痛，脉浮紧，宜参苏饮、败毒散、通解散、百解散类，看微甚加减用之。

（仁斋）寒疫者，四时之暴寒，与冬月之严寒自有轻重不同。

然与温暑诸病通称伤寒者，谓其发热传变，一皆状似伤寒耳，至用药则迥不同矣。

肾伤寒

（《活人》）伏气之病，谓非时有暴寒中人，伏气于少阴经，始不觉病，旬月乃发，脉微弱，先发咽痛似伤寒。仲景但云“似伤”，无“寒”字①，非喉痹之病，次必下利。此病只一二日便瘥，古方谓之肾伤寒是也始用半夏桂枝甘草汤，次以四逆散主之。

（赵氏）《活人书》近见四样印本，皆作四逆散。夫四逆散不主咽痛，恐刊者之误，不能无疑。仲景论云四逆散治少阴病传邪作热，四肢逆而不温者，今此症是伏寒于少阴而脉微弱，法当温散，既先用半夏桂甘草汤温剂，何复用柴胡寒剂继之乎？此必用四逆汤故也。况通脉四逆汤后，有咽痛加桔梗之例，又何疑焉？

（节庵）咽痛用半夏桂甘汤即半夏散，下利用四逆汤。

夹阴伤寒

此食阴也，若房室后饮冷，致孤阳飞越者，多为阴盛隔阳症。

（谷如）伤寒一症，纯阴纯阳，无别症混淆者，人所易辨也。至于外感头疼发热，口干身痛恶风等症，其中有夹阴一二分者，有夹阴二三分者，从古至今，无人议论及此，亦不见于方书也。余遇此等，见其夹阴症候，察其六脉毫厘丝忽之间，明知夹阴之浅深，投暖剂之轻重，一药而愈矣。夫阴有三阴，足太阴脾、足厥阴肝、足少阴肾，然此阴非少阴、厥阴之阴也，乃阴寒之阴，正当感冒风寒而误食冷物，或先食冷物而又感冒风寒，此冷物入于胃，邪传于脾而为太阴之夹阴，是曰夹阴伤寒。疏解中少加温

① 仲景但云似伤无寒字：语本《伤寒论·辨少阴病脉证并治》《伤寒论·辨厥阴病脉证并治》。

暖品味，阴寒既退，元阳复而愈矣。又或饮食之时，恣意一饱，伤阳明胃及太阴脾，是曰夹食伤寒，须用兼消导之药，肠胃流通，其病即去。又有咳嗽痰喘伤食夹阴者，有咳嗽痰喘伤寒夹阴者，有感寒夹阴者，有伤风夹阴者，有伤食腹痛夹阴者，有腹痛呕恶伤寒夹阴者。有人问何以知外感夹阴？曰脉得浮大而软，浮大主外感，濡主阴寒。若纯阴证，脉当沉迟而微；若纯外感，脉当浮大而紧，俗工安知之？

（《活人》）问胸膈膜满闭塞，唇青，手足冷，脉沉细，或腹痛，此太阴也，近人多不识此，见胸膈不快，便投食药，非也，大抵此阴证者，饮食不节，冷物伤脾胃，阴经受之，故胸膈膜满，腹胀闭塞，面目及唇皆无色泽，手足冷，脉沉细，少情绪。亦不因嗜欲，但内伤冷物，损动胃气而成，若误投巴豆类，必愈不快，或吐而利，一二日后遂致不救，盖不知寒中太阴也，太阴者脾之经也，宜急作。理中汤加青皮陈皮，或枳实理中丸，及五积散尤良。

类伤寒六证

一曰痰证。停痰留饮，则自汗，胸满，憎寒发热，气上冲咽不得息，但头不痛，项不强，或有时头痛而作止无常。其脉，痰在上焦者，寸口滑；在中焦者，关滑大；或沉者，有伏痰；有气郁者，脉亦沉而滑；夹食者，短而滑；有饮者，弦而滑，或左右关上伏而大；滑而大者，膈上有伏痰。皆状似伤寒而证脉实与伤寒异。

二曰食积。饮食停滞不化，则胸腹满闷，发热，头痛，但身不痛，左脉平和，惟气口脉盛，或右关短滑为异。伤食者必恶闻食臭，中脘痞隔，噫气作酸，或欲吐不吐，或呕之不尽，或胃口作疼，亦皆状似伤寒，而脉证与伤寒异。亦有停食又感寒者，脉左右手人迎气口俱大，所谓夹食伤寒也，不可先攻其食，俟寒邪发散后，次消导以除之。食在胃上口，未入于胃者，可吐而去之。

三曰虚烦热。气血俱虚，烦躁发热，但身不疼，头不痛，不恶寒，脉不浮紧，或烦时头痛，烦止而头痛亦止，虽状似伤寒，其脉证亦与伤寒异，此内伤不足所致，勿误作外感治之。

四曰脚气。头痛，憎寒，身热，肢节作痛，便闭，呕逆，有似伤寒，然脚肿痛或两胫枯细，证脉与伤寒异。

五曰瘀血。跌触、伤寒、极怒叫呼，瘀血内停者，胸腹胁下急，小腹必有痛处，按之手不可近。其证寒热齐作，有似伤寒，然头不疼，脉不浮紧，小便自利，口不渴，与伤寒异。

（仁斋）凡瘀血停畜之处，则肿痛手不可近，脉多见芤涩可辨。盖肝为血海，故瘀血者必畜于胁下或小腹之部，作痛，乃肝分也。又瘀血上冲，多昏迷不醒，如死状者，有矣。

（损庵）饥饱、劳役、七情、房室所伤，皆能蓄血，不只一途也。如一人服滋补药，日多至数两，忽发热不止，他药治之，殆不支矣，急作蓄血治之，方烹煎，次病人闻其气甚香，饮已热退，明日下黑粪斗许而安。

六曰内痈。发热恶寒，咳而胸中隐痛，心胸甲错，振寒，咽干不渴，时去浊唾腥臭，久则吐脓如米粥，左寸数大者，肺痈也。小腹重，强按之痛，便数如淋，时汗出恶寒，皮肤甲错，腹皮肿急，脉滑数者，肠痈也。胃脘痛手不可近，胃脉沉细，人迎脉逆而盛，胃痈也。虽皆发热恶寒有似伤寒，然头不疼，项不强，证脉自与伤寒异。

（仁斋）《经》曰：诸脉浮数，当发热，而洒淅恶寒，若有痛处，饮食如常，畜积有脓也①，又曰“数脉不时，则生恶疮”②，

---

① 诸脉浮数……畜积有脓也：语本《金匮要略·疮痈肠痈浸淫病脉证并治》。

② 数脉不时则生恶疮：语出《伤寒论·辨脉法》。

所以恶疮初生，必寒热交作，不可便以伤寒治之，须视病人头面背脊有无疮头，若有小红白脓头疮，多为发背初起，二三日后即发大疮。又疔疮初作，全与伤寒相似，不可妄投他药矣。

（丹溪）一人旧有下疳疮，忽头疼，发热，自汗，众作伤寒治，反剧，脉弦甚，七至，重则涩，曰此病在厥阴，而与证不对，以小柴胡加龙胆草、胡黄连，热服四贴而安此则下疳之类伤寒者矣。

伤　湿

湿有数种：有湿痹，痹者，痛也，湿中关节则疼，当利其小便是也；有寒湿相搏，但头汗出，背强，欲得被覆向火是也；有风湿相搏，一身尽痛，当汗出而解是也；有头中寒湿，此中之浅者，鼻塞，纳药鼻中是也；有先湿而后感风者，身痛，发热日晡剧是也。湿家病与太阳相似，其不同者脉沉而细；痉家亦沉而细，湿家身疼，痉家则身不疼也。

（宇泰）湿证有类伤寒者，故《痉湿暍》篇以为皆与伤寒相似，如“湿痹之候，关节疼痛而烦，小便不利，大便反快，脉沉细”，外证虽与太阳伤寒相类，若太阳，身疼骨痛，脉浮紧，不沉细矣，此湿流关节，疼痛烦者，湿气内胜也五苓散或加羌活。“湿家之为病，一身尽疼，发热，身色如熏黄”，黄如橘子色者，阳明瘀热；此如熏黄，与阳明自不同也。盖湿邪在经而身尽疼，脾伤而色外见，湿郁成热，热郁发黄，与瘀热异也小便不利者茵陈五苓散。“湿家，但头汗出，背强，欲得被覆向火。下之早则哕，胸满，小便不利，舌上如苔，渴欲饮水而不能饮，躁烦”，此寒湿相搏于表，不可妄下者也。湿胜则多汗，伤寒则无汗，寒湿相搏，虽有汗不能周身，故但头汗出；太阳经中寒湿，故有背强恶寒，伤寒脊强恶寒则无头汗，见汗则不脊强恶寒矣麻黄加术汤。“湿家身疼痛，发热，面黄而喘，头痛鼻塞，脉大，自能饮食，腹中和无病，病在头中寒湿，故鼻塞，内药鼻中则愈”，观于关节不疼，身不黄，脉不沉细而大，则湿不内流而外在表也；又自能饮食，别无痞闷，腹中和，知为寒湿之浅者也；惟身疼、发热、头痛而喘，有似太阳伤寒，然不恶寒，不脉紧可辨瓜蒂散入鼻令出黄水。

风湿亦有类伤寒者，如“风湿相搏，一身尽痛，法当汗出而解。值天阴雨不止，且大发汗，但风气去，湿气不去。当微微似欲汗者，风湿俱去”，风湿相搏则风在外而湿在内，汗大出者其气暴，暴者外邪出而里邪不能出，微微出者其气缓，缓故内外之邪尽去。《要略》曰：黄家所起，从湿得之①。汗出湿去则不能发黄，今汗已黄者，风气去湿气在也。脾恶湿，湿气内着，脾色外夺者为黄。若瘀热在里发黄者，当下；此以寒湿在里，不可下也。又：病者一身尽疼，日晡所剧者，风湿也②。伤寒日晡潮热，为阳明实热则身不疼，太阳身疼发热则无分日晡也，麻黄杏仁薏苡仁甘草汤。

至于去湿之法，或以羌活愈风类胜之，或以苍白术类燥之，或以茯苓、泽泻类渗之，或以附子类温之，看所挟风寒热，有无微甚，上中下参用诸方，自无不疗也。

（仁斋）伤湿者，湿伤太阳经也；中湿者，太阴脾经或少阴肾经也。

暑　暍

（兰谷）中暍、中热、中暑，一也，但其脉证有虚实耳，类于伤寒，时又同乎热病，故《伤寒论》恐以太阳中暍误为夏月伤寒，特举三证以明之也。

---

① 黄家所起从湿得之：语本《金匮要略·黄疸病脉证并治》。

② 病者一身尽疼……风湿也：语本《金匮要略·痉湿暍病脉证并治》。后三句同。

其曰“太阳中热者，暍是也，其人汗出恶寒，身热而渴”，此暑邪由表间腠理而外入，表里俱热，热气散漫，不离乎表，非纯入里，故属太阳《要略》以白虎加人参汤主之。此证虽不言脉，君知其脉当洪大也。如系太阳中风，汗出恶寒身热，则必不渴；如系温热病，发热而渴，必不恶寒而无汗，故知各异也。

又“太阳中暍者，身热疼重而脉微弱，此夏月伤冷水，水行皮中所致”，疼重者，水也。脉微弱者，暍也《要略》以一物瓜蒂散主之。如伤寒身热而疼，则脉必盛而不微弱，故知各异也。

又“太阳中暍者，发热恶寒，身重疼痛，脉弦细芤迟。小便已，洒洒然毛耸，手足逆冷，小有劳身即热，口开，前板齿燥”，伤寒发热恶寒身则疼，必脉盛而不弦细芤迟；温热则不恶寒而脉亦盛，故知各异也。观于“发汗则恶寒甚”之句，则知未发汗之前，不过因热则腠理开，不任风寒，或用扇、或当风则恶耳，非若伤寒之欲得衣被也，若居帷帐之中便增烦闷，故东垣曰大恶热，以热伤气，愈热则气愈伤，伤热恶热，自然之理也，然则岂可以温针助热乎？大抵暑之伤也有二：或暑邪中太阳，外开腠理，夺正气，使随汗大泄，邪不深入于里，是《素问》所谓“精气夺则虚”①也。其发热者，虚火也，脉当弦细芤迟而虚，宜扶正气为主，带驱暑邪，或扶正而邪自除香薷生脉散、清暑益气汤、十味香薷饮类；或暑邪中太阳，外开腠理，夺正气，使随汗大泄，邪又深入于里，是《素问》所谓“邪气盛则实”也。其发热者，实邪也，脉当见洪大而盛，宜驱邪为主，或带扶正气黄连香薷饮、白虎汤、白虎加人参类，辨其脉证虚实，然后参以治暑诸方可也。又有饥困劳役，肌肤躁热，大渴饮引，目赤面红，昼夜不息，脉洪大而虚，重按全无者，此血虚发热，证似白虎，惟脉不长实为

① 精气夺则虚：语出《素问·通评虚实论》。后句同。

辨耳当服当归补血汤。若误服白虎必死，此又似中暑而非中暑者也。嗟乎！暑证类伤寒，又有类暑证者，可不明辨哉。

（洁古）清邪中上，浊邪中下，风、寒、湿皆地之气，系浊邪，所以俱中足经；惟暑乃天之气，系清邪，所以中手少阴心经也，其证多与伤寒相似，但渴与伤寒异，脉亦不同耳。夫伤寒虽发热恶寒，初病未至于烦渴，暑则不然，初病即渴，所以与伤寒异；且伤寒之脉必浮盛，中暑之脉虚弱，或弦细芤迟者有之，《经》曰“脉盛身寒，得之伤寒，脉虚身热，得之伤暑”① 是也。

（仁斋）凡中暍者即中热也，盖伤在太阳经，与伤寒相似，故曰中暍。中暑者，热伤于心脾经而不在太阳，故曰中暑。中热者，其人汗出，身热而渴白虎汤倍人参，若身重而疼人参败毒散加黄连香薷。中暑者，面垢，汗出，身热，烦渴，脉虚，或背微恶寒。盖暑喜伤心，心不受邪，则包络本相火，以火助火，则热甚而昏不省，治法清心、利小便最妙黄连香薷饮，烦渴，热甚，自汗白虎汤倍人参或竹叶石膏汤，烦渴，小便不利香薷饮汤合四苓加木通滑石，大便泻，小便少亦主上方，内热，心烦加姜汁炒连，脉虚加人参。大抵不可作伤寒一例治，妄施汗下则误矣。《活人》谓夏月有四证，伤寒、伤风脉证互见，中暑、热病疑似难明，当细别之也。

痉

伤寒有变痉病者，项背强是也，《经》曰：病身热足寒，头项强急，恶寒，时头热、面赤、目脉赤，独头面摇，卒口噤，背反张者，痉病②。夫仲景所谓刚柔二痉者并属太阳，以太阳行身之后，故颈项劲急而反张也。《要略》曰：痉为病，胸满口噤，卧不着席，脚挛急，

---

① 脉盛身寒……得之伤暑：语出《素问·刺热论》。

② 病身热足寒……痉病：语本《金匮要略·痉湿暍病脉证并治》。

必齘齿①。此属阳明，盖阳明行身之前，不能为反张之证，与太阳痉自是两般也。《此事难知》曰“头低视下，手足牵引，肘膝相搆，阳明痉也”，然欲行大承气，必须察其内实，脉沉有力，方可下之；若往来寒热，或左右一目斜牵，或左右一手搐搦，脉弦数者，少阳痉也。又有伤寒结胸证，项亦强如柔痉状，此似痉而非痉也，不可以风药误治之。痉俱作痓。按《说文》“痉，强直也”，无痓字；《广韵》“痓，恶也”，其非痉明矣，是皆误书作痓也。今并正之。

太阳中风，重感寒湿则变痉；或太阳发汗太多，因致痉。若发热，无汗，反恶寒者，曰刚痉，其脉浮紧者，属中风重感于寒葛根汤或加独活防风；发热，汗出，不恶寒者，曰柔痉，其脉沉细者，属中风重感于湿瓜蒌桂枝汤或桂枝加葛根独活防风汤。表有风邪未解，为寒所袭者，宜风药解散；风寒为湿所袭者，则风药亦能胜湿，故二证主方如此。阳明痉，胸满，口噤，卧不着席，挛急，齘齿。大承气汤或防风通圣散去麻黄下之，要察脉有力，可下；无力，切不可下。少阳痉，往来寒热，或一目斜牵，或一手搐搦小柴胡加防风汤。汗下太过，亡失血液，致筋脉失养，不柔和而痉，无外邪可解者，惟宜补养气血为主。八珍汤加减。脉小虚甚者，加熟附子，或大建中加羌活防风。产后金疮，一切去血过多之证，皆能成痉，亦当补养之。

（仁斋）太阳无汗，小便多，气上冲，口噤，欲作刚痉。麻黄加葛根汤。一方加川芎独活防风。太阳病，几几身体强，脉反沉细瓜蒌汤。若自汗恶风，不可汗，桂枝汤加羌活防风。胃弱，加人参白术；渴，加干姜。阴痉，脉沉细附子散、桂心白术散、附子防风汤选用。血虚发痉当归防风汤。

（士材）《活人》云痉病者，外证发热恶寒与伤寒相似，但其

① 痉为病……必齘齿：语本《金匮要略·痉湿暍病脉证并治》。

脉沉迟弦细而项背强为异耳。吴仁斋谓仰面卧，开目者为阳，合面卧，闭目者为阴；脉浮紧数者属阳，脉沉细涩者属阴；口燥渴者为阳，口中和者为阴，属阳易治，属阴难治。脉浛浛如蛇者，汗虚致痉也。脉紧急如弦，直上下行者，痉也。风湿者为实，血枯者为虚，故伤风头痛，常自汗出而呕者，若汗之必发痉；大发湿家汗，亦致痉；疮家汗之，亦致痉；新产脉虚，汗出伤风者亦致痉。若其脉沉弦而迟，或带紧，或散于指外，皆恶候也。

霍　乱

发热，头痛，身疼，恶寒，吐利者，霍乱兼伤寒。吐利止，更发热者，还是伤寒。霍乱后还是伤寒，脉微涩，四五日至阴经复下利者，转入阴也，不可治。欲大便，反矢气仍不利者，属阳明也，便必硬，十三日经尽自愈。霍乱，头痛，发热，身疼，热多欲饮水五苓散，寒多不用水理中丸。吐利止，身痛不休桂枝汤小和之。吐利汗出，发热恶寒，四肢拘急，足手厥冷四逆汤。既吐且利，小便复利，大汗出，清谷，内寒外热，脉微欲绝四逆汤。吐已下断，汗出而厥，四肢拘急，脉微欲绝通脉四逆加猪胆汁汤。恶寒，脉微，复利，利止后四逆加人参汤。

中　寒

寒入于里，一身尽受，无分经络，虽里虚邪乘，而又非房欲后真阴入里之比，曰中寒。

（仁斋）伤寒者，寒邪伤于三阳诸经也；中寒者，寒邪直中三阴之里也。中寒比伤寒尤甚，不急治者死。如寒中太阴者，中脘疼痛，脉必迟缓宜理中汤或藿香正气散对理中汤，寒甚，脉沉细，足冷必加附子为附子理中汤；中少阴者，脐腹疼痛宜五积散加吴茱萸，寒甚，脉沉足冷四逆汤加茱萸；中厥阴者，小肠小腹至阴疼痛当归四逆加吴茱萸，甚者必倍附子，冷极唇青，厥逆无脉，囊缩者，仍用葱熨法或炒吴茱萸熨之，或着艾灸脐中，或灸关元、气海最佳。一时无药以凉水搭手足四腕，视其筋青紫处，三棱针出血愈，或十指尖出血亦佳，或一味吴茱萸汤与之亦可救。

（观子）伤寒者，寒从经络得而病，虽曰即病，犹以渐至；中寒者，暴受大寒，直入于里而即病，且口噤，体僵，或仆，或厥冷，昏不知人事，其状自与伤寒异也，虽寒邪直从表彻里，又绝非三阴直中之比，恐其与阴证混淆，故并录之。中寒轻者只五积散良，重者姜附汤及理中汤，果兼脐腹等疼上吴氏分三经治法，不口噤、体僵、厥冷，但腹痛，寒入于里，邪正相激而不得解也，宜从绞肠痧治。

温补兼发散

（娄氏）此篇集丹溪、海藏诸贤治伤寒皆以补养兼发散之法，实本经“成败倚伏生于动，动而不已则变作”①，及风雨寒热不得虚邪，不能独伤人②之旨也。盖凡外伤风寒者，皆先因动作烦劳不已而内伤体虚，然后外邪得入，故一家之中有病、有不病者，由体虚则邪入而病，体不虚则邪无隙可入而不病也，故伤寒为病属内伤者十居八九，后学无知，举世皆谓伤寒无补法，但见发热，不分虚实，一例汗下，而致夭横者滔滔皆是，此实医门之罪人也。今集此法于仲景之后，其应如响，使人遵之，不犯虚虚实实之戒也。

（丹溪）外感，无内伤者，用仲景法。伤寒挟内伤者，十居八九，《经》曰“邪之所凑，其气必虚”③，宜补中益气汤，从六经所见之证，出入加减用之。气虚甚者，少加附子以行参芪之功。加减法：如见太阳证，头项痛，腰脊强，加羌活、藁本、桂枝；阳明，

---

① 成败倚伏生于动动而不已则变作：语出《素问·六微旨大论》。
② 风雨寒热……不能独伤人：语本《灵枢·百病始生》。
③ 邪之所凑其气必虚：语出《素问·评热病论》。

身热，目疼，鼻干，不得卧，加葛根、升麻；少阳，胸胁痛，耳聋，加黄芩、半夏、川芎、柴胡；太阴，腹痛，咽干，加枳实、厚朴；少阴，口燥，舌干而渴，加甘草、桔梗；厥阴，烦满，囊缩，加川芎；变证发斑，加干葛、玄参、升麻。东垣谓内伤者极多，外伤者间而有之，此发前人所未发，欲辨内外伤之证，东垣详矣。后人徇俗，不见真切，雷同指为外感，极谬。其或可者，盖亦因其不敢放肆而多用和平药散之耳。若粗率者，必致杀人。有感冒轻病，不可便认为伤寒。西北二方，极寒萧杀之气，外伤甚多；东南二方，温和之地，外伤甚少，杂病亦有六经所见之证，与伤寒相类者极多，故世俗混而无别。

（卢氏①）夫即病之伤寒，仲景之法备矣。四时之伤寒，历代诸书，祖仲景而更为立法，亦班班具焉，但不若洁古所制九味羌活汤尤为切当。兹惟冬时即病仍用仲景法，其余三时，不分温暑、寒疫，悉以羌活汤治之。但有表证，即与此药，无不愈者。至表证已罢，入里一同用药。其挟内伤之伤寒，则以补中益气加减之。然或内伤重而外感轻，则必显内证多，以补养为主而兼发散；外感重而内伤轻，则必见外证多，以发散为先而后补养，其轻重缓急之间，各求其宜则又补东垣之未备者也。

（观子）谓“东南温和，外伤间有”，斯言殊未尽然。惟内伤外感杂者、房劳伤而未至成真阴证者、虚人老弱有外邪而不胜发表者，非从补中益气治不可，则东垣实继仲景之匠手欤。

一男子素嗜酒，因暴风寒，衣薄，遂觉倦怠，不思饮食半日，至睡后，大发热，遍身疼痛如被杖，微恶寒，六脉浮大，按之豁然，左为甚。予作极虚受风寒治之，人参为君，黄芪、白术、归

---

① 卢氏：《同订姓氏》中有卢子由、卢昭明、卢上衡三位卢氏，资料不足，未敢定论。

身为臣，苍术、甘草、木通、干葛为佐使，大剂与之，五贴后通身汗如雨，凡三易被，得睡，觉来诸证悉除。

卢兄，年四十九岁，自来大便下血，脉来沉迟涩，面黄神倦者二年矣。九月间因劳倦发热，自服参苏饮二帖，热退，早起小劳，遇寒，两手背与面紫黑，昏仆，少时却醒，身大热妄言，口干，身痛至不可眠，脉之三部不调，微带数，重取虚豁，左手大于右手。以人参二钱半，带节麻黄、黄芪各一钱，白术二钱，当归五分，与三五贴，得睡，醒来大汗如雨即安。两日后，再发胁痛、咳嗽、妄语，且微恶寒，脉似前而左略带紧，此体虚再感寒也，再以前药加半夏、茯苓至十余贴，再得大汗而安。

叶君章，腊月因斋素中饥，冒寒作劳，遂发热，头痛，医与小柴胡，遂自汗神昏，耳聋，目不见物，诊其脉大如指，似有力。与人参、黄芪、白术、熟附子、炙甘草，作大剂服之，一日汗少，二日热减半，耳微闻，目能视。初用药至四贴中加苍术，两服，再得汗而热除，遂去苍术、附子，又与前药，作小剂，服三日而安。

吕仲侑，年六十六，因忍饥冒寒作劳，头痛，恶寒，发热，骨节皆疼，无汗，至次日妄语，热愈甚，自服参苏饮二帖，汗不出，再一服，以衣覆取，汗大出而热不退，诊其脉两手皆洪数而右为甚。此因饥冒寒，加之作劳，阳明经虽受寒气，不可攻击，宜急以大剂补之以回其虚，俟胃气充实，自能出汗而解，遂以参、芪、白术、归身、陈皮、炙甘草加熟附子一片，一昼夜服五贴，至三日口稍干，言语有次，诸证虽解，热未退，去附子加白芍，又两日，思食，作肉羹，间与之，又三日，精神全，二日许，自汗出而热退，诊其脉不数尚带洪，洪作大论，此年高而误汗，后必有虚证见，又与前药，至次日欲大便，努责不堪，医欲投大黄、巴豆等，予谓此非实秘，为是气因误汗而虚，不得充腹，无力可努，仍于前药，及肉粥苁蓉①与之，一日半，煎浓葱椒汤浸下体，下大便软块者五六枚，诊其脉仍大未敛，此气血未得回复，又与前药，经两日，小便不通，少腹妨闷，仰卧则点滴而出，予曰补药服之未尽，于前药内倍加参芪，服两日，小便方利而安。

（石山②）一人年三十余，因冒寒发热，医用发表不愈，继用小柴胡，热炽，汗多，遂昏昏愦愦，不知身之所在，卧则如云之浮空，行则如风之飘摇，兼有消谷善饥、梦遗证，此内虚火燔灼而然，虚极矣。脉皆浮洪如指，曰：《脉经》云“脉不为汗衰者死”，在法不治，所幸者脉虽大，按之不鼓，形虽长而色尚苍，可救也。医以外感治之，所谓虚其虚矣，“邪之所凑，其气必虚”③，宜以内伤为重，遂用参芪归术大剂，少加桂附，服十余贴，病稍减，去桂附，加芍药、黄芩，服十余贴，病者始知身卧于床，足履于地，服久渐愈。

（立斋④）一人年七十九，仲冬将出，少妾入房，致头痛，发热，眩晕，喘急，痰涎壅盛，小便频数，口干引饮，遍舌生刺，缩敛如荔枝，然下唇黑裂，面目俱赤，烦躁不寐，或时喉间如烟火上冲，急饮欲凉茶少解，已濒于死，脉洪大无伦且有力，扪其身，烙手，此肾经虚火走行于外也，投以十全大补加山茱萸、泽泻、丹皮、山药、麦冬、五味、附子一钟，熟寐良久，脉证减三四，再与八味丸服之，诸证悉退，后畏冷物而痊。

（损庵）一刻字匠，新婚冒寒，表证悉具，令以人参、苏茎叶各一两煎汤饮之，汗出而愈。

---

① 肉粥苁蓉：当是“肉苁蓉粥”。

② 石山：明代医家汪机，字省之，号石山居士，著有《石山医案》。

③ 邪之所凑其气必虚：语出《素问·评热病论》。

④ 立斋：明代医家薛己，字新甫，号立斋，著有《石山医案》，见《考证诸书》。

一孕妇春夏之交患温病，头痛，发热，不恶寒而渴，未及疗治，胎堕，去血无算，昏眩欲绝，令以麦冬斤许，入淡竹叶、香豉频频饮之，亦汗出而愈。盖用劳复法治之，得此活法，则于治是疾，可望十全矣。

（观子）曾治一人，头痛，身热，体痛，伤寒证也，然舌干燥，好沉睡，诊之脉豁大无伦次，知其劳于房欲，复感邪也，与补中益气汤，入人参钱半，服之得汗热减。三日中凡进七八剂，渐起食粥，遂调理至安。初与参服，彼甚疑，后见每药入口后，必少许漐漐，周身为和畅，始信而服之。

（立斋）或元气虚弱，感冒风寒，不胜发表；或入房后，感冒；或感冒后，入房，皆宜补中益气汤。不应者，急加附子。

杂合邪

（丹溪）《絜矩新书》谓“有杂合邪者，当以杂合法治之”①，譬如恶寒，发热，得之感冒，明是外感之邪；已得浮数之脉，而气口又紧盛，明为食所伤；病者又倦怠，脉重按俱有豁意，而胸膈痞满，间引两胁，其脉轻取又似乎弦，此又平昔多怒，肝邪之所为也；细取左尺大细沉弱，此又平昔房劳之过也。治法宜以感冒一节且放后，先视其形色强弱厚薄，且以补中、化食、行滞、清凉胃火，而以姜辣行之，则中气稍回，伤滞稍行，津液得和，通体得汗，外感之邪自解。医者不肯详审求之，只顾表散外邪，又不推究兼见之邪脉，亦不穷问所得之病因与性情之执着巧施杂合治法，将见正气日虚，邪气愈固，皆拙工之过也。

妇人伤寒

天地阴阳各有分位，妇人伤寒自与男子不同，治难一概也。况妇

① 有杂合邪者当以杂合法治之：语见《推求师意》。

人情志嗜欲倍于男子，又有胎产经血之证多杂其间，故凡看伤寒及诸寒热气滞，须问经水若何，及有孕必安胎，产必问恶露多少，方可下药。虽汗吐下温和解之法颇同，然用药须有分别，不可乱行也。慎之哉！

（节庵）凡妇人经水适来适断而伤寒者，昼则明了，暮则谵语，如见鬼状，为热入血室，无犯胃气及上中二焦。小柴胡汤。无犯胃气，不可下也；无犯上焦，不可汗也；无犯中焦，不可刺也。若行汤迟，则热入胃，令精液燥，上焦、中焦不荣，成血结胸须针期门。妇人伤寒，发热恶寒，四肢拘急，口燥舌干，经脉凝滞，不得往来桂枝红花汤。口燥舌干，不思饮食黄芩芍药汤。喘急烦躁，战而作寒，阴阳俱虚，不可下也小柴胡汤。瘥后余热不去，谓之遗热，久则成虚劳生地黄连汤。

（士材）妇人伤寒，治法皆与男子同，但热入血室与胎前产后则不同耳。热入血室小柴胡加生地、丹皮、归尾、枳壳。妊孕伤寒，安胎为主，不可过于汗下，有表者四物汤加羌活、苏叶、苍术、葱头，燥渴，便闭四物加枳壳、酒炒大黄、厚朴。汗下太过，遂变郁冒，昏迷瞤惕八珍汤加干姜。

（仁斋）凡妊娠伤寒，六经治例皆同，但要安胎为主，凡药中有犯胎者，则不可用也，如藿香正气散、十味芎苏饮、小柴胡汤之类皆有半夏，能犯胎，用须去之。若痰多呕逆，必用者，以半夏曲代之；如无，则沸汤泡七次，姜汁拌制乃可。又凡川乌、附子、天雄、侧子①、肉桂、干姜、大黄、芒硝、芫花、甘遂、大戟、蜀漆、水蛭、虻虫、丹皮、桃仁、干漆、代赭、瞿麦、牛膝之类皆动胎，忌用。大抵合用汤剂，必加黄芩、白术二味，或煎汤与之，或为末调下二三钱亦佳。如禀素弱者，药中四物佐之，

① 侧子：毛茛科植物乌头的子根。

不可缺也。且如小柴胡去半夏加白术合四物用之，可以保胎除热，其效如神。余皆仿此，用则妙矣。

（兰谷）妊妇伤寒，虽仲景散落无治法，要其发表攻里温经和解，与男子治法略同，不可因其胎而缓治之，若邪热内攻，则反伤胎矣。《内经》曰“有故无殒，亦无损也”①，所谓母安子亦安也，但其中佐以安胎之药，是其法也。

（自明②）伤寒者，时令严寒，或非时暴寒而成，感轻者洒淅恶寒，翕翕发热，微咳鼻塞。重者头痛恶寒，体疼发热，久而不愈必伤胎。白术散白术黄芩炒各二钱，加姜枣煎。妊娠伤寒热病，宜先以此散安胎，后随各经症施治。护胎法井底泥、青黛、伏龙肝等分，加面少许，水调，涂脐下二寸许，干则再涂。

（节庵）妊娠伤寒保胎阿胶散。散寒邪白术汤。憎寒壮热，宜发其汗芍药汤。或中时行，洒淅寒热，振栗而悸，加哕苏木汤。或伤热，默默欲眠，不欲食，胁痛，呕逆痰气；及产后伤风，热入胞宫，寒热如疟；及经水适来适断、病后劳复，余热不解并用黄龙汤。妊妇头目眩运，壮热心躁旋覆花汤，妊妇发斑栀子大青汤。

（陈氏）凡证候危急，非毒药不能攻，又当怀孕，如之何？夫危急者，病之变也，变则死生在须臾，宜权变救母不救子。若必救胎，并母亦不全矣。经曰“有故无殒亦无殒也”，又：大积大聚，衰其大半而止③，有故，母病也；无殒，无损母也；亦无殒，子亦无损也。言毒药只攻去邪气，邪去病愈子亦安，故亦不损也。衰大半止者，如发表不宜尽汗，攻里不宜尽下，不然胎气亦损矣，可见孕妇难用药如此。

---

① 有故无殒亦无损也：语出《素问·六元正纪大论》。

② 自明：南宋医家陈自明，字良甫，著有《妇人大全良方》。

③ 大积大聚衰其大半而止：语本《素问·六元正纪大论》。

（《蕴要》①）新产后伤寒，不可轻易发汗，盖有生产劳伤发热，去血过多发热，恶露不去发热，三日蒸乳发热，早起劳动，饮食停滞，一切发热，皆状类伤寒，要在细细详辨，不可便发散也。况产后大②血空虚，若汗之变筋惕肉瞤，或郁冒昏迷不醒，或搐搦不定，或大便闭塞难去，其害非轻也。凡有发热，且与四物汤，以归芎最多为君，白芍酒炒过，与酒蒸地黄佐之，或加软苗柴胡，人参、干姜主之最效。如恶露未尽者，益母丸、黑神散必兼用之；胃虚食少者，必加茯苓、白术；有痰呕逆者，必加半夏、陈皮，其余六经治例，俱可斟酌损益也。

产后才见身热，不可发表并一切苦寒药，必用干姜治大发热，轻者用茯苓淡渗其热。干姜之辛热能引血药入血分，气药入气分，且能去恶养新，有阳生阴长之道，以热治热，温能除大热，又深合《内经》之旨，用之则取效如神者。又云药中必加四物，为养血务本之主。

（《启蒙》）产后伤寒，气血两亏，不可以寻常一例视之，且如虽当汗下，必佐以调养气血药为主。凡产后憎寒壮热之症，与伤寒坏症同看，看是何逆，俱以小柴胡加减，佐以鳖甲佐之。

（《良方》③）大抵产后，天行，从增损柴胡；杂病，从增损四物。同伤寒坏症而治之。产后伤风，十数日不解，头痛，恶寒，时时热，心下坚，干呕，汗出桂枝汤加黄芩。产后伤风，发热，面赤而喘，头痛竹叶防风汤。产妇亡津液，大便多秘，或谵语，烦躁神功丸。产后，头疼，身热，兼腹内拘急疼痛桂心牡蛎汤。

（《良方》）产后发热，头痛，身疼，虽如伤寒时气，虽当用发

① 蕴要：明代医家吴绶所著《伤寒蕴要》。
② 大：疑是“气”之误。
③ 良方：即《妇人大全良方》。

表，亦不可轻易。如早起劳动为寒所伤，则淅淅恶寒，翕翕发热，头项肩背骨节皆痛，至七八日乃瘥。若大便坚，作呕，不能食小柴胡加生姜地黄。凡产后头疼发热身痛，不可便作感冒治，或是血虚，或是败血作梗，宜以平和之剂治之，如玉露散，或四物加柴胡等分，若便以小柴胡、竹叶石膏之类，致不救者多矣。审系产罢外感风寒，头疼发热体痛，自汗无汗者，轻则治产药中入防风天麻，重则四物兼仲景本证方中一二味合而治之。海藏治妊娠伤寒六合诸汤，皆具此意。

（立斋）产后遍身疼痛，发热，头痛，兼感寒停食。五积散。若误作伤寒，发汗，抽搐厥冷发痓者，大补气血为主。产后头痛，由风寒所伤补中益气汤加川芎。

小儿伤寒

（仁斋）婴儿伤寒，六经皆同，但有胎热、惊热、血热、客热、潮热、痰热、食热、变蒸热、痘疹发热、伤风发热，一皆状似伤寒，不可不明辨。况肌体嫩弱，血气未定，有脉法不同，药剂轻小之别，其详当另具一书。

凡伤寒发热，则畏寒拘急，其热翕然在表，昼夜不止，直待汗出方解。钱氏曰男子则面黄体重，女子则面赤喘急憎寒，口中气热，呵欠顿闷，项急也，又手背热而手心不热，左人迎脉紧盛为异。

（立斋）钱仲阳云小儿正伤寒者，谓感冒寒邪，壮热头痛，鼻塞流涕，畏寒拘急是也。夹惊者，因惊而又感寒邪；或因伤寒，热极生风，是热乘于心，心神易动，故发搐也；用薄荷散、人参羌活散之类解之。甚者，抱龙丸。夹食者，或先伤于风寒，后停滞饮食；或先停饮食而后伤于风寒，以致发热，气粗，嗳气，壮热，头疼，腹胀作痛，大便酸臭，先用解散，次与消导，不解者大柴胡汤。周岁已前伤寒，热轻者用惺惺散。周岁以后，须解表微汗，若五六日不除，邪入于经络，传变多端，不可枚举。若夫营卫俱伤者羌活冲和汤主之，过此则少阳阳明二经，在于半表半里肌肉之间，脉不浮沉，外证在阳明则目痛鼻干不得眠，脉洪而长以葛根解肌升麻等汤治之；在少阳则耳聋，脉弦数小柴胡汤加减和之；若少阳阳明俱病小柴胡加葛根芍药；传入阳明为里，脉沉实，谵妄，恶热，六七日不大便，口燥咽干而渴；用大柴胡汤，重则三一承气汤。若兼三焦俱病，则痞满燥实宜大承气汤。三阳之邪在里为患，不头疼恶寒而反渴，此为温病，当遵仲景法治之。其余正伤寒证治，自有专方，不复赘论。其兼惊、兼食者，各从本证治之。

伤寒热者，十指稍冷，鼻流清涕，发热无汗，面惨凌振，右腮有紫纹。若发热恶寒，脉浮数者，温病也。

卷十七

杂说一

伤寒同异

（安道）读仲景之书，当求其所以立法之意，苟得其所以立法之意，则知其书足以为万世法，而后人莫能加、莫能外矣；苟不得其所以立法之意，则疑信相杂，未免通此而碍彼也。呜呼！自仲景以来，发明其书者不可以数计，然其所以立法之意，竟未闻有表章而示人者，岂求之而不得欤？将相循习而不求欤？抑有之而余未之见欤？余虽不敏，僭请陈之。夫伤于寒，有即病者焉，有不即病者焉。即病者发于所感之时，不即病者过时而发于春夏也。即病谓之伤寒，不即病谓之温与暑。夫伤寒、温、暑，其类虽殊，其所受之原则不殊也。由其原之不殊，故一以伤寒为称；由其类之殊，故施治不得以相混。以所称而混其治，宜乎？贻祸后人，以归咎于仲景之法，而委废其大半也。吁！使仲景之法，果贻祸于后人，《伤寒论》不作可也；使仲景之法，果不贻祸于后人，《伤寒论》其可一日缺乎？后人乃不归咎于己见之未至，而归咎于立法之大贤，可谓溺井怨伯益①，失火怨燧人矣。夫仲景，法之祖也，后人虽移易无穷，终莫能越其矩度，由莫能越而观之，则其法其方果可委废大半哉？虽然立言垂训之士犹不免失于此，彼碌碌者固无足诮矣。夫惟立言垂训之士有形乎著述之间，其碌

---

① 伯益：五帝中颛顼的后代，嬴姓的始祖，有佐禹治水之功，相传发明了凿井术。

碌者当趦趄犹豫之际，得不靡然从令，争趋简略之地乎？夫其法其方，委废大半而不知返，曰惟简便之趋，此民生之所以无藉，而仲景之心所以不能别白矣。呜呼！法也，方也，仲景专为即病之伤寒设，不兼为不即病之温、暑设也。后人能知仲景之书本为即病者设，不为不即病者设，则尚恨其法散落，所存不多，而莫能御夫粗工妄治之万变，果可惮烦而或废之乎？是知委废大半而不觉其非者，由乎不能得其所以立法之意故也。今人虽以治伤寒法治温、暑，亦不过借用耳，非仲景立法之本意也，犹六书假借，虽移易无穷，终非造字之初意。夫仲景立法，天下后世之权衡也，故可借焉以为他病用。虽然，岂特可借以治温、暑而已？凡杂病之治，莫不可借也。今人因伤寒治法可借以治温、暑，遂谓其法通为伤寒、温、暑设，吁！此非识流而昧源者欤？苟不予信，请以证之。夫仲景之书，三阴经寒症居热症十之七八，彼不即病之温、暑但一于热耳，何由而为寒哉？就三阴寒症而详味之，然后知予言之不妄。或者乃谓三阴寒症，本是杂病，为王叔和增入其中；又或谓其证之寒，盖由寒药误治而致，若此者皆非也。夫叔和之增入者，辨脉、平脉与可汗、可下诸篇而已，其六经病篇必非叔和所能替辨也。但厥阴经中下利呕哕诸条，却是叔和因其有厥逆而附，遂并无厥逆而同类者亦附之耳。至若以药误治而成变症，则惟太阳为多，纵使三阴证，亦或有寒药误治而变寒者，然岂应如是之众乎？夫惟后人以仲景书通为伤寒、温、暑设，遂致诸温剂皆疑焉而不敢用。韩祗和虽觉桂枝汤之难用，但谓今昔之世不同，然亦未悟仲景书本为即病之伤寒设也。且其著《微旨》一书，又纯以温、暑作伤寒立论，而即病之伤寒反不言及，此已是舍本徇末，全不能窥仲景藩篱；又以夏至前胸膈满闷，呕逆气塞，肠鸣腹痛，身体拘急，手足逆冷等症，视为温、暑，谓与仲景三阴寒证脉理同而症不同，遂别立温中法以治。夫仲景所叙三阴寒症乃是冬时即病之伤寒，故有此证，今欲以仲景所叙三阴寒症，求对于春夏温暑之病，不亦惛乎？虽然祇和未悟仲景立法本旨，而又适当温、暑病作之际，其为惑也固宜。以余观之，其胸膈满闷，呕逆气塞等症，若非内伤冷物，则不正暴寒所中，或过服寒药所变，或内外俱伤于寒之病也。且祇和但曰寒而当温，然未尝求其所以为寒之故，能求其故，则知温暑本无寒症矣。考之仲景书，虽有阴毒之名，然其所叙之症，不过面目青，身痛如被杖，咽喉痛而已，并不言阴寒极甚之证，况其所治之方，亦不过升麻、甘草、当归、鳖甲而已，并不用大温大热之药，是知仲景所谓阴毒者，非阴寒之病，乃是感天地恶毒异气入于阴经，故曰阴毒耳。后之论者，遂以为阴寒极甚之证称为阴毒，乃引仲景所叙面目青，身痛如被杖，咽喉痛数语并而言之，却用附子散、正阳散等药以治。窃谓阴寒极甚之症，固亦可名为阴毒，然终非仲景所以立名之本意。观后人所叙阴毒与仲景所叙阴毒自是两般，岂可混论？后人所叙阴毒，亦只是内伤冷物，或不正暴寒所中，或过服寒药所变，或内外俱伤于寒而成耳，非天地恶毒异气所中者也。

朱奉议作《活人书》，累数万言，于仲景《伤寒论》多有发明，其伤寒即入阴经为寒症者，诸家不识而奉议识之，但惜其亦不知仲景专为即病者立法，故其书中每每以伤寒、温、暑混杂议论，竟无所别。况又视《伤寒论》为全书，遂将次传阴经热症与即入阴经寒症牵合为一立说。且谓大抵伤寒，阳明证宜下，少阴证宜温，而于所识即入阴经之见，又未免自相悖戾，夫阳明证之宜下者，固为邪热入胃，其少阴证果是伤寒传经热邪，亦可温乎？况温病、暑病之少阴，尤不可温也。自奉议此说行，而天下后世蒙害者不无矣。

迨夫成无己作《伤寒论》注①，又作《明理论》，其表章名义，可谓善羽翼仲景者，然即入阴经之寒证，又不及朱奉议能识，况即病立法之本旨乎？宜其莫能知也。惟其莫知，故于三阴诸寒证，只随文解义而已，未尝明其何由不为热而为寒也。

至于刘守真出，亦以温、暑作伤寒立论，而遗即病之伤寒，其所处辛凉解散之剂，固为昧者有中风、伤寒错治之失而立，盖亦不无桂枝、麻黄难用之惑也。既惑于此，则无由悟夫仲景立桂枝麻黄汤之有所主，用桂枝麻黄汤之有其时矣，故其《原病式》有曰“夏热用桂枝、麻黄之类发表须加寒药，不然则热甚发黄或斑出矣”，殊不知仲景立麻黄桂枝汤，本不欲用于夏热之时也，苟悟夫桂枝麻黄汤本非治温、暑之剂，则群疑冰泮②矣，何也？夫寒之初客于表也，闭腠理、郁阳气而为热，故非辛温之药不能开腠理以泄其热，此麻黄汤之所由立也。至于风邪伤表，虽反疏腠理而不能闭，然邪既客表，则表之正气受伤而不能流通，故亦发热也，必以辛甘温之药发其邪，则邪去而腠理自密矣，此桂枝汤之所由立也。其所以不加寒药者，盖由风寒在表，又当天令寒冷之时而无所避故也。后人不知仲景立法之意，故有惑于麻黄、桂枝之热，有犯于春夏之司气而不敢用，于是有须加寒药之论。夫欲加寒药于麻黄、桂枝汤之中，此乃不悟其所以然故如此耳。若仲景为温、暑立方，必不如此，必别有法，但惜其遗佚不传，致使后人有多歧之患。若知仲景《伤寒论》专为即病伤寒作，则知桂枝、麻黄所以宜用之故。除传经热症之外，其直伤阴经与太阳不郁热即传阴经诸寒症皆有所归者，而不复疑为寒药误下而生矣。若乃春夏有恶风恶寒，纯类乎伤寒之症，盖春夏暴中风寒之新病，

① 伤寒论注：即《注解伤寒论》。
② 泮：消融化解。

非冬时受伤过时而发者。不然，则或是温、暑将发而复感于风寒，或因感风寒而动乎久郁之热，遂发为温、暑也。仲景曰：太阳病，发热而渴，不恶寒者为温病①，观此则知温病不当恶寒而当渴，其恶寒而不渴者非温病矣。仲景虽不言暑病，然暑病与温病同，但复过一时而加重于温耳，其不恶寒而渴则无异也。春夏虽有恶风恶寒表证，其桂枝、麻黄二汤终难轻用，勿泥于发表不远热之语也，于是用辛凉解散庶为得宜，苟不慎而轻用之，诚不能免乎狂躁、斑、黄、衄血之变而亦无功也。虽有者行桂枝、麻黄于春夏而效，乃是因其辛甘发散之力偶中于万一，断不可视为常道而守之。今人以败毒散、参苏饮、通解散、百解散之类，不问四时中风、伤寒，一例施之，虽非至正之道，较之不慎而轻用麻黄、桂枝于春夏以致变者，则反庶几。然败毒等若用于春夏，亦只可治暴中风寒之症而已，其冬时受伤过时而发之温病、暑病，则不宜用也，用则非徒无益，亦反害之矣，纵或有效，亦是偶然。彼冬时伤寒，用辛凉发表而或效者，亦偶然也。凡用药治病，其既效之后，须要明其当然与偶然，能明其当然与偶然，则精微之地安有不至者乎？惟其视偶然为当然，所以循非踵弊，莫之能悟，而病者不幸矣。若夫仲景于三阴经每用温药，正由病之所必须与用之有其时耳。若概以三阴寒证视为杂病而外之，得无负于仲景济人利物之至仁而误后世乎？自近代先觉不示伤寒、温、暑异治之端绪，但一以寒凉为主，而诸温热之剂悉在所略，致使后之学者视仲景书，欲仗焉而不敢以终决，欲弃焉犹以为立法之祖而莫能外，甚则待为文具，又甚则束之高阁，而谓其法宜于昔而不宜于今，由治乱动静之殊，治静属水，乱动属火，故其温热之药，不

---

① 太阳病……不恶寒者为温病：语本《伤寒论·辨太阳病脉证并治上》。

可用于今属火之时也。噫！斯言也，其果然耶？否耶？但能明乎仲景本为即病者设，则桂枝、麻黄自有所用，诸温热之剂皆不可略矣。若谓仲景法不独为即病者设，则凡时行及寒疫、温疟、风温等病亦通以伤寒六经病诸方治之乎？《伤寒例》曰冬温之毒与伤寒大异，为治不同；又曰寒疫与温及暑病相似但治有殊耳，是则温暑及时行寒疫、温疟、风温等，仲景必别有治法，今不见者，亡之也。观其所谓为治不同，所谓温疟、风温、温毒、温疫，脉之变证方治如说，岂非亡其法乎？决不可以伤寒六经病诸方通治也。夫《素问》谓人伤于寒则为病热者，言常而不言变也；仲景谓或热或寒而不一者，备常与变而弗遗也。仲景盖言古人之所未言，大有功于古人者，虽欲偏废，可乎？叔和搜采仲景旧论之散落者以成书，功莫大矣，但惜其既以自己之说混于仲景所言之中，又以杂脉杂病纷纭并载于卷首，故使玉石不分，主客相乱。若先备仲景之言，而次附己说，明书其名，则不致惑于后人而累仲景矣。昔汉儒收拾残篇断简于秦火之余，加以传注，后之议者，谓其功过相等，叔和其亦未免于后人之议欤？予尝欲编类其书，以《伤寒例》居前，而六经病次之，相类病又次之，瘥后病又次之，诊察、治法、治禁、治误、病解未解等又次之，其杂脉、杂病与伤寒有所关者采以附焉，其与伤寒无相关者皆删去，如此法度纯一而玉石有分，主客不乱矣。然有志未暇，姑叙此以俟他日。

（安道）尝读张仲景《伤寒论》，于太阴有曰：自利不渴者属太阴，脏有寒也，当温之，四逆辈①；于少阴有曰：一二日，口中和，背恶寒者，当灸之，附子汤②。身体痛，手足寒，骨节痛，脉

① 自利不渴者……四逆辈：语本《伤寒论·辨太阴病脉证并治》。

② 一二日……附子汤：语本《伤寒论·辨少阴病脉证并治》。后七句同。

沉者，附子汤。少阴下利，白通汤。下利脉微，与白通汤。利不止，厥逆无脉，干呕，烦者，白通加猪胆汁汤。下利清谷，里寒外热，手足厥逆，脉微欲绝，反不恶寒，面赤色，或腹痛，或干呕，或咽痛，或利止脉不出，通脉四逆汤。少阴脉沉，急温之，四逆汤。于厥阴有曰：手足厥寒，脉细欲绝者，当归四逆汤①。大汗，若大下，利而厥冷者，四逆汤。观仲景此论，则伤寒三阴必有寒症而宜用温热之剂也。及读刘守真之书，有曰“伤寒邪热在表，腑病为阳；邪热在里，脏病为阴，俗妄谓有寒热阴阳异症，误人久矣。寒病有矣，非汗病之谓也。寒症只为杂病，终莫能为汗病。且造化汗液之气者，乃阳热之气，非阴寒之所能也，故仲景有四逆汤证，是治表热里和误以寒药下之太早，表热入里，下利不止，及或表热里寒自利，急以四逆温里，利止里和，急解其表也，故仲景四逆汤证复有承气汤下之者。由是伤寒汗病，经直言热病而不言寒也，经言三阴症者，邪热在脏在里，以脏与里为阴，当下其热者也。《素问》论伤寒热症有二篇，皆名曰热，竟无寒理，兼《素问》并《灵枢》诸篇运气造化之理言之，则为热病，诚非寒也”，观守真此论，则伤寒无问在表在里与夫三阳三阴，皆一于为热而无或寒者矣，两说不同，其是非之判，必有一居此者，由是彼此反覆究诘其义，而久不能得，虽至神疲气耗不舍置者，自谓此是伤寒大纲领，此义不明，则千言万语皆未足以为后学式。况戕贼民生，何有穷极也哉？意谓成无己之注，必有所发明者，遂因而求之，然亦只是随文而略释之，竟不明言何由为热，何由为寒之故。此非其不欲言也，盖只知伤寒皆是传经，故疑于六经所传皆为热症，而热无变寒之理，遂不敢别白耳。以寒为本脏之

① 手足厥寒……当归四逆汤：语本《伤寒论·辨厥阴病脉证并治》。下句同。

寒欤？安得当热邪传里入深之时，反独见寒而不见热者，且所用温热药能不助传经之热邪乎？以寒为外邪之寒欤？则在三阳已成热矣，岂有传至三阴而反为寒者哉？成氏能潜心乎此，则必悟其所以然矣。自仲景作《伤寒论》以来，靡不宗之弗遗，至于异同之论兴，而渔者走渊，木者走山矣，宜乎后人不能决于似是而非之处，或谓今世并无真伤寒病，又或以为今人所得之病俱是内伤，又昧者至谓《伤寒论》中诸温药悉为传经热邪而用者，以三阴经属阴故也，又其大谬者则曰论中凡有寒字皆当作热字看。呜呼！末流之弊一至此乎！于是澄心静虑以涵泳①之，一旦划然若有所悟者，然亦未敢必其当否也，姑陈之以从有道之正。夫三阳之病，其寒邪之在太阳也，寒郁其阳，阳不畅而成热，阳虽人身之正气，既郁则为邪矣，用麻黄发表以逐其寒，则腠理通而郁热泄，故汗而愈。苟或不汗，不解，其热不得外泄，则必里入，故传阳明、传少阳，而或入腑也。若夫三阴之病，则或寒或热者，何哉？盖寒邪之伤人也，或有在太阳经郁热，然后以次而传至阴经者；或有太阳不传阳明、少阳，而便传三阴经者；或有寒邪不从阳经而直伤阴经者；或有虽从太阳而始，不及郁热，即入少阴而独见少阴证者；或有始自太阳即入少阴，而太阳不能以无伤者；或有直伤即入而寒便变热，及始寒而终热者。其郁热传阴与寒便变热则为热症，其直伤阴经及从太阳即入少阴则为寒症，其太阳不能无伤则少阴脉证而兼见太阳标病，其始为寒而终变热则先见寒症而后见热症，此三阴病之所以或寒或热也。苟即三阴经篇诸条展转玩绎以求之，理斯出矣。夫其或传经，或直伤，或即入，或先寒后热者，何也？邪气暴卒，本无定情，而传变不常故耳，故《经》

---

① 涵泳：即优游涵泳，指从容求索，反复琢磨，细细品味，不好高骛远、囫囵吞枣。

曰：邪之中人也，无有常，或中于阳，或中于阴①。夫守真者绝类离伦之士也，岂好为异说以骇人哉？盖由其以温、暑为伤寒，而仲景之方每不与温、暑对，故略乎温、暑之剂，而例用寒凉，由其以伤寒一断为热而无寒，故谓仲景四逆汤为寒药误下表热里和之证，及为表热里寒自利之证而设；又谓温里止利，急解其表；又谓寒病只为杂病。嗟乎！仲景《伤寒论》只为中而即病之伤寒作，不兼为不即病之温、暑作，故每有三阴之寒证，而温热之剂所以用也，以病则寒，以时则寒，其用之也固宜，后人不知此意，是以愈求愈远，愈说愈凿。若知此意，则犹庖丁解牛，动中肯綮矣。且如寒药误下而成里寒者，固不为不无矣，不因寒药误下而自为里寒者，其可谓之必无乎？殊不知阴经之每见寒证者，本由寒邪不由阳经，直伤于此，与夫虽由太阳而始，不及郁热，即入于此而致也。虽或有因寒药误下而致者，盖亦甚少，仲景所用诸温热之剂，何尝每为寒药误下而立？况表热里寒之证，亦何尝每有急解其表之文乎？夫里寒外热之证，乃是寒邪入客于内，迫阳于外；或是虚阳之气，自作外热之状耳，非真热邪所为也。观仲景于里寒外热之症，但以温药治里寒而不治外热，则知其所以为治之意矣。若果当急解其表，岂不于里和之后明言之乎？且三阴寒病既是杂病，何故亦载于《伤寒论》以惑后人乎？其厥阴病篇诸条之上，又何故每以伤寒二字冠之乎？夫《内经》所叙三阴病一于为热者，言其常也；仲景所叙三阴病兼乎寒热者，言其变也，并行而不相悖耳。后人谓伤寒本无寒症，得非知常而不知变欤？然世之恪守局方，好用温热剂者，乃反能每全于寒证，无他，其守彼虽偏，治此则是。学者能知三阴固有寒邪所为之症，则仲景创法之本意可以了然于心目之间，而不为他说所夺矣。或曰伤寒

① 邪之中人也……或中于阴：语本《灵枢·邪气脏腑病形》。

之病，必从阳经郁热而传三阴，今子谓直伤阴经即入阴经而为寒症，其何据乎？予曰据夫仲景耳。仲景曰“病发热恶寒者，发于阳也；无热恶寒者，发于阴也。发于阳者七日愈，发于阴者六日愈”①。夫谓之无热恶寒，则知其非阳经之郁热矣；谓之发于阴，则知其不从阳经传至此矣；谓之六日愈，则知其不始太阳，而只自阴经发病之日为始数之矣。仲景又曰：伤寒一二日至四五日而厥者，必发热②。伤寒，病厥五日，热亦五日，设六日当复厥，不厥者，自愈。伤寒厥四日，热反三日，复厥五日，其病为进。夫得伤寒，未为热即为厥者，岂亦由传经入深之热邪而致此乎？今世人多有始得病时，便见诸寒证而并无或热者，此则直伤阴经即入阴经者也。苟不能究夫仲景之心，但执凡伤寒则为病热之语以为治，其不夭人天年者几希矣。

（节庵）客有过予而问之曰：甚矣！伤寒之深奥。桂枝、麻黄二汤之难用也，服之而愈者才一二，不愈而变重者尝八九，仲景立法之大贤也，何其方之难凭有如此哉？今人皆畏而不用，以参苏饮、和解散等平和之剂代之，然亦未见其当也。子何与我言之？予曰：吁！难言也，请以经语证之。《经》云：冬时严寒，万类潜藏，君子固密则不伤于寒，触冒之者乃名伤寒耳。其伤于四时之气皆能为病，以伤寒为毒者，以其最成杀厉之气也。中而即病名曰伤寒，不即病者寒毒藏于肌肤，至春变为温病，至夏变为暑病，暑病者热极重于温也③，以此言之，伤寒者乃冬时感寒即病之名，桂枝、麻黄二汤为当时之伤寒设，与过时之温、暑者有何与焉？夫受病之原则同，亦可均谓之伤寒；所发之时既异，治之则不可

---

① 病发热恶寒者……六日愈：语出《伤寒论·辨太阳病脉证并治上》。

② 伤寒一二日……必发热：语出《伤寒论·辨厥阴病脉证并治》。后两句同。

③ 冬时严寒……热极重于温也：语本《伤寒论·伤寒例》。

混也。请略陈之。夫春温夏热秋凉冬寒者，四时之正气也，以成生长收藏之用，风亦因四时之异而成温凉寒热也。若气候严寒，风亦凛冽；天道和煦，风亦温暖。冬时坎水用事，天令闭藏，水冰地冻，风与寒相因而成杀厉之气，人触冒之，腠理郁塞，乃有恶风恶寒之证，其余时月则无此证也，仲景固知伤寒乃冬时杀厉之气所成，非比他病可缓，故其为言特详于此书而略于杂病也，倘能因名以求其实，则思过半矣。不幸此书传世久远，遗佚颇多。晋太医令王叔和得于散亡之余，诠次流传，其功博矣，惜乎以己论混经，未免穿凿附会。成无己因之，顺文注释，并无阙疑正误之言，以致将冬时伤寒之方，通解温、暑，遗祸至今而未已也。温、暑必别有方，今皆失而无征也。我朝宋景濂学士尝叹《伤寒论》非全书，得其旨哉。盖伤寒之初中人，必先入表，表者何？即足太阳寒水之经也。此经行身之后，自头贯脊，乃有头疼脊强恶寒之证，在他经则无此证矣。况此经乃一身之纲维，为诸阳之主气，犹四通八达之衢，治之一差，其变有不可胜言者矣，故宜此二汤发散表中寒邪，《经》曰“辛甘发散为阳”① 者是也，若以此汤通治春温夏热之病，则误之甚矣。曰：伤寒发于冬时，已闻命矣。邪之在表为太阳经也，一经而有二药之分，何耶？曰：在经虽一，然有荣卫之分焉。寒则伤荣，证乃恶寒发热而无汗，脉浮紧，盖浮为在表，紧为恶寒，有寒则见，无寒则不见也，当用麻黄汤，轻扬之剂发而去之，寒邪退而汗出表和而愈矣。曰：紧脉固为寒矣。脉之缓者亦用桂枝汤，又何耶？曰：风则伤卫，卫伤则自汗，缘太阳受风，不能护卫腠理，疏而汗泄，所以脉见浮缓也，脉虽浮缓，其受寒则一，故宜桂枝辛温之药解散寒邪，腠理闭而汗止，表和而愈。又有荣卫俱伤者，二汤亦难用也，故复

① 辛甘发散为阳：语出《素问·至真要大论》。

设大青龙汤。然此药难用，非庸俗得而识也。曰：温、暑既无方法，治之则将奈何？脉证与伤寒有何分别？曰：温、暑虽殊，亦冬时感受寒邪而不即散，在人身中伏藏，历二三时之久，天道大变，寒化为热，人在气交之中，亦随天地之气而化，观仲景以即病之伤寒与过时始病之温暑时令为病之名各异，岂无意哉？治之之方，亦必随时以用辛凉苦寒矣，安得概用冬时治寒辛温之方乎？今无其方者，盖散亡之也。经既称变为温，变为热，则已改易冬时之寒为温热矣，方亦不容不随时改更也。夫温病欲出，值天时和暖，自内达表，脉反见于右关，不浮紧而微数。曰：恶寒否乎？曰：伤寒自冬月风寒而成，外则有恶风恶寒之证，既名为温，则无此证矣。曰：然。则子之言何所据乎？曰：据乎经耳。《经》曰"太阳病，发热不恶寒而渴者，温病也"①，不恶寒则病非因外来，渴则明其自内达表。曰：春夏之病亦有头疼恶寒脉浮者，何也？曰：此非冬时所受之寒，乃冒非时暴寒之气耳。或温、暑将发，又受寒暴，虽有恶寒脉浮之证，未若冬时之甚也，宜辛凉之药通其内外而解之，断不可用桂枝、麻黄之剂矣。曰：温热与伤寒治之不同，既闻命矣。敢问伤寒之在三阳则为热邪，既传三阴则为阴证矣，法以热治，固其宜也，三阴篇以四逆散凉药以治四逆，大承气汤以治少阴，其故又何耶？呜呼！此盖叔和以残缺之经作全书诠次，将传经阴证与直中阴经之阴证混同立论，所以遗祸至今而未已也，姑略陈之。盖风寒之初中人也无常，或入于阴，或入于阳，皆无定体，非但始太阳终厥阴也。或有自太阳始，日传一经，六日至厥阴，邪气衰，不传而愈者，亦有不罢再传者；或有间经而传者；或有传至二三经而止者；或有始终只在一经者；或有越经而传者；或有初入太阳，不作郁热，便入少阴而成真阴

---

① 太阳病……温病也：语出《伤寒论·辨太阳病脉证并治上》。

证者；或有直中阴经而成真寒证者。缘经无明文，后人遂有妄治之失。若夫自三阳传次三阴之阴证，外虽有厥逆，内则热邪耳；若不发热，四肢便厥冷而恶寒者，此直中阴经之寒证也，自前人立说之混，使后人蒙其害者夥[①]矣。夫太阳受邪，行尽三阳气分，传次三阴血分，则热入深矣，热入既深，表虽厥冷，其热邪也，《经》云"亢则害，承乃制"[②]，热极反兼寒化也。若先热后厥逆者，传经之阴证也，《经》云：厥深热亦深，厥微热亦微[③]是也，故宜四逆散、承气汤，看微甚而治之。如其初病便厥，但寒无热，此则直中阴经之寒证也，急宜四逆辈以温之。《经》云"发热恶寒者发于阳也，无热恶寒者发于阴"[④] 也，尚何疑哉？又有日传一经为两感者，传经未终而毙矣。病有标本，治有逆从，岂可概论之乎？曰：阴证之不同，已闻命矣。尝读刘守真书云伤寒无阴证，人伤于寒则为病热，热病乃汗病也，造化汗液，皆阳气也。遍考《内经》《灵枢》诸篇，并无寒证，阴证乃杂病也，叔和误人之耳。守真高明之士，亦私淑仲景者，而议论之异，又何耶？曰：虽守真之明达，盖亦因《伤寒论》以桂枝、麻黄汤通治温、暑之误而有是说，故叮咛云天道温热之时，用桂枝汤必加凉药于其中，免致黄生斑出之患。若知此汤自与冬时即病之伤寒设，不与过时之温、暑设，则无此论矣。观其晚年悟道，著《病机气宜保命集》，其中羌活汤，辛凉之药以治非时伤寒，其妙如神，足补仲景之遗亡，何其高哉！夫《内经》言伤寒即为热病而无寒者，语其常也；仲景之论有寒有热者，言其变也。合常与变而无遗者，所谓道并行而不相悖，适相为用也。此其所以为医家万世之准绳标的也欤。

---

① 夥（huǒ 火）：多。
② 亢则害承乃制：语出《素问·六微旨大论》。
③ 厥深热亦深厥微热亦微：语本《伤寒论·辨厥阴病脉证并治》。
④ 发热恶寒……发于阴：语出《伤寒论·辨太阳病脉证并治上》。

客唯而退，遂请著其说于上云。

（《质疑》①）尝考《素问》之伤寒证治，由阳入阴，悉言为热，至于仲景则寒热兼言，王安道又以仲景三阴寒证为直中阴分之病。夫《素问》之言热者，主于邪气在经，以为法之常；仲景之言寒言热者，主于邪气在胃，以尽法之变，推而至于脉证从舍应否之殊，足补《素问》之所未备，惜其语淆而未莹，读之者不复察，但能明于三阳之同于热，而不能无疑于三阴之互现乎寒也。以言夫证治之在阳经也，如太阳头痛骨疼，恶寒发热，无汗脉浮紧，麻黄汤治之；膀胱腑热，小便不利，五苓散利之；阳明身热目疼，鼻干不卧，脉长，升麻葛根汤扬之；腑实谵语潮热，多汗便闭，三承气下之；少阳胁痛耳聋，口苦寒热脉弦，小柴胡汤和之；结胸、痞满、蓄血诸证，则又陷胸、泻心、抵当等汤除之，三阳证治昭明有如此。至论三阴，复有吐利四逆，腹满腹痛，谵语便秘烦躁等证，则寒热互现而不专于热邪，若有戾于《素问》之旨者，而实则不相悖而反相为用也。盖邪浅而在经者，必郁而为热，此《素问》之所以主其常也；邪深入于胃者，有热而复有寒，此仲景之所以通其变也。何言在经在胃之分也？盖胃气内实者，脾得乎乾运之机，而为之播气于三阴，故热邪但由阳传阴，侵始于经而非径入于胃，故《素问》三阴之热证具焉，治宜泻热涤实，而凡仲景三阴之本于热邪者，证治犹夫《素问》也。若夫胃气内虚者，脾失其健运之令，邪气乘虚而入，邪既入胃则不再传经矣，胃者犹川渎之有海也，水既注海，必不复溢而之川渎也。其虚而未甚者，尚能与邪搏而作里热之证；其虚之甚者，不复能胜其热之伤，因之下陷而里寒之证作矣，斯谓但寒无热，其证多危，则其气之虚脱也。故仲景于邪气在胃而为里热之治也，下之、

① 质疑：明代医家汪宦（字子良，号心穀）所著《医学质疑》。

清之则以黄、硝、石膏之辈；于邪气在胃而为里寒之治也，温之、补之则以参、术、枣、草、姜、附之辈，证治皆主乎胃，而不复分及于三阴之经气。至于证兼表里而迹涉疑似者，则又审轻重，参标本，察虚实而先后缓急之，莫不统之以胃焉。自今观之，有里热之实而为谵语潮热，腹胀满便秘，脉沉实而数者，则宜下，如少阴病，自利清水，色纯青，心下痛，口干燥，宜大承气[①]，厥阴病，下利谵语，有燥屎，宜大承气汤[②]之类是也；有里实热，兼头疼身痛，恶寒发热表证者，则宜先解后攻，如伤寒十三日不解，胸胁满而呕，日晡所潮热，先以小柴胡汤解外，后以柴胡加芒硝下之[③]之类是也；有里实热证重而表证轻者，治宜中外兼解，如十余日热结在里，复往来寒热，与大柴胡汤[④]之类是也；有里虽热而未实者，治宜清之，如烦渴身热不恶寒，脉洪大，白虎汤[⑤]，太阳少阳合病自利，黄芩汤[⑥]，厥阴下利欲饮水，里热也，白头翁汤[⑦]之类是也；有里热而似寒者，亦宜清之，“伤寒脉滑而厥，白虎汤主之”之类也；有热上传心肺者，治宜清上，少阴二三日，心烦不眠，黄芩阿胶汤[⑧]，伤寒六七日，大下后手足厥，咽喉不利唾脓血，麻黄升麻汤[⑨]之类是也，此皆里热之治主乎胃者也。若里寒之甚，而为呕吐下利，清谷厥冷，时腹自痛，小便清白脉沉微之属，

---

① 少阴病……宜大承气：语本《伤寒论·辨少阴病脉证并治》。

② 厥阴病……宜大承气汤：语本《伤寒论·辨厥阴病脉证并治》。

③ 伤寒十三日……柴胡加芒硝下之：语本《伤寒论·辨太阳病脉证并治中》。

④ 十余日……与大柴胡汤：语本《伤寒论·辨太阳病脉证并治下》。

⑤ 烦渴身热……白虎汤：语本《伤寒论·辨太阳病脉证并治上》。

⑥ 太阳少阳……黄芩汤：语本《伤寒论·辨太阳病脉证并治下》。

⑦ 厥阴下利……白头翁汤：语本《伤寒论·辨厥阴病脉证并治》。下句同。

⑧ 少阴二三日……黄芩阿胶汤：语本《伤寒论·辨少阴病脉证并治》。

⑨ 伤寒六七日……麻黄升麻汤：语本《伤寒论·辨厥阴病脉证并治》。

则宜温之，如自利不渴者属太阴，脏有寒也，四逆辈温之①，呕吐涎沫，头痛者，吴茱萸汤主之②之类也；有里寒而似热者，阴盛格阳也，如少阴下利清谷，手足厥冷，脉微欲绝，反不恶寒，面赤，或口干咽痛，通脉四逆汤主之③之类也；有里寒而兼虚者，宜补中温中，如“少阴二三日，口中和，背恶寒，附子汤”，“恶寒，脉微，复利，利止亡血也，四逆人参汤”④ 之类是也；有里寒而兼表证者，宜先温后解，如：下利腹胀满，身体疼痛，先温其里，四逆汤，后攻其表，桂枝汤⑤类是也；有里寒轻而表证重者，宜汗表兼温，如“少阴二三日，微发汗，麻黄附子甘草汤”⑥，“少阴始得之反发热脉沉，麻黄附子细辛汤”类是也，此皆里寒之治主乎胃者也。是知《素问》言热者，以其在经也；仲景兼言寒者，以其在胃也，义博而法殊，实相为出入，不可偏废者也。王安道谓伤寒传变有热无寒，仲景三阴之言寒者乃直中阴经寒证耳。夫直中之寒证，由正气虚甚，腠理疏豁，邪气乘虚卒然直入脏腑之内，无分经络，一身并受，治以附子、理中之属者也；仲景三阴之寒则大异，是必久而后变，如少阴脉紧，至七八日下利脉暴微⑦是也，且多有表证之兼，是症虽与直中类，其所伤所治则大异，岂可混而不晰乎？抑《素问》有云：三阳经络皆受病，未入于脏者，

① 自利不渴者……四逆辈温之：语本《伤寒论·辨太阴病脉证并治》。

② 呕吐涎沫……吴茱萸汤主之：语本《伤寒论·辨厥阴病脉证并治》。

③ 少阴下利清谷……通脉四逆汤主之：语本《伤寒论·辨太阴病脉证并治》。后句同。

④ 恶寒……四逆人参汤：语本《伤寒论·辨霍乱病脉证并治》。

⑤ 下利腹胀满……桂枝汤：语本《伤寒论·辨厥阴病脉证并治》。

⑥ 少阴二三日……麻黄附子甘草汤：语本《伤寒论·辨少阴病脉证并治》。下句同。

⑦ 少阴脉紧……利脉暴微：语本《伤寒论·辨太阴病脉证并治》。

可汗而已①。此脏亦指胃而言，即形脏四之脏也。又云：盛则泻之，虚则补之，不盛不虚，以经取之②。盖亦谓邪气在胃，始有虚盛之分。若未入乎胃，则里无虚盛，但主治在经而已。然则经与胃之分久矣，诚为伤寒之大要也，学者苟能明此，则仲景三百九十七法，自触类可通矣。

（亮宸）夫人之所以生者，阳气也，六气之中，寒为阴邪，杀物莫过焉，正以其伤人之阳故耳。所受之寒邪有微甚，而人之阳气有盛衰，阳气盛者，邪加于身，则郁而化热，其在太阳，一汗而愈，若不已，邪渐入渐深，热亦愈郁愈甚，始太阳，而阳明，而少阳，而阳明入腑，而三阴，遂为亢极之阳，阳亢极亦有死道，然阳常主生，苟非阴绝，一下，气通即愈。故虽病甚至于囊缩，而《内经》谓之可下而已③，所谓“热虽甚，不死”，阳故也。其阳气虚者，本气原寒，复受阴邪，两阴相合，或始自太阳，不能化热，即入少阴，如《太阳篇》云：病发热头痛，脉反沉。若不瘥，身体疼痛，当救其里，四逆汤④，此即太阳入少阴之证。或始即入三阴，以阴遇阴而成真阴证，吐利厥逆诸证作而死速矣。太阴无死证，为阴之微；少阴厥阴多死证，为阴之盛。厥阴发热不死，为阴极而阳生，故厥逆死而痈脓便血不死也。《内经》六经辨证只论传邪热病之常，故谓之《热病论》，盖引而未发意藏热甚不死一语中。至仲景阅世多而处变备，故于三阴论中，详论死状，治法甚悉，意其宗族入建安来，伤寒死者十七，未必非庸医妄执《内经》“可下而已”一语杀之，是以三阴首篇，详切言之，正补《内经》之未及也。然三阴亦有始寒终热者，如少阴有黄连阿胶汤、白头

---

① 三阳经络……可汗而已：语本《素问·热论》。
② 盛则泻之……以经取之：语出《灵枢·经脉》。
③ 可下而已：语本《素问·热论》。后句同。
④ 病发热头痛……四逆汤：语本《伤寒论·辨太阳病脉证并治中》。

翁汤、大承气汤诸证，厥阴有热深厥深之辨，此为得阳而愈，大抵非死证也。后人读《内经》与仲景之书，不得其所以合，又不得其所以分，徒疑大圣大贤何其牴牾若此？不知成氏以《内经》传邪之热注仲景三阴自病之寒，奉议虽识之而语焉不详，至河间直以三阴为杂证设，非为伤寒设，呜呼！何其敢于杀人之甚耶？后之贤者，有志救时，必熟读详味本论，反复寻绎，自有以得其意旨所在。其后诸贤著论虽多，比之爝火①萤光补太阳之末照，然苟深得仲景之微，后人之法亦有与仲景相视为莫逆者矣。

（观子）仲景，万世规矩准绳也。读仲景书，将以为方圆平直，不可胜用也，往往复扞格难通，何哉？大抵难明易误之由有三焉，不析乎此，鲜不触径成碍，而仲景之书终流于莫能读、莫能用矣，则请著之。一在温、暑、异气诸病之无方可据也。冬时严寒，感而即病，特伤寒之一端耳。若语其详，极其变，有邪同而病异者矣；有邪同病同而时异者；有邪同病同时同再感他邪之异者；有感于他邪，证状绝似，又非伤寒者矣，故虽连类并及之，其病名已自不同。病名既不同，施治更不同也。仲景一则曰其病相似治有殊，再则曰为治不同，曷尝不深切著明哉？不幸温暑诸病，既与伤寒鼎埒②，温、暑诸方，百不存其一二，于是欲倚仲景之章程而茫无畔岸矣，然此亦散亡之无可如何者，粗工汹汹，以为仲景之神奇，即六经各方已足治之而无余。夫药本去邪，方由病设，药病未宜，即合用方中尚有轻重加减诸法，奈何以异病之治，无穷之变，而谓惟尽之一证之施乎？使诚入腑当除，里寒可温，坏证待救，亦有不越范围而可通用焉者，若既无与于风寒营卫，又无待乎解肌发表，不问邪由之悬异，证状之殊别，而徒恃

① 爝（jué 爵）：火把。
② 埒（liè 烈）：同等，并列。

麻桂类以当伤寒之各变，其滋祸乎？能不滋祸耶！所以无唏乎其为散亡，则虽仲景所未尽传，自可补缺遗而不致舛谬，惟必目为全书而谓温、暑、异气诸病之治已不越伤寒即病之治，有不为圆凿方枘[①]者哉？则非仲景书之难明，而人之自致误者已一。一在三阴或热或寒之为论不同也。《内经》于伤寒但称热病，仲景序传阴亦只热邪，似非发热不为伤寒，非传邪不入三阴矣。乃无热但寒之阴证后世滋多而圣经未之言，仲景言之而《序例》未之详，果何以不侔若是耶？考《灵枢》言邪之伤人悉矣，皆不外三阳经络，所谓"中于阳则溜于经，中于阴则溜于府"[②] 而已。又言邪之中人脏矣，入房伤肾[③]之类，亦不过阴阳俱感，中外皆伤，邪乃得住而已，从未有至表气荡然，脏伤近死之危如是者。且二经之言病态夥矣，虽一噫一嚏，一梦一欠之微，靡不委曲详尽，何反复至篇终而于应热反寒五死一生之伤寒曾不一语为之剖别耶？我知之矣。此实古今形气病气不同之所致，未可一视并论也。何也？茹毛饮血，巢居穴处，生禽兽之间，邪不能入者，上古之世也，从轩岐时视之，形体已一大异矣。虻虫、水蛭、强人大附子一枚、石膏如鸡子大者，仲景之世也，从当今时较之，形体又一迥殊矣。则由仲景时以求中古强弱厚薄，焉有不相去远者？夷考其际，如伏羲在位百五十年，神农百四十年，黄帝少昊皆百年，高辛寿百五岁，尧百十七岁，舜百十岁，禹百六岁，即年寿以观，皆不仅后世耆傅耄耋之享龄，则其形质元气之庞厚原非下此衰薄之比，故邪风厉寒之婴沴，其营卫犹能抵御，病亦不过伤自经络，必不至外气无复存，而直趋根蒂之地。六腑与经络气周护于外，犹城郭

① 枘（ruì 瑞）：榫子。方枘圆凿，形容格格不入。
② 中于阳……溜于府：语出《灵枢·邪气脏腑病形》。
③ 邪之中人脏矣入房伤肾：语本《灵枢·邪气脏腑病形》。

也；五脏之气根株于内，犹宫掖也。凡病必始自经腑受伤，久而不已，内连五脏者，受病之正也。若病起即脏气受伤者，证之深，病之变也，犹城郭无复守御，而宫掖直受侮也，非衰世根本先拔，不至是。在上古风气雄厚，形质强伟者，必不至病此。所以耳目前之大疾，前人若绝不知复有此一症者，必其时未至病此，古经遂无明文也。又如东垣深悟阳气之衰弱，制为补中益气汤，为近世之要剂，亦非前人智有所不逮，赖东垣始显也，盖皆今昔元气不同所致。古之气强，鲜病是者；今则气薄，非此不可矣。于此见世日降，气日萧者，类如是耳。逮乎季汉，形化日漓①，于是阳弱暴危之病始多矣，然不入之《例》篇者，古昔所无，前圣未言，安敢以近世之治效杂之推本经文之中也？后人昧此，反疑《序例》或叔和所作。噫！《序例》果出自叔和，其如仲景于即病伤寒外，未尝再研一证何？则非仲景之难知，而人之自致误者又一。一在麻黄、桂枝之贵善求其用也。营卫，人身之纲领，麻桂，汤液之渊源，似宗仿仲景者，非此莫尚矣。考风伤之于桂枝，亦有无可代者，若麻黄、大青龙类，得毋酌剂其宜乎？夫药本依病而设，轻重铢两未有不视夫邪气者。仲景既立桂枝麻黄矣，又设一二、各半、去桂、去芍诸剂；可汗矣，又审尺中迟、阳脉微、疮家、淋家等忌，圆机活法，惟其宜而已矣。孙真人曰：凡用药必随土地所宜，江南岭表，其地暑湿，其人肌肤脆薄，腠理开疏，用药轻省；关中河北，地土刚燥，其人皮肉坚硬，腠理闭塞，用药重复。噫！此正方宜异治之妙用也。河山两畛之间，大抵北地高寒，阴气常在，未冬先寒，夏不极暑，至冬严寒，严寒故邪毒烈，不极暑，阴常在，故腠理坚密，而又土厚质刚，非峻猛之剂奚能胜任？南方则所谓下者为阳，热气常在者也，腠疏故不必重表，寒轻则其邪易去，

① 漓：浅薄，虚浮。

多暖则温热药不相宜，而乃欲以燕秦晋豫之治漫施于荆吴梁越之邦，宜乎？否乎？使不悟夫古今形质已绝不同，各方中每味必三两，多者至六两、八两。夫三两依汉法折算，亦得今数一两，以三服分之，是每味三钱三分矣，况六钱八钱余者乎，是知后人薄弱，远去古人也。南北气候又各不同，一州之间高下顿殊，一人之身强羸忽异，而第守一法以施之，则非仲景之有时法穷，而人之自致误者又一。昧此三者，凡于伤寒之大纲大要犹未能了了，况言之所未尽，意之所难通以相引伸触类者乎？嗟夫！仲景诸方，有无所用其殊异者，万世守而勿易，可也；有施之古，未可施之今，为此地设，不为异地设者，则审地、审人、审时之必不可废也。不知师仲景之妙者，犹无规矩准绳以为方圆平直者也；仅知师仲景，不能变通合宜者，犹索骥于图，锲剑于舟者也。世之研求仲景者已无几矣，况得其微，不泥其迹，化于法之内，以游于法之外者乎？此古今之甚难其人欤！

原　治

（《南阳》）古人治伤寒有法，非杂病之比，六经各异，阴阳传受，日数浅深，药剂温凉，用有先后，差之毫厘，轻者危殆矣。伤寒惟两感不治，其余证候，虽感异气，能消息之，无不愈者。其有差失，仲景所谓医杀之耳。知其法者，若网在纲，如此而汗，如此而吐，如此而下，桂枝、承气、瓜蒂、四逆，用之无不取瘥。惟其应汗而下，为痞为结胸为懊侬；应下而汗，为亡阳为谵语为厥竭；又有当温反吐，疗热以温，变症百出，无复纪律，扰扰万绪矣。

（节庵）治伤寒，业擅专门，诚为重寄，论死生易如展掌，利莫苟图。杂证缓可取方，伤寒专在活法。原伤寒有《活人书》《明理论》《指掌图》《伤寒论》，其中有论缺方者，有方失论者，有脉无证者，有证无法者，非仲景之全书也。今庸俗治伤寒，一二日不问属虚、属实，便用麻黄、桂枝之类汗之；三四日不问在经、在腑，便用柴胡之类和之；五六日不问在表、在里，便用承气类下之，以致内外皆虚，变证蜂起。殊不知人之表里虚实不同，邪之传变各异，岂可以日数为准？盖风寒初中人无常，或入于阴，或入于阳，本无定体，非但始太阳终厥阴论也。或有自太阳始，日传一经，六日传至厥阴，邪气自衰，不传而愈者余与前文同；或有证变者，或有脉变者，或有取证不取脉者，或有取脉不取证者，缘经无明文，未免有妄治之失，前人立法既差，后人蒙害者多矣。夫桂枝、麻黄二汤，仲景原为冬时正伤寒立也，今人乃以之通治非时暴寒温暑；又将传经阴证与直中阴经阴证混同立论，岂不误乎？暴寒温暑必别有方，直中传阴必各有法，今皆亡失而无征也。古人之书，引领后进，书不尽言，言不尽意，说其大概，要在学者心领神会，活泼泼地如珠走盘，但见太阳症者宜直攻太阳，见少阴证者直攻少阴，此活法也。仲景又云日数虽多，但有表症而脉浮者，尤宜汗之；日数虽少，但有里症而脉沉者，尤宜下之，此先贤之确论也，切不可执定一二日发表，三四日和解，五六日攻下，此庸医执死法也。务俾审脉验症，辨名定经，一一亲切无疑，方可下手。真知其为表邪而汗之，真知其为里邪而下之，真知其为直中而温之，如此而汗，如彼而下，又如彼而温，桂枝、承气投之不瘥，姜附、理中发而必当，七剂少差，死证立见，可不深思而熟虑哉？仲景取方立论甚严，曰可温、曰可汗、曰可下、曰和解、曰少与、曰急下，与夫先温其里乃攻其表，先解其表乃攻其里，得其纲领者不难也，如响应声，如影随形，见病者则目识心通矣。嗟乎！常病用常法，夫谁不知？设有感冒非时暴寒而误作正伤寒者，非时，四时不正之气；伤寒，冬月杀厉之气。有劳力感寒而误作真伤寒者，劳力，内伤原气；伤寒，外感贼邪。有杂症类伤寒而误作伤寒治者，有直中阴经真寒症而误作传经热证者，有温、热病而误作正伤寒者，温、热，不即病；正伤寒，即病。有夹阴中寒误作正伤寒者，夹阴者因房劳肾虚，必有足冷脉沉之异。有内伤食阴误作外伤寒者，生冷，温中；伤寒，发表。有如狂误作发狂者，蓄血每见如狂，发狂邪热深重。有血症发黄误作湿热发黄者，腹满小便利，蓄血也；色如烟火熏，一身尽痛，小便不利，湿黄也。有蚊迹误作发斑者，蚊迹者，肾虚，勿服凉药，逼其无根之火熏肺而然；斑者，胃经热毒，或失下，或下之太早，或服热药多。有动少阴血误作鼻衄者，有谵语误作狂言者，一数数更端，一叫号怒骂。有独语误作郑声者，一无人则言，一频频谆复。有女劳复误作易病者，有短气误作发喘者，有邪气痞满误作结胸者，有哕逆误作干呕者，哕者呃也，干呕者空呕无物也。有结热硬痛下纯清水误作清谷寒利者，有并病误作合病者，有正阳明腑病误作经病者，腑在里，宜下；经在表，宜汗。有阴躁误作阳狂者。阴躁，脉沉足冷，饮水不得下咽；阳狂，脉实，大渴饮水。

（士材）有太阳症无脉而便认为死症者，有里恶寒而误作表恶寒者，有表热而误作里热者，有少阴病发热而误作太阳者，有标本全不晓者，此数件，庸俗但一概妄治，此犹杀人不用刃耳，非惟误人事大，抑且阴陟①非轻。吾老②于伤寒一科，实得仲景之旨，虽无万全之功，十中可活八九。曾撰《琐言》诸书，今复将家秘语录不传之妙逐一告诫，但能遵吾所著方论而行，万不失一，自不与庸医伍矣。

予谓初学之士，先熟药性，次明经络，再识病名，然后讲解脉理，以证其所生之病，病证脉相同，药无不应矣。病家云发热

---

① 阴骘（zhì 治）：阴德，阴功。

② 老：精通熟悉。

恶寒，头项痛腰脊强，则知病在太阳经也；身热目痛，鼻干不得眠，则知病在阳明经也；胸胁痛耳聋，口苦舌干，往来寒热而呕，则知病在少阳经也；腹满咽干，手足自温，或自利不渴，或腹满时痛，则知病在太阴经也；引衣蜷卧，恶寒，舌干口燥，则知病在少阴经也；烦满囊缩，则知病在厥阴经也；潮热自汗，谵语发渴，不恶寒反恶热，揭去衣被，扬手掷足，或斑黄狂乱，不大便，则知病在正阳明胃腑也。设若脉证不明，误用麻黄，令人汗多亡阳；误用承气，令人大便不禁；误用姜附，令人失血发狂，正为寒凉耗其胃气，辛热损其津液，燥热助其邪热，庸医杀人，莫此为甚。伤寒之邪，实无定体，或入阳经气分，则太阳为首，其脉必浮，轻手便得；或入阴经血分，则少阴为先，其脉必沉，重手方得。浮而有力无力，是知表之虚实；沉而有力无力，是知里之寒热；中而有力无力，是知表里缓急。脉有浮沉虚实，证乃传变不常，治之之法，先分表里寒热阴阳虚实标本。先病为标，先以治其急者，此为上工也。问证以知其外，察脉以知其内，全在活法二字，若同而异者，明之；似是而非者，辨之。在表者汗之散之，在里者下之利之，在上者因而越之，下陷者升而举之，从乎中者和解之，直中阴经者温补之，阴症似阳者温之，阳症似阴者下之，阳毒者分轻重下之，阴毒者分缓急温之，阳狂者下之，阴厥者温之，湿热发黄者利之下之，血症发黄者清之下之，发斑者清之下之，谵语者下之温之，痞满者消之泻之，结胸者解之下之，太阳似少阴者温之，少阴似太阳者汗之，衄血者解之止之，发喘者汗之下之，咳嗽者利之解之，正伤寒者大汗之大下之，感冒暴寒者微汗之微下之，劳力感寒者温散之，温热病者微解之大下之，此经常之大法也。有病一经，已用热药而又用寒药，如少阴症用白虎汤、四逆散寒药，又用四逆汤、真武汤热药者，庸俗狐疑，讵能措手哉？呜呼！能察伤寒之正名，得伤寒之方脉，如此亲切，乃为良医，病奚逊哉？须分轻重缓急，老少虚实，久病新发，妇人胎产，室女经水，大凡有胎产而伤寒者不与男子同治法，无者治相同。妇女经水适来适断，寒热似疟者，即是热入血室，但当和解表里。久病者过经不解，坏病也。新发者，始病也。老者气血衰，少者气血壮。缓者病之轻，急者病之重。寒药热服，热药凉服，中和之剂温而服之，战汗分为四症，要知邪正盛衰，类伤寒数症，照常法则治之，虽云发蒙，实登仲景之阶梯也。

伤寒汗下温之法最不可轻，据脉以验症，问症而对脉。太阳者阳症之表也，阳明者阳症之里也，少阳者二阳三阴之间，太阴少阴厥阴又居于里，总谓之阴症也。发于外则太阳为之首，发于内则少阴为之先。太阳恶寒而少阴亦恶寒，但太阳之脉多浮，少阴之脉沉细，与其他症状亦自异也。发热恶寒，身体疼痛，或自汗，或无汗，是为表症，可汗。不恶寒，反恶热，口燥咽干，壮热腹满，小便如常而大便秘结，是为里症，可下。厥冷囊蜷，自利烦躁而无身热头疼，是为阴症，可温。浮洪紧数，此表症之脉；沉实滑数，此里症之脉；微细缓弱，此阴症之脉。在表者邪传于营卫之间，在里者邪入于胃腑之内。胃腑之下，少阳居焉。若传之阴，则为邪气入脏矣。荣卫固为表也，胃腑亦可为表也，然以脏腑而分表里，则在腑为表，在脏为里，胃取诸腑，可以表言。若合荣卫脏腑而分之，则表者荣卫之所行，里者胃腑之所主，而脏则又深于里矣。审脉问症，辨名定经，真知其为表邪汗之，真知其为里邪下之，真知其为阴病温之，若网在纲，有条不紊，则知古人立法甚严，而汗下温之不可轻矣。《经》云伤寒六七日，目中不了了，无表症，脉虽浮亦有可下①者，少阴病二三日无里病，

① 伤寒六七日……亦有可下：语本《伤寒论·辨阳明病脉证并治》。

亦有可汗[1]者，阴症四逆法当用温，而四逆散用寒，是知医在九流之中，非圆机之士不足语也。脉虽浮而亦可下者，无表证，六七日不大便，借使大便不难，其敢轻下之乎？少阴病亦有发汗者，少阴本无热，反发热而表犹未解，故用温药微取其汗，借使身不发热，其敢轻汗之乎？四逆汤用姜附，四逆散用柴枳，一寒一热，并主四逆，固不侔矣，然传经之邪与阴经受邪初病便厥者不同，四逆散用药寒，主先阳后阴也；四逆汤用药热，主阳不足而阴有余也。若张氏之论日数，则曰日数虽多，但有表症而脉浮者，犹可发汗；日数虽少，若有里症而脉沉实，即须下之，此日数之不可拘也。至如阳极发厥，阴极发躁，阴症似阳，阳证似阴，差之毫厘，谬以千里，可不深思而熟虑哉？发表之药用温者，表有邪，阳虚阴盛也；攻里之药用寒者，里有邪，阴虚阳盛也；温里之药用热者，脏有病，阳不足阴有余也。

伤寒无出于仲景书，但文字深奥，非浅学可仿佛，况残缺颇多，晋人作全书诠次，其中不可晓处十有四五，苟未能统之有宗，会之有源，未易窥测，临病之际不能无惑；必须破的而后用，又恐病危有所不逮，既不可不救，又不可失之苟且，今具此数事以备缓急之用，非博雅通儒之所尚。

伤寒言证不言病者，厥有旨哉。证之一字，有明证、见证、对证之义存焉，如妇以证奸，赃以证盗，刃以证杀，不得辞而无所逃其情矣。且人之心肝脾肺肾在身中藏而不见，若夫口鼻耳目则露而共见者也，五脏受病，人焉能知之？然有诸中必形诸外，肝病则目不能视，心病则舌不能言，脾病则口不知味，肺病则鼻不闻香，肾病则耳不听声，以此言之，证亦亲切矣。况邪之中人，受之必有经络部分，一或伤之，本经之症见矣，更能以脉参之，

① 少阴病……亦有可汗：语本《伤寒论·辨少阴病脉证并治》。

岂有差忒哉？吾故曰伤寒言证耳。

太阳膀胱寒水，非发汗不能愈，故桂枝、麻黄以助阳祛邪，惟风寒初客在表，宜此药以温散之，若无头痛恶寒及非冬时不可用。阳明胃，非通泄不能除，必用大黄、芒硝以疏利阳热，此言表证已罢，热归阳明之本也，若恶寒表邪尚在，不可下也，冬时亦宜用，不可拘忌。少阳胆，无出入之道，柴胡、黄芩、半夏能利能汗，消解血热。太阴脾土，性恶寒湿，非干姜、白术不能燥湿也。少阴肾水，性恶寒喜燥，非附子不能温润。厥阴肝木，藏血荣筋，非芍药、甘草不能滋养。此用药经常之道也。

标本逆从之既明，五剂之药须用识，且如表汗用麻黄，无葱白不发；吐痰用瓜蒂，无豆豉不涌；去实热用大黄，无枳实不通；温经用附子，无干姜不热，甚则以泥渍水及葱白煎之。竹沥无姜汁不能行经络，蜜导无皂角不能通闭结。非半夏、姜汁不能止呕吐，非人参、竹叶不能止虚烦，非小柴胡不能和解表里，非五苓散不能利小便，非花粉、葛根不能消渴解肌，非人参、麦冬、五味不能生脉补元，非犀角、地黄不能止上焦之吐衄，非桃仁承气不能破下焦之瘀血，非黄芪、桂枝不能实表间虚汗，非白术、茯苓不能去湿助脾，非茵陈不能除黄疸，非承气不能定发狂，非枳桔不能除痞满，非陷胸不能开结胸，非四逆不能治阴厥，非人参白虎不能化斑，非理中乌梅不能治蚘厥，非姜附不能止阴寒之泄利，非大柴胡不能去实热之妄言，此用药之大法也。

（复庵）论中有称太阳经病者、太阴经病者，又称伤寒者、中风者，有但称厥者、下利者，有但称病人者。凡称某经者，盖以邪中其经，故以经名之，非特谓伤寒之候，谓兼有杂症也。凡云伤寒而不云经者，非杂病也，谓六经俱有之证，难以一经拘之。中风者亦然。凡云下利及厥与夫称病人等名证者，谓六经伤寒、中风、杂病等候俱有是病也。叔和类证编入各经，故有所未当者，如：下利有谵语者，有燥屎也，宜小承气汤①，叔和编入厥阴下利条内，若以证言之，正当属阳明也，似此者非一，致令后人拘于六经，妄分寒热，有乖圣道。夫善治病者，须要详辨太阳传经之邪，各经直中之邪，曾无汗吐下之症，火逆水喷之证，结胸发黄血谛痞利厥逆之证。如中风、伤寒、杂病之候，一切之疾，不拘六经，但分表里。盖六经俱有表里二证，但有表证即宜发汗，但有里症即宜下，或表里二症俱见，则宜以攻里之药，发汗分表里病症多少用之，病在半表半里者和解之，此传经之治也。杂病寒症在表者辛温汗之，寒中里者大热之剂救之，亦不过明其表里而已矣。

大凡初服药时无是证，服药后而生斯证者，《经》曰若吐若汗若下后之证是也，即坏病也，当看何逆而救治之。若初病有是证，服药后只是原证，不见新有证候者，只是病未退，仲景所谓服汤一剂尽，病证犹在者，更作服②是也。汗下同法。清碧杜先生曰阳热病难疗，阴寒病易治。盖热者传经，变态不一；阴寒不传，治之亦一定法耳。仁安严先生云凡医他人治过伤寒，须究前证曾服何药，倘证候交杂，先以重者为主，次论轻者。假如传经之邪，治有三法：在皮肤者汗之，在表里两间者和解之，在里者下之，此自外入内之治也。至若体虚之人，交接阴阳，饮食不节，则里虚中邪，又非在表可汗之法，必用大热之剂温散，《经》曰：阴中于邪，必内栗也③。表气微虚，里气失守，故使邪中于阴也，方其里气不守而为邪中，正气怯弱，故成栗也。经言：寒则伤荣。荣者血也，血寒则凝而不行，致四肢血气不接而厥，身体冷而恶风

---

① 下利有谵语者……宜小承气汤：语本《伤寒论·辨太阴病脉证并治》。

② 服汤一剂尽……更作服：语本《伤寒论·辨太阳病脉证并治上》。

③ 阴中于邪必内栗也：语本《伤寒论·辨脉法》。下句同。

寒，附子干姜适得其当。若寒退而热毒内攻，目中不了了，下利清水，腹满，又有急下之法，此论少阴之治法也。若寒退而手足厥，乍热乍凛，腹中痛而小便不利，又有四逆散之治法，所谓少阴传变与太阳相同者，此也。

大抵治伤寒必须审证施治，有脉与症相合者则易于识别，若脉证不相符，却宜审的缓急治之，但凭证亦不可，但凭脉亦不可，务要脉证两得，方为尽善。上工治尤甚者为急，故有但凭证而不凭脉者，有但凭脉而不凭症者，如《经》曰脉浮大，心下硬，有热，属脏者攻之，不令发汗，此又非表邪可汗之脉法也；如脉促为阳盛，若下利，喘而汗出，用葛根黄连汤，若厥冷脉促为虚脱，非灸非温不可，此又非阳盛之脉法也；如阳明脉迟不恶寒，身体濈濈汗出，则用大承气，此又非诸迟为寒之脉法也；少阴病始得之反发热脉沉，麻黄附子细辛汤微汗之，此又非脉沉在里之脉法也。但“不恶寒”三字为主，《经》虽云桂枝下咽，阳盛则毙①，此定法也，如谵语而恶寒，必用桂枝先解之，已而下之，但以有表无表为辨耳，此仲景但凭证不凭脉之治法也。如《经》所谓“结胸证宜下之，其脉浮者不可下”②，此又非“发热七八日，虽脉浮数者可下之”③ 之证也；谵语发潮热，脉滑而疾者，小承气，因与一升，明日不大便，脉反微涩者，不可更与承气也，此又非汤入腹中，转矢气者乃可攻之之证也；发热恶寒，脉微弱，尺中迟者，不可汗④，此又非在表宜汗之证也，此仲景凭脉不凭证之治

---

① 桂枝下咽阳盛则毙：语本《伤寒论·伤寒例》。

② 结胸证宜下之其脉浮者不可下：语本《伤寒论·辨太阳病脉证并治下》。

③ 发热七八日虽脉浮数者可下之：语本《伤寒论·辨阳明病脉证并治》。

④ 发热恶寒……不可汗：语本《伤寒论·辨太阳病脉证并治中》。

法也。盖以脉而知病之浅深，其证之必然者也。圆机之士，临病消息，脉证既决，又何难焉？医之玄微，其在斯乎。

凡发汗，但欲遍身溅溅，不欲如水淋漓。凡下药进一服后，如人行十里许，未通，方进次服。已通之后，不必再服尽剂。伤寒用药不可轻易，解表虽当用桂枝、麻黄，亦且先用芎、芷、朴、术，如和解散、芎芷香苏饮加苍术之类；攻里虽当用大承气、大柴胡，且先用小承气、小柴胡；阴症虽合用四逆汤，且用理中汤；欲用真武汤，且用三白汤，庶不失古人重敌之意。若症候已危，机不可失，勿拘此说。

感冒为病，亦有风寒二症即是。伤寒外证，初感之轻者，故以感冒名之；若入里而重，则是正伤寒。初感用药与太阳症亦同。今病人往往恶言伤寒，不知轻则为感，重则为伤，又重则为中，有其病而讳其名，甚为无义，特以俗呼为大病，故讳言之耳。

春病曰温，夏病曰热，不出此诸证，但因时而异其名耳。其时有不正之气，感袭于人，因得时气之名，今俗总呼为伤寒，只是天气向热，古人有用热远热之戒，桂枝汤宜加黄芩，五积散宜加升麻、石膏、知母；其真武汤乃阴症之先剂，或未敢遽用熟附，则不若生附为稳，或半生半熟，若其人多痰，附子尤宜生用。寻常感冒，和解散、香苏饮、不换金正气散、对金饮子、养胃汤，皆是手面表散之剂，解肌热及上焦热，参苏饮、败毒散、百解散、十神汤类选用。

北人初得病，以苍术、麻黄相半并用，为发汗第一义，才觉壮热，便用防风通圣散，南北殊俗，其禀受素实故也。

有汗下而热不退，多用凉肌药而又不退，动致半月或兼旬者，乃是阳气离经，不能复还，客于皮肉之间，病此甚众，当调补收敛之，不可用辛热重剂药。又病六七日，候至寒热作汗之顷，反大躁扰，复得汗而解，盖缘候至之时，汗已成而未彻，或者当其躁扰，误用冷剂，为害非轻，不可不审也。

有微恶风微发热，起居饮食自如常，但不甚轻快，又不可过用表剂，若投以和解养胃清金之类不效者，宜神术散。有阳症下后，热退脉平，而神思恍惚，昏昏不知痛痒处，不省人事，如痴如喑，不可谓其为虚，妄投补剂，只一味参汤，或不药亦自愈。

传经

（海藏）阳中之阳水，太阳是也，为三阳之首，能循经传，亦能越经传。阳中之阳土，阳明是也，阳明为中州之主，主纳而不出，如太阳传至此，名曰循经传也。阳中之阳木，少阳是也，上传阳明，下传太阴，如太阳传至此，为越经传也。阴中之阴土也，太阴是也，上传少阳为顺，下传少阴为逆，如传少阴为上下传也，太阳传此为误下传也。阴中之阳①水，少阴是也，上传太阴为顺，下传厥阴为逆，如太阳传此乃表传里也。阴中之阴木，厥阴是也，上传少阴为实，再传太阴为自安也。太阳，巨阳也，为诸阳之首，渴者自入于膀胱也，名曰传本，传阳明胃者为循经传，传少阳胆者为越经传，传少阴肾者为表传里，传太阴脾者为误下传，传厥阴肝者为循经得度传，盖三阴不至于首，惟督与厥阴上行与太阳相接于巅，故曰得度，是为太阳六传也。

（仁斋）夫伤寒六经为病，阴阳虚实，或冷或热者，无非客邪之所为也。其阳邪传者常也，阴邪传者变也。阳邪以日数次第而传者，如一二日太阳，至六七日厥阴也，七日经尽，当汗出而解；七日不解，谓之再经；二七日不解，谓之过经；过经不解则为坏病。华佗云：伤寒一日在皮，二日在肤，三日在肌，四日在胸，五日在腹，六日入胃，乃传里也。其在皮肤者汗之，在肌肉者和

① 阳：当是“阴”之误。

之，在胸者吐之，在腹入里者下之。又《伤寒赋》曰：一二日可发表而散，三四日可和解而痊，五六日便实，方可议下。其治例颇同也。殊不知此皆大约之法，言常而不言变也。盖寒之中人，初无定体，或中于阴，或中于阳，经言一二日发热脉沉者少阴病①，又一二日口中和背恶寒者少阴病，此皆直中阴经之寒，非常而为变也。《活人书》曰凡寒邪自背而入者，或中太阳，或中少阴，自面而入者则中阳明之类，亦不专主太阳也；又曰寒邪首尾只在一经而不传者有之，有间传一二经者，有传过一二经不再传者，亦有足经冤热而传入手经者，有误服药而致传变者，多矣。故《经》曰太阳病，脉浮紧，身疼痛，发热七八日不解，此表证仍在，当发其汗②，又“少阴病得之二三日，口燥咽干者，急下之”③，此皆不以日数言也。守真曰谁敢二三日便以大承气下之？盖圣人书不尽言，言不尽意，说其大概而已。太阳，诸阳之首，传变居多，且热邪乘虚则传，若经实则不受邪而不传。太阳水传阳明土，乃妻传夫，谓之微邪；阳明土传少阳木，亦妻传夫，微邪也。少阳木传太阴土，乃夫传妻，谓之贼邪；太阴土传少阴水，亦夫传妻，贼邪也。少阴水传厥阴木，乃母传子，谓之虚邪；太阳水间传少阳木，亦曰母传子，虚邪也。太阳水越经传太阴土，为微邪，又曰误下传也。太阳水传少阴水，乃阴阳双传，即两感也。太阳水传厥阴木，亦曰母传子，虚邪，又曰首尾传也。夫伤寒传至厥阴为尾，厥者尽也，正气将复而邪气将解，水升火降，寒热作而大汗解也。若正气不复，邪无从解，阴气胜极，则四肢厥逆，舌卷耳聋囊缩，不知人而死矣。赵氏曰大抵邪在阳经则易

---

① 一二日发热脉沉者少阴病：语本《伤寒论·辨少阴病脉证并治》。下句同。

② 太阳病……当发其汗：语本《伤寒论·辨太阳病脉证并治中》。

③ 少阴病……急下之：语出《伤寒论·辨少阴病脉证并治》。

治，传入阴经则危殆，盖阳微而阴盛，正虚而邪实也。况误下内陷，汗虚别经，则坏异倾危可立而待。凡治伤寒之要，须读仲景之书，求其立法之意，不然则疑信相杂，未免通此而碍彼也，熟读详玩，其例自见，则治法不差矣，不得其例而执论专方，胶柱鼓瑟，谬误其可免哉？许氏有曰读仲景书，用仲景法，未尝守仲景方，可谓得古人心矣。学者可不于片言只字，玩索其意欤？幸相与勉之。

（复庵）伤寒先犯太阳，以次而传，此特言其概耳。然其中变证不一，有发于阳，即少阴受之者；有夹食伤寒，食动脾，脾，太阴之经，一得病即腹满痛者；亦有不循经而入，如初得病径犯阳明胃腑之类，不皆始太阳也；亦有首尾止在一经，不传他经者如一月半月后，内无里证，但头疼发热体痛恶寒者；亦有只传一二经而止者，不必尽传诸经也。至如病之逾越，不可泥于次序，当随症施治。所以伤寒得外证为多，仲景曰日数虽多，有表症者犹宜汗；日数虽少，有里症者即宜下。宇泰曰凡三阳三阴皆能自受邪，不必专自太阳始，如经于三阴内各有中风中寒之症是也。

（东垣）伤寒受病之始，皆出《热论》一篇，独传足而不传手，何也？盖伤寒病冬月得之，惟伤北方与东方，盖足之六经皆在东北之方也。仲景云无奇经则无伤寒，缘奇经皆附足经不附手经，是以寒邪只伤足经也。然大意如此，至于伤手经者亦有之矣。

（海藏）伤寒传至五六日间，渐变神昏不语，或睡中独语一二句，目赤唇焦，口干不饮水，与稀粥则咽，不与不思，六脉细数不洪大，心下不痞，腹中不满，大小便如常，或十日以来，形貌如醉，医见神昏不已，多用承气下之，误矣！盖不知此热传手少阴心经也，然未知自何经而来？曰本太阳伤风，风为阳邪，阳邪伤卫，阴血自燥，热归膀胱，壬病逆传于丙，丙丁兄妹，由是传心，心火上熏迫肺，所以神昏也。谓肺为清虚之脏，内有火邪，致令神昏，宜栀子黄连黄芩汤。若脉在丙者，导赤散；在丁者，泻心汤；若右寸沉滑有力，则可用凉膈散，乃气中之血药也，或犀角地黄汤，亦阳明经药也；若脉浮沉俱有力，是丙丁中俱有热也，可以导赤、泻心各半服之。此证膀胱传丙，足传手，下传上，表传里也。云伤寒不传手，此言未尽然也。与食则咽者，邪不在胃也；不与不思者，神昏也，邪热既不在胃，误与承气下之，死也必矣。

（损庵）伤寒本只传足经，今又例手经之义，可谓发病机之秘矣。盖只是邪蕴日久，因足经实，手经虚，故冤热耳。有因汗下差误而传，有因七情或劳倦等而致之。大抵传手经必有所因，所以古人有救逆复脉等法，岂但切中病情，实启后人无穷义例也。

（观子）伤寒但传足经之旨，虽昔人已各穷其义矣，然有终未洞然者，窃尝推之，大抵复有二义焉。一者，外在天之阴阳即内在人之脏腑，经所谓天有五行化寒暑燥湿风，人有五气为心肝脾肺肾，及在天为风，在脏为肝，在天为寒，在脏为肾类也。盖既同出一原，形与气每相应相通是矣。一者，阴阳之异道即上下之定位，经言“清邪中上，浊邪中下”①；今在上之病必多风与热，在下之病多寒与湿是也。又言燥热在上，风寒在下，及身半以上天气主之，身半以下地气主之之类也。盖本天者必亲上，本地者必亲下，各从其类而归之是矣。今百病之生，风必病肝胆，暑必病心小肠，湿必病脾胃，燥火必病肺大肠，则此寒邪所侵，有不病肾与膀胱，有不入在下之经者乎？然其因遍足之诸经，何也？盖肝肾，阴也；脾，阴中之至阴也。胆之于肝，膀胱之于肾，胃至于脾，表与里，标与本，一气者也，且其脏象虽不尽在下，而其经气悉络属于下之物也，风寒者阴属，其感必由阴脏，非此六经奚

① 清邪中上浊邪中下：语出《伤寒论·辨脉法》。

入矣？若心肺，阳脏而处上者也；大小肠，心肺之表里标本也；三焦命门皆火之属也，非独在下之邪上侮不顺，诸阳热自旺之脏，其气俱足以胜阴寒，邪之所入既浅，终不至甚病如风寒伤肺，虽有头疼发热，只成咳嗽类，则手六经者，焉得伤之传之乎？三阴之邪，必少阴甚于太阴，而厥阴复甚于少阴者，其位愈下，其寒愈深，则上下之不侔，益可见矣。至病之既久，传之殆遍，而并见手各经证者，非递传至手也，淫邪泮衍，彼经又虚，从而侵入，因见彼经之证，非径传其经，同足经之谓也。

尝观成氏之释传经次第也，有曰伤寒前三日传遍三阳，后三日传遍三阴，为传经尽，当解。不解者，传为再经，至九日又遍三阳，十二日又遍三阴，十三日为再经尽，当解。不解者，谓之过经。噫！就斯言求之，有不能不致大疑者矣。夫伤寒之邪，由浅渐深，从表入里，既入于里，必难再出之表，复始皮肤肌腠之理。况传至三阴，多属入腑，入腑无所复传，非下不可，今日历一经而至厥阴，传深势危，亟下夺之犹为三死一生之候，焉有烦满囊缩于今日，而复头痛发热，项强体痛于明日者乎？既已脉沉细微缓，岂更能作浮紧洪长之诊乎？热甚传尽之厥阴，岂竟无变故而复始太阳而阳明而少阳者乎？是皆必无之事，理之所必无。于是反复寻绎夫经语，而知再经、过经之谓皆成氏之错解致谬，后人亦遂习焉不察也。盖一日一经，六日六经者，《热论》始之，《序例》述之，此传经之常道，亦传经之一端也。若语其详，穷其变，则东垣之间经、越经、子母、首尾等传；尚文之不从太阳始，各经皆可始之传；及或一二经而止，不必遍六经之传，是皆必然之势，而亦初无定体之病也。然此犹自后人推求之耳。若仲景已明言之，而人竟未之识者，则日传一经之外，七日一经之传是已。考之《经》云：一日太阳受之，烦躁数急者传，脉静者不传。二三日阳明少阳证不见者不传①。伤寒三日，三阳为尽。是日传一经之旨，互言之已无复遗蕴矣。然《经》又云：太阳病头痛，七日行其经尽者自愈。欲作再经者，针足阳明，使不传则愈。“再经”二字，原出“太阳病七日以上，行其经尽”之下，则与一日一传者本无涉；十三日过经不解”，如首篇十三日以上不间②之类；是经虽有再经、过经之文，非再遍六经之说也。六七日无大热，躁烦者，阳去入阴也③，则何耶？曰太阳七日行其经尽，再经者为阳明，则非二日阳明，三日少阳可知矣；曰六七日阳去入阴，则又非三日三阳为尽，三阴受邪可知矣。何其若同而异如此哉？惟是日传一经之外，复有此但在一经不再传之伤寒也，更不一日一传，则七日始终只在一经矣。《序例》于一二日太阳，二三日阳明之后，复别列一章，曰更不传经者，七日太阳病衰，八日阳明病衰，以至十二日厥阴病衰，是与六日遍六经者，明属两途也。至其皆以七日得自愈者，盖日过一经，则诸经之气皆病，传速而陷深，故其候颇危；七日一经，则一经之气独虚，不再侵他经，故病可自已。然此七日经尽之证或不罢，再传一经者有之，斯则谓之再经。或七日太阳当衰而不为衰，八日阳明当愈而究不愈者有之，斯则谓之过经。成氏不达此义，以经尽欲解之余邪，混之脏腑递穷之暴沴，病既可忽里而忽表，药亦可当下而复当汗乎？郢书燕说④，莫此为甚矣。然即传之与不即传，传一经之与传六经，其端甚微渺而相去至霄壤，安得不深著而明辨之？

---

① 一日太阳受之……不见者不传：语本《伤寒论·辨太阳病脉证并治上》。下句同。

② 不间：不解。

③ 六七日无大热……阳去入阴也：语本《伤寒论·辨少阳病脉证并治》。

④ 郢书燕说：比喻牵强附会，曲解原意。

（士材）伤寒传经，自表入里，由浅渐深，故六经以次受之，六经传尽，无出而再传之理也。太阳为三阳，最在于外；阳明为二阳，在太阳内；少阳为一阳，在阳明内，此三阳为表也。太阴为三阴，在少阳内；少阴为二阴，在太阴内；厥阴为一阴，在少阴内，此三阴为里也。皆由内以数至外，故一二三之次第如此。一二日始太阳，二三日传阳明，三四日少阳，四五日太阴，五六日少阴，六七日厥阴，此语其常耳。若论其变，或间经，或越经，或始终一经，不可以次第拘，不可以日数限也。大抵传至厥阴，为传经已尽，不复再传矣。成氏乃云六日厥阴为传经尽，七日当愈，七日不愈者，再自太阳传，至十二日复至厥阴，为再传经尽，十三日不愈者，谓之过经，其说谬矣。善哉！马仲化曰自太阳而至厥阴，犹人从户外而升堂而入室也，厥阴复出而传太阳，奈有少阴、太阴、少阳、阳明以隔之，岂有遽出而传太阳之理乎？仲景《《太阳篇》》云：太阳病头痛，七日以上自愈者，以行其经尽故也。若欲作再经者，针足阳明，使经不传则愈，此言始终只在太阳一经者也，故《太阳篇》又曰：发于阳者七日愈，阳数七故也，若七日不愈，欲再传阳明矣，当针足阳明，迎而夺之，试玩“行其经尽”，不曰传其经尽，则仲景之意显然矣。成氏误认“行其经尽”为传遍六经，乃有自太阳再传之说耳。

察　脉

（节庵）伤寒治法，得其纲领者如拾芥，若求之多歧则支离破碎，犹涉海问津矣，盖脉证与理而已。伤寒之脉，以浮大动数滑为阳，沉涩弱弦微为阴，然脉理精深，今人何能造此田地？夫脉者非血非气，天真之委和，营卫之道路，而实先天后天之造化，无所穷尽者也。叔和云指下难明者，真言也。今人妄自夸诞通晓者，但能言而不能行也。吾老于伤寒，治法专以浮中沉三脉候之，察其阴阳表里虚实寒热，如见其肺肝，然无所逃其情矣。原夫既云伤寒，则寒邪自外入内而伤之，其入也则有浅深次第，自表达里，先入皮肤肌肉，次入筋骨肠胃，以此推之亦不难也。且风寒初得，必先入太阳寒水之经，此经本寒标热，便有恶风恶寒，头疼发热，形容皆悴之证。盖寒郁皮毛，是为表证，若在他经，则无此矣。脉若浮紧无汗为伤寒，当发表得汗为解；脉若浮缓有汗为伤风，当实表汗止为解。若无头疼恶寒，脉又不浮，此为表证罢而在中，中者即半表半里之间也，乃阳明少阳之分，脉不浮不沉，在乎肌肉之间皮肤之下，然亦有二焉：若微洪而长，阳明脉也，外证目痛鼻干不卧，微恶寒微头疼，见此者宜解肌；脉弦而数，少阳脉也，其证胸胁痛而耳聋，寒热呕而口苦，额角微痛，见此者宜和解表里。盖二经不从标本，从乎中治也。过此，邪入里为热实，脉不浮而沉，沉则按至筋骨之间而得者方是。若脉来沉实有力，外证不恶风寒，而反恶热，谵语，大渴，或潮热自汗，或扬手掷足，揭去衣被，或腹满硬痛，五六日不大便，则为传阳明之本，其热入里而肠胃燥实也，宜下之，大便通而热愈矣；若脉来沉迟无力，此为直中阴经真寒之脉，其证无头疼身热，初起便怕寒，手足厥冷，或战栗蜷卧不渴，或兼腹痛呕吐泄泻，或口出涎沫，面如刀刮者，乃阴经自中之寒不从阳经传入，不同阳经热证，治当看轻重以温之。若更面赤微热，脉沉足冷，夹阴伤寒也；面青，小腹痛，无热，脉沉，足冷，舌卷囊缩，夹阴中寒也，并宜温经散寒。其中紧要关节，吾再表而出之。太阳者，阳证之表；阳明者，阳证之里；少阳者，二阳三阴之间；太阴、少阴、厥阴又居于里，总谓之阴证。三阴俱是沉脉，妙在指下有力无力中分，有力者为阳、为实、为热，无力者为阴、为虚、为寒，又有力，热邪传里也，宜下；无力，寒邪中里也，宜温。传经邪必沉重有力，分轻重下之；直中寒证必沉迟无力，救里温之，最为切当。其三阴传经热症，如腹满咽干属太阴，舌干口燥属少阴，烦满囊缩属厥阴，三者俱从阳经传入，脉见沉实有力，急当攻里，下之。如下后，利不止，身疼痛，脉沉细无力，又当救里温之，此权变法也。今将浮中沉脉法主病细列，以此达彼，由粗入精，亦初学之阶梯也。若欲究其至极，则有仲景之书在。

脉浮者，初排指皮肤之上，轻手按之便得，曰浮，此寒邪初入足太阳经，病在表之标，可发而去之，然有二焉：寒伤荣，脉浮紧有力，恶寒头痛，项强腰脊强，无汗发热者，为表实，宜发散；风伤卫，脉浮缓无力，恶风头项痛腰脊强，有汗发热者，为表虚，宜解肌。

中脉者，在皮肤之下，肌肉之间，略重按之乃得，谓之半表半里证，亦有二焉：长而有力，即微洪脉也，为阳明在经，外证微头疼，眼眶痛，鼻干不眠，发热，宜葛根以解肌；渴而有汗不解，或汗过渴不解，白虎加人参；脉弦而数，此少阳经脉，外症胸胁痛，耳聋寒热，呕，口苦，小柴胡加减；或两经合病，脉弦而长，宜小柴胡加葛根芍药治之，妙如拾芥。

沉脉者，重手按至肌肉之下，筋骨之间方得也，亦有二焉：沉数有力，为阳明入本，表症解而热入于里；沉迟无力则为寒，系直中真寒证。或温或下，俱分轻重施治。

或问治伤寒先明脉症，脉症不明，取方无法；脉症既明，上中之甲。夫脉之一字，实先天后天之造化也。何为先天与后天？曰人之阴阳即为先天，人之气血即为后天。脉者非血非气，乃血气之先，营行之道路也。又问既知先后天之理，若不知持脉之要，则阴阳表里虚实何以别之？曰持脉之要，曰举、曰按、曰寻。轻手循之曰举，重手取之曰按，不轻不重委曲求之曰寻。初持脉，轻手候之，见于皮肤之间，下手便得曰浮，是太阳经脉也；若附于肌肉之下，筋骨之间，重手方得曰沉，是三阴经脉也，三阴俱属于里；若不轻不重，中而取之乃得，是应于血肉之间，阴阳相平也。阴阳表里虚实寒热，俱在浮中沉三脉有力无力中分，有力者为阳为实为热，无力者为阴为虚为寒。若浮中沉之不见，则当委曲而求之，若隐若见，则阴阳伏匿之脉也。或曰三脉中有进退焉，有伏脉焉，有可解不可解焉，有歇至焉，有躁乱焉，请备言之。曰脉大为病进，大则邪气胜而正气无权也。脉缓为邪退，缓则胃气和而邪气无权也。何谓伏？一手无脉曰单伏，两手无脉曰双伏。若病初起，头痛发热恶寒而脉伏者，缘阴邪陷于阳中不得发越，此有邪，汗也，当攻之使邪气退而正气复，脉自至而病自除，如天欲雨必郁热，晴霁反凉爽可见也。若七八日以来，别无刑克证候，或昏冒不知人事，或脉全无，此欲作正汗也，勿攻之，如六合阴晦，雨后庶物皆苏，换阳之吉兆也。何谓可解？脉浮缓在表者以汗解之，脉沉实在里者以下解之，脉沉迟在里以温解之。且夫浮，汗；沉，下，宜也。然浮有宜下者，大便难；沉有宜汗者，表有热也。何谓歇至？寒邪直中阴经，温之脉当渐出，而反断续者为歇止；何谓躁乱？汗下后脉当安静，反盛者为躁乱，皆大凶之兆也，是皆经常之大法也。

伤寒病以脉中有力即为有神，神者气血之先也。无脉曰伏，必有正汗也。寸口阳脉中或见沉细无力者，为阳中伏阴；尺部阴脉中或见沉数者，为阴中伏阳。寸口数大有力为重阳，尺部微而无力为重阴。寸口微细如丝为脱阳，尺部微细无力为脱阴。寸脉浮而有力，主寒邪表实，宜汗；浮而无力，主风邪表虚，宜实表。尺脉沉而有力，主阳邪在里，为实，宜下；沉而无力，主阴邪在里，为虚，宜温。寸脉弱而无力，切忌发吐；尺脉弱而无力，切忌汗下。初按来疾去迟曰内虚外实，去疾来迟曰内实外虚。尺寸俱同曰缓，缓者和而生。汗下后，脉躁乱，身热者死，邪气胜也。温之后，脉来歇止，正气脱，不复生也。纯弦之脉曰负，负者死。

按之如解索曰阴阳离，离者死。阴寒症，温后手足温和，脉渐至者，生；反沉重不省人事，脉来歇至，死。

（仁斋）夫脉乃天真之气，人命之主，故多从脉而少从证，若能凭脉验证以施治，岂有差哉？且如伤寒表证欲发其汗，必脉浮有力者乃可汗之。若浮而无力，或尺中弱涩细迟者，皆真气内虚，不可汗也，误汗则死。伤寒里证已具，大便不通，欲下之，必脉沉实有力，或沉滑有力，乃可下之。若沉细无力，或浮而虚，皆真气内虚，不可下，下之则死。仲景治少阴病，一二日发热脉沉者，用麻黄附子细辛汤，此皆证治之奇，脉法之微，故脉不可不明也。且浮脉者肉上行也，轻手得之云云，要在指下辨而寻之，以浮中沉三法诊候之，无所逃其情矣。

浮诊法，以手轻举于皮肤之上切之，以候表证之虚实也。凡尺寸俱浮，太阳也。浮而紧涩者，寒在表；浮而数者，为热在表。以脉中有力为有神，可汗之。浮而缓者，为风在表，宜解之，不可汗。浮而无力，为虚，为无神，不可汗。凡尺寸俱浮，俱有力，可汗之。尺中迟弱者，真气不足，不可汗也。浮大有力为洪，为热甚，可汗之。浮大无力为散，为虚，不可汗也。浮而长，太阳合阳明；浮而弦，太阳合少阳。凡浮脉主表，不可攻里矣。

中诊法，以手不轻不重按至肌肉之分切之，以察阳明少阳二经之脉也。尺寸俱长者，阳明也。浮长有力则兼太阳，表未解也，无汗者宜发汗。若长大而有力，为热甚，当解肌。长数有力，为热实，当平热。若长滑实大有力，此胃中实热，可攻之。凡尺寸俱弦者，少阳也，宜和之。浮弦有力者，兼太阳表未解，可发汗。若弦迟、弦小、弦微，皆内虚有寒，宜温之。若弦大、弦长、弦滑、弦数有力者，为热甚，宜解之。凡弦脉只可和，不可汗下，不可利小便也。

沉诊法，重手按至筋骨之上切之，以察里证之虚实也。凡尺寸俱沉细，太阴也；俱沉，少阴也；俱微缓，厥阴也。若沉微、沉细、沉迟、沉伏无力，为无神，为阴盛阳微，宜急生脉回阳；若沉疾、沉滑、沉实有力，为热实，为有神，为阳盛阴微，宜速养阴以退阳也。大抵沉诊之脉，最为紧要之关，以决阴阳冷热用药，生死在于毫发之间，不可不仔细谨察之。凡脉中有力为有神，可治；中无力为无神，难治，用药即宜夺而不宜攻，宜补而不宜泻也。沉为阴为脏，又属阳者何也？大抵沉细、沉迟、沉小、沉伏、沉涩、沉微之类皆为阴，沉滑、沉数、沉实、沉大之类皆为阳。在阳，大黄、芒硝类治之；在阴，附子、姜、桂类救之。一或误施，死生反掌，可不谨哉？

（《活人》）治伤寒先须识脉，若不识脉，则表里不分，虚实不辨，仲景谓当时之士，按寸不及尺，握手不及足，必欲诊冲阳、按太谿而后无歉，况于寸关尺耶？大抵问而知之以观其外，切而知之以察其内，证之与脉，不可偏废。且如伤寒脉紧，伤风脉缓，热病脉盛，中暑脉虚，人迎紧盛伤于寒，气口紧盛伤于食，率以脉别之。非特此也，病人心下紧满，按之石硬而痛，结胸也，于法当下，虽三尺之童皆知之，然仲景云结胸脉浮者，不可下，下则死，以此推之，若只凭外证，便用陷胸汤，则误矣。故伤寒尤要辨表里。脉浮为在表，脉沉为在里；阳动则有汗，阴动则发热；得汗而脉静者生，汗已而脉躁者死；阴病阳脉则不成，阳病阴脉则不永，吉凶生死如合龟鉴，其微至祸福休咎修短贵贱无不可考。然古人乃以切脉为下者，良由脉理精微，其体难辨，而伤寒得外证为多也，外证易见，切脉难明，弦紧之混淆，迟缓之参差，沉与伏相类，濡与弱相似，非得之于心，超然领解，孰能较疑似于铢锱哉？

（《全生》）脉轻重按之，俱应指而起，即为有力；轻按虽应指，重按不应指起者，即为无力。有力者为有神，宜攻不宜守；

无力者为无神，宜补不宜泻。大则病进，小则病退，指阳证而言；沉伏病进，迟缓病退，指阴证而言。汗下后脉当静，反躁乱身热者，死；温后脉当渐出，反歇止或暴出者，死；伤寒过经，真脏脉见者，死。脉不单至，必曰浮而弦，浮而数，沉而紧，沉而细之类。伤寒脉数大无力，为阳中伏阴，当温补；浮数有力为纯阳，当助阴抑阳。浮紧有力为寒在表，当发散；沉实有力，为阴中伏阳，当攻下。沉细无力为纯阴，当退阴助阳；沉数有力，为热邪传里，当清解邪热。左脉紧盛，右脉平和，为伤寒外感；右脉紧盛，左脉平和，为饮食内伤；左右俱紧盛，为夹食伤寒，亦为饮食内伤兼外感；左脉空大，右脉紧盛，为劳力感寒；左右脉沉细或沉伏，面青，手足冷，小腹痛，甚则吐利，舌卷囊缩，为夹阴中寒真阴证；左右脉沉细，面赤，身热，足冷，为夹阴伤寒，即为房欲内伤外感，若加烦躁欲饮水，脉沉吐利，即为阴极发躁；左右数大无力，身热足冷燥渴，为虚阳伏阴；左脉紧盛，右脉洪滑，或寸脉沉伏，身热恶寒，隐隐头痛，喘咳烦闷，胸胁疼痛者，为夹痰伤寒；左脉紧盛，右脉沉，身热恶寒，胁痛胀满，头疼体痛，气郁不舒者，为夹气伤寒；左脉紧涩，右脉沉数，心胸胁下少腹有痛处不移，身热，恶寒，头疼，烦渴者，为血郁伤寒。

（仁斋）冲阳脉，在足面上，去指缝陷骨三寸他书又作五寸动脉是也，此足阳明胃经之动脉见于此。夫胃为水谷之主，人之所本也，若胃气已惫，水谷不进，谷神已去，其脉不动而死矣。故伤寒诊冲阳者，以察胃气之有无也。仲景又谓之趺阳耳。冲阳虽有脉而少能进食者亦不治。（《活人》）人受气于谷，谷入于胃，乃传与五脏六腑，是脏腑皆禀气于胃，四时皆以胃气为本，是死生之要会，故必诊之。（鹤皋）病重诊此以决死生。盖土者万物之母，冲阳脉不衰则母气犹旺，虽危可生也。然又忌弦急，为贼邪相克，不治；见和缓者，生。太谿脉，在足内跟后踝骨上动脉是也，此少阴肾经之动脉见于此。肾者，人命之根蒂，真气之所主，其脉动而不息者，真气在也。若真气已惫，肾气已绝，则其脉不动而死，故伤寒必诊之。

（鹤皋）太冲者，肝脉也，在足大指本节后二寸陷中，病重亦以此决死生者，盖肝东方木也，生物之始，此脉不衰，则生生之机尚不绝也。在妇人专以此为主。

卷十八

杂说二

辨　证

（节庵）太阳经　发于阳则太阳为首，受病最多，见症头疼、身热、恶寒、脊强、体痛，是足太阳膀胱经受邪，为表证。先起恶寒者本病，以后发热者标病。（念莪）恶寒、发热、头痛、项强、体痛、骨节痛者，俱为表症标病；传入膀胱，见太阳里症者，本病。但见太阳证在，直攻太阳，如有一毫头疼、身热、恶寒未除，不拘日数多寡，还宜用表药发散，自然热退身凉。

脉浮缓无力，有汗，为风伤卫气，为表虚，宜实之；浮紧有力，无汗，为寒伤荣血，为表实，宜发之。冬月为正伤寒，无汗，升阳发表汤。春夏秋为感冒伤寒，春秋，羌活冲和汤；夏，神术散。冬月自汗为伤风，疏邪实表汤；春夏秋，加减冲和汤。

本经鼻衄，虽为欲解，须分点滴、成流。成流者，表邪已解，不须服药，少刻自解，或与水解。点滴者，邪犹在经未尽，还宜散邪。脉浮紧，麻黄汤；浮缓，桂枝汤。成流久不止者，芩连汤止之，俗呼红汗是也。如耳目口鼻俱出血，手足逆，又为不治矣。

本经头疼恶寒体痛，腹濡满，脉浮，微喘，因表邪未解者，升阳发表汤。

本经发汗不出，脉弱者，曰无阳，及汗出不至足者，难治，回阳返本汤。尺脉迟为血少，黄芪建中汤。

本经发汗汗不止者为亡阳，又曰漏风，调荣养胃汤去升麻。如汗出若缀珠不流曰绝汗，难治。凡冷汗曰柔汗。

本经腹痛，小建中汤。痛甚，桂枝大黄汤，此痛随利减法。

本经发渴，小便赤色，脉浮者，为太阳传本，热结膀胱，其人如狂，疏邪实表汤。小水短者，加味五苓散。小水自利，大便黑，小腹硬痛或身黄，为蓄血，如狂，用桃仁承气对子，下尽黑物则愈。

本经大汗后，身热不退，脉愈躁者，难治。若有头痛恶寒尚在者，还宜发表，羌活冲和汤；无头疼恶寒，只身热未除，柴胡双解饮；大便实，燥渴者，六乙顺气汤去芒硝。下后，热反盛，脉浮乱者，死。

本经身热、头疼、恶寒、脊强，或一手、两手无脉，必有邪汗，当发散而愈。冬，升阳发表汤；三时，羌活冲和汤。

本经头疼、身热、恶寒全无，脉虽浮大，便难而渴，亦当用大柴胡下之。假使大便不难，岂敢下之？

本经头疼、身热、恶风、有汗，宜桂枝汤实表，庸医不达而误用承气下之，反成结胸，硬痛手不可近，大便实，口渴谵语者，六乙顺气汤下之。脉沉实者，可下；脉浮，清便自调，不渴，微恶寒者，未可下，宜以小柴胡对陷胸汤加蒌仁、枳实、黄连，有神效。

本经头疼、身热、恶寒、无汗，当麻黄汤发散，庸医不达而误用承气，下之早，成痞满不痛者，宜小柴胡加枳桔以治之，未效亦以本汤加蒌仁、枳、桔、黄连。如大便实，脉沉有力而渴，六乙顺气汤去芒硝。

本经头疼、身热，脉沉似少阴者，回阳返本汤温之，以里属虚寒，故当救里，其发热为轻，脉沉为重矣。

阳明经　见症目痛、鼻干、不眠，是足阳明胃经受邪，标病，在经。以后传里，渴而谵语，发狂、斑、黄，潮热自汗，大便实，反恶热，为正阳阳明，本病，在腑。目痛、鼻干、不眠者，标病；

身热，渴而引饮，恶热，脉洪数者，本病；便实、谵、渴者，腑病。凡目痛、鼻干、身热、不眠、无汗者，宜解肌；大便实而潮热，或自汗、谵语、燥渴者，宜下之。脉见微洪无力，病在经，尺寸俱长，阳明受病。伤寒三日，阳明脉大。宜解肌；沉实有力，病在腑，宜下。

本经目痛、鼻干，微恶寒、身热、无汗，用柴葛解肌汤。渴而有汗不解，或经汗过，渴不止，宜如神白虎汤。无汗不可服，大忌。

本经如发渴、潮热、自汗、谵语，扬手掷足，揭去衣被，大便闭实，六乙承气汤去芒硝；甚重者，六乙顺气汤。更衣者，止后服；如不更衣，转矢气，大便未通者，宜再服，以利下燥粪为愈。

本经渴而漱水不欲咽为蓄血，宜犀角地黄汤，即生地黄汤。

本经但头汗，齐颈而还，身目俱黄，燥渴，小便不利，为湿热发黄，宜茵陈将军汤。其黄未尽除者，茵陈五苓散以利之。小便清白，黄自退矣。

本经阳毒，发斑、狂躁，两目如火，大渴，叫喊欲走，或登高而歌，弃衣而走，逾垣上屋，不避亲疏，大便闭实，谵语者，当急下之，六乙顺气汤。如不大狂，只面赤、谵语、斑、黄，身如锦纹，手指俱青者，三黄石膏汤。便实，大渴，狂妄，方可照前汤下之。又有小水自利，大便黑，小腹满硬，发斑而狂者，是蓄血也，宜桃仁承气对子。

本经阳毒，咽痛、发斑，用升麻玄参汤。

本经自汗，潮热，喘满而不恶寒者，内实也，六乙顺气汤去厚朴。渴而饮水过多，发喘满，水停心下，宜猪苓汤。

本经潮热，自汗多，而胃汁干，宜急下以存津液，恐承气愈竭其内，宜蜜导法。不通，不得不下者，六乙顺气汤。

本经病喜忘、善饥，必有蓄血在内，宜桃仁承气对子。

少阳证　见症耳聋、胁痛、寒热，呕而口苦者，足少阳胆经受邪，为半表半里症。发热者，标病；恶寒者，本病，只有小柴胡汤随证加减以和解之，更无别药。胆无出入，有三禁：不可汗，汗之犯太阳；不可下，下之犯阳明；不可利，利之犯少阴。脉见弦数，病在中，中者即表里之间。

本经耳聋、胁痛、寒热者，柴胡双解饮加减。

本经呕而胸满者，乃邪在本经未入乎腑中，故满闷而呕，正属少阳部分，里气上逆，邪气填满胸中，只宜以小柴胡加枳壳桔梗以治其闷。未效，以前汤对小陷胸汤，一服如神。

本经往来寒热，似疟非疟，柴胡双解饮加桂枝。虽有寒热，若不呕，清便自可，脉缓者，自愈。

本经自汗出者，属半表半里症，知胆家有热也，宜柴胡双解饮加桂枝。

太阴经　见症腹满、自利，津不到咽者，是足太阴经受邪。身目发黄者，标病；腹满、咽干者，本病。身热、腹满、咽干或自利不渴者，标病；腹满痛，渴，小便赤，大便闭者，本病。须分寒热治，勿令误也。腹满痛，自利清谷，不渴，属寒者，宜温之；腹硬满，咽干而渴，或身目黄，大便实者，宜下之。脉沉迟无力为里寒，沉实有力为里热。

本经腹满，自利不渴，属脏寒，加味理中饮。（士材）初起身不热，头不疼，畏寒，腹痛，吐，泻，手足冷，小便白，或呕呃者，本经直中寒也，理中汤。若不热，不疼，手足冷，气口脉沉细，内伤生冷也，治中汤。

本经腹硬满，燥渴，或腹痛，大便实，桂枝大黄汤。

本经身目黄，口干燥，小便赤，茵陈五苓散。其黄不退者，茵陈将军汤。

少阴经　发于阴则少阴为先，受病最多。六经中惟此经难治。见证舌干、口燥，是足少阴肾经受邪。指甲青而身冷者，标病；口燥而渴者，本病。初起身热、脉沉，麻黄附子汤症，为标本俱病；又身热、烦躁、面赤、足冷，虚阳发躁者，亦标本俱病；口燥、咽干、谵、渴，热邪传入者，本病；无热、恶寒、面青、肢冷、脉沉，吐利腹胀不受药，直中寒者，本病。须分直中、传经，可温、可下，不必拘于日数，但见少阴证在，直攻少阴；但见真寒，直救真寒，是为活法。若见口燥咽干而渴，手足乍冷乍温，内实腹满、谵语、便闭，反恶热者，皆为热症，急当下之；或见腹满，泄泻清谷，不渴，或呕吐，恶寒，引衣蜷卧，四肢厥冷，或下利身痛，手指甲唇青，或干呕、小便清白皆为寒，急当温之。脉沉实有力而渴，知其热；沉迟无力不渴，知其寒。诸脉沉无力，为里虚，可温；沉而有力紧实，为里实，可下。

本经口干咽燥，急当下之，六乙顺气汤以救肾家将绝之水，以存津液。

本经自利纯清水，心下硬痛，谵语，燥渴者，急当下之，六乙顺气汤。胃中自有燥粪结热于内，虽利，乃汤饮之过，非内寒也，故下之。

本经绕脐硬痛，燥渴，不大便，内有燥粪也，急下之，六乙顺气汤。

本经先起头疼、恶寒，发热方除，以后变出四肢厥冷乍温，大便闭，燥渴，谵语者，乃因邪气传里，阳极似阴，反兼水化，谓之阳厥，譬如物极而反，急用六乙顺气汤下之，正谓亢则害其物，承以制其极也。

以上皆传经热症。

本经初起恶寒，或腹痛，或吐泻，不渴，引衣自盖，蜷卧沉重，小便清白，厥冷或战栗，面如刀刮，脉沉细无力，无身热、头痛者，急温之，轻则加味理中饮，重则回阳救急汤。此少阴直中寒邪。

本经初起无热恶寒，四肢厥冷过乎肘膝不温，兼之泻、利、昏沉，或腹痛，此为阴厥，急当温之，四逆汤。或面青，小腹绞痛，蜷卧不渴，腹胀不受药，脉沉者，此夹阴伤寒也，人参四逆汤。

本经不烦便作躁闷，身冷，脉来沉迟无力，饮水不得入口，此阴盛格阳，宜回阳救急汤冷服之，其躁便止。或阴躁欲坐泥水中，与饮水不受，面赤足冷，脉虽大，按之如无，阴极发躁也，宜四逆汤合生脉散。若身热烦躁，面赤足冷，脉数大无力，阳虚伏阴也，五积散加减。

本经初起手指甲唇青，兼之腹痛、呕吐，身如被杖，脉细，沉重，怕寒，谓之阴毒，急用回阳救急汤温之，外灸关元、气海以复其阳气。不效即死。

本经身发热，脉虽沉，亦有可汗者，宜小辛之药微汗之，麻黄附子细甘汤。以其无头痛，故曰少阴症似太阳。设若身不发热，岂敢轻汗之乎？

数者皆直中阴经真寒症。

本经症真寒至极，烦躁面赤，身微热，脉沉迟无力，欲坐卧泥水井中，名阴极发躁，即阴症似阳也，用热药温之，回阳返本汤。若误用凉药，渴愈甚而躁愈急，难治矣。

厥阴经　见证烦满囊蜷者，是足厥阴肝经受邪。口吐涎沫者，本病；烦满囊蜷者，标病。虽从中治，亦分寒热二辨。寒热似疟者，标病；热邪传入者，本病；直中寒邪者，本病。烦满，囊蜷，谵语而渴者，当下之；口吐涎沫，厥冷，小腹疼，不渴者，当温之。脉沉实有力，知其热；沉迟无力，知其寒。脉浮缓，不呕，清便者，自愈。（仁斋）病在太阴，则手足渐冷，脉息渐沉；在少阴，虽发热，手足必冷，脉必沉细；在厥阴，手足厥冷，脉微而缓，甚则唇青、舌卷、囊缩。

本经先起头疼恶寒发热方除，以后邪热传入肝经，囊蜷烦满，四肢乍冷乍温，谵语、发狂、消渴、烦躁、舌卷、便闭，此因毒气入脏，故囊缩，急当下之，六乙顺气汤。

本经初起便四肢厥冷，恶寒，引衣蜷卧，筋急，唇青，囊缩，腹痛，口吐涎沫，不渴，沉重，脉沉迟无力，急当温之，茱萸四逆汤即回阳救急汤加茱萸，外灸关元、气海。不效即死。或小腹至阴痛，面唇手足甲俱青。

厥阴，脉浮为欲愈；不浮为未愈，小建中汤；脉沉短者，囊必缩，为毒气入脏，承气汤下之；利不止者，四逆汤。

凡治伤寒，若见头疼、发热、恶寒、腰脊强、体痛、脉浮，即是太阳经表症，不拘日数多少，便用解表药无疑。以头疼、发热、恶寒三件为主，余证不必悉具，此为活法，随时令用药。

凡治伤寒，若见鼻干、目痛、不眠、微恶寒，脉微洪，即是阳明经表多里少证，不拘日数多少，便用解肌药无疑。口有渴者，宜利之。以目痛、鼻干、微恶寒三件为主，余证不必悉具，此为活法。

凡治伤寒，若见耳聋、胁痛、寒热、呕而口苦，脉弦数，即是少阳半表半里症，不拘日数多少，便用和解药无疑。以耳聋、胁痛、寒热三件为主，余症不必悉具，为活法。

凡治伤寒，若见腹满、咽干，脉沉有力，即是太阴经里症，不拘日数多少，便用寒药，看轻重，下之无疑。以口燥渴，大便实为主，余证不必悉具，为活法。

凡治伤寒，若见头疼、恶寒悉除，反怕热，或潮热、自汗，谵语、燥渴、便实，扬手掷足，揭去衣被，或发斑、发黄，大便不通，小水短赤，或胸中连脐腹注闷疼痛，或上气喘促，坐卧不安，或手足乍冷乍温，阳厥阳毒，脉沉实有力，即是正阳明胃腑传经热症，不拘日数多少，便用寒药急攻下之无疑。但见便实、燥、渴一二证在，便作下证主张，不必悉具，为活法。

凡治伤寒，若见初病起无头疼、身热，就便怕寒，四肢厥冷，或腹痛、呕吐、泻利，或口出白沫冷涎，或战栗面如刀刮，引衣蜷卧，脉沉迟无力，或脉全无，手指甲口唇青，即是直中阴经真寒证，亦不可拘于日数，急用热药温之无疑。专以身不热，头不疼，口不渴，但怕寒、厥冷，或腹痛，或吐泻为主，余症不必悉具，为活法。

凡治伤寒，看口苦，有无苔状。见舌上生白苔者，是丹田有热，胸中有寒也，宜小柴胡和解，此属半表半里证；若舌上生黄苔者，胸中有邪热也，宜调胃承气汤下之；见舌上生黑苔芒刺者，必死，盖舌者心之苗，此肾水克于心也。又曰舌上苔白色滑者，邪未入腑，属半表里，宜和解。舌苔黄色者，热邪已在胃腑也，宜下之，必大便燥实，脉沉有力，大渴者，方可下；反此者，不可下，只宜小柴胡汤。舌黑苔芒刺者，里热已极，十有九死，急用大承气下之。又宜以手按其心胸至小腹，有无痛处。若按之胸中一作心下，下同满闷，结硬而痛，手不可近，为结胸证，宜下之。若见烦躁悉具者，死。若胸中虽满而不痛，为痞满，宜小柴胡加桔梗、黄连、蒌仁。若泻利不止者，死。又曰结胸必燥渴，谵语，脉沉实有力，大便实，故用大陷胸下之。痞只满闷不痛，尚未入腑，乃邪气填于胸中，故泻心汤分解之。又曰结胸宜大陷胸加枳桔下之，量元气虚实从缓治。若按之虽满闷，不痛，尚为在表，未入于腑，只宜小柴胡加枳桔治之。如未效，本方加小陷胸，一服如神。若按之心下胀满不痛者，宜泻心汤加枳桔，是痞满也。若小腹硬满而痛，身目黄，小便自利，大便黑，为蓄血，依蓄血发黄下之。若小腹满而不痛，小水不利，是溺涩也，宜五苓散分利之。见头汗不止者，为阳脱，必死。又曰必兼身黄、谵语、燥渴、脉沉实者，为蓄血，用桃仁承气下尽黑物，自愈。分利小便，亦不可大利，恐耗竭津液也。若小腹绕脐硬痛，目疼，燥渴，小水短赤，大便实，有燥屎也，宜大承气下之。若大便不通，谵语，大渴，狂妄，亦急以前汤下之。下后利不止，身疼痛，身大热，脉反实者，不治。再后问其大小便通利若何，渴与不渴，有痛无痛，务使一一明白，自然治之无差。

凡治伤寒，若见两目黄者，为发黄。大便实，小水短赤，是湿热发黄，轻则利小水，重则大下。见形如烟煤熏，环口黧黑，必死。黄为疸证，如小水不利或短赤，兼小腹胀满不痛，渴而大便实，脉沉实有力，为湿热发黄。轻，茵陈五苓散；重，茵陈汤分利。小便清白为愈，黄退矣。又蓄血证亦发身黄，但小水自利，大便黑，小腹硬满而渴是也，宜桃仁承气汤下尽黑物则愈。若见目直视者，死。又七八日未得汗，大便闭，生斑，谵语而渴者，越婢桃仁汤主之。若见两目赤者为阳毒，大便实，宜下之。见舌卷囊缩者，必死。阳毒，六脉洪大有力，燥渴者。轻，三黄石膏汤；重，大承气汤下之。又八九日已经汗下，脉尚洪数，两目如火，五心烦热，狂叫欲走，三黄石膏汤主之。阳毒伤寒，服药不效，皮肤斑烂，手足皮俱脱者，或身如涂朱，眼珠如火，燥渴欲死，脉洪大有力，昏不知人，三黄石膏汤主之。

凡治伤寒，见大小便如常，为清便自调，知邪不在里也。再问其渴与不渴。渴者，知其里有热也，轻则小柴胡和之，重则承气下之；口不渴，知其里无热也，有寒证，用理中、四逆。若无证，不须服。

凡治伤寒，见渴欲饮水，宜少少与之，微和胃气。若不与之，使胃中干燥，津液枯竭，必然喘急而死。渴欲饮水，如多与之，或不当与而强与之，则成水结胸。水停心下，为喘，为咳，为癃闭，为泻利等症，宜五苓散加减分利小水为主。凡渴欲饮水者，因内热消渴，欲得外水自救耳。大渴欲饮一升，只举半升，又曰只可与一碗。常令不足，不可过。若恣其过饮，使水停心下，则为水结胸等症，射于肺则为喘、为咳，留于胃则为噎、为哕，溢于皮肤则为肿，畜于下焦则为癃，皆饮水过多之故也。又不可不与，不可强与，故曰“若还不与非其治，强饮从教百病生”。

凡治伤寒，见吐蛔者，因胃中虚寒，蛔无谷食以养，故蛔上入膈，虽有大热，忌下凉药，服之必死，宜先以炮干姜理中汤加乌梅二个、花椒十粒服之，待蛔定，后以小柴胡退热，盖蛔闻酸则静，见苦则安矣。盖胸中有寒则蛔上膈，大凶兆，人皆未知。

凡治伤寒，若十余日尚有表证，宜汗者，宜羌活冲和汤微汗之。十余日以上，尚有里证，宜下者，大柴胡下之。原伤寒日久必是元气虚弱，恐麻黄、承气太峻，故用前汤治之，不伤元气也。如年壮燥实甚者，又当从病制宜，不在禁例。若表症未除而里症又急，不得不下者，亦以大柴胡通其表里而缓治，及老弱与气血虚之人必用大柴胡，为不伤正气。

凡治伤寒，汗下后不可便用参芪大补，只宜小柴胡加减和之。若大补，使邪气得补而热愈盛，复变生他症矣，所谓治伤寒无补法也。如汗下后果虚弱之甚，脉见无力者，方可用甘温之剂补之，为良法。其劳力感冒之症，不在禁补之例，宜补中益气汤消息用之，以免虚虚实实之患也。

凡治伤寒，尺脉弱而无力者，切忌汗、下；寸脉弱而无力者，切忌发吐，俱宜小柴胡和之。

凡治伤寒，一病起，头疼、发热、恶寒，或一手无脉，或两手全无者，庸俗以为阳症阴脉不治，殊不知此因寒邪陷于阳中不得发越，使阳畜阴伏，故脉伏，必有邪汗也，当攻之。冬，麻黄汤；三时，羌活冲和汤。又有病至六七日，别无刑克症候，忽然昏沉冒昧，不知人事，六脉俱静，或至无脉，此欲作正汗，勿攻之，宜服五味子汤。正汗者如久旱将雨，六合阴晦一番，雨后庶物皆苏，换阳之吉兆也。又曰见表证而脉伏者，有邪汗也，表解，邪自除矣，故宜攻。无别证而脉或静或伏者，此重阴欲阳之义，勿攻之，当生脉补元气，自一汗而凉。

凡交霜降后至春分前发者为正伤寒，表证见，用辛热之药大发汗；里证见，用寒凉之下急攻下。此与非时伤寒不同兼念莪改本。

交春分后至夏至前，有头疼，发热，不恶寒而渴者，为温病，宜辛凉之药微解肌，不可大发汗；里证见，用寒凉之药急攻下。若误下之，未必为害；误汗之，变不可言。至三月后得此者为晚发，治法同。此与正伤寒表证不同，里证同。

交夏至后，头疼，发热，不恶寒而渴为暑病，亦名热病比温病愈加热矣，亦只用辛凉之药微解肌，不宜大发汗；里症见，用大寒之药急攻下，此与正伤寒表证不同，里证同。

春夏秋三时，亦有头疼、身热、恶寒，而非伤寒者，为感冒非时暴寒之症，俱用辛凉之剂小发汗；里症见者，用寒凉之药急攻下。表症亦不与正伤寒同，里证同。

其四时有头疼，发热，恶寒，身体倦痛，骨腿酸疼，自汗，微渴，脉空浮大而无力，为劳力感寒，宜温凉之剂温经散寒，切禁大发汗；里证见者，中和之剂加转药微下之，不可急攻利。

四时有头疼，身热，恶寒，老幼相传者，为时疫，用辛凉之药微解表；里证见者，急攻下。从病制宜，不与正伤寒同治法。

病初起，头疼、发热、恶寒，已后传里，头痛、恶寒皆除，而反恶热、谵、渴、潮热、自汗、便闭，或揭衣被，扬手掷足，或斑、黄，狂乱，此为阳经自表传入阴经之热症，俱当攻里下之。设当下不下，而变手足乍冷乍温者，因阳极发厥，即阳症似阴之阳厥也，急当下之。又有失于汗下，及本阳证误投热药，使热毒入深，阳气独盛，阴气暴绝，登高而歌，弃衣而走，骂言叫啖，燥渴欲死，面赤眼红，身发斑、黄，或下利赤黄，六脉皆大，名阳毒发斑症，用酸苦之药，令阴气复而大汗解矣；如大便实，又当用大寒之药下之。此与如狂不同治。

病初起，无头疼、无身热，便怕寒、厥冷，或腹痛，呕吐，泻利不渴，蜷卧，沉重，战栗，脉沉细，此为直中阴经真寒症，当用热药温之。如寒极而手足厥冷，过乎肘膝者，此寒极发厥，阴厥也，急当救里温之。此与传邪不同治。

又有初病起，外感寒邪，内伤生冷，内既伏阴，内外皆寒，或本真阴证，误投凉药，使阴气独盛，阳气暴绝，以致手足厥冷，腰背强重，头眼眶痛，呕吐烦闷，下利腹痛，身如被杖，六脉沉细，汤饮不下，以后毒气渐深，入腹攻心，咽喉不利，腹痛转盛，心下胀满硬结，燥渴欲死，冷汗不止，或时郑声，指甲面色青黑，速灸关元、气海，随服大热之剂温之，令阳气复而大汗解，此为阴毒也。若病人身微热，烦躁，面赤，戴阳，欲坐卧泥水井中，脉沉细无力，此阴躁也，当用辛热药温之。若误用凉剂，躁急，渴甚，必死。若病人身冷，脉沉细而疾，虽烦躁，不欲水入口者，此阴盛格阳，亦当用大热剂温之。

或伤寒失于汗下，使热邪传里，燥渴，谵语，小水自利，大便黑，小腹硬痛或身黄，此下焦蓄血如狂症也，与阳狂不同治。

伤寒，初得病无表里症，但狂言烦躁，精彩不与人相当，此热结膀胱，其人如狂，太阳经之里症，自有太阳里药，不与阳狂同治。

伤寒小水不利，大便实，小腹满，燥渴，谵语，畏热，身目黄，此为湿热发黄，轻则疏利，重则大下，与血症发黄不同治。

伤寒失于汗下，血热不散，以致发斑，大抵不宜发汗，轻者化之，重则下之。起于胸腹，先红后赤曰发斑；起于手足，先红后黄曰蚊迹。临病之际宜详审焉。

伤寒少阴证，恶寒，发热，无头疼，误以大发汗，使血从耳目口鼻中出者，名阴血，多不治。此与鼻衄阳血不同治。

伤寒失于汗下，邪热传里，使水涸粪燥，必发谵语，或心下硬痛，下利纯清水，燥渴，出语无伦，亦为谵语，此皆实证，当寒凉之剂下之。又有汗多亡阳，或下后，利不止、身疼痛，或自利清谷，谵语者，此皆虚症，当辛热之剂温之。此与狂言不同。

伤寒余热不除，蕴在心包，使精神短少，冒昧昏沉，睡中言语一二句者，名独语，宜凉剂清之。此与谵语不相同。

伤寒瘥后，交接婬欲，无病人反得病者，名阴阳易，宜清凉解毒之剂治之。此与女劳复不同。瘥后房欲复病曰女劳复，治法亦同，但症不同。

伤寒失于汗、下，或因汗、下后，虚，令人气逆不相接续者，为短气，分虚实治之。此与喘症不同治。

伤寒失于汗、下，或因饮水过多，令人抬肩撷肚气逆上者，为发喘，分表里水气治之，与短气不同治。

伤寒或汗、下太过，或恣饮冷水，水寒相搏，虚逆，声浊恶而长，为哕病，轻则和解疏利，重则温散。此与干呕不同治。

伤寒热在胃口，与谷气并，热气上熏而无物者为干呕，分寒、热、水气治之。此与哕病不同。

伤寒，二阳或三阳经同病，不传者为合病，分在经、过经治。此与并病不同治。

伤寒，一阳经先病未尽，又过一经之传者为并病，分在经、在腑治之。此与合病不同治。

（复庵）少阴脉沉，始得之反发热，似乎太阳，有不同者，其热不翕翕然，症无头疼。

少阴腹痛、下利与太阴相似，有不同者，太阴不渴，少阴则渴；手足有厥、温之殊。

温病与痉病皆与太阳相似，有不同者，痉病脉沉细，温病不恶风寒而渴。

伤寒与中暍相似，其不同者，伤风[①]寒不渴，中暍则渴。

伤寒与冬温相似，其不同者，伤寒脉浮紧，冬温脉不浮。

时行传染与伤寒相似，其不同者，时行传染脉不浮，伤寒脉浮。

太阴中湿与太阳伤寒相似，有不同者，湿脉沉而细也。

暑脉虚细，又曰微弱，又曰弦细芤迟，诸如此者与痉脉、湿脉相似，然证却不同。暑，自汗而渴；湿则不渴身疼，痉则身不疼也。

太阳中风见寒脉用大青龙症，与太阳伤寒相似，有不同者，中风见寒脉，有烦躁也；麻黄症，别无烦躁。

太阳伤寒见风脉用大青龙，其症与中寒湿相似，有不同者，其脉浮缓，寒湿则脉沉细微，《经》云无少阴里症[②]者，盖太阳与少阴为表里，今脉证俱属太阳表，故云无少阴里症也。

小青龙证与小柴胡证相似，有不同者，小青龙无往来寒热，胸胁满痛之证，但有干呕、发热而咳，此为表不解，水停心下也。虽有或为之证与小柴胡相似，终无半表里之证为异耳。

风、寒二证，理当发汗，而其人虚不可汗者，宜桂枝汤加黄芪半钱。风寒俱伤，或恶风而无汗，或恶寒而无汗，疑似之间，只宜五积散、败毒散各半贴和服，名交加散。有初得病，太阳证具，但寒而未即热，一二日后方热，此伤于寒，若伤于风即热矣。但寒未热者，五积散发汗。已服解表药，不恶风、不恶寒，诸表证已罢，于里又未燥、未渴，小便亦未赤，大便如常，独身热未

---

① 风：当是衍文。

② 无少阴里症：语本《伤寒论·辨太阳病脉证并治中》。

除者，宜香苏饮、败毒散、小柴胡汤加桂枝半钱。有已服解表药，表证已罢，又无里症，其人体痛不减者，恐是发汗多，荣卫不和所致，宜小建中汤，用半厚半薄之桂。

若风寒二证传经后，身热，烦渴，小便赤，大便不通，言语不得，睡不宁，鼻干，头目疼，日晡增剧，反恶热，舌上白苔，中有断纹，或黑苔，方为极热，甚则昏不知人，此属阳明，宜大柴胡汤、小承气汤下之。如具诸症而大便自调者，宜白虎汤少加小柴胡汤。

少阳症具，宜小柴胡汤。外有热者，加桂枝半钱。自汗而尚恶风者，小柴胡汤、桂枝汤各半贴。

若胸膈不快，手足自温，或自利而渴，或腹满时痛，此属太阴。自利不渴，此阴中之阴也，宜理中汤，重则附子四逆辈。腹满而痛，当通其壅，桂枝加芍药汤，即小建中汤，但易厚桂为桂枝耳。不愈，小柴胡汤去黄芩加芍药一钱，或枳芍各半钱。腹痛甚，大便不利，桂枝汤加大黄，或大柴胡汤，以诸实之痛为宜下，此阴中之阳也。阳传太阴而利者，泄利、肠鸣而痛。已利而痛为虚，虚则肠鸣，盖为传阴之阳气渐微，不敢过用冷剂，但以芍药通壅耳。

若兀兀欲吐，心烦喜寐，后自利，燥渴，或口中和，背恶寒，此属少阴，用药有阴阳之分。自利而渴，宜猪苓汤，盖阳热传入少阴，肾系舌本，故自利，口燥渴，以猪苓汤利肾中之热。不愈则当自大便去之，古法用大承气汤，若难用，只用小承气汤，或且进白头翁汤，此诸药皆为阴中涵阳者也。四逆散、四逆汤俱治少阴下利，四肢逆冷，泄利下重与下利清谷者，然一凉一温，自有阴阳之别。初得病便见少阴症，其人发热恶寒，身疼头不疼者，麻黄附子细辛汤微汗之，或五积散加熟附半钱，或加以顺元散。

若烦闷厥逆，或舌卷囊缩，或下利清谷，里寒外热，此属厥阴。下利清谷者，阴中之阴，宜通脉四逆汤，或当归四逆加吴茱、生姜。舌卷囊缩，不特阴中之阴有之，阳明之热陷入厥阴亦有之，盖阳明主宗筋，宗筋为热毒风所攻，故弗荣而急，引舌与睾丸以致卷缩也，当泻阳以救阴，宜大承气汤。

表 里

（海藏）治伤寒须分表里，若表里不分，汗下差误，岂为上工？且如均是发热，身热不渴为表有热，小柴胡加桂枝主之；厥而脉滑为里有热，白虎加人参主之。均是水气，干呕、微利、发热而咳，为表有水，小青龙加芫花主之；体凉，表证罢，咳而胁下痛，为里有水，十枣汤主之。均是恶寒，有热而恶寒者发于阳也，麻黄、桂枝、小柴胡主之；无热而恶寒者发于阴也，附子、四逆主之。均是身体痛，脉浮、发热、头痛、身体痛者，为表未解，麻黄汤主之；脉沉、自利、身体痛者，为里不和，四逆汤主之。以此观之，仲景表里之法甚详，学者宜深究心焉。

（《活人》）伤寒有表证，有里证，有半在表半在里症，有表里两证俱见，有无表里证。在表，宜汗；在里，宜下；半在表半在里，宜和解；表里俱见，随证渗泄；无表里症，用大、小柴胡和之、下之；及四逆汤有先温里乃发表，桂枝汤证有先解表乃攻里。伤寒六七日，目中不了了，无表里症，脉虽浮、亦有下之者；少阴二三日无阳①症，亦有发汗者，则又非表里之所能拘，不可不知也。

伤寒表证当汗，里证当下，不易之法也。发表、攻里本自不同，桂枝、承气安可并进？然假令：病人脉浮而大，是表证当汗；其人发热烦渴，小便赤，却当下，是表里证俱见，五苓散主之。假令伤寒不大便六七日，头痛有热者，是里症，当下；其小便清

① 阳：当是“阴”之误。

者，知不在里仍在表也，当须发汗，是两证俱见，未可即下，宜桂枝汤。假令病人心下满，口不欲食，大便硬，脉沉细，是里症，当下；其人头汗出，微恶寒，手足冷，却当汗，此亦两证俱见者，仲景所谓半在表半在里也，小柴胡汤主之。又如：太阳病，表证未除而数下之，遂协热而利，利不止，心下痞硬，谓之表里不解，桂枝人参汤主之。本太阳病，医反下之，因尔腹痛，亦有表复有里，桂枝加芍药汤，痛甚桂枝加大黄汤，此皆仲景治有表复有里之法，学者当以意推之。

无表里证者，伤寒四五日后，以至过经不解，无表症，又于里证未可下者，皆可用小柴胡随证加减用之，以至十余日者亦可用。十余日外，用小柴胡不愈者，大便硬，可下，则用大柴胡下之，以过经其人稍虚，用大柴胡为稳，恐承气太紧，病人不禁也。仲景云：病人无表里症，发热七八日，脉虽浮数，可大柴胡下之[①]。又：六七日目中不了了，睛不和，无表里症，大便难，身微热，此为实也，当大承气下之[②]。则又不拘拘为也。

阴　阳

（复庵）三阳证有合阳、有纯阳；三阴证有盛阴、有纯阴。合阳者，经所谓合病是也。纯阳者，《经》所谓：脉阴阳俱盛，大汗出不解者，死[③]。又曰“凡发汗服汤药，至有不肯汗者，死”。谓阳热甚而阴气绝也，故不能作汗，二者俱是有阳而无阴，故曰纯阳也。盛阴者，如：少阴病，身体痛，手足寒，骨节痛，脉沉者，附子汤主之[④]，谓手足寒，身体痛，脉沉，寒盛于阴也。纯阴者，

---

① 病人无表里症……可大柴胡下之：语本《伤寒论·辨阳明病脉证并治》。

② 六七日……当大承气下之：语本《伤寒论·辨阳明病脉证并治》。

③ 脉阴阳俱盛……死：语出《伤寒论·伤寒例》。下句同。

④ 少阴病……附子汤主之：语出《伤寒论·辨少阴病脉证并治》。

如：少阴病，恶寒，身蜷而利，手足逆冷者，不治[1]，谓无阳也。又有寒客三阴，极而生热，则传阳明者。凡邪初中三阴则寒，故宜温药发汗，及寒极变热则复宜寒药下之。盖三阴三阳皆能自受邪，不只自太阳经传也。其三阳入腑之外，三阴变热入腑者，往往有之，不可不察耳。

有一阳中寒者，太阳十六证云"伤寒，脉浮，自汗出，小便数，心烦，微恶寒，脚挛急"[2]，此邪中膀胱经，虚寒也，宜桂枝加附子汤则愈。医以其症象阳旦，反与桂枝汤攻其表，此误也。得之便厥，咽中干，烦躁，吐逆者，作甘草干姜汤以复其阳。厥愈足温，更作芍药甘草汤以伸其脚。若胃气不和，谵语者，少与调胃承气汤。若重发汗，复加烧针者，四逆汤主之，观仲景此治，其于坏病何有？此先汗而后下之法也。又如：下利清谷，里寒外热，身体疼痛，急当救里，四逆汤；利止里和，清便自调，急当救表，桂枝汤[3]，此先温而后汗之法也。孙兆曰：本是阳病热证，为医吐下过多遂成阴病者，却宜温之；有本是阴病，与温药过多，致胃中热实或大便硬，有狂言者，亦宜下也。

有伤寒杂病，有伤寒正病。伤寒杂病者，难以正病治，如病人证状不一，有冷有热，阴阳显在目前，当就其中大节先治，徐治其余症，然亦不可用独热独寒之剂。又如呕、渴、烦热，进小柴胡汤，呕渴烦热止矣而下利不休，以小柴胡为非，则呕、渴、烦热不应止；以为是，则下利不应见。又如吐、利、厥逆，进姜附汤，吐利厥逆止矣而热渴谵语，昏不知人，以姜附为非，则吐、利、厥逆不应止；以为是，则热渴谵语不应见，此亦伤寒杂病。

---

① 少阴病……不治：语出《伤寒论·辨少阴病脉证并治》。

② 伤寒……脚挛急：语本《伤寒论·辨太阳病脉证并治上》，是《伤寒论》中第16条有方的条文。

③ 下利清谷……桂枝汤：语本《伤寒论·辨太阳病脉证并治中》。

虽无前项冷热二证显然并见之迹，而阴中有阳，阳中有阴，潜伏其间，未即发见，用药一偏，此衰彼盛，医者当于有可疑之处，能反覆体认，毋致举一废一，则尽善矣。

有经之阴阳，以脏腑言，脏为阴，腑为阳也；有病之阴阳，乃外邪之阴阳，阴气、阳气是也。阴阳二气皆能犯脏腑，故阳气犯太阳，则为伤风，恶风而有汗；阴气犯太阳，则为伤寒，恶寒而无汗。在太阳未得解，转入阳明、少阳二经则纯乎阳，然不如太阳之易治。若未能罢，以次传入阴经，则为阴中之阳。盖缘阳经之阳气来入阴经，虽有自利，欲寐，唇青，手足厥冷，舌卷囊缩等症，亦不可妄投热药，惟宜泻其阳之在阴经也。若阳病下之太过，阳气已脱，遂变为阴，所谓害热未已，寒病复起。或初得病便是阴证，此是阴中之阴，盖缘阴气攻阴经，阴自得传，非自阳经传来，只当以温药回其阳。故阳入阴者，燮①阳以救阴；阴入阳者，用阳以救阳，二者不可不辨。

原是阳证，因汗下太过遂变成阴，便当作阴证治，却不可谓其初先是阳，拘拘于阳传阴之说，乃是三阳坏症转为阴也，此为阳之反，而非阳之传。初病是阳经，见头疼，以次阳传入阴，头略不疼，不可便谓不疼为阴症，须问其得病之初头疼与否。

伤寒有阴证而头或疼，未有正阳证而头略不疼者；有阴证而反发热，未有正阳证而身不热者；有阴证而或小便自赤，未有正阳证而小便不赤者。此正法也。

（仁斋）伤寒治法，阳有此证，阴亦有此证，似阳而阴，似阴而阳，最难分别，毫厘之差，千里之谬。如阴毒、阳毒，风温、湿温，吐血、吐蛔，两感、百合等症，当并遵南阳书②用药，不再

① 燮（xiè 谢）：调和。

② 南阳书：即张仲景著《伤寒杂病论》，张仲景，南阳人。

具陈。其余大纲，不出阴阳，虽节目纤悉，未能即尽，不妨于《活人》中参考。如胃中冷必吐蛔，大皆知为阴也，然亦有阳症吐蛔者，必兼看别证如何，不可专以胃冷为说。曾记一人阳黄吐蛔，又大发斑，阳毒症口疮咽痛，皆以冷剂取效，岂非亦有阳证乎？

阳证者，面红光彩，唇红，口干舌燥，能饮凉汤冷水浆，其人身轻，易为转动，常欲开眼见人，目睛了了，喜语言，其声响亮，口鼻之气往来自然，小便或赤或黄，大便或秘或硬，手足自温，爪甲俱红活。阴证者，面青黑，或有虚阳泛上，虽亦赤色而不红活光彩，其人身重难以转侧，或喜向壁卧，或蜷卧欲寐，或闭目不欲见人，目睛不了了，懒言语，语无声，或气难布息，鼻中呼不出吸不入，或往来气俱冷，或时躁热烦渴，不能饮水，面上有如刀刮，恶寒，唇口或青或紫，舌色或青紫，或白苔铺满而滑，不见红色，手足自冷，爪甲或青或紫，血不红活，小便清白或淡黄，大便不实或泻，虽肌表有热，以手按之不甚热，阴甚者则冷透手，不可便以面紫赤、烦渴为论也。

阳症似阴者，乃火极似水也。盖伤寒热甚，失于汗下，阳气亢极，郁伏于内，反见胜已之化于外，故身寒逆冷，神气昏昏，状若阴证也。大抵唇焦舌燥能饮水，大便秘硬，小便赤涩，设有稀粪水利出者，亦是旁流之物，内必有燥屎结聚，非冷利也，再审有矢气极臭者是也。其脉虽沉，切之必滑有力，或时躁热，不欲衣被，扬手掷足，或谵语，此阳证也。轻者，人参白虎汤或小柴胡合解毒汤主之；内实者，须下之，调胃承气汤；有潮热者，大柴胡加芒硝；大实大满，秘而不通者，大承气下之。必须审察轻重酌用之。盖此与阳盛拒阴同，王太仆所谓身寒厥冷，其脉滑数，按之鼓击于指下者，是名阳盛拒阴，非寒也。

阴证似阳者，乃水极似火也。盖伤寒传变，或误服凉药，攻热太速，其人素本肾气虚寒，遂变阴症，冷甚于内，逼其浮阳之火发于外，其人必面赤烦躁，身有微热，渴欲饮水，复不能入咽，大便秘结不通，小便淡黄，或呕逆，或气促，或郑声，或咽痛，或鼻血点滴，所以状似阳证，或[①]者不识，妄投寒凉，下咽必毙。如切其脉沉细微迟者，急以通脉四逆汤倍加人参、附子以接其真阳之气，设或稍迟，虽参附亦不能救矣。此与阴盛格阳同，王太仆[②]所谓身热脉数，按之不鼓击者，此名阴盛隔阳，非热也。东垣又谓面红目赤，烦渴引饮，脉来七八至，按之则散者，此无根之脉，用姜附汤加人参而愈，是也。

《内经》曰“脉至而从，按之不鼓，诸阳皆然”[③]，王注言“病热脉数，按之不鼓动于指下者，此寒胜格阳而致，非热也”。又曰“脉至而从，按之鼓盛而甚也”，注言“证脉是寒，按之而脉气鼓动于指下而盛者，此热盛拒阴所致，非寒也”。东垣治一伤寒，目赤烦渴，脉七八至，按之不鼓击，此阴盛格阳，非热也，与姜附之剂，汗出而愈；海藏治狂言、发斑、身热、脉小，用大建中汤治之而愈，其例同也。东垣又治阴虚发热，恶热，烦渴引饮，肌热，发躁，至夜尤甚，其脉洪大，按之无力者，此血虚发躁也，当以当归补血汤主之，若以白虎与之，误矣。大抵轻手脉来浮大，按之则无者，乃无根蒂之脉，为散脉也，此虚极而元气将脱，切不可发表攻热，如误治之则死，须大剂人参生脉救之。(娄氏)《素问》云“脉从而病反”，言证似阳者，脉亦从证似阳，而其病反是寒也；证似阴者，脉亦从证似阴，而其病反是热也，故皆曰反。

夫阴毒者，其人肾虚，素有积寒在下，或又因欲事之后，着

---

① 或者：当是“医者”之误。
② 王太仆：唐代王冰，官至太仆令，注解《素问》。
③ 脉至而从……诸阳皆然：语出《素问·至真要大论》。

寒，或误服寒凉药，或食生冷物，内既伏阴，复加外寒，内外皆寒，遂成阴毒也。盖积寒伏于下，微阳消于上，赵氏所谓阴气极盛，阳气极微则成毒。宋迪云：阴毒伤寒，则额上手背冷汗自出不止，其毒渐深，则鼻如烟煤，舌上苔黑而滑，其候目睛疼，头重身重，背强体痛，小腹里急，或脐下痛，或咽喉不利，或心下坚硬，或气促胀闷，或呕咳不止，甚者唇青面黑，舌卷囊缩，四肢厥冷，脉沉细而迟，或伏而不出。海藏谓二三日间或可起行，不甚觉重，或时阴火上冲，头面烘热，色赤烦躁，状似阳证，若误投凉药，则渴转甚，躁转急，而难矣，宜速于气海、关元灸二三百壮，以手足和暖为度，仍兼进正阳散、返阴丹类，令内外通达，阳气复而大汗解矣。若疾势困重，六脉附骨方有，按之即无，或一息八至以上，至不可数，至此药饵难为功矣，但于脐中用葱熨法，或灼艾三五百以来，手足不温者，不可治也；温者，以前药助之，若阴气散，阳气复，即渐减热药而治之。（海藏）急用还阳退阴之药则安，惟补虚和气而已。凡阴病不宜发汗，如气旺脉大，身热未瘥，用药发汗亦无妨。或寸口小而尺脉微大，亦是积阴感于下，则微阳消于上，阳气不守耳。（刘氏）《活人》谓“阴毒为阴气独盛，阳气暴绝”，此言不守，稍与义有间矣，然又不若赵氏云“阴气极盛，阳气极微为阴毒；阳气极盛，阴气极微为阳毒”，视竭绝之语尤明妥。

（《活人》）夫手足逆冷而大便闭，小便赤，或大便黑，脉沉而滑，名阳证似阴也。重阳必阴，重阴必阳，水火之变也。得此症者，轻，白虎汤；甚者，承气汤。伤寒失下，气血不通，令四肢逆冷，此是伏热深，故厥亦深，速用大承气下之，汗出立瘥，仲景所谓“厥应下之者”①，此也。

① 厥应下之者：语本《伤寒论·辨厥阴病脉证并治》。

伤寒若阳气独盛，阴气暴绝者，必发躁，狂走妄言，面赤咽痛，身斑斑若锦纹，或下利赤黄，脉洪实，或滑促，宜酸苦之药，令阴气复而大汗解矣。阳毒，升麻汤、栀子仁汤、黑奴丸类选用。

身微热，烦躁，面赤，脉沉而微者，名阴证似阳也。阴发躁，热发厥，物极则反也。大率以脉为主，诸数为热，诸迟为寒，无如此最验也。身微热者，里寒故也；烦躁者，阴盛故也；面戴阳者，下虚故也。若不看脉，以虚阳上膈之躁误为实热，反与凉药，则气消成大病矣。《外台》云“阴盛发躁，名曰阴躁，欲坐井中，宜以热药治之”，故仲景云“少阴证，面赤者，四逆加葱白主之”①。

（东垣）寒凉之药入腹，周身之火得水则升走，阴躁之极，故欲坐井中，是阳已先亡。医犹不悟，复认为热，重以寒药投之，其死何疑焉？或因吐、因呕、因嗽而发躁，蒸蒸身热，如坐甑中，欲得去衣、居寒处，或饮寒水则便如故，振寒复至，气短促速，胸中满闷欲绝，甚则口开目瞪，声闻于外，涕泪涎痰大作，其发躁须臾而已，如前六脉弦细而涩，按之虚，此大寒证也。以辛寒甘温之剂大泻南方北方则愈。冯内翰侄病伤寒，目赤而烦渴，脉七八至，按之不鼓，东垣曰：病有脉从而病反者何？“脉至而从，按之不鼓，诸阳皆然”，此阴盛格阳于外，非热也，与姜附之剂，汗出愈。医初以脉数为实，将承气下之，东垣适从外来，见之大骇，曰几杀此儿，呼取姜附治之，药未就而病者爪甲已青，顿服八两而汗渐出。

（叔微）伤寒六七日无热，脉沉紧而细，烦躁欲饮水，此阴盛格阳也，当用附子霹雳散。若饮水者，不可与服。

（节庵）凡初病无热，便四肢厥冷，或胸腹中满，或呕吐，腹

---

① 少阴证……四逆加葱白主之：语本《伤寒论·辨少阴病脉证并治》

痛下利，脉细无力，此即真阴症，非从阳经传来，便宜温之，不可少缓，四逆汤类。凡腹痛腹满，皆是阴症，只有微甚不同，治难一概。自利腹痛，小便清白，宜温之，理中、四逆看微甚用，轻者五积散，无脉者通脉四逆汤，使阴退而阳复也。凡伤寒有口沃白沫，或睡多流冷涎，俱是有寒，吴茱萸汤、理中汤、真武汤类选用，切忌凉药。杂病亦然。或用甘温补元气，四君子加附子一片。若血虚，用仲景八味丸。

伤寒惟阴证最难识，自然阴证人皆可晓，及至反常则不能知矣。如病起头不疼，身不热，手足厥冷，好静沉默，不渴，吐利腹痛，脉沉细迟，人共知为阴症矣。若发热面赤，烦躁不安，揭去衣被，饮冷脉大，人皆不识，认作阳证，误投寒药，死者多矣。必须凭脉下药，至为切当。不问浮沉大小，但指下无力，或按至筋骨全无力者，便是伏阴，不可与凉剂，服之必死，急与五积散一服，通解表里之寒，随手而愈。若更有沉寒之甚，必用姜附以温之，切忌发泄。脉虽洪大，但按之无力，与重按全无者，便是阴证也。

（河间）或里热内盛，阳厥极深，皆因失下而成此证，以致身冷脉微，昏懵将死，切不得以寒药下之，误下即死；又一辈庸医，妄言是阴厥，便欲易换真武、四逆温热之剂投之，下咽立死。殊不知此证乃阴耗阳竭。阴气极弱谓之耗，阳厥极深谓之竭，畜热怫郁将欲绝者，当此之际，寒剂热剂俱不可投，但进凉膈、解毒以养阴退阳，宣散畜热，脉气渐生，必得大汗而愈，亦有无汗气和而愈者。未愈，却解毒合承气下之，次以解毒、凉膈，天水合而为一，调和阴阳，洗涤脏腑，则其他别证自不生矣。有大下后，热不退，再三下之，热愈甚，脉微，气虚，力弱，不加以法，则无可生之理。若辍而不下，邪热极盛，阴气极衰，脉息断绝，必不可救，此证是下之亦死，不下亦死，医者到此，活人、杀人一弹指间，其不至手足失措者，几希矣。经云三下而热不退者，即死，后人有四五下以及十数行而生者，此误中耳，活者未一二，死者已千百，切不可以此为法，但依前用解毒合凉膈调之，使阳热徐退，阴脉渐生，庶不失人生命。

通一子[①]伤寒说

（景岳）按伤寒一症，感天地阴厉之气，变态不测，最为凶候，治有一差，死生反掌，在古人垂训之多，何止百家千卷？其中立法之善无出仲景，用药之妙须逊节庵，凡于曲折精微靡不详尽，余复何言？然犹有不能已者，在苦于条目之浩繁，而后学求之不易也。观陶氏《家秘的本》曰“伤寒治法得其纲领如拾芥，若求之多歧则支离破碎，如涉海问津矣，盖脉症与理而已”，斯言也予殊佩之。然求其所谓纲领者，谓掺其枢要，切于时用者也；所谓多歧者，谓检遍方书，无方可用者也；所谓脉症者，谓表里阴阳寒热虚实之辨也；所谓理者，谓见之真法之要也，得其理则治无一失矣，是以法必贵详，用当知约，详而不约，徒详何益？诚若望洋，无所用之地矣。予请约之。

曰凡治伤寒，其法有六，曰汗、吐、下、温、清、补也。盖吐中有发散之意，可去胸中之实，可举陷下之气，若无实邪在上者，不可用之，故所用既少，法亦无多。至于舍吐之外而切于用者，唯汗、下、温、清、补五法而已。所谓汗者，治表法也，寒邪在表，不汗，从何而解？然汗法有三：曰温散，曰凉解，曰平解。温散者，如寒胜之时，阴胜之脏，阳气不充，则表不易解，虽身有大热，亦必用辛温，勿以寒凉为佐，即寒无犯寒之谓也；凉解者，如炎热炽盛，表里枯涸则阴气不营，亦不能有汗，宜用

---

① 通一子：明代医家张介宾，字会卿，号景岳，别号通一子。

辛凉，勿以温热为佐，即热无犯热之谓也；若病在阴阳之间，既不可温，又不可凉，则但宜平用，求其解表而已。然无表症者不可汗，似表非表者不可汗，咽中闭塞者不可汗，诸动气者不可汗，淋家不可汗，诸亡血者不可汗，脉微弱者无阳也不可汗，脉微恶寒者阴阳俱虚也不可汗吐下。其可汗者，如仲景云：凡发汗，温服汤药，其方虽云日三服，若病剧不解，当促之，半日中尽三服①；又云：凡作汤药，不可避晨夜，觉病须臾即宜便治，不等早晚则易愈②，此所以汗不嫌早也。所谓下者，攻其内也，实邪内结，不下，何从而去？然表未解者不可下，诸虚者不可下，阳微者不可下，诸外实者不可下，咽中闭塞者不可下，动气者不可下，脉弱者不可下，脉浮而大者不可下，病呕吐者不可下，大便先硬后溏者不可下，非有大满实燥坚者不可下，此所以下不嫌迟也。所谓温者，温其中也，脏有寒气，不温之，何自而除？有客寒者，寒自外入者也；有主寒者也，气虚者也，盖气为阳，阳不足则寒生于中，寒即阴证之属，温即兼乎补也。所谓清者，清其热也，有热无结，本非大实，不清之，何由而散？表热者宜于清解，里热者宜于清降，热即阳证之属，清即类乎泻也。

若此四者，古人发明已尽，余不过述其要耳，学者仍当由博而约，勿谓止于是也。惟补之一字，则所系尤切，而人多不知之。夫用补之法，岂只因于中气？盖实兼乎表里。如表邪不解，屡散之而汗不出者，阴气不能达也，盖汗即水也，水既不足，汗自何来？人知汗属阳分，升阳可以解表，而不知汗生于阴，补阴最能发汗，今有饮水而汗出者，即其义也。又如内热不解，屡清之而火不退者，阴不足也。人知惟寒可以去热，而不知壮水方能息火

① 凡发汗……半日中尽三服：语本《伤寒论·辨太阳病脉证并治上》。
② 凡作汤药……早晚则易愈：语本《伤寒论·伤寒例》。

也。又如正气不足，邪气有余，正不胜邪，病必留连不解，有如是者，不可攻邪，但当实其中气，使正气内强，则根本无害，逼邪外出，则营卫渐平，所谓温中自有散寒之意，此不散表而表自解，不攻邪而邪自退，不治之治尤非人之所知也。唯是用补之法，则脏有阴阳，药有宜否。宜阳者必先于气，宜阴者必先乎精。阳以人参为主，而芪、术、升、柴之类可佐之；阴以熟地为主，而茱萸、山药、归、杞之类可佐之。然人参随熟地则直入三阴，熟地随芪、术亦上归阳分，故用药当如盘珠，勿刻舟求剑。且人伤于寒而传为热，则阳胜伤阴者多，故利于补阴者十之七八，利于补阳者十之二三。然阴中非无阳气，佐以桂、附则真阳复于命门，佐以姜、草则元气达于脾胃。药不及病与不药同，故当随病重轻以为增减，此余之百战百胜者，所活已多，非谬说也。或曰古人之治伤寒，皆重在汗吐下三法而后于补，今子所言则似谆谆在补而后于攻者，何也？余曰三法已悉，无待再言。独于用补，殊未尽善，故不得不详明其义，以补古人之未备。试以《伤寒论》观之，曰阴症得阳脉者生，阳症得阴脉者死①。迄今说者无不以为然。愚谓阳症阳脉，阴症阴脉，本为顺症，可以无虑；惟阳症阴脉则逆候也，为伤寒之最难，故古人直谓之死，则其无及于此也，可知矣，余所谓切于补者，正在此也。今以余所经验，凡正气虚而感邪者多见阴脉，盖症之阳者，假实也；脉之阴者，真虚也，阳证阴脉即阴症也，观陶节庵曰凡察阴症，不分热与不热，须凭脉下药，至为切当。不问脉之大小浮沉，但指下无力，重按全无，便是伏阴，不可与凉药，服之必死。然则脉之沉小者，人知其为阴脉也，而浮大者亦有阴脉，则人所不知也，治以凉药犹且不可，况其他乎？故予于此症必舍症从脉，所以十全其九。然所用之法

① 阴症得……阴脉者死：语本《伤寒论·辨脉法》。

多非本门正方，随手而应，见者无不异之。夫亦何异之有，药对症而已。予请再悉其义。夫伤寒之千态万状只虚实二字足以尽之。一实一虚，则邪正相为胜负，正胜则愈，邪胜则死，死生之要，在虚实间耳。若正气实者，即感大邪，其病亦轻；正气虚者，即感微邪，其病亦甚。凡气实而病者，但去其邪则愈矣，放胆攻之，何难之有？此而当余亦不过若吹灰拉朽耳，无足齿也，虽付之庸手，自无难愈，即不治之，俟其经尽气复，亦无不愈矣，何患之有？此譬如两敌相持，主强则客不能胜，必自解散而去。故凡正气实者，无论治与不治，皆无虑也。所可虑者，唯挟虚伤寒耳。凡疾病相加，未有元气不竭而至死者；强弱相攻，未有根本不伤而败者，此理势之必然者，伤寒之难，只于此耳。奈何庸浅之辈，初不识人虚实，但见发热，动手便攻，夫不可攻而攻之必元气不足，而强攻其邪，则邪气未去，而正气因攻先败矣，如此杀人，罪将谁委？又其最可怪者，则有曰伤寒无补法，惑乱人心，莫此为甚。独不观仲景立三百九十七法，而脉证之虚寒者一百有余；定一百一十三方，而用人参者三十，用桂附者五十有余，此下如李东垣、朱丹溪、陶节庵辈，所用补中益气、回阳返本、温经益元等汤皆未尝不用补也，孰谓伤寒无补法耶？然此等之法固为不少，但在余则犹以为未尽，在人则目以为异常，不唯异常而且曰无之，高明者岂其然哉？矧今人之患挟虚伤寒者十常六七，传诵伤寒无补法者十之八九，虚而不补，且复攻之，余目睹其受害者，盖不可胜纪矣，心窃悲之，故力辩于此，欲以救时弊耳，非好补也。观者唯加详察，则苍生大幸。

铢两升合

（东垣）古之方剂，锱铢分两，皆与今不同。谓如㕮咀者，即今剉如麻豆大是也。云一升者，即今之大白盏也。云铢者，六铢为一分，即二钱半也，二十四铢为一两。云三两者即今之一两，二两者即今之六钱半也。料例大者，只合三分之一足矣。分字俱从去声。

（东璧）古之一升，即今之二合半。巴豆一分，准十六枚。附子、乌头去皮者半两，准一枚。枳实去穰者一分，准二枚。半夏一升者，准五两，吴茱萸同。蜀椒一升，准三两。蜜一斤者有七合。猪膏一斤者，有一升二合。

（宇泰）仲景计方，动以斤计，而又有称升、合、枚者，古今度量权衡轻重长短不同，难以遵用。《局方》《纲目》又一切裁损，每服五钱则失之太少，陶氏、吴氏尽变古方以便时用，则其失更远。今方药分两，虽一切仍仲景之旧，其增损出入，当视病情时令，神而明之，一切古方皆当如是施用，不独仲景书也。陈无择曰观今之尺，数等不同，如周尺长八寸，京尺长一尺六寸，淮尺长一尺二寸，乐尺长一尺二寸五分，并宜小尺为率，龠合量衡分布并依尺寸，尺寸如是不齐，将何凭据？二十四铢为一两，每两，古文六铢钱四个，开元钱三个。今之三两得汉唐十两赵宋始以开元钱十个为一两。《千金》《本草》皆以古三两为今一两，古三升为今一升。汉方汤液，大剂三十余两，小剂十有余两，用水六七升煎二三升，并分三服。若以古龠量水七升，煎今之三十两，尚未淹过；况末散只服方寸匕刀圭，丸子只服梧桐子大至三十粒，汤液岂得如此悬绝！夫世有古今，时有冬夏，地有南北，药有良犷，人有强弱，未可执一。且如大陷胸汤，用大黄六两，今只用六钱足矣。若人壮病大者宜之，人弱病小者又当减半，或只三四之一可也。芒硝一升，今用三四钱足矣。甘遂二两，只用一分或半分而已。若无活法变通，胶柱鼓瑟，未有不杀人者，慎之慎之！

（景岳）凡分、寸、龠、合、铢、两，皆起于黄钟。黄钟之律生于尺，而尺生于黍。累黍造尺，不过三法：曰横黍者，一黍之广为一分也；曰纵黍者，一黍之长为一分也；曰斜黍者，非纵非横，斜倚相排为一分也。三法虽异，于律则同，历代尺度，凡七代共五种。纵黍之尺，黄帝尺也，宋尺也；横黍之尺，夏尺也；斜黍之尺，汉尺也。黄帝以黄钟之长，九分为寸，九九八十一分为一尺。舜同律量度衡之尺。夏后氏因之，亦曰夏尺，以黄钟之长十分为寸，百分为尺，传曰夏十寸为尺是也。成汤增黄钟四分之一为尺，当夏尺十二寸五分，传曰成汤十二寸为尺是也。周尺均黄钟之长作五分，减去一分为尺，当夏尺八寸，传曰武王八寸为尺是也。汉尺以黄钟均作九寸，外加一寸为尺，唐尺即成汤尺，又名唐尺。宋尺即黄帝尺，又名宋尺。三代之制，商尺最大，周尺最小。商尺即今木匠所用曲尺也，盖自鲁班家传以至于唐人，亦谓之大尺，由唐至今用之，又名营造尺，盖实古成汤尺也。其尺去二寸即夏尺，夏尺去二寸即周尺，是今一曲尺，已包括三代之制，盖不待累黍而已明矣。自黄帝至于舜禹，历世相仍，未尝损益，至殷周始改统易朔而损益之道典，则知《黄帝针经》孔穴与舜同律，度量衡皆与夏尺同，而禹之身为度者，亦可因夏尺而想见也。岐伯曰八尺之士，周礼曰人长八尺，相符者，皆指魁伟之丈夫而言也。黄帝问伯高曰"众人之度，长七尺五寸，孔子荀子又皆谓七尺之体，乃中人之率"，夫黍尺七尺五寸即今曲尺之六尺，所谓八尺者即今曲尺之六尺四寸，故为伟人之度，则上下数千年间，人品原未尝有异矣。今世之尺制则有三种：钞尺者，即裁衣尺也，三尺得夏之四尺；铜尺者，量地尺也，较裁尺短四分；曲尺者，营造尺也，较裁尺短六分。于营造尺减去二寸是为真黄钟矣。黄钟之管则容秬黍一千二百粒为一龠，二龠为一合，一合之重，得古之一两，以今用等子较之，得六钱。度以八为率，今之八寸，即古之一尺；量以三为率，今之三斗即古之一斤五斗也；

权以六为率，今之六钱即古之一两。而郑世子[①]又曰汉制之律度量衡，以臣家所藏汉钱及《食货志》杂较之，大率汉之一两，准今之三钱强，是汉三两为今之一两强。唐孙真人谓古秤有斤两而无分名，今则百黍为一铢，六铢为一分，四分为一两，十六两为一斤，此即古神农之秤也。吴人则以二两为一两，隋人则以三两为一两。自臣考之，大抵隋唐宋元之度量，较之累黍，则失于长大；汉魏南北朝之度量，较之累黍，则失于短小。宋儒论乐律，率舍高而取下，论度量又舍大而取小，夫岂适中之道哉？今选羊头山秬黍中。去声者一千二百粒，实于黄钟之龠，无欠无余，以天平秤之，整有三钱，乃古半两也。然则天平六钱为古一两，古秤一斤当天平九两六钱，臣若不累黍亲较，亦不知有如此之妙。夫由世子之说推之，则知一铢者今之二分半，十铢者今之二钱五分，一两者今之六钱，一斤者今之九两六钱也。

金匮玉函经之称

（徐氏）按之《文献通考》二百二十二卷中，《金匮玉函经》八卷条下，晁氏曰“汉张仲景撰，晋王叔和集，设答问杂病形症脉理，参以疗治之方，仁宗朝王洙得于馆中，用之甚效，合二百六十二方”，据此并前林序云“依旧名曰《金匮方论》”，则王洙馆中所得，名曰《金匮玉函要略》，依五代时改名耳，所以《通考》只云《金匮玉函经》也，是《金匮玉函经》元时已无矣。夫《金匮玉函经》八卷，东汉张仲景祖书名也；《金匮方论》三卷、《伤寒论》十卷，似西晋王叔和选集撰次后俗传书名也；若《金匮玉函要略方》，五代及宋相沿书名，今单名《金匮要略》，而并去“玉函”二字，愈远而愈失其真矣。又据晋皇甫谧《甲乙》云

---

① 郑世子：明太祖朱元璋九世孙，郑王朱厚烷长子朱载堉，著名的律历学家、音乐家，有“律圣”之称。

“仲景论广《伊尹汤液》，用之多验，王叔和撰次仲景遗论甚精，指事施用”，即今俗所分《伤寒论》《金匮要略》是也。孙真人《千金》云“江南诸师秘仲景伤寒方法不传”，是叔和遗论，思邈亦未尝研也。唯文潞公《药准》云“仲景为群方之祖”，朱奉议《活人书》云“古人治伤寒有法，治杂病有方”，葛稚川作《肘后》，孙真人作《千金》，陶隐居作《集验》，玄晏先生作《甲乙》，其论伤寒治法者，长沙太守一人而已。华佗指张长沙《伤寒论》为活人书，昔人又以《金匮玉函》名之，其重于世如此，然其言古雅，非精于经络不能晓会，若孙思邈则未能详仲景之用心者，是宋时才分《伤寒论》《金匮要略》为二书也。成聊摄《明理论》云“自古诸方，历岁浸远，难可考评，唯仲景之方最为众方之祖，是以仲景本伊尹之法，伊尹本神农之经，医帙之中，特为枢要，参今法古，不越毫末，乃大圣之所作也”，刘河间《原病式》云“自黄帝之后，二千五百有余年，有《仲景方论》一十六卷，使后之学者有可依据，文亦玄奥，以致今之学者尚为难焉。故今人所习，皆近代方论而已，但究其末而不求其本。唯近世朱奉议多得其意，遂以本仲景之论而兼诸书之说，作《活人书》，其言直，其类辨，使后学者易为寻检施行，故今之用者多矣”。据河间十六卷之言，此时仲景书尚未分伤寒、杂病为二门也。或《金匮玉函经》八卷，坊间分作十六卷亦未可知。故东垣《内外伤辨惑论》曰“易水张先生云仲景药为万世法，号群方之祖，治杂病若神，后之医者，宗《内经》法，学仲景心，可以为师矣”，王海藏《此事难知》云“余读医书几十载矣，所仰慕者，仲景一书为尤。然读之未易洞达其趣，欲得一师指之，遍国中无有能知者”，故于《医垒元戎》云“折衷汤液，万世不易之法，当以仲景为祖”，又云“《金匮玉函要略》《伤寒论》皆仲景祖神农，法伊尹，体箕子而作也。唐宋以来，如孙思邈、葛稚川、朱奉议、王朝奉辈，其余名医虽多，皆不出仲景书”，又“汤液本草于孙、葛、朱、王外，添王叔和、范汪、胡洽、钱仲阳、成无已、陈无择，云其议论方定，增减变易，千状万态，无有一毫不出于仲景者。洁古张元素、其子张璧、东垣李明之，皆祖张仲景汤液，惜乎世莫有能知者”，又云“仲景广汤液为大法，晋宋以来号名医者皆出于此”，又按丹溪《局方发挥》，“或问仲景治伤寒一百一十三方，治杂病《金匮要略》二十有三门，何也？答曰：仲景诸方实万世医门之规矩准绳也，后之欲为方圆平直者，必于是而取则焉。曰：《要略》之方果足用乎？曰天地气化无穷，人身之病亦变化无穷。仲景之书，载道者也。医之良者，引例推类，可谓无穷之应用，借令略有加减修合，终难逾矩度”，又曰“圆机活法《内经》具举，与经意合者，仲景书也。仲景因病以制方，局方制药以俟病”，据数家之说，是元末及明初，方分伤寒、杂病为二家也。只因成聊摄七八十岁时撰《明理论》，注完《伤寒论》，未暇注《金匮论》，所以俗医竟分而为二也。

卷十九

附　方

变通桂枝汤六方

桂枝汤《活人》　桂枝　芍药各三钱　甘草二钱，炙　生姜五片　枣二枚，煎。

桂枝汤，自西北二方居人，四时行之无不应验，江淮间惟冬及春初可行，自春末及夏至以前，遇桂枝证，可加黄芩二钱，谓之阳旦汤；夏至后有桂枝证，可加知母一钱，石膏三钱，或加升麻一钱。若病人素虚寒者，正用古方，不在加减也。岐伯所谓同病异治也。大抵用温药宜避春，用热药宜避夏，《素问》所谓"用温远温，用热远热"①是也。虽云宜桂枝汤，须病人尝自汗出，小便不数，手足温和，或指稍作微冷，身微似烦而又憎寒，始可行之。若无汗，小便数，手足冷，不恶寒，及饮酒家，慎不可行也。服后，无桂枝证者，尤不可再与。虽宜解肌，证轻者只与柴胡桂枝汤，及败毒散亦可选用。（安常）江淮间地偏暖处，春末及夏至前，桂枝麻黄皆宜加黄芩在内；夏至以后，又须随证增知母石膏大青升麻辈。若时行寒疫及病人虚寒者，正宜古方，不待加减矣。

阳旦汤　即上加减内方。

黄芪汤洁古　黄芪　白术　防风各等分

水煎，温服。汗多恶风甚者，加桂枝。

有汗不得服麻黄，无汗不得服桂枝，然春夏汗孔疏，虽有汗，

---

① 用温远温用热远热：语出《素问·六元正纪大论》。

不当服桂枝，宜黄芪汤和解之；秋冬汗孔闭，虽无汗，不当服麻黄，宜川芎汤和解之。春夏有汗，脉微而弱，恶风恶寒者，乃太阳证秋冬之脉也，宜黄芪汤。无汗亦用川芎汤。秋冬有汗，脉盛而浮，发热身热者，乃阳明证春夏之脉也，宜黄芪汤。无汗亦用川芎汤。大抵有汗者皆可用黄芪汤，无汗者皆可用川芎汤。

白术汤　白术三钱　防风二钱　甘草一钱　姜三片

煎。

疏邪实表汤节庵　桂枝　芍药　甘草　防风　白术　羌活　川芎　姜一片　枣三枚　胶饴一匙

汗不止，加黄芪；喘，加杏仁、柴胡；胸满闷，加枳、桔。

桂枝汤仲醇　冬月即病太阳证，自汗畏风，头痛体痛，发热。桂枝八分　白芍二钱　甘草一钱　生姜二片　枣二个

春温夏热，加防风、白术、川芎，去桂枝。

变通麻黄汤四方

麻黄汤《活人》　麻黄三钱，去根节，汤泡去黄汁，焙用　桂枝二钱　杏仁八个，去皮尖，炒　甘草一钱

煎。夏至后，加石膏二钱，知母、黄芩各一钱。

麻黄性热，夏月服之，有发黄、斑出之失，惟冬与春及病人素虚寒者，用正方不在加减。证轻者，只用桂枝麻黄各半汤，或麻黄葛根汤、葱豉汤类选用。夏月天气大热，玄府开，脉洪大，宜正发汗，但不可用麻黄、桂枝热性药，须加石膏、知母、黄芩、升麻辈，如不加之，便发斑、黄也。（全善）南阳虽云桂枝、麻黄夏月用之加黄芩、石膏、知母，总不如陶尚文用羌活冲和汤为最稳。

川芎汤洁古　苍术　川芎　羌活等分

水煎，热服。无汗恶风寒甚者，加麻黄一二钱。

升阳发表汤节庵　冬月正伤寒，发热，恶寒，体痛，脊强，脉

浮紧无汗，以头如斧劈，身如火炽者，宜此。

麻黄　桂枝　杏仁　甘草　羌活　防风　川芎　白芷　升麻　生姜三片　葱白二个

或加豆豉一撮，取汗如神。无汗而喘者，去升麻，加葛根；体痛，去杏仁，加苍术、芍药；身痒，面赤，不得小汗，去白芷、升麻、杏仁，加柴胡、芍药；胸中饱闷，加枳、桔。感邪深重，服之不汗，宜再服。服二三剂不得汗者，死。（观子）于麻黄之外，更益以羌、防、芎、芷，可为重叠群队矣。大抵陶方常失之杂，然各有长处，观者当自为消息变通之，毋胶泥焉而已。

羌活神术汤陶　伤寒，头痛，发热，无汗，体痛，脉浮紧。

羌活　川芎俱上　藁本　白芷　苍术俱中　细辛　甘草俱下

加生姜、葱白，煎。

变通大青龙四方

九味羌活汤洁古　立此，使不犯三阳禁忌，解表之神方。

羌活　防风　苍术各一钱五分　川芎　白芷　黄芩　生地　甘草各一钱　细辛五分

水煎。

以上虽为一方，然亦不可执，当视其经络前后左右之不同，从其多少大小轻重之不一，增损用之，其效如神。（仁斋）但“增损用之”一句，即是口授心传诀法。

神术汤海藏　治内伤冷饮，外感寒邪无汗者。

苍术　防风各二钱　炙甘草一钱

葱白、生姜煎。

如太阳证，发热，恶寒，脉浮紧，加羌活；浮紧中带弦数，是兼少阳也，加柴胡；浮紧中带洪，是兼阳明也，加黄芩；妇人，加当归；又太阳寒水司天，加桂枝、羌活；余岁，非时变寒亦加，冬令亦加。阳明燥金司天，加白芷、升麻余岁，非时变寒亦加，冬令亦加；少阳相火司天，加黄芩、生地；非时变热加，夏亦加。少阴君火司天，加白术、藁本；非时变雨湿亦加，夏末秋初亦加。少阴君火司天，加细辛、独活；非时变湿热加，春末夏初亦加。厥阴风木司天，加川芎、防风。非时变温和亦加，春亦加。（观子）邪伤各经，为病不一，则施治亦不一，岂有以一方通治诸经病之理？只因前人未肯明言之，后之玩方者，遂错解到底耳。今必具如是诸法，增损出入之，则随证设剂，肆应无穷，尚何九味参错之有哉？

羌活冲和汤节庵　治春夏秋非时感冒暴寒，头疼，发热，恶寒，体痛，无汗，脉浮紧，表证，不与正伤寒同治法。又春可治温，夏可治热，秋可治湿，治杂病亦有神效，又以代桂枝、麻黄、青龙、各半等汤之神药。

羌活治太阳肢体痛之主药。然非无为之主，是拨乱反正之君，故大无不通，小无不入，关节痛者，非此不除　防风治一身尽痛，乃卒伍卑贱之职，一听君命将令而行，随所使引而至。细辛治少阴肾经头痛　川芎治厥阴肝经头痛在脑　白芷治阳明头痛在额　苍术雄壮上行之药，能除湿，下安太阴，使邪气不致内传入脾经　生地治少阳心热在内　黄芩治太阴肺热在胸　甘草缓里急，和众药

夏月，加石膏、知母，为神术汤。有汗，去苍术，加白术；再不止，去细辛，加黄芪；再不止，以小柴胡加桂枝、芍药。胸中饱闷，去生地，加枳、桔；不作汗，加苏叶、豆豉；喘而恶寒身热，去生地，加杏仁；汗下兼行，加大黄釜底抽薪；治两感伤寒加生地，用之如神。热盛而烦，手足自温，脉浮紧，此伤风见寒脉也；不寒而热，四肢微厥，脉浮缓，此伤寒见风脉也，二者为荣卫俱病，宜大青龙汤，然此汤险峻，须风寒俱盛又烦躁者乃可，不若以此汤加石膏、知母、枳壳为神妙也。

（仁斋）易老九味羌活汤，陶仲文名冲和汤。

羌活一钱五分，肢节痛甚加五分　防风一钱五分，汗多者加五分，无汗者用一钱　苍术一钱五分，有汗者改用白术　川芎一钱二分　白芷一钱二分　细辛五分，头痛甚者用一钱　生地一钱，有内热者用，无内热者去之　黄芩一钱，内有热，口苦咽干者，加五分；内无热，口中和者，去之

上作一服，水煎。如欲发汗，加葱白二茎、淡豉一撮、姜三片。呕，加生姜；有痰，去生地，加半夏；肌热，加葛根；恶风，自汗不止，加桂枝一钱、白芍一钱五分；胸膈痞闷，加枳、桔各一钱。（亮宸）易老制此方，以治时行伤寒，虑麻桂之不可轻用也。然必病之原有热者，及挟时行热气温气者，有此黄芩、生地之凉加诸风药最妙；若正伤寒，头痛，体痛，骨痛，无汗而喘，加入芩、地，使中气先寒，何云发表不远热乎？且邪得寒则凝泣不行，若兼里寒，恐遂变阴证矣。故审无热证者，必去芩、地为稳。仁斋亦云生地、黄芩，苟里无热者，用之何益？

变通葛根八方

解肌汤《活人》　太阳，无汗，恶风，项背强，及太阳阳明合病自利。

葛根二根　黄芩　芍药各一钱　桂枝　甘草各五分　麻黄一钱五分　生姜三片　枣二枚

乃葛根汤多桂枝、黄芩，桂枝加葛根汤则多麻黄、黄芩也。

麻黄葛根汤《活人》　伤寒一二日，头项腰脊拘急疼痛，恶寒烦热。

麻黄　芍药各三钱　葛根一钱　葱白三个　豉一撮

温服取汗。此方去芍药即葱豉汤，治伤寒脉紧无汗。

葛根葱白汤《活人》　已汗未汗，头痛不止。

葛根　芍药　川芎　知母各一钱　姜三片　葱白五个

水煎，热服。

《千金方》伤寒三日，与表药不瘥，脉仍数者，阳气犹在经络，未入脏。桂枝　黄芩　甘草各二钱　葛根　升麻　生姜各三钱　芍药六钱　石膏八钱　栀子二个

九味，水煎服。

葛根柴胡汤衹和　葛根一钱五分　柴胡一钱　桔梗　芍药各七分半　厚朴　甘草各五分

加生姜、葱白各二，煎。

柴葛解肌汤陶　阳明经证，目痛，鼻干，不眠，身热，微恶寒，头微痛，脉微洪。

葛根　柴胡　羌活　白芷　黄芩　芍药无汗去之，有汗倍用　桔梗　甘草　姜三片　葱白二个

冬月，无汗，恶寒甚者，去黄芩，加麻黄；夏、秋，加苏叶。

川芎石膏汤仁斋　时气，壮热，无汗，头痛，脉洪长，烦渴。麻黄　石膏　葛根各三钱　川芎　苍术各二钱　甘草一钱　生姜三片　葱白二个。

又云太阳反汗出恶风，桂枝加葛根汤。一方，有汗加防风。

无汗恶风，葛根汤。一方，无汗加羌活，亦妙。

羌活汤仲醇　羌活三钱　葛根　前胡各二钱　杏仁九粒　甘草八分　生姜三片　枣二个

深秋、冬月，加紫苏、葱白；冬月即病，服此不汗，加麻黄一钱、生姜共七片。若遍身疼、头疼不解，兼口渴，鼻干，目疼，不卧，即太阳阳明证，加石膏、知母、麦冬，大剂服。

变通白虎汤十四方

白虎汤《活人》　石膏五钱　知母三钱　甘草一钱　粳米一撮

水煎，米熟为度，去滓，温服。虚人、老人及春、秋月，宜以竹叶石膏汤代之。

白虎汤治中暑与汗后，一解表药耳。夏月阴气在内，或患热病而气虚者，妄投白虎，往往成结胸，以白虎性寒，非治伤寒正药也。（蕲水）夏至以后，虽宜白虎，自非新中暍与变暑后，乃汗后解表药耳，一白虎未能驱逐表邪故也。或冬及始春，寒甚之时，因汗下后变狂躁不解，便当作内热治之，又不拘于时令也。（观子）俱属阳明病，何以有葛根、白虎之殊？盖葛根治病之但外在经络间者，若邪已入胃作大热，非白虎不除也，虽入胃而又非结聚成实之比，石膏涤热之中复具解肌之妙，所以合宜。其内本无热者，必犯如上所云之戒矣。

竹叶石膏汤《活人》阳明汗多而渴，衄而渴，瘥后渴，及虚羸少气，气逆欲吐。

石膏三钱　麦冬一钱　人参　甘草各五分　半夏七分　竹叶廿片　粳米一撮

呕，加生姜汁三匙。

白虎加桂枝汤海藏　伤寒，脉尺寸俱长，自汗大出，身表如冰石，脉渐传里细小，其人动作如故。

白虎加栀子汤海藏　治老幼及虚人伤寒，五六日昏冒谵妄，小便淋或涩，起卧无度。或烦不得眠，并加栀子一钱。

白虎加人参苍术汤河间　伤寒汗下后，自汗，虚热不止，于本汤加二味，服之汗止身凉，至妙至神。一方加半夏、橘皮，一方加半夏、桔梗，一方加参、术，一方加麻根、浮麦，一方合解毒汤，一方合凉膈散。

如神白虎汤节庵　石膏　知母　人参　麦冬　粳米　甘草　山栀　五味子　生姜一片

煎。心烦，加竹叶、竹茹；心烦，背微恶寒，大渴，去山栀，加花粉；小便短，加滑石；呕，加姜汁半夏；头微痛，眼眶痛，去山栀，加干葛。

三黄石膏汤陶　治邪热传里极甚，为阳毒，发斑发黄，身如涂彩，眼睛如火，狂叫欲走，六脉洪数，烦渴欲死，表里皆热，欲发其汗，病热不退，又复下之，大便遂频，小便短赤或不利，五心烦热，鼻干面赤，齿黄大渴，及过经谵妄，不知人事，已成坏证。亦有错治，温证而成此者。又八九日已经汗下后，脉洪数，体壮热，拘急沉重，欲治其内，其表未解，欲发其表，里证已急，趦趄不能措手，待毙而已。殊不知热在三焦，闭塞经络，津液枯竭，荣卫不通，遂成此证耳。若或发狂、躁、渴、斑、黄，大便燥实，脉数有力者，则宜三黄巨胜汤。舌卷囊缩者，毒气深入于脏，难治也，亦权以此劫之。

石膏五钱　黄芩　黄连　黄柏各二钱半　山栀七个　豆豉一撮　麻黄一钱　生姜一片　枣二个

三黄巨胜汤　即上方去麻黄、豆豉，加大黄、芒硝、枳实。

（仲醇）阳明病，发狂，登高而歌，弃衣而走，此阳明实也，大承气亟下之；便不结者，大剂白虎汤灌之。白虎专解阳明邪热，若劳役人病此，元气先虚者，可加人参，名人参白虎汤。发斑，阳毒盛者，白虎汤加竹叶、麦冬、知母，以石膏为君，自一两至四两，麦冬亦加之，知母自七钱至二两，竹叶自百片至四百片，粳米自一大撮至四大撮，甚则更加芩、连、柏为三黄石膏汤，自一剂至四剂。妇人妊娠，病此者亦同。

若自汗，烦躁，遍身疼、头疼不解。

羌活一钱　白芍二钱　桂枝七分　甘草八分　知母三钱　麦冬六钱　石膏一两二钱　竹叶一百二十

阳明病，不大便，自汗，潮热，口渴，鼻干，咽干，或干呕，目眴眴不得眠，畏人声木声，畏火，不恶寒反恶热，甚则谵语狂乱，循衣摸床，脉洪长而大，宜急解其表，竹叶石膏汤大剂与之。不呕，无汗，葛根汤大剂与之。表证罢，脉缓，小便利，愈矣。

阳明病，心下硬满，此邪未入于腹中，慎勿下之。

竹叶石膏汤加瓜蒌一个，碎 桔梗二钱 黄连一钱

三阳合病，腹满，身重，谵语，遗尿，白虎汤加百合。

三阳合病，脉大上关上，但欲眠，目合则汗。

百合一两 麦冬五钱 知母 花粉 白芍各二钱 鳖甲三钱 甘草一钱 竹叶五十片

变通柴胡汤六方

小柴胡汤《千金》 治瘥后，更头痛、壮热、烦闷，即黄龙汤也。

柴胡 半夏各四钱 黄芩一钱五分 人参 甘草各一钱 生姜三片 枣二个

不呕而渴，去半夏，加瓜蒌根二钱

南阳方。柴胡四钱 半夏一钱二分半 黄芩 人参 甘草各一钱五分 生姜三片 大枣一个

仲醇方。柴胡二钱四分 半夏一钱五分 黄芩 人参 甘草各九分 姜三片 枣二个

念莪方。柴胡二钱 黄芩 半夏 人参各一钱 甘草五分 姜三片 枣一个

仁斋方。柴胡三钱，外热多者用四钱 黄芩二钱，内热多者加五分 人参二钱，脉弱人怯用三钱 半夏一钱五分，呕而不渴用二钱 甘草一钱，呕者用五分 生姜三片，呕者用五片 大枣二个，呕者去之，心下满亦去之

水煎，温服一钟，待少时，又服一钟，以接药力和之。

又近代名医加减法：若胸膈痞满不宽，或胸中痛，或胁下痛，去人参，加枳壳、桔梗各二钱，名柴胡枳桔汤；若胸中痞满，按之痛者，去人参，加瓜蒌仁三钱 枳实、桔梗各一钱半、黄连二钱，名

柴胡陷胸汤；若脉弦虚，发热，口渴不饮水者，人参倍用，加麦冬一钱五分、五味子十五粒，名参胡清热饮又名清热生脉汤；若脉弦虚，发热，或两尺浮且无力，此必有先因房事，或曾梦遗失精，或病中遂不固者，宜加知母、黄柏各二钱、牡蛎粉一钱，名滋阴清热饮；若咳嗽者，加五味子十二粒；若脉弦虚，发热口干，或大便不实，胃弱不食者，加白术、茯苓、白芍各一钱半，名参胡三白汤；若发热烦渴，脉浮弦而数，小便不利，大便泄利者，合四苓散用之，名柴苓汤；内热者，此协热而利也，加炒黄连一钱五分、白芍药一钱五分，腹痛，倍加；若腹痛，恶寒者，去黄芩，加炒白芍二钱、桂一钱，名柴胡建中汤，若自汗、恶风、腹痛、发热者，亦主之；若心下痞满，发热者，加枳实二钱、黄连一钱五分；若血虚发热，至夜尤甚者，加当归、川芎、白芍各一钱五分、生地一钱；若口燥舌干，津液不足者，去半夏，加瓜蒌根一钱五分、麦冬一钱，名柴胡解毒汤；若脉弦长，少阳与阳明合病而热者，加葛根三钱、白芍二钱，名柴葛解肌汤；若脉洪数，无外证，恶热内热甚，烦渴饮水者，合白虎汤，名参胡石膏汤也。俱《蕴要》。

柴胡双解饮节庵　柴胡　黄芩　半夏　人参　甘草　白芍　茯苓　姜三片　枣二个

渴，去半夏，加花粉、知母；呕，加姜汁竹茹；胁痛，加青皮；寒热似疟，加桂枝；热多，倍柴胡；寒多，倍桂枝；小便不利，加茯苓；嗽，加五味子、金沸草；一云，去人参，加五味。痰盛，加蒌仁、杏仁、枳壳；胸中满闷，加枳壳、桔梗、陈皮。未效，去茯苓、甘草，加枳、桔、黄连、蒌仁，豁然其效如神；虚烦，加竹叶、炒粳米一云加竹茹；腹痛，倍芍药；心中悸，加猪苓。少阳阳明合病，加葛根、芍药，取效如拾芥；热入血室，妇人加当归、红花，男子加生地；坏病，加鳖甲；无耳聋、胁痛，身热，大便实，加大黄，甚者加芒硝；瘥后发热，本方和之，脉浮者，加苍术、苏叶；脉沉者，加大黄枳实。

大柴胡汤海藏　小柴胡全方加大黄、枳实。（节庵）病若二十余日以上，有下证者，只宜大柴胡，恐承气太峻，伤寒过经则正气多虚故也。

变通承气汤六方

调胃承气汤《活人》　大黄二钱，酒浸　芒硝一钱七分半　甘草一钱

水煎。

士材方。大黄　芒硝各四钱　甘草一钱

小承气汤《活人》　大黄四钱　厚朴二钱　枳实五分

水煎。士材枳实一钱，余同。

大承气汤《活人》　大黄二钱，酒洗　芒硝二钱　厚朴四钱，炙　枳实五分

水煎。先煮枳、朴，至将好，投大黄，煎数沸，再纳硝，一沸服。

士材。大黄五钱　芒硝　厚朴炒，各四钱　枳实炒，一钱。

丹溪曰俱看证斟酌多寡用之。

三一承气汤河间　大黄　甘草各二钱　芒硝　厚朴各一钱五分　枳实一钱

煎。本方加当归、姜、枣，名当归承气汤。

六乙顺气汤节庵　治邪热入阳明腑，无头痛、恶寒，反恶热，揭去衣被，扬手掷足，大渴，谵语狂妄；或发斑、黄；或大结胸，潮热，自汗，喘满，小水短赤，大便闭结，或邪热入少阴厥阴二经，里证恶热，燥渴谵语，心腹坚满，绕脐硬痛，及厥阴烦渴，四肢乍冷乍温，烦满舌卷囊缩，用此以代三承气、大陷胸等汤。

大黄　枳实　厚朴　芒硝　柴胡　黄芩　芍药　甘草。

水煎。大结胸，手不可近者，去甘草，加甘遂、蒌仁；口燥咽干，大便实，少阴也，急下之；畏热谵渴，手足乍冷乍温，大便实，阳厥，厥阴也，急下之；舌卷囊缩者，不治。

黄龙汤节庵　心下硬痛，下利纯清水，谵语，发渴，身热，此热邪传里，胃有燥屎，所利乃汤药水饮，宜急下之，名结热利证，身有热者，宜此汤；若无热者，六乙顺气汤。

大黄　芒硝　枳实　厚朴　当归　人参　甘草　姜　枣

煎。年老气血虚者，去芒硝。

（仲醇）表证已罢，邪结于里，大便闭，小便短赤，宜调胃承气汤或小承气汤。下后，按腹不痛而和，病已解；如作痛，燥屎未尽也，再下之。以腹中和，二便通利为度。不能食，及其人本虚，勿轻议下。阳明邪结于里，汗出，身重，短气，腹满而喘，潮热，手足濈然汗出，大便已硬也，六七日以来，宜下之，用小承气汤。不行，换大承气汤，勿大其剂。若大便不硬者，慎勿下。阳明病，发汗不解，腹满急，急下之。大下后，六七日不大便，烦不解，腹满痛，尚有燥屎，宜再用承气汤复下之。（仁斋）病人闻木音而惊惕，及人走地板亦惧者，此阳明土弱畏木也，不可下之。

变通理中汤十一方

理中汤《活人》	人参　白术　甘草炙　炮姜炮，各二钱，水煎。
附子理中汤《和剂》	理中加附子。
治中汤《活人》	理中加青皮、陈皮。
温中汤复庵	理中加丁香。
丁附汤复庵	理中加丁香、附子。
四顺理中汤复庵	理中倍甘草。
枳桔理中汤	理中加枳壳、桔梗。

《元戎》加减法　若寒气、湿气所中，加附子。若霍乱吐泻，加青皮、陈皮；若中脘痞闷，同。若干霍乱，心腹作痛，先以盐汤服下，候吐透，即进此药。若呕吐不止，治中汤内再加丁香、半夏、生姜。泄泻者，加橘红、茯苓，名补中汤；溏泄不已者，上汤再加附子；不喜饮，水谷不化者，更加砂仁，共成八味。伤寒结胸，以枳壳、桔梗煎服，不效及诸吐利后，胸膈高痞欲绝，急痛不可近者，加枳实、茯苓；若渴者，更加瓜蒌根。霍乱后转筋者，加火煅石膏。脐上肾气筑动，去术，加官桂。悸多者，加茯苓。渴欲饮水者，倍白术。若寒者，添干姜。腹满，去术，加附子。内热发衄者，加川芎。伤胃吐血，此药能理中脘，分阴阳，安血脉，只用本方。

仁斋方。人参　干姜各二钱　白术三钱　炙甘草一钱五分

如作丸，每味一两，甘草五钱，炼蜜丸，白汤化服。大便秘，用丸；大便利，用汤。寒甚脉微，腹痛，手足冷，加姜汁制附子一个；呕吐不止，入生姜汁一匙，减甘草一半；吐蛔者，全去甘草，加乌梅二个；呃逆、哕逆，加生姜汁、木香、丁香各一钱；心下悸或小便少，加茯苓二钱；泻多，小便不利，倍参、术，合五苓散，为理苓汤；内虚腹痛，合小建中，为二中汤；心下痞满，寒实结胸，加枳实二钱。

连理汤《和剂》　理中加黄连、茯苓，为末，沸汤点服二钱。

加味理中饮节庵　理中加陈皮、茯苓、肉桂。治太阴经，脉沉脏寒证。

变通四逆汤八方

四逆汤《活人》　甘草炙，二两　附子生用，一个　干姜炮，一两半

每五钱，水煎服。强人，附子加半个，干姜加两半。仁斋。附

子半个、干姜炮者、甘草各二钱，作一服，水煎。

姜附汤即干姜附子汤　干姜三钱　附子二钱，生用　水煎。

参附汤《得效》　人参五钱　附子炮，一钱　生姜十片　水煎。

立斋方。人参一两　附子五钱　煎。

芪附汤立斋　黄芪一两　炮附子五钱

加姜、枣，煎。不应，倍用附子。

四柱汤《和剂》　附子　人参　茯苓　木香各一钱半　生姜三片　枣一个　煎。

四柱散　阴证内寒，腹痛，利不止。

人参　白术　茯苓各二钱　附子炮，一个　生姜五片　枣二个

附子八物汤《活人》　白术四钱　人参　茯苓　白芍　炙甘草　干姜　附子　桂心各三钱

每五钱，水煎服。

回阳急救汤节庵　代四逆汤，治直中阴证。

白术　茯苓　人参　甘草　干姜　熟附子　肉桂　半夏　陈皮　五味子。

呕涎沫或小腹痛，加吴茱萸；无脉，加胆汁；吐泻不止，加升麻、黄芪；呕吐，加姜汁。

变通白通、通脉四逆汤十二方

加味四逆汤仁斋　附子一个，炮，去皮、脐　干姜炮，三钱　人参二钱　甘草一钱

水煎，温服。如烦躁、呕逆、作渴，水浸，冰冷与之；面赤者，加葱九茎。

霹雳散《活人》　伤寒，阴盛隔阳，身热面赤，烦躁不能饮水，脉沉细或伏绝。

附子一枚，炮　细茶三钱

水煎好，入蜜二匙，待冷服，须臾得睡，汗出立愈。孙兆口诀附子一枚，烧灰存性为末，作一服，蜜水调下，此药能通散寒气，然后热气上行，汗出而愈。又云阴极发躁，欲坐井中，或欲投水中，脉沉微，足冷，复不能饮水者，孙氏此散救之。再以艾汤下硫黄末二三钱，霎时汗出而愈。此方救人最有验。

火焰散《活人》 治伤寒恶候。

舶上硫黄 黑附子去皮，生用 新臈茶即细茶也，各一两为末

上以好酒一升调药，分新大碗五只，于火上摊荡令干，合在瓦上。每一碗下烧熟艾一拳大，以瓦支起，无令着火，直至烟尽。候冷即刮取，研细，磁器收盛。每服二钱，酒一盏，煎七分。有火焰起，勿讶。伤寒阴毒者，四肢冷，脉沉细，或吐或泻，五心烦躁，胸中结硬，或转①早，伏阴在内，汤水不得下，或无脉，先吃一服。如吐，却更进一服。服后心中热，其病已瘥。下至脏腑中，表未解者，浑身壮热，脉气洪大，便宜用发表药；或表解者更不发热，便得眠睡，浑身有汗。若内有痞结脉实，方可用下膈行脏腑药，渐用调和元气，补治脾胃汤散。服此药三服不应者，不可治也。

返阴丹《活人》 阴毒伤寒，心神烦躁，头痛，四肢逆冷。

硫黄五两 太阴玄精石 硝石各二两，研 附子炮 干姜炮 桂心各五钱

用生铁铫先铺玄精石末一半，次铺硝石末一半，次下硫黄，次盖硝石末，次盖玄精末，尽，小盒合定，以三斤炭，火烧令得所，勿令烟出，候冷，取，研细，入三味和匀，软饭丸，桐子大。艾汤下十五丸至二十丸，频服，汗出为度。病重可三十丸，此方甚验。喘促与吐逆者，入口便住。又服此三五服不退者，便于脐

① 转药：攻下药。

下一寸灸之，须日夜不住手，灸艾柱勿令小，小则不得力，壮数亦不限多少。若其人手足冷，小腹硬，即须脐下两边各开一寸，安炷，三处齐着火灸之，仍与当归四逆汤，并频服返阴丹，俟内外通透，方得解。若迟慢，即便死矣。又阴证加以小便不通，及囊缩入腹，绞痛欲死者，亦于脐下二寸石门穴急救之，仍须与返阴丹、当归四逆加吴茱萸生姜汤，慎勿与寻常利小便冷滑药也。

丹砂丸《活人》　伤寒，阴阳二毒相伏，危恶形证。

硫黄　水银　太阴石　太阳石　玄精石各一两，研　硝石五钱

为末，以新铫子文武火，下诸药，炒如灰色，研细，生姜自然汁浸，蒸饼为丸，菜豆大，每五丸，龙脑、牛黄、生姜、蜜水下，压躁也。不得于屋下炒。

破阴丹《本事》　治阴中伏阳，烦躁，六脉沉伏。

硫黄　水银各一两青皮　陈皮各五钱

将硫黄先入铫子内熔开，次下水银，用铁杖子打匀，令无星，倾出细研，入二味末，面糊丸，梧子大，每服三十丸。如烦躁，冷盐汤下；阴证，艾汤下，良效。（叔微）顷乡人李道信得疾，六脉沉伏不见，深按至骨则若有，头疼，身温，烦躁，指末皆冷，胸中满，恶心，更两医矣，皆不识，只用调理药。予诊之，曰此阴中伏阳也，仲景法中无此证，世人患此者多，若用热药助之，则为阴所隔绝，不能导引真阳，反生客热；用冷药，则所伏真阴，愈见消烁，非其治也，须用破散阴气，导达真火之药，使火升水降，然后得汗而解矣。与此药二百粒，作一服，淡盐汤下，不时烦躁狂热，手足不宁，其家大惊，予曰俗所谓换阳也，须臾稍宁，略睡，身已中汗，自昏达旦方止，身凉而病除矣。

葱熨法　治气虚阳脱，体冷无脉，气息欲绝，不省人事，及伤寒阴厥，百药不效者。用葱以索缠如臂大，切去根及叶，惟存白，长二寸许，如大饼样，先以火熁一面，令通热，又勿令灼人，

乃以热面熨病人脐上连脐下，次以熨斗贮火熨之，令葱饼中热气郁郁入肌肉中，须作三四饼，已坏者，换易之。良久，病人当渐醒，手足温，有汗，即瘥。更服四逆辈以温其内。昔有人伤寒，冥不知人，四体坚冷如石，药不可入，用此而瘥。熨而手足不温者，不可治。一法取葱白捣烂作饼，先以麝半分填脐中，后放葱饼火熨之，连换三四饼，稍苏，灌以生姜汁，服回阳急救汤。如不醒，再灸关元气海二三十壮，使热气通于内，逼邪外出以复阳气。

艾灸法　阴毒沉困之极，六脉附骨，取之方有，按之即无，一息八至以上，或不可数，至此则药饵难为功矣，但于脐下灼火艾如枣大，三百壮以来，手足不和暖者，不可治也。倘复和暖，以前还阳散及热药助之，若阴气散，阳气来，则渐减热药，而和治之，以取瘥也。又法，阴证面如刀刮，四逆，爪甲青黑，身体如冰。气海脐下一寸五分、丹田脐下二寸、关元脐下三寸，以艾炷灸五十壮，甚者至二百壮，以手足渐温，人事稍省为可治。又曰积阴感于下，则微阳消于上，故其候爪青面黑，四肢沉重逆冷，腹痛转甚，或咽喉不利，或心下结硬，胀满躁渴，虚汗不止，或时狂言，六脉沉细而一息七至，有此证者，速于气海、关元二穴灸二三百壮，以手足温暖为效。佐服金液丹、来苏丹、五胜散、还阳散、退阴散类。

蒸脐法　阴证吐利，厥逆昏沉，心下胀硬如冰，汤药不受，唇面指甲皆青黑，脉沉欲绝。

麝香　半夏　皂角等分

为末填脐中，次以生姜片二文钱厚铺于上，用大艾炷灸姜片上二七壮，候手足温暖，然后投姜附等药。

茱萸熨法　治阴证四肢逆冷者，用吴茱萸不拘多少，为细末，温酒和匀，生绢袋盛之，热熨脚心，令通畅而愈。或煎汤渫洗，以接四肢，令温暖亦可。

回阳返本汤节庵　治阴盛格阳，阴极发躁等证，脉来无力，或欲绝或全无。

熟附　干姜　人参　甘草　五味子　黄连　陈皮一方不用陈皮，入细茶

若无黄连、细茶，入麦冬、茯苓、肉桂，煎好后，浸冰，冷入蜜水三匙，服。戴阳，加葱白；无脉，入胆汁、人尿；呕，加姜汁半夏。

变通建中四方

小建中汤《活人》　桂枝一钱五分　白芍三钱　甘草一钱　生姜三片　枣一个　饴糖二匙

水煎，温服。尺脉尚迟，加黄芪一钱；旧有微溏或呕，去胶饴。

黄芪建中汤《金匮》　汗多亡阳，尺脉虚弱，及汗后身痛脉弱。

黄芪一钱五分　芍药二钱　肉桂一钱　甘草六分　生姜三片　枣二个

水煎，去渣，入胶饴一大匙，煎一沸，服。气短胸满，加生姜；腹满，去枣，加茯苓；虚损不足，加半夏。（《千金》）诸虚不足，加人参。（念莪）虚甚，加参、术；不眠，加枣仁。

当归建中汤《本事》　发热头疼，脉浮数而尺迟弱，宜先服此补血，次与麻黄桂枝辈。

黄芪　当归各二钱　白芍　桂枝　甘草各一钱二分　姜三片　枣一枚

煎。日三夜二服之。如脉尚沉迟，再进。

大建中汤　黄芪　当归　芍药　桂心各二钱　半夏　附子炮，各二钱五分　人参　甘草各一钱　姜三片　枣二个

水煎。《千金》多干姜、橘皮。

变通陷胸七方

大陷胸汤《活人》 桂枝 人参各一钱 甘遂五个 瓜蒌实一枚，去皮，用四之一 枣一枚 水煎。

胸中无坚物，勿用之。

枳实理中丸《三因》 枳实十六片，麸炒 白术 茯苓 人参 甘草炙 干姜炮，各二两

为末，炼蜜丸，鸡子黄大。热汤化下，速进二三服，即胸中豁然。渴，加瓜蒌根一两，自汗，加牡蛎二两，煅；下利同。

增损理中丸海藏 大小陷胸丸不效者，宜与此。

人参 白术 甘草炙 瓜蒌 牡蛎煅，各二两 干姜炮，五钱 枳实炒，二十四枚 黄芩去枯，一两

炼蜜丸，弹子大，汤一盏，煎服一丸。不解，再进，不过五六丸豁然矣，神效莫并。

姜汁熨法 一切停滞结胸等证，不问寒结、水结、食结、痰结、血结、痞结、支结，俱用生姜四五斤，捣如泥，略捩①去汁，炒热，绢帛包，揉按心腹处，豁然自愈。如冷，易热者，以愈为度。惟热结者，以冷渣揉按，切勿炒热。

灸法 黄连二寸，为末 巴豆七粒，研

和匀作饼子，安脐中，以艾炷龙眼核大者，灸之。轻者一炷，重者不过二三炷。热气透入，腹中作声，泄下恶物，立愈。

巴豆饼子 阴证寒实结胸，痛不可按，二便闭塞，或累下不通，但出气少而缓者，可用此。

巴豆十粒，去壳，研入 白面一钱

匀作饼，填实病人脐中，用艾炷烧七壮，觉腹中鸣，大便通

---

① 捩（liè 累）：扭转、压榨。

利矣。或另用葱白十茎，生姜一块，捣，贴脐中，熨斗火不时熨之，再以枳实理中汤加熟附温之，或五积散加附子、生姜、大枣、盐，同煎服，汗出而愈。

柴胡桔梗汤　小结胸，脉弦数，心下硬痛，或胸中满硬，或胁下满硬，或发热潮热，往来寒热，耳鸣目眩，心烦喜呕，并治之。

柴胡三钱　黄芩　蒌仁各二钱　半夏　枳壳　桔梗各一钱五分，心上满用此二味　枳实　黄连各一钱五分，心下满用此二味　甘草一钱　生姜三片　煎。

变通抵当三方

代抵当丸　大黄四两　桃仁六十个，炒，研　芒硝如欲稳，以玄明粉代　生地　归尾　穿山甲炒，各一两　桂三钱

炼蜜丸，梧子大。蓄血在上，丸如芥子大，仰卧去枕，以津咽之；中焦，食远；下焦，空心。俱煎百劳水下。如血成积，攻之不动，去归、地，加广茂①一两、桂七钱。

生地黄汤韩氏　病人七八日后，脉沉迟微细，肤冷，脐下满，或喜忘，或狂躁，大便实而色黑，小便自利，蓄血也。年老人及虚弱人俱宜此。

生地黄自然汁一升，无则用干者末二两　生藕自然汁半升，无则刺蓟汁半升，无则蓟末一两　蓝叶一握，或干者末一两　虻虫二十个，去翅足　水蛭十个　大黄一两　干漆炒　桃仁各五钱，炒，研

水三升，慢火熬至二升，分三服，冷下。至半日许，未下，再投。无地黄、藕汁，增水煎。（宇泰）抵当汤、丸，其中虻虫、水蛭，性最猛厉，不若四物汤加酒浸大黄各半，下之之妙。

---

① 广茂：莪术的别称，亦称蓬术。

海蛤散《活人》 妇人伤寒，血结胸膈，揉而痛不可抚近。

海蛤 滑石 甘草炙，各一两 芒硝半两

细末，每二钱，鸡子清调下，小肠通利，则胸膈血散，膻中血聚则小肠壅，小肠既壅，膻中血不流行，宜此方。小便利，血数行，宜桂枝红花汤发其汗则愈。妇人血结胸，法当刺期门，仲景无药方治法，此方疑非仲景，然其言颇有理，姑存焉。

不得汗

蒸法 伤寒连服汤剂而汗不出者，如中风法蒸之，使温热之气于外迎之，无不汗出也。其法用薪烧地，良久扫去，以水洒之，取蚕砂、桃叶、柏叶、糠麸，皆铺于上，可侧手厚，上铺席，令病人卧于上，温覆之，移时汗立至，候周身至脚心絷絷，乃以温粉扑之，汗止上床。（《千金》）陈廪丘云医经连发汗，汗不出者死，吾思之可蒸之，如蒸中风法。后以问张苗，苗曰曾有人作事疲极，卧单簟①中，中冷得病，苦寒蜷，诸医与汤、丸、散，四日内凡八过，汗皆不出。苗令烧地布桃叶蒸之，即得大汗，傅粉，起便愈，后数以此发汗，汗皆出也。人性自有难汗者，非惟病使其然也。

再造饮陶 伤寒，用发汗药二三剂，不得汗者，若不论时令，再以麻黄重药，及火劫取汗，误人死者多矣，不知阳虚不能作汗者，无阳也，宜此。

黄芪 人参 桂枝 熟附 细辛 羌活 防风 川芎 甘草 生姜煨 枣

水煎。

汗过多

温粉扑法《活人》 白术 白芷 川芎 藁本等分

---

① 簟（diàn 电）：竹席。

每细末一两，入米粉三两，和匀，周身扑之，汗立止。无藁本亦可。温粉即米粉。

防风白术牡蛎散《活人》 汗多，头眩，筋惕肉瞤。

防风　白术　牡蛎粉炒黄，各等分

细末，每二钱，酒下，或米饮下，日二三服。止后，服小建中汤。

玉屏风散　白术一两　黄芪一钱　防风各五钱　水煎。

黄芪汤海藏　伤寒两感，拘急，气虚自汗，或肢体振摇，腰腿沉重，或谵语妄言，或面赤目红，头上壮热，或自利不渴，或口干咽燥，不欲饮水，或腹中痛，皆阴盛阳虚之候，脉浮沉不一，往来不定，有沉涩弱微弦形状，按之全无力，或浮之损小，沉之亦损小，皆阴脉也，宜此。又伤寒或歌或笑，或悲哭狂妄，并治之。

人参　白术　黄芪　茯苓　白芍　生姜各一两　甘草七钱。

呕，加藿香、陈皮各五钱；甚者，加炮姜一钱，为黄芪加干姜汤；大便闭结者，调中丸或理中丸。

伤寒自汗，当补虚和阴阳，小建中去桂加黄芪人参地黄汤。

白芍三钱　黄芪一钱　人参　熟地　甘草各五分

水煎。

温经益元汤陶　汗后大虚，眩振瞤惕，及发汗不止，卫虚亡阳，或下后，利不止，身疼痛。

熟附　人参　白术　黄芪　白芍　当归　甘草　茯苓　陈皮　生地　肉桂。

饱闷，去生地，加枳壳；瘦人，去芍药；有热，去桂、附；利不止，去地黄、当归，加升麻，倍白术；呕，加姜汁半夏；渴，加花粉；汗后，畏风寒，去桂、附、生地，加桂枝、胶饴，入姜、枣煎。

一法，用麻黄后，汗出不止者，将病人发披水盆中，足露在外，用炒粘米一升、龙骨、牡蛎、防风、藁本各一两，细末，周身按之，庶免亡阳而死也。凡用麻黄，去节，先煮，醋汤略浸片时，庶免太发。如冬月严寒，腠理致密，生用。

呕　吐

大橘皮汤《活人》　橘皮去白，三钱　人参五分　甘草一钱　竹茹一握　生姜三片　枣一个

煎。复庵加麦冬、赤茯苓、枇杷叶。

半夏橘皮汤　一切呕吐不止。

人参　白术　茯苓　半夏　厚朴　藿香　葛根　黄芩　橘皮　甘草等分

水煎，入姜汁少许。

竹茹汤仲醇　食谷欲呕，属阳明，非少阳也，胸中烦热者。

竹茹三钱　麦冬五钱　芦根三两　枇杷叶三大片

若内无热证，小便利，口不渴，阳明虚也，吴茱萸汤。

哕

半夏生姜汤《活人》　生姜一两　半夏洗，五钱　水煎。

橘皮干姜汤《活人》　橘皮　通草　炮姜　桂心各一钱　人参五分　煎。

生姜橘皮汤《活人》　生姜一两　橘皮五钱　煎。

羌活附子散《活人》　羌活　附子炮　茴香微炒，各五钱　木香　干姜炮，各大枣许大

每细末二钱，入盐一捻，同煎。

丁香柿蒂散　胸中虚寒，呃逆不止。

丁香　柿蒂各一钱半　干姜　良姜　茴香　陈皮各一钱

细末，姜汤调服。

扁鹊丁香散　丁香　柿蒂各二钱半　良姜　甘草各五分

细末，沸汤点服，乘热猛吃极效。

豆蔻汤《本事》　阴证呃逆。

丁香　茴香　肉豆蔻等分

水煎。节庵方加人参、莲实、枇杷叶、生姜。

华盖山备急方《活人》　香附　橘核炒，各半两

入酒，微微炒黄，研细，每二钱，水一盏，煎，细细呷之。或单用香附亦良。

乳香硫黄散　阴寒呃逆，用此劫之。

乳香　硫黄　艾叶等分

细末，好酒煎，乘热嗅之。外捣生姜，炒热，熨胸前，最效。

灸法　阴寒呃逆，服药不瘥者，灸期门穴。妇人屈乳头，向下尽处是穴，骨间动脉是也；男子乳小者，以手直下一指为率，亦陷中动脉处是穴。男左女右各三壮。

咳　嗽

加减泻白散《宝鉴》　烦热，胸膈不利，上气喘促，口干或咳。

桑皮二钱　知母　橘红　蒌仁　黄芩　贝母　桔梗　甘草各一钱半　地骨一钱

水煎。

人参杏子汤仁斋　虚弱人感冒风寒，咳嗽有痰，或恶风头痛干呕。

人参　半夏　白芍各一钱半　茯苓二钱半　五味子一钱　细辛　干姜　炙甘草　桂各五分　杏仁五个　生姜三片

煎。按此方即小青龙加人参杏仁也。

喘

五味子汤《活人》　伤寒喘促，脉伏而厥。

人参　杏仁　麦冬　橘皮各二钱半　五味子五钱　生姜十片　枣三枚

水煎，分二服。

苏沉九宝汤《易简》　麻黄　薄荷　紫苏　桑皮　杏仁　橘皮　大腹皮　官桂　甘草等分　姜三片　乌梅半个

水煎，临卧服。

噫　气

如圣加枳实汤云岐　桔梗　甘草各二钱　枳实炒，各一钱　五味子二分

水煎。

如圣加人参藿香杏仁汤云岐　上方加三味，等分。

短　气

人参益气汤东垣　四肢懒倦，热伤元气各证。

黄芪四钱　人参二钱五分　升麻一钱　白芍二钱五分　柴胡一钱二分　生甘草　炙甘草各一钱　五味子七十粒

分二服，水煎。

气上冲

李根汤《活人》　气上冲正在心端。

半夏五钱　当归　芍药　茯苓　黄芩　甘草各二钱半　桂枝一两　干李根白皮二合

每五钱入生姜四片，煎。

瘛　疭

牛蒡根散《活人》　汗后因风挛搐。

牛蒡根十段　麻黄　牛膝　南星各六钱。蒡根祛风涤热，通经络之力优于子，故用之得专功

于石臼内，入好酒一升，同研细，以炭火烧一黄土地坑至赤，去火净，投坑内，再用炭火烧令黑色，取出研细末，每一钱好酒热服。日三，外以百草膏贴之。

肉　疴

骆龙吉升麻汤　升麻　秦艽　连翘　白芍　防风　羚羊角　木香　枳壳　米仁各一钱　姜五片　煎。

咽　痛

蜜附子《三因》　大附子一个，去皮脐，切八片，以蜜涂，炙黄，含一片于口中，徐徐咽津下。

不得卧

酸枣仁汤　虚烦，奔气在胸中，不得眠。

枣仁　茯苓　人参各一钱半　石膏二钱五分　知母　甘草各一钱　桂心五分　生姜三片

煎，临卧服。《南阳》去人参、石膏、桂心，入麦冬、川芎、干姜。

加味温胆汤　太阳病后虚烦不眠，此胆寒也。

茯神二钱　人参二钱五分　枣仁　半夏各一钱半　枳实　陈皮　甘草各一钱　竹茹一团　生姜三片

水煎。若内热心烦，倍加黄连、麦冬；口燥舌干，去半夏，加麦冬、花粉、五味子；有表热未清，加软柴胡；内虚，大便自利，去枳实，加白术、茯苓；心烦内实，加山栀。一方无茯神、枳实，入茯苓、当归、黄连、生地、柴胡、川芎、白芍，以治内有热邪。

十味温胆汤　半夏　枳实　陈皮各二钱　白茯苓一钱五分　远志　枣仁　熟地　人参　五味子各一钱　粉草五分　姜三片　枣一枚　煎。

栀子乌梅汤《活人》　栀子　黄芩　人参　麦冬　甘草各一钱

柴胡二钱　乌梅二个　竹叶十四片　生姜三片　煎。

朱砂安神丸东垣　病后心神不安，夜卧不宁。

朱砂二钱，另研一半为衣　黄连炒　生地酒炒，焙，各钱半　归身一钱　甘草五分

细末，汤浸，蒸饼为丸，绿豆大，临卧纳口中，津咽二三十丸。《内经》“热淫所胜治以甘寒以苦泻之”①，以黄连之苦寒去心烦除湿热，以甘草、生地之甘寒泻火补气，滋生阴血为臣，当归补其血不足，朱砂纳浮溜之火而安神明也。

千金流水汤　虚烦不眠。

麦冬　半夏　黄连　远志　人参　萆薢　甘草各一钱　茯神　枣仁各一钱五分　生姜三片　桂五分　米一合　长流水二钟，煮米至蟹眼沸，以杓扬万遍，取汤二钟，煎一钟服。

谵　语

升阳散火汤陶　谵语昏沉不省人事，及寻衣摸床，此失汗，热乘肺金，元气虚不能自主持，名撮空证。小便利者可治，不利者不治。

人参　白术　当归　白芍　麦冬　陈皮　茯神　柴胡　黄芩　甘草　姜三片　枣二个

煎。有痰，加姜汁制半夏；泄泻，加升麻；便实、发渴，加大黄。

竹沥仁斋　伤寒热甚，心烦有痰，神昏谵语者。竹沥一盏，生天花粉汁一盏，和匀服，或加好金子二三钱仝②煎更妙。

水结胸

小半夏加茯苓汤《活人》　诸呕哕，心下坚痞，膈间有痰水。

---

①　热淫所胜治以甘寒以苦泻之：语出《素问·至真要大论》。
②　仝：义同“同”。

半夏五钱，泡　茯苓三钱　生姜四钱，取汁

水煎，次入姜汁，数沸，服。

赤茯苓汤《活人》　伤寒呕哕，心下满，胸间有停水，头眩心悸。

赤茯苓　人参各二钱　半夏制　川芎　白术　橘红各一钱　生姜五片

水煎。

痞

桔梗枳壳汤《活人》　痞气，胸满欲绝。

枳壳炒　桔梗各一两　煎。

伤寒本无痞，应汗反下遂成痞，枳实理中丸最良。审知是痞，先用枳桔汤尤妙，缘二味行气下膈，用之早，无不验也。

桔梗半夏汤《活人》　伤寒冷热不和，心腹痞满疼痛，用此顺阴阳、消痞结。

桔梗微炒　半夏制　橘皮各二钱　枳实麸炒赤，一钱

煎。

腹　痛

人参养胃汤《和剂》　半夏　厚朴　橘红各八分　藿香　白术　茯苓　人参各五分　甘草三分　姜五片　乌梅半个　煎。

下　利

薤白汤《活人》　伤寒下利如烂肉汁，赤白滞下，伏气腹痛，诸热毒利。

豉半升　薤白一把　栀子七个

水煎。

黄连阿胶汤《活人》　热毒人胃，下利脓血。栀子一钱　黄柏　阿胶炒，各二钱　黄连四钱　水煎。

地榆散《活人》 伤寒热毒不解，日晚壮热，腹痛便脓血。

地榆 犀角 黄连 黄芩 茜根各一钱六分 栀子八分 薤白五寸

水煎。

调中汤《活人》 夏月初秋，忽有暴寒折于盛热，热结四肢，则壮热，头痛；寒伤于胃，则下利或血、或水，迷闷，脉数。

葛根 芍药 黄芩 藁本 白术 桔梗 茯苓 炙甘草各一钱 大黄一钱五分

水煎，再服，得快利，愈。治阳病因下，遂协热利不止，及不因下，自利，表不解而脉浮数，及治风温者，皆去大黄服。又云夏秋旱热积日，或暴寒折之，热无可散，多着肌中作壮热，胃为六腑之表，最易为暴寒所伤，虚冷人不作壮热，但下利，或霍乱也，便不宜服此，惟壮实人宜以此和其胃气。

防风芍药汤仁斋 泻利，身热，脉弦，头痛，自汗，腹痛。

防风上 芍药上 黄芩中

水煎。

三黄熟艾汤《活人》 伤寒四五日，大下，热利，服白通汤诸药不效者，宜服此，除热止利。

黄连 黄芩 黄柏 熟艾

水煎。

阳明协热下利 仲醇六一散

心下痞者，黄连瓜蒌汤调服。太阳阳明合病协热下利，六一散煎黄连汤调服。

七味人参白术散 脾胃虚弱，协寒下利，或口干发热。

人参 白术上 茯苓 葛根 藿香中 木香 甘草下 生姜三片

煎。

增损四顺汤《活人》 少阴下利，手足冷，无热证者。

人参　炙草　龙骨各二钱　干姜　黄连各一钱　附子六分

水煎。腹痛，加当归；呕，加橘皮。

不大便

归菀汤《五法》 紫菀　当归　桃仁　蒌仁　牛膝

或入生姜少许。伤寒燥屎闭结不开，大剂紫菀润之，有用至一二两者，并余药佐之益佳。若余热未清，加柴胡、黄芩；按之中焦硬痛，加枳实一两。

更衣丸仲醇　朱砂五钱　芦荟七钱

入少酒为丸，酒服一钱，朝服暮通，暮服朝通。

衄　血

犀角地黄汤《活人》 伤寒及温病，应汗不汗，内有瘀血，衄血、吐血，面黄，便黑，此方能消化瘀血。又治疮疹出太盛，以此解之。

生地黄三钱　芍药　牡丹皮　犀角镑，无则升麻代，各一钱　水煎。有热，加黄芩二钱；脉大而迟，腹不满自言满，为无热，不加。（海藏）仲景脉浮紧者，麻黄汤；浮缓者，桂枝汤。又言衄家不可发汗，盖为脉微也。脉已微，既二药不可用，宜犀角地黄汤主之。（立斋）去瘀之剂，抵当汤最紧，桃仁承气次之，犀角地黄又次之。紧者主下焦，次者主中焦，缓者主上焦。此方行中有补，血家中和之药也。四味各一钱五分。

一方《拔萃》 地黄二钱　黄芩　黄连　丹皮各一钱五分　大黄三钱　煎。

加味犀角地黄汤陶　首方加桔梗、陈皮、当归、红花、甘草。

茅花汤《活人》 衄不止，茅花一大把，水三盏，煎一盏，服。无花，以根代。

生地芩连汤节庵　鼻衄成流不止，或热毒入深，吐血不止。

犀角　生地　芍药　黄芩　黄连　山栀　柴胡　桔梗　川芎　甘草

姜、枣各二，煎。临服入茅根汁无，则藕汁、京墨汁，调饮。吐血者，去桔梗，加阿胶。一方，无川芎、柴胡，加当归。

生地黄连汤节庵　治失血过多而涸燥，热气未除，循衣摸床，撮空，不省人事，扬手掷足，错语失神，脉弦浮而虚，气粗鼻干，此为难治，急服此。又妇人血风，因崩漏大脱血而患前证，并宜服之。

生地　川芎　当归各七钱　赤芍　栀子　黄芩　黄连各三钱　防风一两

为末，每三钱，水煎，细细呷之。大承气，气药也，自外而之内者用之。又曰自气而之血而复之气者，大承气汤下之。生地黄连汤，血药也，自内而之外者用之。自血而之气，气而复之血者，生地黄黄连汤主之。气血合病，循衣撮空者，同治之。二者俱不大便，乃承气汤对子，及与三黄石膏汤相表里，皆三焦包络虚火之用也。病既危急，只得以此汤降血中之火耳。脉实者，再入大黄。

（仲醇）阳明病衄血，此缘失于发汗。

荆芥一钱　丹皮一钱五分　蒲黄　侧柏叶各二钱　地黄　葛根各三钱　麦冬五钱　茅根二两

浓煎，服，兼饮童便佐之。

吐　血

柏皮汤《活人》　热毒入深吐血。

柏皮三钱　黄芩　黄连各一钱五分半

水煎，入阿胶，服。

河间地黄散　热郁衄血，或吐咯血。

柴胡　黄芩　黄连　天冬　白芍　枸杞子　地骨皮　黄芪　生地　熟地　甘草等分

煎。下血，加地榆。

四生丸　吐血，阳乘于阴，血热妄行者。

生荷叶　生艾叶　生柏叶　生地黄等分

水煎。

三黄补血汤东垣　白芍药二钱　生地一钱二分　熟地　川芎各八分　当归　柴胡各六分　黄芪　丹皮　升麻各四分　水煎。

麻黄人参芍药汤东垣　麻黄去外寒　白芍药　黄芪实表益卫　炙甘草补脾，各一钱　桂枝补虚，一钱　当归和血养血，各五分　五味子安肺气，五粒　麦冬保肺气　人参益三焦元气不足而实其表，各三分

水煎，热服，临卧一服，愈。

麦冬饮子东垣　治吐血，久不愈。

黄芪一钱　麦冬　归身　生地　人参各一钱　五味子二十粒

水煎。或兼刺气街，血出，愈。

下血、瘀血

当归活血汤节庵　无头痛恶寒，只身热发渴，小便利，大便黑，出语无伦，此内传心脾二经，使人昏迷沉重，名挟血，如见祟证。

当归　赤芍　生地　红花　人参　甘草　干姜　桃仁　桂心　枳壳　柴胡　生姜一片

煎。

桃仁承气对子节庵　即桃仁承气汤加减。

桃仁　桂枝　大黄　芒硝　柴胡　芍药　当归　青皮　枳实　甘草　姜三片

煎。

（仲醇）阳明病下血谵语，但头汗出，热入血室也。

葛根　荆芥各三钱　黄芩　丹皮各一钱半　地黄二钱　麦冬五钱

浓煎，对童便饮。

发　黄

茵陈茯苓汤韩氏　发黄，烦躁而渴，小便不利。茵陈蒿汤加猪苓、茯苓、滑石、桂、当归。

茵陈橘皮汤　发黄，烦躁，喘呕不渴。本汤加白术、陈皮、茯苓、半夏、生姜。

茵陈附子汤　发黄，肢体逆冷，腰以上自汗。本汤加附子、干姜、甘草。

茵陈姜附汤　发黄，冷汗不止。本汤加附子、干姜。

茵陈茱萸汤以上俱韩　发黄，服前姜附药未已，脉尚迟，本汤加吴茱萸、附子、干姜、木通、当归。

五苓加茵陈汤《活人》　发黄，渴而小便不利。

茵陈蒿汤十分　五苓散五分

每三钱，水调服，日三。一方以茵陈浓煎汤，调五苓散二钱服之。

理中加茵陈汤　伤冷中寒，脉弱气虚，变为阴黄。理中汤加茵陈煎服。

茵陈汤　茵陈　山栀　黄柏　黄芩　胆草　柴胡　升麻各一钱　大黄炒，二钱　水煎。

茅根汤　发黄，遍身如金。

茅根　栀子　茵陈蒿　地骨皮　甘草等分　生姜三片　豆豉七粒

水煎。

瓜蒂散　寒湿发黄。

瓜蒂二钱　丁香一钱　赤小豆五分　粟米四十九粒

细末，每夜于鼻中搐之，取下黄水愈。（仲醇）或防风、葛根、苍术、桔梗、陈皮、甘草、生姜、茵陈，煎服，取微汗。

（《衍义》）一僧伤寒，发汗不彻，有留热，身面皆黄，期年不效。

茵陈　栀子各五钱　秦艽　升麻各二钱

每末三钱，水煎。

谷疸丸《济生》　苦参三两　胆草一两　牛胆一个

细末，胆汁入少，炼蜜为丸，梧子大，生姜、甘草煎汤，下五十丸。检诸书并无谷疸汤，必丸字之误。

（仲醇）阳明病，无汗，小便不利，心中懊侬，当发黄。栀子、麦冬、豆豉，大剂浓煎，服。如已见身黄，急加茵陈为君。痞气发黄，半夏泻心汤加茵陈、枳实；小便难者，茵陈五苓散加山栀。结胸发黄，陷胸汤加茵陈。内伤发黄，调中汤加茵陈，逆冷加附子。阴证发黄，脉沉迟，肢冷，气促，或阴极发躁，轻者理中，重者四逆，俱加茵陈。

发　狂

大黄散《活人》　阳毒伤寒，热结在内，恍惚如狂者。

大黄　木通　大腹皮　炙甘草各一钱　芒硝二钱　桂心七分　桃仁三粒

水煎。

寒水石散《本事》　即鹊石散。伤寒发狂，弃衣奔走，逾垣上屋。

寒水石　黄连等分

细末二钱，浓煎甘草汤调下。

（《斗门》）治热病及时疫，心躁，狂乱奔走，状如癫痫，言语不定，久不得汗，不知人事者。人中黄不拘多少，入罐内封固，武火煅半日，候冷，取，出地上，以盆盖半日许，研细，新汲水下三钱。未退再服。

发　斑

升麻葛根汤《和剂》即《活人》之升麻汤　斑欲出未出，以此发之。若已出，忌用。

升麻三钱　葛根　白芍各二钱　甘草一钱

热甚斑不透，加紫草茸一钱半；脉弱，加人参一钱；胃虚食少，加白术；腹痛，倍芍药。

元参升麻汤《活人》　咽痛发斑。

玄参　升麻各一钱五分　甘草八分

水煎。

大青四物汤《活人》　白虎汤加人参、萎蕤，又人参白虎汤，亦名化斑汤。

大青四物汤《活人》　解毒化斑。

大青二钱或青黛代　阿胶　甘草各一钱　豆豉百粒

水煎。

犀角大青汤　斑出已盛，心烦大热，错语，呻吟不眠，或咽痛不利。

犀角　大青俱上　玄参　升麻　黄连　黄芩　黄柏　山栀俱中　甘草下

水煎。一方　犀角二钱五分　大青五钱　栀子十个　豉一撮　水煎。

犀角玄参汤　发斑毒盛，心烦狂言，或咽痛。

犀角　玄参各二钱　升麻　射干　黄芩各一钱　甘草六分　煎。

加味羌活散《三因》　斑疹初出，憎寒壮热，或头疼身痛，胸中不利。

羌活　升麻俱上　独活　柴胡　前胡　枳壳　桔梗　川芎　白芍　人参俱中　甘草下　生姜五片

煎。大便利，去枳壳，加白术；斑出盛，或烦热，或咽痛，加荆芥、薄荷、防风、连翘、蒡子；内热，口苦心烦，加芩、连；热甚，舌燥烦渴，更加石膏、知母，喘嗽亦用；有热痰，胸中烦闷，加蒌仁；毒甚，更加玄参、犀角。

加味小柴胡汤《三因》　发斑，肌热潮热，往来寒热，口苦咽干，耳聋目眩，胸胁满痛，或烦呕渴喘咳。

柴胡上　人参　黄芩　半夏　黄连　玄参　白芍　升麻俱中　甘草下　姜三片

煎。口燥渴，去半夏，加花粉；咽痛，加桔梗，倍甘草；呕，去瓜蒌，加生姜，减甘草；斑毒盛出，加犀屑、蒡子；毒盛，更加大青；胸中烦闷，加蒌仁；痰火上喘，加桔梗、知母、贝母、蒌仁、桑皮；喘而舌燥，烦渴，脉数大，加石膏；胁痛，胸满不利，加桔、枳；心下痞硬，加枳实、黄连。

漏芦连翘汤　热毒发斑，无汗，大便实。

漏芦　连翘　麻黄　升麻　黄芩　白敛　甘草各一钱　枳实二钱　大黄三钱

水煎。热甚，加芒硝。不动，再服。

当归丸　发斑内实，大便不通。

当归五两　黄连　甘草各一两五钱

水煎当归成膏，和二味末为丸，白汤下五十丸，利为度。

加减三黄石膏汤　发斑紫赤，烦渴脉洪数。黄连上　黄芩　黄柏　山栀　知母　石膏　升麻　赤芍　玄参俱中　甘草下　粳米二撮

煎。毒盛，加大青、犀角。

人参三白汤　阴证发斑，出于胸背，手足间稀少而淡红，或为凉药太过。

人参上　白术　白茯苓　白芍中　姜三片　枣二个

煎。足冷脉沉，加干姜、熟附。

黄连橘皮汤《活人》　温毒发斑。

黄连四钱　橘皮去皮　麻黄　杏仁　葛根　枳实各二钱　厚朴　甘草各一钱

每五钱，水煎。

葛根橘皮汤《活人》　冬温至春始病，发斑而咳嗽，心闷，但呕清。

葛根　知母　麻仁　杏仁　黄芩　橘皮　甘草等分

煎。

黑膏《活人》　温毒发斑。

豆豉一升　生地半斤　猪膏二斤

水煎，三分减一，去滓，以雄黄、麝香豆大，纳中，搅匀，服之。毒从皮中出。愈后，忌芜荑。

山栀散孙兆　热毒炎盛，遍身发斑，甚者疮如豌豆。

丹皮　山栀　麻黄　黄芩　大黄各二钱半　木香五分

煎。

坏　病

鳖甲散《活人》　八九日不瘥，诸药不效，坏证。

鳖甲　升麻　前胡　黄芩　犀角　乌梅　枳实各七分　生地一钱　甘草五分

水煎。

羊肉汤韩氏　当归　白芍　牡蛎各一两　生姜二两　桂七钱五分　龙骨五钱　附子四钱

每末一两，羊肉四两，葱白五寸，水煎，将半，绞汁服。

吐　蛔

理中安蛔饮　陶尚文秘方，用之累效。

人参三钱　白术　茯苓　干姜各一钱半　川椒十四粒

煎。若吐蛔未止，再加黄连、黄柏各五分、川椒二十四粒；足冷甚者，必加附子五分，或至二三钱，量病酌用。

两　感

大羌活汤东垣　两感，元气实、感之轻者，犹可治。此方又作海藏。

羌活　独活　防风　防己　黄芩　黄连　苍术　白术　细辛　甘草各六分　川芎　知母　生地各二钱

水煎，热服，连用二三剂。若有他证，遵仲景法。

冲和灵宝饮节庵　两感伤寒，阳先起受病多者，以此探之。上方去独活、防己、苍术、黄连、白术、知母，增柴胡、干葛、白芷、石膏。

狐惑、百合、目赤黑

甘草泻心汤《金匮》　较《伤寒论》中方，多人参三两。

雄黄熏法《金匮》　雄黄一味为末，筒瓦二枚合之，烧，向肛熏之。

治狐惑汤《千金》　黄连　熏草各四两　白酢浆一斗

渍一宿，煮二升，分三服。

百合知母汤《金匮》　百合七枚，擘　知母切，三两

上先以水洗百合，渍一宿，当白沫出，去其水，更以泉水二升煎取一升，去滓，别以泉水二升，煎知母取一升，去滓，后合和煎取一升五合。分温再服。

滑石代赭汤《金匮》　百合七枚，擘　滑石三两，碎，绵裹　代赭

石如弹丸大一枚，碎，绵裹

上先以水如上法渍洗百合，煎取一升，去滓，别以泉水二升煎滑石、代赭，取一升，去滓，后合和重煎，取一升五合。分温再服。

百合鸡子汤《金匮》 百合七枚，擘 鸡子黄一枚

上先以水如上法洗渍百合，煎取一升，去滓，内鸡子黄，搅匀，煎五分，温服。

百合地黄汤《金匮》 百合七枚，擘 生地黄一升

上以水如上法洗渍百合，煎取一升，去滓，内地黄汁，煎取一升五合，分温再服。中病勿更服。大便常如漆。

百合洗方《金匮》 百合一升，以水一斗，渍之一宿，以洗身。洗已食煮饼，勿以盐豉也。取汁浸病人身，须忌盐酱则可，食白粥与白汤也。

瓜蒌牡蛎散《金匮》 瓜蒌根 牡蛎熬，等分

上为细末，饮服方寸匕，日三服。

百合滑石散《金匮》 百合一两，炙 滑石三两

上为散，饮服方寸匕，日三服。当微利者，止服，热则除。大小便已利则止服，此方本治小便赤涩，脐下坚急。

赤小豆当归散《金匮》 赤小豆三升，浸，令芽出，曝干 当归三两

上二味杵为散，浆水服方寸匕，日三服。

雄黄锐散《活人》 下部䘌疮。

雄黄 苦参 青葙子 黄连各一两半 桃仁二钱半研

为末，生艾汁为丸，枣核大，绵裹，纳下部。

雄黄丸 狐惑上攻下蚀，及便脓血。

雄黄 当归各七钱五分 芦荟 麝各二钱半 槟榔五分

为末，面糊丸，梧子大，粥饮下十五丸，日三。

桃仁汤《活人》 治䘌。

槐子　艾叶　桃仁炒，各二钱　大枣三枚　水煎。

黄连犀角汤《活人》 伤寒及诸病后，有疮出下部。

黄连五钱　犀角一两，无，升麻代　木香二钱五分　乌梅七个

水煎。

百合病腹中满痛仁斋　百合二两

炒黄为末，白汤下二钱，日服三。

柴胡百合汤节庵　百合、劳复、食复，及瘥后，昏沉发热，错语失神。

柴胡　黄芩　人参　甘草　知母　生地　陈皮　百合一方，无生地、陈皮，入芍药、茯苓、鳖甲、姜、枣，煎

渴，加花粉；烦躁，加山栀；微头疼，加羌活、川芎；呕吐，加姜汁制半夏；满闷，加枳、桔；水停心下，加猪苓；腹中如雷鸣，加煨姜；有表证，去茯苓，加苍术、川芎微汗；有里证，去茯苓、知母，加大黄。

阳　毒即极热证。作坏病阳毒解者，非

黄连解毒汤《活人》 黄芩二钱　黄连一钱五分　黄柏一钱　栀子三个　水煎。

栀子仁汤《活人》 阳毒壮热，百节疼痛。

栀子　大青　赤芍　知母各一钱　升麻　黄芩　石膏　杏仁炒，各二钱　柴胡一钱五分　甘草五分　生姜一片　豆豉二十粒

煎。

黑奴丸《活人》 时行热病，六七日未得汗，脉洪大或数，面赤，目瞪，身体大热，烦躁，狂言欲走，大渴；又五六日以上不解，热在胸中，口噤不能言，为坏伤寒，医所不治；或其人精魂已竭，心下犹缓，急发其口，令药下咽即活；兼治阳毒及发斑。

大黄一两　釜底煤　灶突煤　梁上尘　小麦奴[1]黄芩　芒硝各五钱　麻黄一两五钱

细末，炼蜜丸，弹子大，新汲水下，须病人大渴倍常者，乃可与之。又渴者，当与水尽量饮之，须臾当寒，寒后汗出便瘥。

水渍法　阳毒，脉洪大，内外结热，舌卷焦黑，鼻中如烟煤者，以布叠数层，新汲水渍，搭胸上，须臾蒸热，易冷者，时换新水浸，搭数十遍，甚者置病人水中，势才退，亦一良法也。葛可久治伤寒不得汗发狂者，循河而走，公就之捽置水中，禁使不得出，良久出之，得汗解矣。

又法　净朴硝一斤，新汲水一大桶，和匀，以真青布方尺者三五块，浸水中，微捩去水，搭胸前及背心，频易冷者，得热汗出即愈。

一法　热甚内结不能解者，擂地龙调水，去泥渣饮之。或置病者于凉水浸之，浸后作寒，汗出乃愈。

地龙水　阳毒伤寒，下之虽通，结胸不软，依旧结硬痛楚，喘促，或发狂乱。大白颈蚯蚓四条，水洗净，入砂盆，研如泥，再入生姜汁一匙，白蜜半匙，生薄荷汁一匙，无则用干者煎浓汁亦可，更入片脑半分，和匀，徐徐灌下，令尽，良久渐快，稳睡一时，再与揉心下片时，得睡，当有汗出即愈。不应再一服，神效。

阴　毒即极寒证，作坏病阴毒解者，非

正阳散《活人》　阴毒伤寒，张口出气，面青舌黑，多睡，四肢冷，心下硬，身不热，但头上有汗，烦渴不止。

附子一两，炮　干姜炮　甘草炙，各二钱五分　皂角一挺，炙　麝

---

① 小麦奴：小麦果穗感染了黑粉科真菌麦散黑粉所产生的菌瘿，具有清热解毒除烦的功效。

一钱，研

细末，每二钱，水煎。

正元散《活人》　治伤寒如觉风寒吹着四肢，头目百节疼痛，急服此，如人行五里许，再服，共连服三次，汗出立瘥。若治阴毒，入退阴①半钱，同煎服。

麻黄　半夏　陈皮　芍药　肉桂　干姜炮　附子炮　茱萸炒　大黄　甘草等分　上麻黄加一半，茱萸减一半，俱为末，每一大钱入生姜三片、枣一个煎，热服，以衣被盖覆，取汗。如是阴毒，不可用麻黄致再出汗。

白术散《活人》　阴毒，心胸烦躁，四肢逆冷。

白术　细辛　附子炮　桔梗　川乌炮，各一两　干姜炮，五钱

细末，每二钱，水煎。

天雄散《活人》　天雄炮　肉桂　厚朴炒，各一两　当归　麻黄　白术　半夏炮，各五钱　橘皮　干姜炮，各七钱五分　川椒二钱五分，微炒，去汗

每五钱，水煎，入姜三片、枣二枚

煎，稍热服，未汗再进。

回阳丹《活人》　阴毒伤寒，面青，手足冷，心腹胀，脉沉细。

硫黄　木香　荜澄茄　附子炮　干蝎　吴茱萸各五钱　干姜二钱五分

细末，酒煮，糊丸桐子大，生姜汤下三十丸，频进二服，再以热酒一盏投之，覆盖取汗。

附子散《活人》　附子三分，炮　半夏洗　炮姜各一钱　桂心　当归　白术各五钱

---

① 退阴：即退阴散，药物组成见后。

每三钱入姜二片煎。

肉桂散《活人》 肉桂 良姜 白术 厚朴 木香各三钱 赤芍 陈皮 前胡 附子炮 当归 人参各一两 吴茱萸五钱

每四钱入姜三片、枣三个煎。

退阴散《活人》 并治伤寒呃逆，煎一服，细细呷，便止。

川乌 干姜等分

为粗末，炒令转色，再捣细末，每一钱入盐一撮，煎，温服。

还阳散 阴毒，面青肢冷腹痛。硫黄末新汲水调服二钱，良久或寒一起，或热一起，再服，热出瘥。

附子回阳散《良方》 阴毒伤寒，面青肢冷，脐腹疞痛。

附子一个，炮，捣末

每三钱，生姜汁冷酒各半盏调服，再饮冷清酒一盏，相次再进一服，良久脐下如火，遍身和暖为度。

一方 川乌冷水浸七日，薄切，晒干用

遇患者，取，研末一钱，入盐一小撮，水煎服，能压下阴毒，所注如猪血相似，未效再进。

金液丹《和剂》 硫黄明净者五两

研细，水飞过，砂罐盛之，再以水和赤石脂末固口，又用盐水和黄泥通身固济，晒干。次作净土坑，埋下罐子，又用盏一个，放罐子上，盛满水，亦用黄泥固济，慢火烧养七日夜，候足，再加顶火，炭一斤，待冷，取出研末，每一两以蒸饼一两浸汤和之，丸梧子大。每日汤下三十丸，阴极冷甚者，服一百丸。

黑锡丹《和剂》 一切阳虚冷逆。

沉香 附子 胡芦巴 阳起石 肉桂各五钱 破故纸 茴香 肉豆蔻 金铃子 木香各一两 黑锡 硫黄各二两，与锡结砂子

研细末，酒煮，面糊丸，桐子大，阴干，姜盐汤下四十丸。

独参汤 阴阳二毒不明，下药错误欲死者。

上好人参一两

水煎，顿冷服，一名夺命散。伤寒，昏沉，脉不出者，最宜之。

代灸涂脐膏　附子　蛇床子　马蔺子　吴茱萸　肉桂等分

细末，以白面一匙，药末一匙，入生姜自然汁煨成膏，摊贴脐下关元、气海处，自晚至晓，其力可代灸百壮。腹痛亦可用。又法用丁香、荜茇、干姜、牡蛎，烧灰，放手心中，以津唾调如泥，掩其阴，至暖汗出愈。

瘥后、复病

参胡三白汤　过经不解，人弱脉虚。

人参二钱　柴胡一钱　白茯苓　白术　白芍各一钱五分　姜　枣

煎。脉微弱，口干心烦，加麦冬、五味子；阴虚火动遗精，加黄柏、知母、牡蛎；不得眠，加竹茹。

人参三白汤仁斋　发汗后，有表证不解，恶寒，脉浮，桂枝汤和之。若人弱脉虚，以此方加桂枝一钱。

人参三钱　白术　白茯苓　白芍各二钱　生姜三片　大枣二个

煎。汗再多者，黄芪建中汤。

竹叶汤《千金》　汗后，表里虚烦，不可攻，但当与此。

竹叶二把　半夏半升　石膏　麦冬各一升　人参　甘草各二两　生姜四两　粳米半升

以水煮米熟饮之。

麦门冬汤海藏　劳复，气欲绝者，用之有起死回生之功。

麦冬一两　甘草二两　枣仁一两　粳米半合　竹叶五十片

水煎。不用石膏，以三焦无火热也，加人参尤妙。不能入口者，绵引，滴口中。

七味葱白汤《许仁则方》　劳复、食复甚者，一如伤寒初有此证，宜服之。

葛根三合　新豉半合　葱白半升　生姜一合　麦冬　干地黄各三两　劳水以杓扬千遍者四升

煎服，取汗。

补中益气汤　劳复发热，气高而喘，身热而烦，四肢怠惰。

人参一钱　黄芪二钱　白术　陈皮　当归　白芍　软柴胡苗各一钱　升麻　甘草炙，各五分

水煎。下元阴火动，或梦中失精，自汗烦热，阴虚不足，必少加黄柏、知母以救肾水，再入麦冬、五味子；兼有宿食不消，心下痞，去人参、升麻，加黄连、枳实；不眠，加枣仁、茯神、远志；脉弱人虚，倍人参；自汗盗汗，倍黄芪；食少胃弱，倍白术；外感，多倍柴胡；内外有热，少佐黄芩；有痰，加橘皮、半夏，呕吐亦加；米食不化，麦芽、神曲；肉食不消，山楂、青皮；无热，下虚有寒，黄芪建中汤；虚甚者，大建中汤、人参养荣汤。

大病后补虚法《外台》　取七岁以下五岁以上黄牛乳一升，水四升，煎至一升，稍稍饮之，服十日佳。

易　病

赤衣散《千金》　女劳复及阴阳易。室女月经布近阴处者，烧灰，白汤下，日三。

竹皮汤《活人》　治女劳复。

青竹皮刮取半升

水煎温服。

猳鼠粪汤《活人》　阴阳易及女劳复。

韭白根一大把　猳鼠粪十四粒

水煎，温服，必有黏汗出为效，未汗再服。调烧裩散尤妙。

瓜蒌竹皮汤　阴阳易，热气上冲，胸中烦闷，手足蜷挛，或

搐搦。

瓜蒌根五钱　青竹皮一两

水煎，调烧裩散服。

当归白术汤　妇人未平复，因有所动，小腹结痛，腰、胯、四肢无力，发热。

当归　白术　黄芪　人参　芍药　甘草　桂枝　附子各一钱五分　生姜三片

煎服，得微汗瘥。

逍遥汤节庵　阴阳易及女劳复，此证最难治。

人参　知母　竹青　黄连　生地　柴胡　犀角　滑石　韭根　甘草　姜　枣

煎服，入烧裆末一钱。卵缩腹痛，倍地黄。得粘汗为效，不出再服。小水利，阴头痛，即愈矣。

妙香散《和剂》　阴阳易不瘥，大便不通，心神昏乱，惊惕不安。

辰砂三钱，另研　冰脑　腻粉　牛黄各七钱半　巴霜二钱半　金箔五片　黄占三钱　蜜一小匙

炼匀，和丸，每一两作三十丸。米饮下五丸。壮者七丸，弱者三丸，取大便通即止。

发　颐

连翘败毒散　发颐初肿。

连翘上　羌活　独活　荆芥　防风　柴胡　川芎　桔梗　蒡子　归尾　花粉中　升麻　红花　苏木　甘草下

水、酒各一钟，煎，徐徐服。面肿，加白芷、漏芦；便硬，加酒浸大黄；内有热及寒热交作，倍柴胡，加酒芩连；未消，加川山甲。

内托消毒散　发颐有脓不消，已破未破，俱可服之。

黄芪上　人参　防风　白芷　当归　桔梗　川芎　连翘　柴胡　升麻　金银花　甘草节俱中

水、酒各半煎，徐徐服。兼服蜡矾丸尤妙。

消毒围药　黄连　黄芩　黄柏　栀子　大黄　雄黄　白及　白蔹　芙蓉叶　大蓟根　南星　赤小豆　归尾　朴硝　五倍子　半夏

细末，以五叶藤、脑肿见消、野苎根三种捣汁，入苦酒少许，调敷，留头出毒。俱士材。

杂解表方

（宇泰）大抵证兼表里，邪由错杂，似伤寒而非正伤寒者，宜于后方斟酌选用。若脉证与麻黄桂枝吻合者，自当遵仲景法治之。

六神通解散河间　解利两感及非时暴寒感冒，头痛，发热，燥渴。

麻黄上　苍术中　石膏　滑石　黄芩　甘草下　葱　姜各五　豆豉一撮

煎。

人参败毒散《和剂》　伤寒，头痛，壮热，恶风寒，痰嗽鼻塞，身重，风湿身肿，体痛恶风，四时疫疠，通用。夏至后伤风有汗，亦用。此方即《蕴要》之人参羌活散。

羌活　独活　柴胡　前胡　桔梗　川芎　枳壳　人参　茯苓一钱　甘草五分　生姜三片　薄荷少许

煎。一方，去人参、茯苓，加黄芪、干葛。

十二味败毒散　丘文庄用此治人最效，凡诸时行疫证，但内渴者即宜服之。上方去人参，加黄芩、干葛、花粉。

十神汤《和剂》　时令不正，疫疠妄行，感冒发热，不问阴阳两感，或疹子欲出。

麻黄　干葛　紫苏　白芷　升麻　川芎　赤芍　香附　陈皮　甘草等分

葱、姜煎。如头痛甚，更加葱白二茎；胸满闷，加枳壳。（仁斋）此汤用升麻、葛根，能解利阳明经蕴疫时气发散之药，非正伤寒药。若太阳伤寒用之，能引邪入阳明，传变发斑矣，慎之。

藿香正气散《和剂》　四时不正之气，伤寒头痛，憎寒壮热，霍乱吐泻，山岚瘴气，伏暑吐利转筋。

藿香　苏叶　白芷　大腹皮　茯苓各一钱半　厚朴　白术　桔梗　陈皮　制半夏各一钱　生姜三片　枣一个

水煎，热服。（仁斋）此方宋人所制，治内伤饮食，外感寒邪，拘急呕逆，胸膈满闷，与伤湿、伤冷、中暑、霍乱、山岚瘴气、水土不服，寒热作疟，增损用之，其效如神。然非正伤寒药，若太阳病妄用之，先虚正气，逆其经络，往往变成坏症，不可救。

参苏饮《元戎》　内外感一切发热之药。又云前、葛自能解肌，陈、枳自能宽膈，大治中焦痞满，凡小儿、室女有热尤宜之。

苏叶　干葛　制半夏　前胡　人参　茯苓各七分半　枳壳　桔梗　陈皮　木香　甘草各五分　姜五片　枣二个

煎，稍热服。有痰者，热退后，二陈、六君相间服。

十味芎苏饮《澹寮》　四时伤寒，发热头痛，即芎芷香苏饮。

川芎七分　半夏六分　苏叶　干葛　柴胡　茯苓各五分　陈皮三分半　枳壳三分　桔梗五分　甘草二分　姜三片　枣一枚

水煎。（仁斋）天道和暖，邪轻者，用此代麻黄汤。

和解散《和剂》　四时伤寒，头痛，烦躁，自汗，吐利，咳嗽。

苍术一两　桔梗　藁本　甘草各五钱　厚朴　陈皮炒，各二钱五分每五钱，加姜三片、枣二个，煎。平胃散加藁、桔也。

双解散河间　伤寒伤风，表证悉具，内热口干者。通圣散、天水散即六一散各一半，每二两，加生姜、葱白各三，煎服，取汗。

养胃汤《三因》　外感风寒，内伤生冷，憎寒壮热，头目昏疼，夹食停痰并治之。

半夏制　厚朴炒　苍术制，各一钱　橘红七分半　藿香　草果　茯苓　人参各五分　甘草二分半　生姜五片　乌梅一个

煎。

大白术汤《保命》　和解四时伤寒，不犯六经禁忌。

白术　石膏各二钱　羌活　防风　川芎各一钱　黄芩　枳壳　甘草各五分　知母七分　细辛三分　白芷一钱五分

水煎。春，倍防风、羌活；夏，倍黄芩、知母；季夏霖霪，倍白术、白芷；秋，加桂枝；冬，加桂。

五积散海藏　阴经伤寒，脾胃不和，及感寒腹痛。

白芷　川芎　当归　茯苓　半夏　芍药　肉桂　甘草炙，各三钱　麻黄　枳壳　陈皮各六钱　干姜　厚朴各四钱　苍术二两四钱　桔梗一两二钱。一方有人参三钱，无枳壳。

每粗末三钱，姜三片、葱白三个，水煎。麻、桂、芍、甘，即麻黄桂枝各半汤也；苍、朴、皮、草，即平胃散也；枳、桔、二陈，即枳桔半夏汤也；加芎、归理血，又加干姜，为厚朴散，此数药相合，解表温中，消痞调经，此为内伤外感，表里之分所制，虽非仲景桂枝、麻黄、姜附之的方，能变通用之，治效多矣。阴经伤寒，手足逆冷，及虚汗不止，脉细，面青而呕，更加附子。

（损庵）以上诸方皆为元气不虚者设也。如芎苏香苏饮，内伤少而外感多者宜之；和解散、养胃汤，外感少而内伤多者宜之；五积散，寒多者宜之；大白术散，热多者宜之，春夏亦宜之；败毒散，则宜于夹湿者；参苏饮，则宜于夹痰者；十神正气则吴氏

之议当矣。

（观子）按感冒轻症，虽病似伤寒，有必不可以正伤寒药治者，但宜于以上各方选用是已。至若正伤寒证，自当遵仲景诸法，或者因其难用，遂欲以此等轻剂代之，其遗祸亦不浅也。盖邪有轻重，病有大小，邪轻药重，正气固伤；病大药小，邪亦不除。不然，败毒、芎苏岂诚近世之麻黄、桂枝哉？

古法治三时伤寒　生姜　葱白　紫苏

作汤，汗之。

连须葱白汤《活人》　生姜　连须葱白

水煎服。

一法　凡感冒，用带根葱白煎汤，嚼生姜，饮下，得汗，愈。

伤寒易简方仁斋　凡感冒风寒。

连须葱白一握　生姜五片　陈皮一块　细茶一撮　白梅一个

水煎，乘热熏头目，饮下，盖覆取汗。一方葱白一握、豆豉半合泡汤服之。一方紫苏煎汤饮之。一方卒无医药处，觉伤寒者，百沸汤饮之，少顷再饮，得微汗愈。

风　温

葳蕤汤《活人》　治风温或冬温，或春月中风伤寒，发热头眩，咽干舌强，胸内痞疼，腰背强。

萎蕤二钱半　石膏三钱　羌活、麻黄　白薇　杏仁　川芎各一钱　葛根二钱　木香　甘草各五分，炙

水煎。

又方《蕴要》　石膏三两　萎蕤　麻黄　杏仁　川芎　白薇　独活　木香　甘草各一两

水煎，三服，取汗。

知母葛根汤《活人》　风温，身体灼热甚。

石膏三钱　葛根二钱　葳蕤　知母各一钱五分　麻黄有汗去之　羌活　防风　南星生用　黄芩　升麻　人参各一钱　杏仁　甘草各七分　川芎　木香各五分

煎。

防己汤　风温，脉浮身重，汗出恶风。

防己　白术各二钱　黄芪二钱半　人参　甘草炙，各一钱　姜三片　枣二枚

每五钱，水煎服，被覆取汗。《蕴要》有防风一钱五分。

防己黄芪汤　风温身重。

防己一两　黄芪两二钱　白术七钱半　甘草五钱　每五钱加姜四片　枣一枚

煎。服后当如虫行皮肤中，腰以下如冰，坐被上，再以被围之，得微汗出，瘥。喘，加麻黄；胃中不和，加芍药；气上冲，加桂；下有陈寒，加细辛。

瓜蒌根汤　风温，灼热大渴。

瓜蒌根三钱　石膏　干葛　人参各二钱　防风　知母各钱半　甘草一钱

水煎。

葛根龙胆汤仁斋　风温，脉弱，身重汗出。

葳蕤三钱　葛根　升麻各二钱　大青　白芍各一钱　胆草　桂枝各一钱　甘草炙，七分　石膏三钱　生姜三片

煎。

湿　温

茯苓白术汤《活人》　茯苓　干姜各一钱　白术钱半　桂枝七分　甘草五分，炙

水煎。

麻黄杏子薏苡甘草汤　一身尽痛，发热晡剧，风湿。

麻黄　薏苡各两半　甘草一钱　杏仁炒，十粒

每四钱，水煎。

痉

瓜蒌桂枝汤《金匮》　湿家，汗之成痉。

瓜蒌根二钱　桂枝　芍药各二钱半　羌活　独活　甘草各一钱　姜三片　枣二枚

水煎。

防风当归散《难知》　汗多亡血成痉。

防风　人参　当归　川芎各二钱　生地　白芍　羌活各钱半　甘草炙，一钱

水煎。恶风自汗，加桂枝一钱、白术二钱。

时行疫疠

清热解肌汤丹溪　温暑之月，病天行瘟疫，热病兼治。

羌活三钱　石膏钱半　黄芩　知母　白芍三味酒炒　升麻　干葛　人参各一钱　甘草七分　黄连酒炒　生地酒洗，各五分　姜三片

水煎。胸膈满闷，痰涎壅塞，加枳实、半夏各一钱、姜汁四五匙；脾胃不实，加白术钱半。

神效沃雪汤　伤寒，阴阳二证未辨，及时行疫疠，恶气相感，服之效如沃雪。

苍术炒　干姜炮　甘草炙，各三两　厚朴炒　防风　白芍　干葛各二两

每四钱，水煎，热服，身体微润即愈。如患疫气正盛，或相传染，每用二钱，清晨服。

普济消毒饮子东垣　时行大头瘟疫。

黄芩　黄连各五钱　人参三钱　元参　橘红　柴胡　桔梗　甘

草各二钱　连翘　白芷　鼠粘子　板蓝根取蓝叶或真青黛五分代之　马勃各一钱　僵蚕炒　升麻各七分

细末，或加当归、薄荷、防风，每五钱，水煎服。大便硬，加酒煨大黄一二钱微利之，肿势盛者兼砭刺之。

漏芦汤丹溪　脏腑积热，发为肿毒，时疫疙瘩，头面浮肿，咽喉填塞，水药不下，及一切危恶疫疠。

升麻钱半　漏芦二钱　黄芩

蓝叶各钱半　元参　牛蒡子　连翘　桔梗　甘草各一钱　大黄酒浸酌用

水煎。

清凉救苦散《蕴要》　治证同上。芙蓉叶　桑叶　白蔹　白及　紫河车　大黄　黄芩　黄连　黄柏　白芷　雄黄　赤小豆　芒硝等分

为末，蜜水调涂。或万病解毒丹入生薄荷汁磨服，并涂肿处。咽喉肿痛，磨浓，点入喉中，亦良。

消毒丸即救苦消毒饮　时毒疙瘩恶疫。

大黄　僵蚕　牡蛎等分　炼蜜丸如弹子大，新汲水化下。内加桔梗、甘草、牛蒡子，更妙。

救苦丹　治时疫。

皂角　元参　干葛各一两　大黄酒制二两

水泛丸，汤下。

鸡子汤　时气热盛，狂妄欲走。

鸡子七枚　芒硝一两

井华水一升　搅千遍，服，取微利。

解一切疫　粉草五两　细切，微炒，量人能饮若干，取无灰

酒[1]，研，去渣服，当大泻，毒随出，虽大渴，勿饮水，饮即难救。

治天行时疫热毒　腊月雪，磁器收盛，服之最良。《本草衍义》谓半天河服之亦佳，即烂树头中水也。

人中黄　饭丸绿豆大，水下十五丸，最解瘟疫。即竹筒纳窖中取粪清，晒干听用。

圣散子　治时毒流行，不问阴阳之感，一切可治。

草豆蔻十个，煨　石菖蒲　独活　麻黄　藁本　柴胡　防风　细辛　良姜　苍术

藿香　厚朴　茯苓　猪苓　枳壳　白术　芍药　半夏　泽泻　甘草　吴茱萸洗　熟附子等分

每五钱，水煎。（字泰）此治时行疫气，必与伤寒证同者，始可用热药。至谓不问阴阳，无不取效，决无是理。后世以过信苏长公[2]，故施圣散子杀人者屡矣。嗟乎！可不慎哉？

老君神明散《活人》　以下俱辟疫。

乌头四两，炮　桔梗二钱半　白术一钱

为末，绛囊盛，佩之，同居闾里，皆不染疫。或酒服方寸匕，取汗即瘥。

藜芦散即《千金》之赤散　朱砂另研　桂枝　附子各六两　丹皮　皂角各两六铢　干姜　羊踯躅　藜芦各一两　细辛十八铢

为末，绛囊佩方寸匕于臂，男左女右。已病者，纳米大鼻中，酒服一钱，取汗。

务成子萤火丸一名武威丸　辟疫疾恶气，百鬼狼虎，蛇虺蜂虿诸毒，及五兵盗贼凶害。

---

① 无灰酒：不放石灰的酒。

② 苏长公：即苏轼，虽在家排行第二，但因兄夭亡，故有长公之称。

雄黄　雌黄各二两　羚羊角　锻灶灰　铁槌柄入铁处烧焦者各一两五钱　萤火　鬼箭羽　刺蒺藜　矾石各一两

为末，以鸡子黄并雄鸡冠一具，捣和如杏仁大，作三角绛囊，盛五丸，系臂上，仍挂门户上。

屠苏酒《千金》　大黄　川椒　桔梗　桂心　防风各五钱　川乌　白术　菝葜各一钱，锉碎

绛囊盛之，除夜悬井中，令沉至泥，正旦出之，将囊浸酒中，略煎，向东方饮之，从小者至大，仍弃囊于井中。

孔圣辟疫丹彭氏　腊月二十四夜五更时，井华水盛净器中，量人口多少浸乳香至岁旦五更，暖至温，从幼至长，每人以乳香一小块，饮水三呷咽之，则一年不患时疫。（浅溪）此宣圣神方，孔氏用之，至今六十余代，未曾失。

辟瘟丹　苍术　绛真香　青木香　安息香　桃木香　柏叶　白芷　皂角　虎头骨等分

枣肉丸弹子大，朱砂为衣。除夜及元旦，慢火焚之。

外台辟疫方　上品朱砂一两

研细，白蜜和丸，麻子大，元旦平明东向，一家大小，各吞三七丸，忌食诸肉，并勿近齿。

肘后方　正月上寅日，取女青末三两，红绢缝三角囊盛，系帐前，即辟疫。一方东行桃枝，细锉，煮汤，合家澡浴佳。一方水磨雄黄涂鼻上，或水飞过雄黄末吹鼻孔中。一方光明雄黄，研细，以笔点两鼻窍内两旁陷中，则疫气不能入。虽与病人同床，亦不相染。一方明雄黄一块，重五钱者，帛包系顶心。一方赤小豆同粘米，浸水缸中，每日取饮。一方贯仲浸水饮之。一方上好香油涂鼻中。

五瘟丹《医统》　治疫如神。

黄芩乙庚年为君　黄柏丙辛年为君　黄连戊癸年为君　山栀丁壬年

为君　甘草梢甲己年为君　香附　紫苏俱为臣

上七味俱生用为末除当年为君者用一倍，余皆减半用之，再以大黄三倍浓煎，去渣，熬膏，和丸鸡子大，加朱砂雄黄等分末为衣，再贴金箔于上。用时每一丸，泉水浸七碗，可服七人。

雄黄丸洁古　雄黄一两　丹参　赤小豆炒　鬼箭羽各二两

蜜丸桐子大，温水下五丸。虽与病人同寝着衣亦不染。

又方　红枣全用　苍术等分

共捣为丸弹大，置炉中焚之，亦谓之辟瘟丹。

一方　疫气大行时，每日五更，投黑豆一大握于井中，勿使人见。凡饮此水之家，俱不染疫，功德无量。或投自己缸内饮之，即保全一家矣。

妇　人

桂枝红花汤《活人》　妇人伤寒，发热恶寒，拘急，口燥舌干。

桂枝　芍药　甘草炙，各三两　红花一两

每五钱，加姜煎。

阿胶散《活人》　妊孕伤寒，安胎。

阿胶炒　桑寄生　白术　茯苓　人参等分

细末，每二钱，粘米饮调服，日再。

白术散　治证同上。

白术　黄芩等分

为末，每三钱，入姜三片、枣一枚

煎服。惟四肢厥冷，阴证忌服。

苏木汤　妊娠伤寒，或中时气，洒淅寒栗，悸哕。

苏木　赤芍　橘皮　黄芩　黄连　炙甘草各一两

每五钱，水煎。

黄龙汤《活人》 妊娠伤寒，寒热胁痛，呕逆痰气，及经水适来适断，产后风入胞宫，寒热如疟。即小柴胡去半夏姜枣。

一方 柴胡五钱 黄芩 甘草各二钱 赤芍三钱 水煎。

旋覆花汤 妊娠伤寒，头目旋疼，壮热心躁。

旋覆花 赤芍 甘草炙，各五钱 白术 黄芩 人参 麻黄各七钱半 前胡 石膏各一两

每四钱，姜三片煎。

芍药汤 妊娠伤寒，自利腹痛，脉沉，太阴病。

芍药 白术 茯苓 炙甘草各二钱五分

水煎。

桂辛牡蛎汤 产后头痛发热，及腹内拘急疼痛。

桂心六钱 牡蛎煅 白芍 地黄各一两 黄芩四钱

每五钱，水煎服。

竹叶防风汤 产后伤风，发热面赤，喘，头疼。

竹叶半把 葛根两半 防风 桔梗 桂枝 人参 炙甘草各五钱

每四钱，姜三片、枣二枚 煎。

神功丸 三焦气壅，六腑风热，大便不通。

大黄三两 诃子皮二两 麻仁五两 人参五钱

蜜丸梧子大，温水下二十丸，日三服。产后大便秘者，米饮下十丸。

黑神丸《活人》 温疫时气，有积食者。

巴豆一两，新好者急流水二碗浸一宿，煮三五十沸，冷取，去心膜，拭干水，研如膏，厚纸包，重物压去油净 五灵脂研 杏仁炒 大戟去皮，生用 荆三棱各五钱 豆豉二两，研

三味极细末，入巴、豉、杏仁同研匀，再入飞罗面半匙，井华水调如糊馊，和得所，杵二三千下，丸绿豆大，晒干收藏。伤寒有积食，脉沉结，身体不热者，即下之，姜枣汤吞。若身热，

服此即为结胸痞气。

小　儿

惺惺散云岐　小儿寒邪，及时气瘟疫，头痛体疼，壮热多眠，潮热烦渴，痰实咳嗽，疮疹等证。

羌活　独活　柴胡　川芎　枳壳　茯苓　人参各一钱　前胡　桔梗　天麻　地骨皮　甘草各五分　生姜一片　枣半个　薄荷少许

煎。

薄荷散　夹惊伤寒，热极生风。

薄荷五分　羌活　麻黄各一分半　全蝎　甘草各一分半　天竺黄　僵蚕　白附子各二分半

每末一钱，煎服，加竹沥少许。

红绵散　小儿四时感冒发热，诸惊丹毒变蒸等热。

人参二钱五分　天麻　僵蚕　麻黄　全蝎各二钱　甘草　辰砂各一钱半

每一钱，入干胭脂少许煎服。

连翘饮《撮要》　三焦积热，大小便不利，疮疡蕴毒各证。

连翘　瞿麦　滑石　牛蒡子　车前子　木通　山栀　当归　黄芩　荆芥　柴胡　赤芍　蝉退　甘草等分

每二钱，煎。

卷二十

舌　法

《金镜录》序

凡伤寒热病，传经之邪，比杂病不同，必辨其脉、症、舌，表里汗下之庶不有误。况脉者，血之府，属阴，当其得病之初，正气相搏，若真气未衰，脉必滑数而有力；病久热甚气衰，脉必微细而无力，方数甚也，但可养阴退阳，此识脉之要也。或初病即恶寒发热，后必有渴水燥热之证，或逆厥而利，此热症传经之邪也。若始终皆热症，惟热而不恶寒。故伤寒为病，初则头痛，必无发热恶寒渴水之症，一病便有逆厥泄利，或但恶寒而无发热，此寒症也，此识症之妙也。如舌本者乃心之窍于舌，心属火，主热，象离明①。人得病，初在表，则舌自红而无白苔等色，表邪入于半表半里之间，其舌色变为白苔而滑见矣，切不可不明表症。故邪传于里未罢，则舌必见黄苔，乃邪已入于胃，急宜下之，苔黄自去而疾安矣。至此医之不依次，误用汤丸，失于迟下，其苔必黑，变症蜂起，此为难治。若见舌苔如漆黑之光者，十无一生，此心火自炎，与邪热二火相乘，热极则有兼水象，故色从黑而应水化也。若乃脏腑皆受邪毒日深，为症必作热证，须宜下之，乃去胃中之热，否则其热散入络脏之中，鲜有不死者，譬如火之自炎，初则红，过则薪为黑色炭矣，此亢则害承乃制。今以前十二舌明著，犹恐未尽诸症，复作二十四图，并方治列于上，则区区

---

① 离明：离为卦名，卦象为火，光辉明亮。

推源寻流，实可决生死之妙也。

时至正元年学士杜清碧题

立斋序

旧有《敖氏金镜录》一篇，专以舌色视病，既图其状，复著其情，而后别其方药，开卷昭然，一览具在，虽不期乎仲景之书，而自悉合乎仲景之道。昔尝刻之留都官舍，本皆绘以五彩，恐其久而色渝，因致谬误，乃分注其色于上，使人得以意会焉。夫人之一身皆受生于天，心名天君，故独为此身之主，舌乃心之苗，凡身之病岂有不见于此者哉？

嘉靖丙辰院使姑苏薛己

舌法金镜录 元·敖氏著 杜清碧增定 明·薛己润图

申斗垣辑《观舌心法》，推广至一百三十七图，长洲张诞先复正其错误，汰其无与于伤寒者，定为一百二十图，名《伤寒舌鉴》，今更删其重出者，余悉缀于后。

白苔图

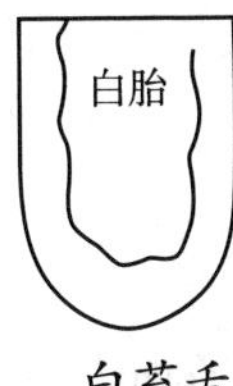

白苔舌

舌见白苔者，邪初入里也。丹田有热，胸中有寒，乃少阳半表半里之证，宜用小柴胡汤、栀子豉汤治之。

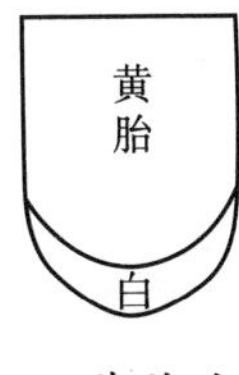

黄苔舌

舌见尖白根黄，其表证未罢，须宜解表，然后方可攻之。如大便闭，用凉膈散加硝、黄泡服；小便涩，用五苓散加木通合益元散加姜汁少许，以白滚汤调服。

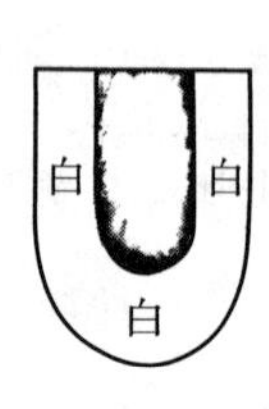

黑心舌

舌见弦①白心黑而脉沉微者，难治。脉浮滑者，可汗；沉实者，可下。始病即发此色，乃危殆之甚也，速进调胃承气汤下之。

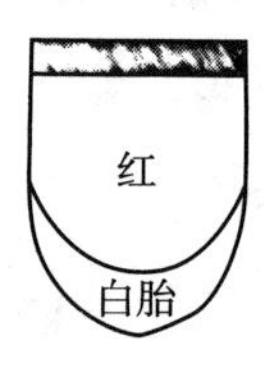

十五舌

舌尖白苔二分，根黑一分，必有身痛恶寒，如饮水不至甚者，五苓散；自汗，渴者，白虎汤；下利甚者，解毒汤。此亦危证也。

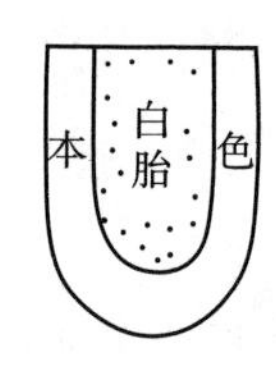

十六舌

舌见白苔，中有小黑点乱生者，尚有表证，其病之来虽恶，宜凉膈散微表之，表退即当用调胃承气汤下之。或苔与黑点遍舌者亦同。

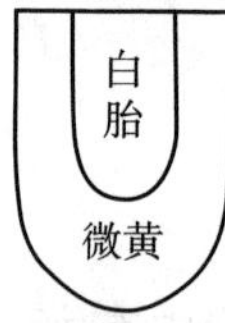

十九舌

舌中见白苔，外有微黄者，必作泄，宜服解毒汤。恶寒者，五苓散。

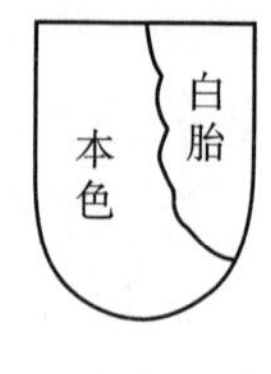

二十二舌

舌左半白苔而自汗者，不可下，宜白虎汤加人参三钱服之。

① 弦：周边。

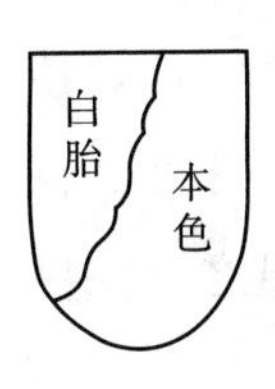

舌右半白苔滑者，病在肌肉，为邪在半表半里，必往来寒热，宜小柴胡汤和解之。

二十三舌

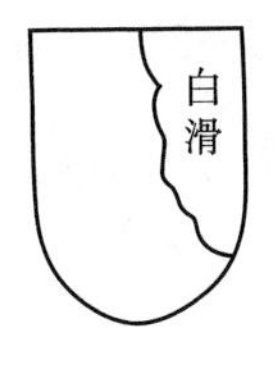

舌左半见白苔滑，此脏结之证，邪并入脏，难治。

二十四舌

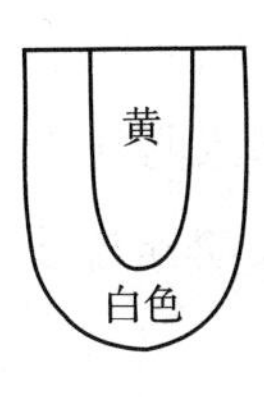

舌见四围白而中黄者，必作烦渴呕吐之证。兼有表者，五苓散、益元散兼服，须待黄①尽，方可下也。

二十五舌

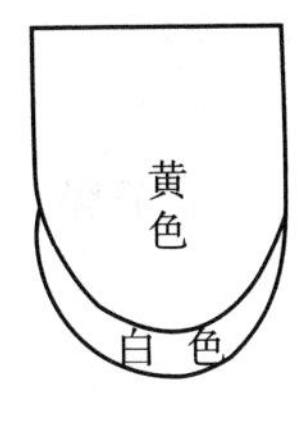

舌见黄而尖白者，表少里多，宜天水散一服，凉膈散二服合进之。脉弦者，宜防风通圣散。

以上《金镜》

二十七舌

《舌鉴》总论　伤寒邪在皮毛，初则舌有白沫，次则白涎、白滑，再次白屑、白泡，有舌中、舌尖、舌根之不同，是寒邪入经之微甚也。舌乃心之苗，心属南方火，当赤色，今反见白色者，是火不能制金也。初则寒郁皮肤，毛窍不得疏通，热气不得

① 黄：当是“白”之误。

外泄，故恶寒发热，在太阳经，为头痛、项强、腰背疼等证。传至阳明，则有白屑满舌，虽证有烦躁，如脉浮紧，犹当汗之。在少阳者则白苔白滑，用小柴胡和之。胃虚者，理中汤温之。如白色少变黄者，大柴胡、大小承气分轻重下之。白苔亦有死证，不可不察也。

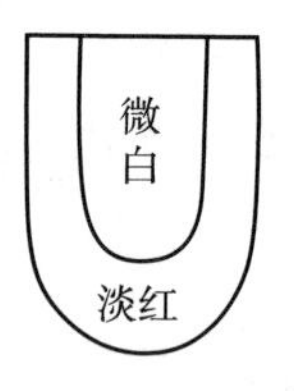

微白滑苔舌

寒邪初入太阳，舌色微白有津，香苏散、羌活汤类发散之。

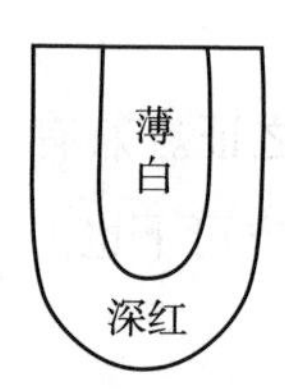

薄白滑苔舌

此太阳里证舌也。二三日未曾汗，故邪入丹田渐深，急宜汗之。或太阳少阳合病有此舌，柴胡桂枝汤主之。

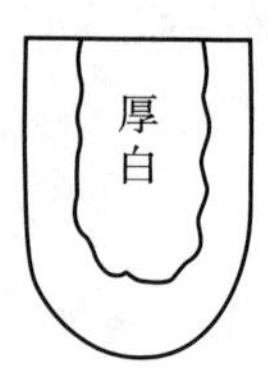

厚白滑苔舌

三四日其邪只在太阳，故苔纯白而厚，却不干燥，解表自愈，其证头疼发热，其脉浮紧。

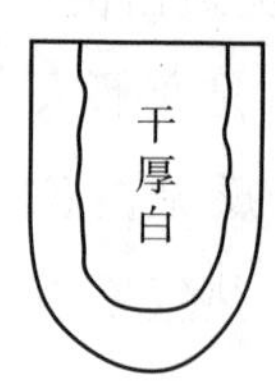

干厚白苔舌

四五日未经发汗，邪热渐深，少有微渴，过饮生冷停积，营热胃冷，故发热烦躁，四肢冷，苔白干厚，满口白屑，宜四逆散加干姜。

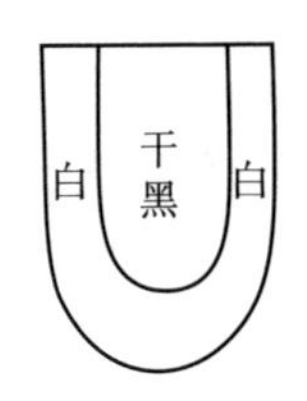

此阳明腑兼太阳也，其苔边白，中心干黑，因汗不彻，传至阳明所致，必微汗出，不恶寒，脉沉，方可下之。如二三日未曾汗，有此舌必死。

白苔干黑心舌

白苔滑中黑舌　为表邪入里之候，大热谵语，承气等下之。

白苔黄心舌　此太阳初传阳明腑也，若微黄而润，宜再汗。待苔燥，里证具，下之。若烦躁、呕吐，大柴胡加减；下水沫，无粪者，大承气下之。

半边白滑苔舌　即二十二舌、二十三舌也。凡白苔见于一边，无论左右，皆为半表半里，并宜小柴胡，左加葛根，右加茯苓。有咳嗽引胁下痛，小青龙；夏月多汗自利，人参白虎汤。

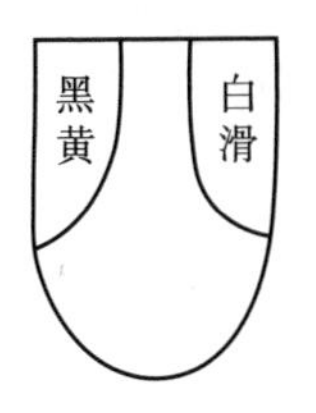

左或右半边白苔，半边或黑或老黄者，寒邪结在脏也，黄连汤加附子；结咽者，不能语言，生脉散合四逆汤，可十救一二。

脏结白滑舌

白苔黑根舌　舌苔白而根黑，火被水克之象，虽下，亦难见功。

白苔尖、根俱黑舌　舌尖、根俱黑而中白，乃金水太过，火土气绝于内，虽无凶证，亦必死也。

白尖黄根舌　邪虽入里而尖白未黄，不可用大承气，宜大柴胡加减。下后，神清安卧，可生；有变证，凶。

白苔尖红舌　满舌白滑，而尖却鲜红者，乃热邪内盛，复感客寒入少阳也，小柴胡加减。

白尖红根舌　舌尖苔白，邪在半表里也，小柴胡和解之。

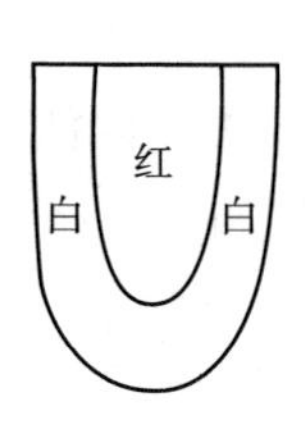

白苔中红舌

此太阳初传经之舌也，无汗者，发汗；有汗者，解肌；亦有少阳经者，小柴胡加减。

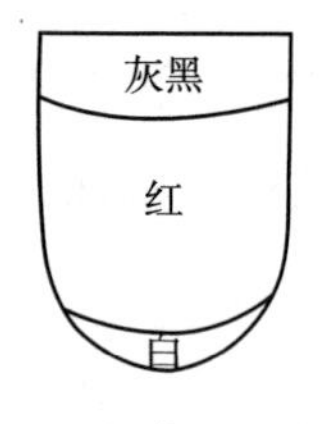

白尖中红黑根舌

舌尖白而根灰黑，少阳邪热传腑，热极而复伤冷饮也。如水停而渴，五苓散；自利而渴，白虎汤；下利而渴，解毒汤。若黑根多白尖少，中不甚红者，难治。

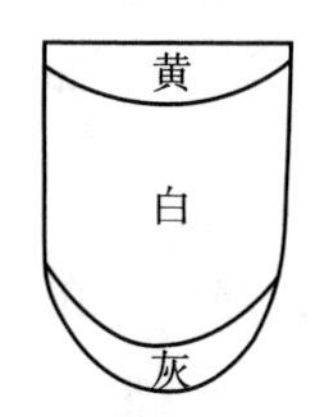

白苔尖灰根黄舌

此太阳湿热并于阳明也，如根黄色润，目黄小便黄者，茵陈蒿汤。

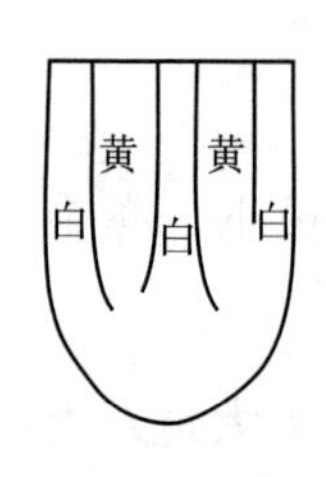

白苔双黄舌

此阳明里证舌也，因邪热上攻，故致舌有双黄，如脉长、恶热、烦躁，大柴胡、调胃承气下之。

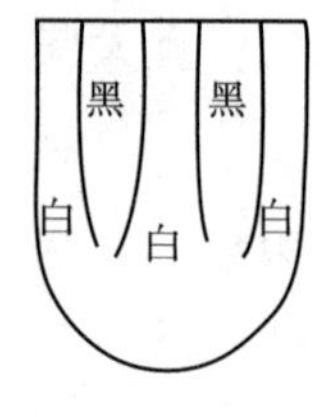

白苔双黑舌

白苔中见黑色两条，乃太阳少阳之邪入胃，土色衰绝，故手足厥冷，胸中结痛，理中、泻心选用。

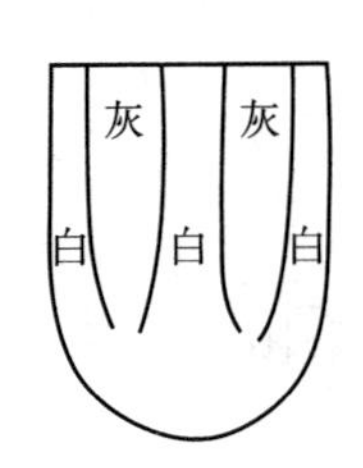

白苔双灰舌

此夹冷食舌也。七八日后见此舌而有津者可治，理中、四逆选用；无津者，不治。如干厚，见里证，则下之。次日灰色去者，安。

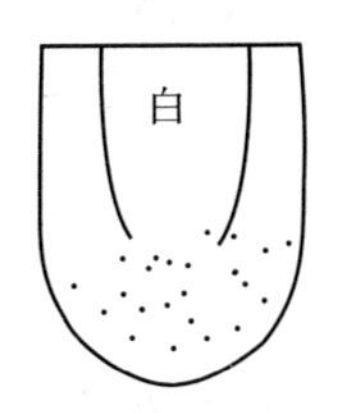

白滑苔尖灰刺舌

此阳明腑兼少阳舌也。三四日自利，脉长者，生；弦数者，死。有宿食者，下之。十可全五。

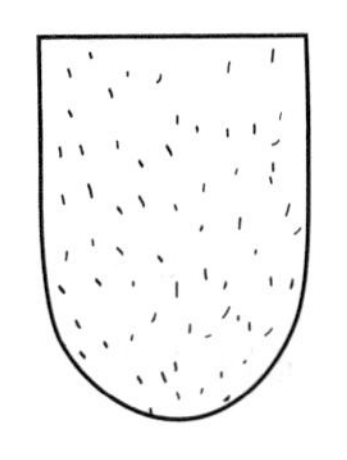

白苔满黑刺干舌

白苔中生满干黑芒刺，乃少阳之里证也，不恶寒反恶热者，大柴胡加芒硝急下之，危证也。

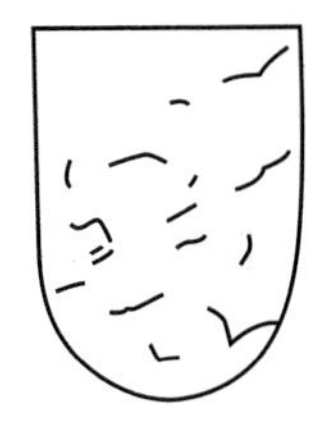

白苔燥裂舌

伤寒胸中有寒，丹田有热，所以舌上白苔；因过汗伤营，舌上无津，所以燥裂；内无实热，故不黄黑，宜小柴胡加麦冬花粉。

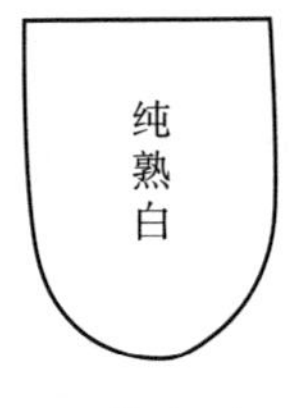

熟白舌

白苔老极，如煮熟相似者，心气绝而肺色乘于上也，由食生冷冰水之物，阳气不得发越所致，为必死候。用枳实理中，间有生者。

透明舌　年老胃弱，虽有风寒，不能变热，或多服汤药，伤乎胃气，致淡白通明，似苔非苔也，宜补中益气加减。

白苔如积粉舌　乃瘟疫初犯募原也，达原饮。见三阳表症者，随经加羌活、葛根、柴胡；里证，加大黄。

以上申氏。

黄苔图

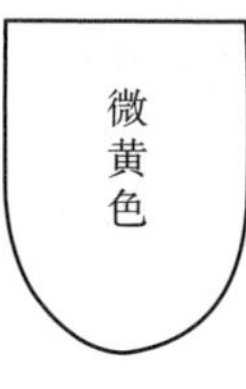

十八舌

舌见微黄色，初病即得之，发谵语者，由失汗表邪入里也，必用汗下兼行，以双解散加解毒汤，两停处之。

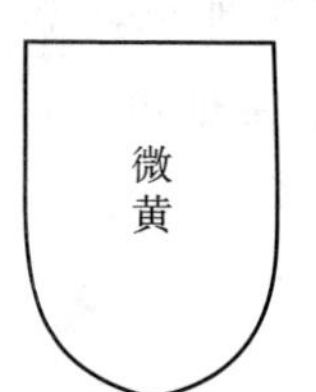

二十舌

舌见微黄色者，表证未罢，宜小柴胡合天水散主之；可下者，大柴胡下之。表里双除，临证审用之。

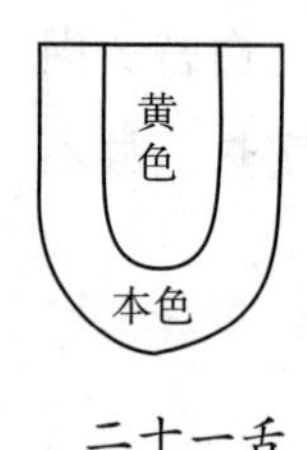

二十一舌

舌见黄色者，必初白苔而变黄色也，皆表邪传里，热已入胃，宜急下之。若下迟，必变黑色，为恶证，为亢害，鬼贼深也，不治。宜调胃承气汤。

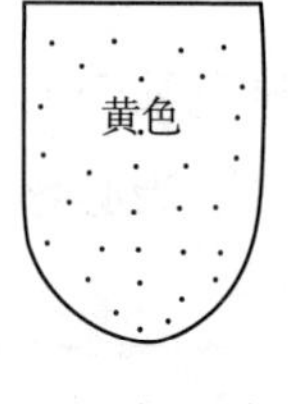

二十六舌

舌见黄色，而有小黑点者，邪遍六腑将入五脏也，急服调胃承气汤下之，次进和解散，十救四五。

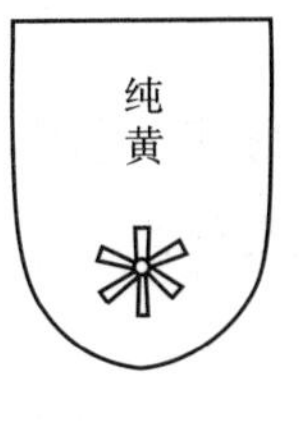

二十八舌

舌见黄而涩，有隔瓣者，热已入胃，邪毒深矣。心火烦渴，急以大承气下之；若发黄，茵陈汤；下血，抵当汤；水在胁下，十枣汤；结胸，陷胸汤；痞，大黄泻心汤。

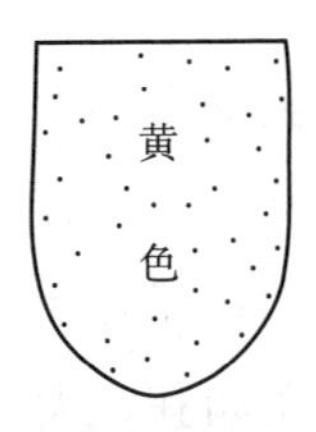

三十舌

舌见黄而黑点乱生者，其证必渴、谵语，脉实者，生；涩者，死；循衣摸床者，不治；若下之见黑粪，亦不治。下宜大承气汤。

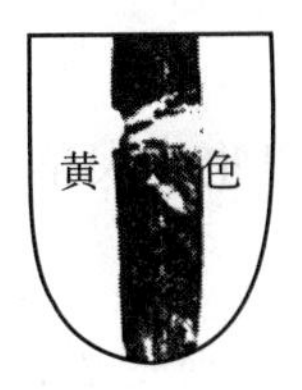

三十一舌

舌见黄，中黑至尖者，热气已深，两感见之，十当九死；恶寒甚者，亦死。不恶寒而下利者，可治，宜用调胃承气汤。

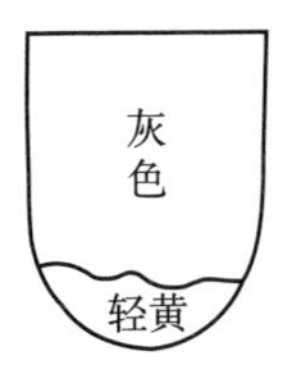

三十三舌

舌见灰色，尖黄，不恶风寒，脉浮此字疑误者，可下之；若恶风恶寒者，双解散加解毒汤主之。三四日下之，见粪黑，不治。

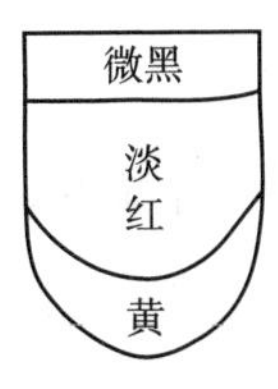

三十五舌

舌根微黑，尖黄，脉滑者可下之，脉浮者当养阴退阳。若恶风寒者，微汗之，用双解散；若下利，用解毒汤。十生七八也。

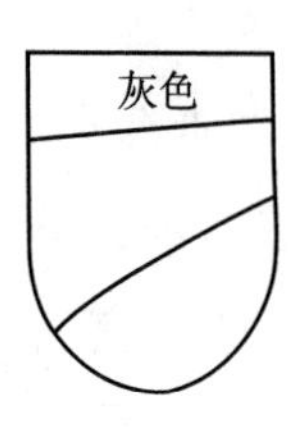

三十六舌

舌根微黑，尖黄隐见，或有一纹者，脉实，急用大承气汤下之；脉浮，渴饮水者，用凉膈散解之。十可救一二。

以上《金镜》

《舌鉴》 黄苔者，里证也。伤寒初病无此舌，传至少阳亦无此舌，直至阳明腑实，胃中火盛，火乘土位，故有此苔，当分轻重泻之。初则微黄，次则深黄有滑，甚则干黄焦黄也。其证有大热大渴，便秘谵语，痞结自利，或因失汗发黄，或蓄血如狂。大抵舌苔黄，证虽重，若脉长者，中土有气也，下之则安；如脉弦下利，舌苔黄中有黑色者，皆危证也。

微黄苔舌　舌微黄而不甚燥者，表邪失汗，初传里也，大柴胡汤。

纯黄微干舌　舌见纯黄苔，胃热已极，急下之，迟则变黑，为恶候矣。黄干舌同，俱里热已极，急下勿缓之候。

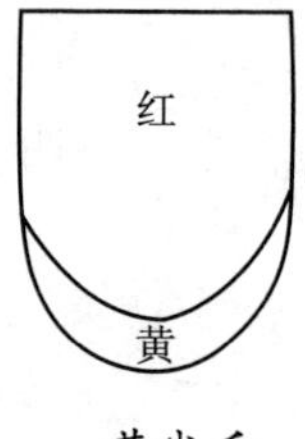

黄尖舌

舌尖苔黄，邪初传胃也，宜调胃承气汤。表证未尽者，大柴胡两解之。

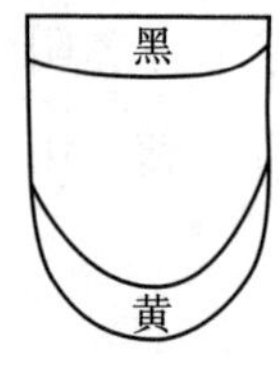

黄尖黑根舌

舌黑根多而黄尖少，虽无恶证，脉恐一时暴变，以胃气竭绝耳。

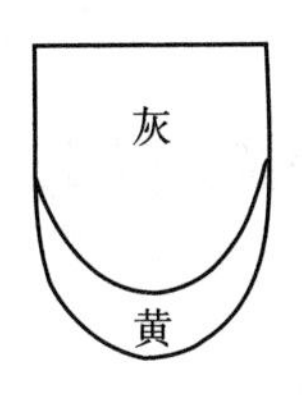

黄苔灰根舌

舌根灰色而尖黄，虽比黑根少轻，如再一二日亦黑也，难治矣。无烦躁、直视，脉沉有力者，速下之。

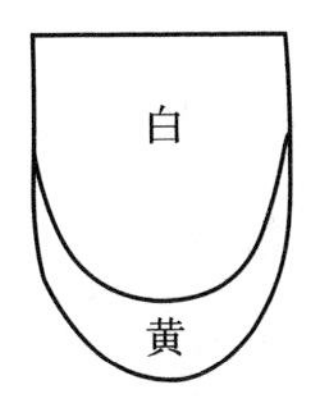

黄尖白根舌

舌根白尖黄，其色倒见，必少阳传阳明。若阳明证多者，大柴胡；少阳证多者，小柴胡。加谵语烦躁者，调胃承气。

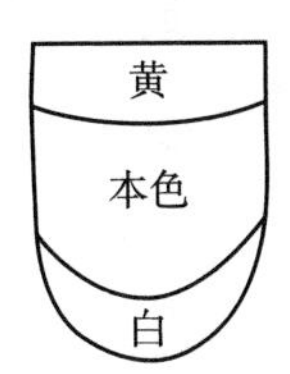

黄根白尖舌

舌尖白根黄，乃表邪少而里邪多也，天水、凉膈合用。如阳明无汗，小便不利，心中懊侬，必发黄，茵陈蒿汤。

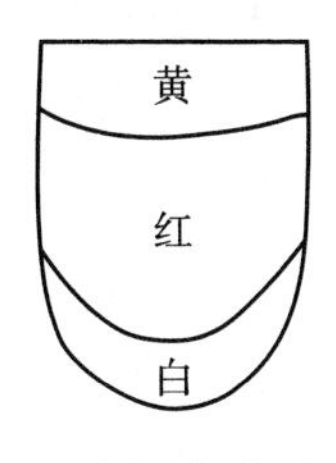

黄根灰尖舌

舌见根黄尖灰，土来侮火也，不吐不利，心烦而渴，胃中有郁热也，调胃承气加黄连。

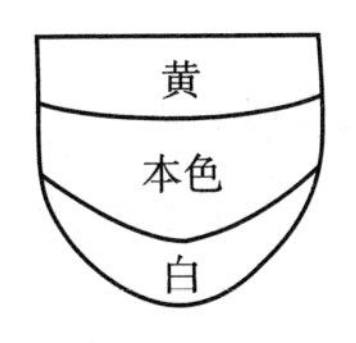

黄根白尖短缩舌

舌见根黄尖白而短硬，不燥不滑，但不能伸出，谵妄烦乱，此痰挟宿食也，大承气加姜、半主之。

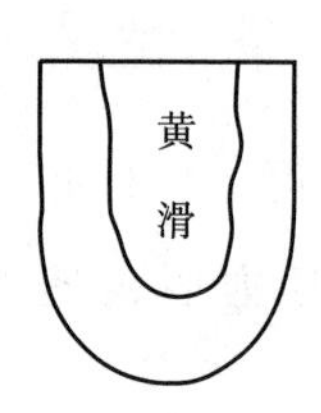

白苔变黄舌

少阳证罢，初见阳明里证，故白苔变黄色而滑，兼失气者，大柴胡下之。

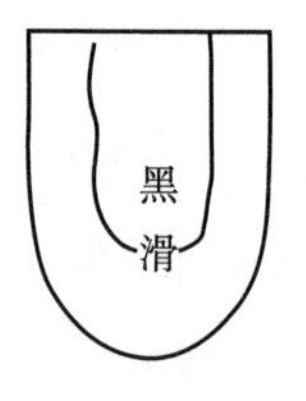

黄苔黑滑舌

舌黄而有黑滑者，阳明里证具也，虽不干燥亦当下之。下后，身凉，脉静，生；大热，脉躁，死。

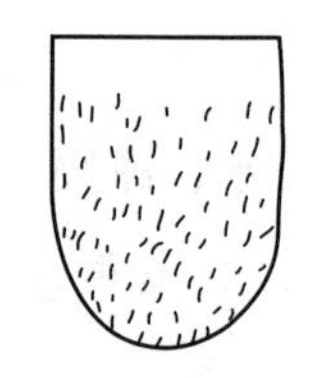
黄苔黑刺舌

舌苔老黄极而中有黑刺者，皆由失汗下所致，邪毒内陷已深，急下之，十可保一二。

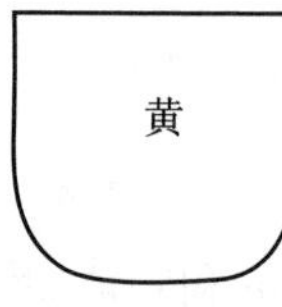

大胀满舌

舌黄而胀大者，阳明胃经湿热也，证必身黄、便秘、烦躁，茵陈蒿汤；如大便自利，五苓加茵陈、栀子、黄连。

以上申氏

黑苔图

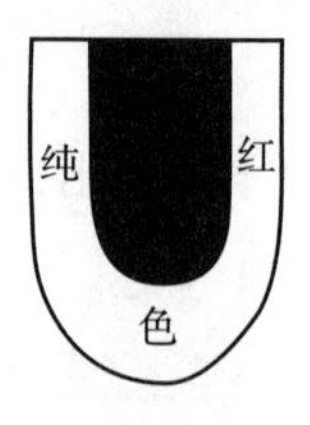

中焙舌

舌见纯红，内有黑形如小舌者，乃邪热结于里也，君火炽盛，反兼水化，宜凉膈散、大柴胡汤下之。

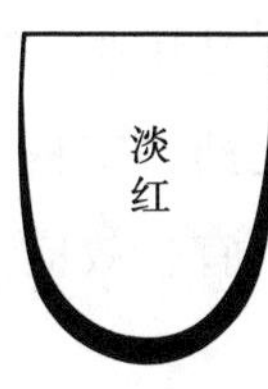

黑尖舌

舌见红色，尖见青黑色者，水虚火实肾热所致，宜竹叶石膏汤治之。

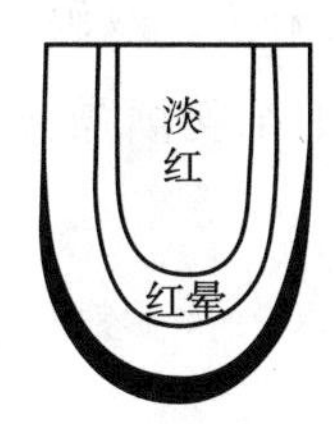

里圈舌

舌见淡红色，而中有一红晕，沿皆纯黑，乃余毒遗于心包络之间，与邪火郁结，二火亢极，故有是证也，以承气汤解之。

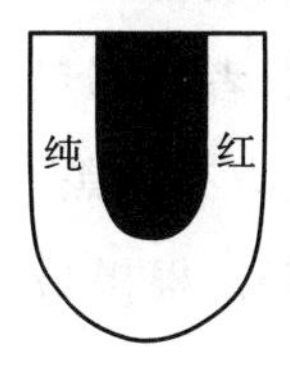

里黑舌

舌见红色，内有干硬黑色，形如小长舌而有刺者，此热毒炽甚，坚结大肠，金受火制，不能平木故也，急用调胃承气下之。

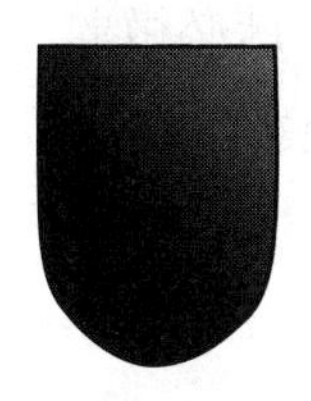

死现舌

舌见黑色，水克火明矣，患此者百无一治，治者审之即纯黑舌。节庵云凡黑而芒刺者必死，乃肾水克心火，热毒入深，故十有九死。立斋云郑汝东妹婿，患伤寒得此舌，医士曾禧谓当用附子理中汤，人咸惊骇，遂止，迨困甚治棺，曾往视之，谓用前药有生理，其家既待以毙弃，从之数剂而愈。大抵舌黑之证，有火极似水者，即杜学士所谓薪为黑炭之意，宜凉膈散之类以泻其阳；有水来克火者，即曾所疗之人是也，宜理中汤以消阴翳，又须以老生姜切平，擦其舌，色稍退者可治，坚不退者不可治。弘治辛酉，金台姜梦辉患伤寒，亦得此舌，手足厥冷，吃逆不止，众医犹作火治，几致危殆，判院吴仁斋用附子理中汤而愈。夫医之为道，有是病必用是药，附子疗寒，其效可数，奈何世皆以为必不可用之药，宁视人之死而不救，不亦哀哉！至于火极似水之证，用药得宜，效应不异，不可便谓为百无一治而弃之也。

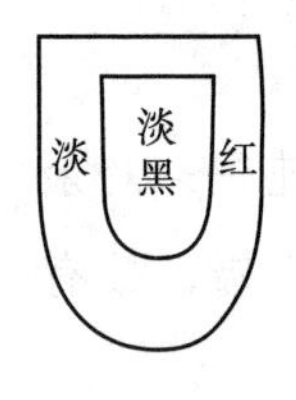

二十二舌

舌见外淡红，心淡黑者，如恶风，表未罢，双解散、解毒汤相半微汗之，汗罢，急下之。如结胸烦躁，目直视，不治。非结胸可治。

以上《金镜》

《舌鉴》 伤寒五七日，舌见黑苔者，最为危候，表证皆无此舌，如两感一二日间见之，必死。若白苔上渐渐中心黑者，邪热传里之候；红舌上渐渐黑者，乃瘟疫传变，坏证将至也。有纯黑，有黑晕，有刺有瓣，有瓣底红，瓣底黑。大抵尖黑犹轻，根黑最重，如全黑者，水极似火，火过炭黑，甚难救也。

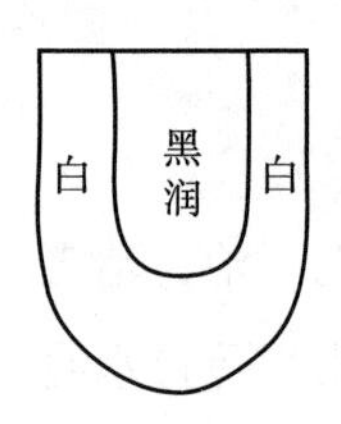

中黑边白滑苔舌

舌中黑边白而滑，表里俱虚寒也，脉必微弱，证必畏寒，附子理中汤温之。夏月过食生冷而见此，则宜大顺散类。

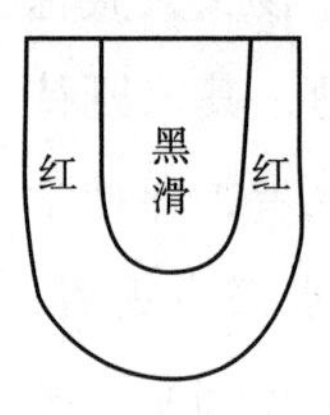

红边中黑滑舌

舌黑有津，谵妄者，必表证时失治，不戒饮食，冷物结滞于胃也。虚人，黄龙汤或枳实理中加大黄；壮实者，备急丸下之。夏月中暍，多有此舌，白虎人参汤主之。

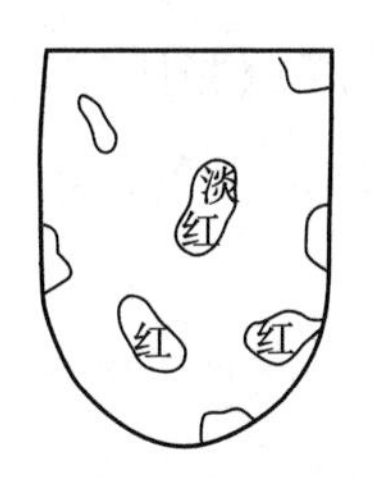

黑苔瓣底红舌

黄苔久而变黑，实热已亢极，未经服药，恣意饮食，而见脉伏、目闭、口开，独语、谵妄，遇此者，可大承气汤下之。

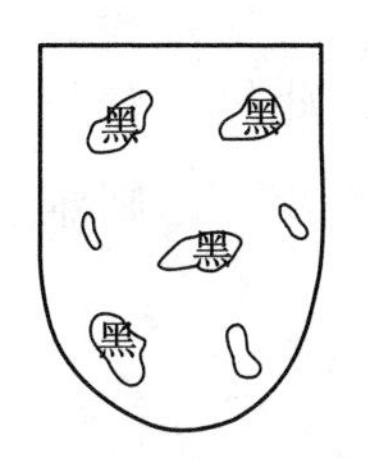

黑苔瓣底黑舌

凡见瓣底黑者，不可用药，虽无危候，亦必脉暴绝而死。

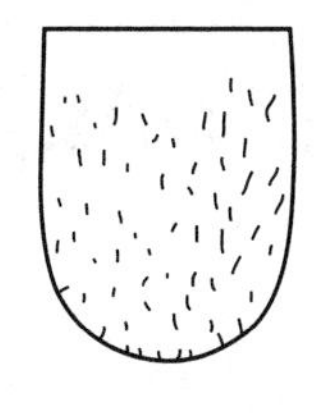
满黑刺底红舌

满舌黑苔干燥而生大刺，揉之触手而响，掘开刺，底红色者，心神尚在，虽火极，下之犹可生。有肥盛，多湿热人，感寒痞胀闷乱，一见此，急与大陷胸丸，后与小陷胸汤调理。

刺底黑舌　刺底黑者，言刮去芒刺，底下肉色俱黑也，凡见此，不必辨其何经脉，有无恶候，必死不治。

黑烂自啮舌　舌黑烂而频欲嚼啮，必烂至根而死，虽无恶候怪脉，切勿药之。中焙舌，中心黑苔厚而干燥也，为热甚津枯之候，急以生脉散合黄连解毒汤治之。

中黑无苔干燥舌　舌黑无苔而燥，津液受伤而虚火用事也，急以生脉散合附子理中主之。

中黑无苔枯瘦舌　伤寒八九日，过汗津枯，舌无苔而黑瘦，便闭，腹不硬满，神昏不得卧，或呢喃叹息，炙甘草汤。

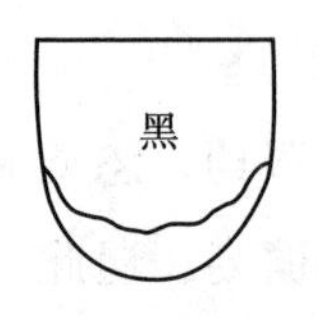

黑干短舌

舌至黑而短，厥阴热极已深，或食填中脘䐜胀所致，急以大剂大承气下之，十救一二。服后，粪黄，热退，生；粪黑，热不止，死。

以上申氏

灰色图

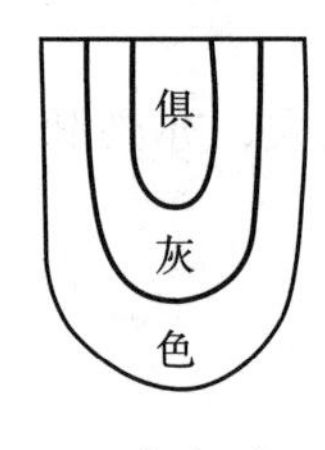

十七舌

舌见如灰色，中间更有黑晕两条，此热乘肾与命门也，宜急下之，服解毒汤，下三五次，迟则难治。如初服，量加大黄。酒浸，炮。

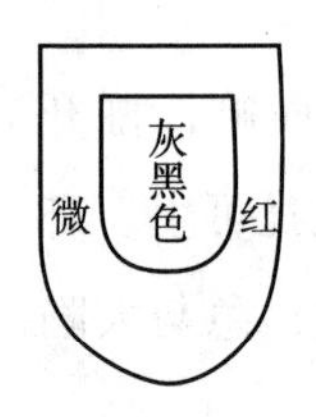

二十九舌

舌见四边微红，中央灰黑色者，此由失下而致，用大承气下之。热退可愈，必三四下方退。五次下之而不退者，不治。

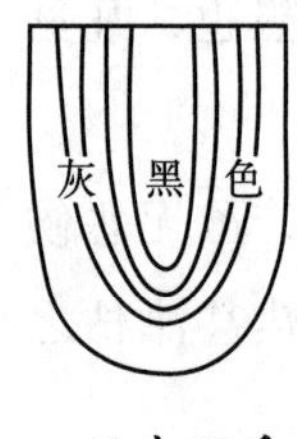

三十四舌

舌见灰黑色而有黑纹者，脉实，急用承气下之；脉浮，渴，饮水者，凉膈散解之，十可救二三。

以上《金镜》

《舌鉴》 灰色舌亦有阴阳之异，若直中阴经，则病起便灰黑而无积苔；若邪传三阴，必四五日表证罢，而苔始变灰色也。有在根、在中、在尖之不同者，有浑舌俱灰黑者。大抵传经热证，有灰黑干苔，皆当攻下以泄其热毒；若直中三阴之灰黑而无苔者，即当温经散寒；又有蓄血证，其人如狂，或瞑目、谵语，亦有不狂、不语，不知人事，而面黑舌灰色，当分轻重以攻去其瘀血，切勿误与冷水，致引败血入心而遂不救也。

纯灰舌　舌纯灰色而无苔，直中三阴而夹冷也，脉必沉细而迟，不渴不烦者，附子理中、四逆救之。次日灰中变有微黄色者生，如渐渐灰缩干黑者死。

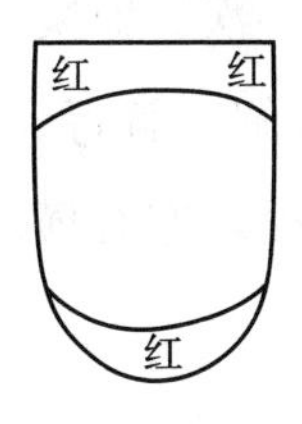

灰色现于中央，而消渴，气上冲心，饥不欲食，食即吐蛔，热传厥阴之候也，乌梅丸主之。

灰中舌

灰尖舌　已经汗下而见舌尖灰黑，有宿食未消，或再伤饮食，邪热复盛之故，调胃承气下之。

灰黑多黄根少舌　舌灰色而根黄，亦热传厥阴而胃中复有食停滞之候。

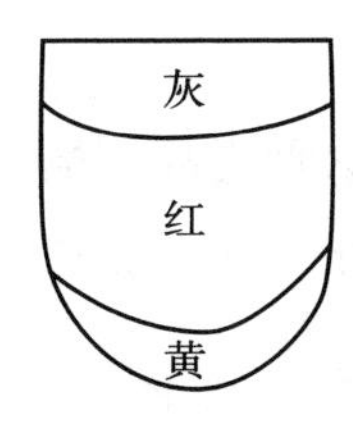

舌根灰色而中红尖黄，肠胃燥热之证也，大渴、谵语、不大便者，下之；如温病、热病，恶寒、脉浮，凉膈、双解选用。

根灰尖黄中赤舌

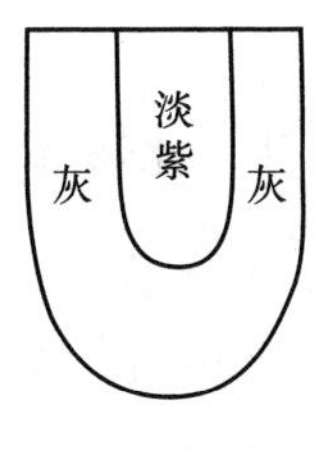

舌边灰黑而中淡紫，时时自啮舌尖为爽，乃少阴厥气上逆，非药可治矣。

边灰中紫舌

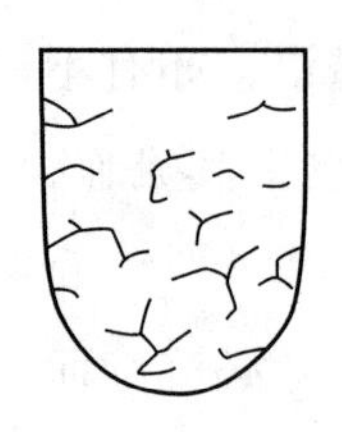

黑苔干纹裂舌

土邪胜水而见灰黑纹裂之状，凉膈、调胃皆可下之，十可救二三。下后，渴不止、热不退者，不治。

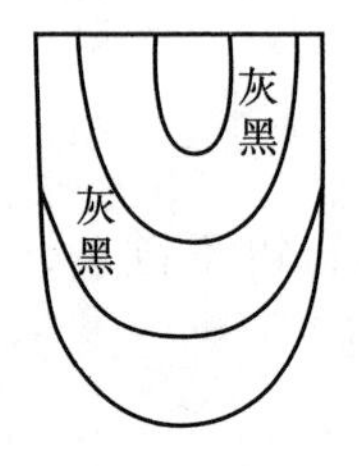

灰色重晕舌

此瘟病热毒传遍三阴也，热毒内传一次，即灰晕一层，毒盛故有重晕，急宜凉膈、双解、解毒、承气下之。一晕者轻，二晕重，三晕必死。亦有横纹二三重者，与此同。

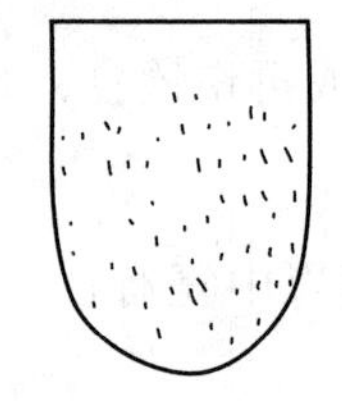

灰黑干刺舌

灰黑中又有干刺见，咽干、口燥、喘满者，邪热结于少阴，当下之，然必待失气方可下，下早必小便难。

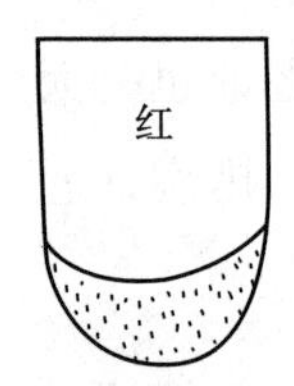

尖灰黑干刺舌

舌尖灰黑，有刺而干，乃病后复加饮食之故，虽见耳聋、胁痛、口苦之证，不得用小柴胡，必大柴胡或调胃承气加消导药。

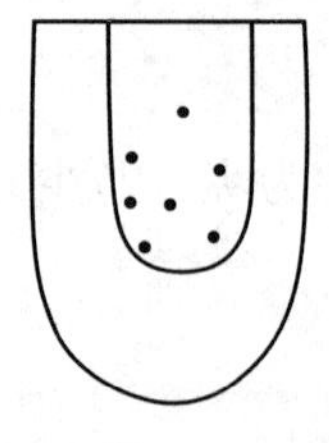

灰中墨滑舌

淡淡灰色中，间有滑苔四五点如墨汁，此热邪传里，中有宿食未化也，大柴胡汤。

以上申氏

红色图

纯红

舌见纯红色，热畜于内而将发瘟也，不问何经，宜用透顶清神散治之。

将瘟舌

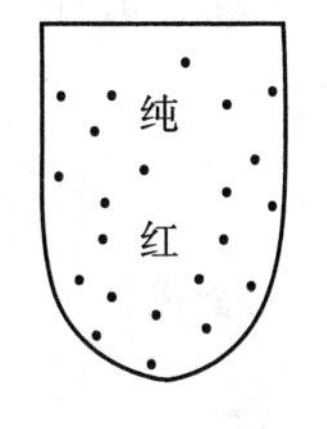

舌见红色而有小黑星者，热毒乘虚入胃，蓄热则发斑矣，宜玄参升麻葛根汤、化斑汤解之。

生斑舌

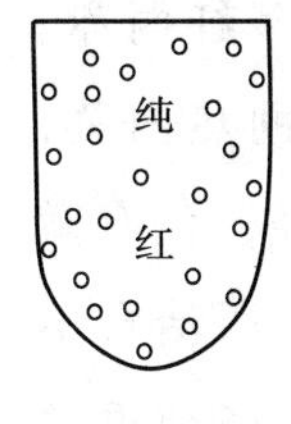

舌见淡红中有大红星者，乃少阴君火热之盛也，所不胜者，假火势以侮脾土，将欲发黄之候也，宜茵陈五苓散治之。

红星舌

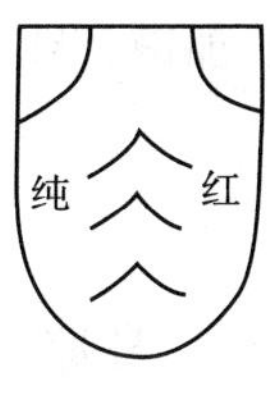

亦有此形①。舌见红色，更有裂纹如人字形者，乃君火燔灼，热毒炎上，故发裂也，宜凉膈散。

人裂舌

① 亦有此形：此句当属上，疑上文末句脱落，底本及两参校本皆同，无从补正。

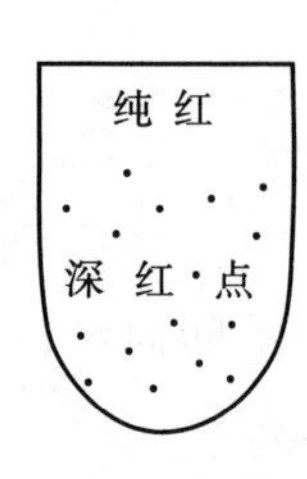

虫碎舌

舌见红色，更有红点如虫蚀之状者，乃热毒炽甚，火在上，水在下，不能相济故也，宜小承气下之。

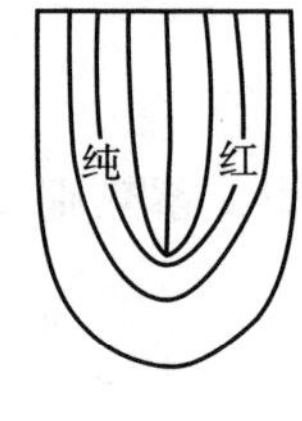

厥阴舌

舌见红色，内有黑纹者，乃阴毒厥于肝经，肝主筋，故舌见如丝形也，用理中合四逆温之。

以上《金镜》终

《舌鉴》 红舌者，伏热内畜于心、胃，自里而达于表也。冬伤于寒，至春变为温病，至夏变为热病者，其舌多红而赤。又瘟症、疫疠，舌亦正赤而加积苔也。其多食者，助热内蒸，舌亦红而面赤，甚者面目俱赤，口疮也。凡病有重轻，色有微甚，根尖中左右，疮蚀胀烂，长短疮细，种种异形，所治自不同矣。当解者，内解其毒；当砭者，砭去其血，与诸汤液推类而各施之也。

纯红舌　即将瘟舌，瘟疫之邪初蓄于内，宜败毒散加减，或升麻葛根汤治之。

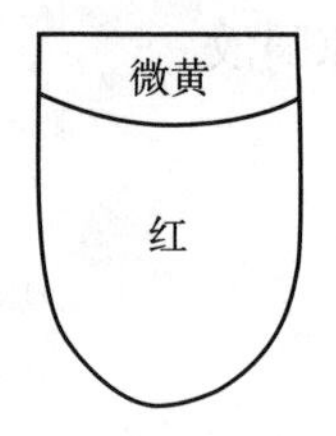

红中微黄根舌

热入阳明胃腑，故舌根微黄，若头汗、身凉、小便难者，茵陈蒿汤加栀子、香豉。

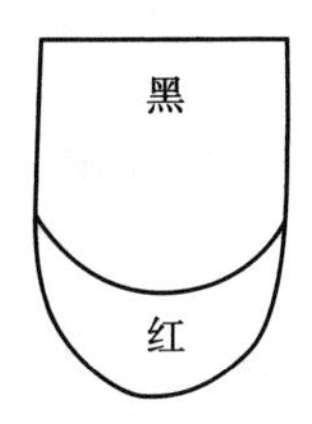

瘟疫一二日，舌根灰黑，急用凉膈、双解微下之。至四五日后变深黑，下无及矣。

红尖黑根舌

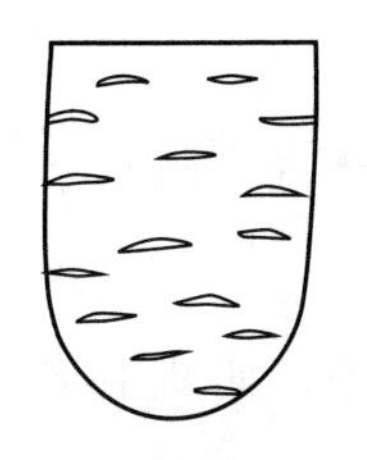

相火来乘君位，致令舌红燥而纹裂作痛，宜黄连解毒汤加麦冬润之。

红断纹裂舌

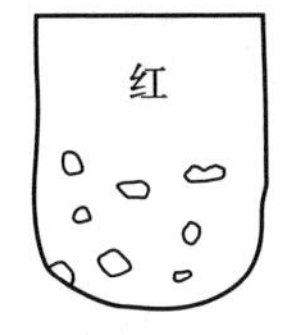

瘟疫多有此舌，宜解毒汤合益元散加玄参、薄荷治之。尺脉无者死，战栗者亦死。

红色紫疮舌

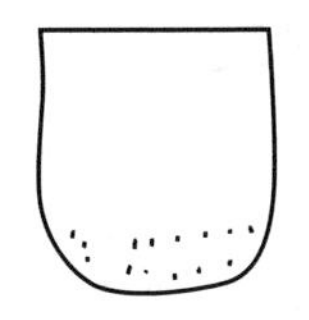

舌上出血如溅者，乃心脏邪热壅盛所致，宜犀角地黄汤加大黄、黄连。

红尖出血舌

红短白疱舌　舌短有疱，口疮声哑，咽干烦躁者，乃瘟疫强汗，或伤寒失汗而变此证，宜黄连犀角汤、三黄石膏汤选用。

长肿出口舌　舌长大，胀出口外，是热毒乘心也，内服泻心汤，外砭去恶血，再用片脑人中黄糁舌上。

红痿舌　舌痿软不能动者，心脏受伤也，当参脉证施治，然亦十难救一。

红硬舌　舌强硬，失音，或邪结咽喉，以致不语者，死证也。脉有神，证轻者，犹可治。

红战舌　舌战者，颤掉不安，蠕蠕瞤动也，因汗多亡阳或漏风所致，十全大补、大建中选用。

红舐舌　舌频出口为弄舌，舐至鼻尖上下，口角左右者，恶候也，用解毒汤加生地黄。不效者死。

红细枯长舌　舌干红而长细者，乃少阴之气绝于内，而不上通于舌也，虽无他证，朝夕变生，难保矣。

红嫩无津舌　汗下太过，津液耗竭，舌鲜红柔嫩，如新生状者，望之似润而实涸燥，宜人参三白汤合生脉散。

红尖紫刺舌　汗后食复而舌见红尖紫刺，证甚危矣，急以枳实栀子豉汤加大黄下之。

紫色总论

舌紫者，酒后伤寒也，或大醉后露卧当风寒，或已病而仍饮酒，或感冒用葱、姜、热酒发汗，以致热留心胞，冲行经络，故舌紫而复见白苔类也，至苔结之根尖厚薄长短干滑，各宜参而别之。

纯紫舌　皆酒毒入心所致，宜升麻葛根汤加石膏、滑石。心烦懊侬者，栀子豉汤。不然，必发斑也。

紫上白苔舌　舌紫中见白苔者，酒后感寒及饮冷酒所致，令人头痛恶寒身热，宜随证解表。

紫上干燥黄苔舌　四五日舌紫上积干黄苔者，急用大承气下之；表证未罢者，大柴胡汤。

紫上黄苔湿润舌　舌淡青紫中有黄湿苔，食伤太阴也，脉必沉细，心下脐旁按之硬痛或矢气者，小承气加生附子，或黄龙汤主之。

淡紫灰心舌　舌淡紫而中心带灰，或青黑不燥不湿者，为邪伤血分，虽有下证，只宜犀角地黄汤加酒大黄。

紫上赤肿干焦舌　舌边紫而中心赤肿，足阳明受邪，或下后便食酒肉所致。津润者，大柴胡；烦躁、厥逆、脉伏，先用枳实理中，次用小承气。

淡紫带青舌　舌青紫色无苔且滑润瘦小，直中肝肾阴证也，吴茱萸汤、四逆汤急温之。

熟紫老干舌　舌全紫如煮熟者，热邪传入厥阴，至笃之兆也，当归四逆汤。

淡紫青筋舌　舌淡紫带青而润，中绊青黑筋者，直中阴经也，必身凉、肢厥、脉沉、面黑，四逆、理中治之。

紫短舌　舌紫色短而团挛者，食滞中宫而热传厥阴也，急用大承气下之。下后，脉静、热退、舌柔和者，生；否者，死。

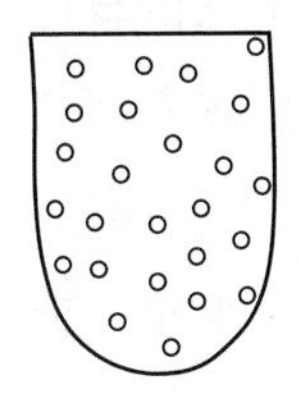
紫中红斑舌

舌浑紫而又满舌红斑，或身亦发赤斑者，化斑汤、解毒汤加葛根、青黛、黄连；有下证者，凉膈散。

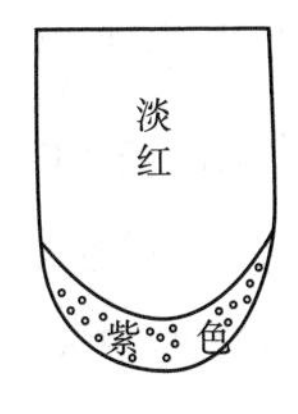

紫尖蓓蕾舌

舌淡红，尖生紫蓓蕾者，感冒后不戒酒食，湿伤胆经，味伤胃经所致也，小柴胡加减之。

酱色论

酱色苔者，夹食伤寒也。一二日即见此舌者，寒伤太阴，食停胃腑之证也。轻者，苔色薄，虽腹痛而不下利，桂枝汤加橘半枳朴；苔厚，腹痛甚不止者，必危。舌见酱色乃黄兼乎黑，为土邪传水，必唇口干燥，大渴，虽下夺，难愈。

蓝色论

蓝色苔者，乃肝木之色发见于外也。伤寒病久，已经汗下，胃气既伤，心火无气，胃土无依，肺无所生，木无所畏，故乘膈上而见纯蓝色，是金木相并，火土气绝之候，是以必死。如微蓝或稍见蓝纹者，犹可温胃健脾，调肝益肺药治之；纯蓝者，肝木独盛无畏也，不治矣。若见蓝纹者，亦可小柴胡加炮姜治之；因寒物结滞者，急进附子理中、大建中。

以上申氏

（成氏）舌者心之官，法应南方火，本红而泽。伤寒三四日已后，舌上有膜，白滑如苔，甚者或燥、涩、黄、黑，是数者邪气浅深之故也。邪气在表者，舌上即无苔，及邪气传里，津液搏结，则舌上生苔矣。寒邪初传，未全成热，或在半表，或在半里，或邪气客于胸中者，皆舌上白苔而滑也，《经》曰“舌上如苔者，以丹田有热，胸中有寒”①，邪初传入里也；“阳明病，胁下硬满，不大便而呕，舌上白苔者，可与小柴胡汤”②，是邪犹在半表半里也。“阳明病，若下之，则胃中空虚，客气动膈，心中懊侬，舌上苔者，栀子豉汤主之”，是邪客于胸中也。若病在脏，宜若可下，如舌上苔滑者则不可攻，是邪未全成热，犹带表寒故也。及其邪传为热，则舌上之苔不滑而涩也，《经》曰伤寒七八日不解，热结在里，表里俱热，时时恶风，大渴，舌上干燥而烦，欲饮水数升

---

① 舌上如苔者……胸中有寒：语出《金匮要略·痉湿暍病脉证治》。

② 阳明病……小柴胡汤：语出《伤寒论·辨阳明病脉证并治》。下句同。

者，白虎加人参汤主之[①]，是热耗津液，而滑者已干也。若热聚于胃，则舌为之黄，是热已深也，《金匮要略》曰“舌黄未下者，下之黄自去”[②]。若舌上色黑者，又为热之极也，《针经》曰“热病，口干舌黑者，死”[③]，以心为君主之官，开窍于舌，黑为肾色，见于心部，心者火，肾者水，邪热已极，鬼贼相刑，故知必死，是观其舌色，可以见顺逆矣。

（立斋）舌白者，肺金之色也，由寒水甚而火不能平金，则肺金自盛，故色白也。色青者，肝木之色也，由火甚而金不能平木，则肝色自盛，故色青为实矣，仲景曰：少阴病，下利清谷，色青者，热在里也，大承气下之[④]。舌黄者由土甚则水必衰，所以水不能平火而脾土自旺，故色黄也。舌红为热，心火之本色也，或赤者，热甚深矣，舌黑亦为热者，由火热过极则反兼水化，故色黑也。五色应五脏如此。敖氏以色白者邪在表未传于里也。白苔滑者，痛引阴筋，脏结也。舌赤者，邪将入也。舌紫者，邪毒之气盛也。舌之红点者，火之极也。舌之燥裂者，热之深也。或黑圈、黑点者，水之萌发也。舌尖黑者，水之将至也。舌心黑者，水之已至也。舌全黑者，水之休也，其死无疑矣。舌黄者，土之正色也，邪初入于胃则色微黄。见舌黄且白者，胃热而大肠寒也。舌之通黄者，胃实而大肠燥也，则以调胃承气，下之黄自去矣。舌灰黑者，厥阴肝木相乘，速用大承气下之，可保但五死一生矣。

又云敖君尝著《点点金》《金镜录》二书，皆秘而不传。予正德

---

① 伤寒七八日……白虎加人参汤主之：语本《伤寒论·辨太阳病脉证并治下》。

② 舌黄未下者下之黄自去：语出《金匮要略·腹满寒疝宿食病脉证并治》。

③ 热病口干舌黑者死：语见《脉经·卷四·诊百病始生诀第七》。

④ 少阴病……大承气下之：语本《伤寒论·辨少阴病脉证并治》。

戊辰，见一人能辨舌色用药取效，因叩之，彼终不言。偶于南得《金镜录》，归而检之，乃知斯人辨舌用药之妙皆出于此，故予因刻之官舍。

（仁斋）凡舌上生苔者，或黄，或白，或黑，或滑，或涩也。盖邪热在表，未传入里则无苔，若邪热入里则生苔也。凡苔白而滑者，表寒犹未解也。若半表半里之热，脉弦，入少阳者，舌上白苔，口苦，寒热者，小柴胡。苔黄而涩者，热渐深也，小柴胡去半夏加花粉、黄连类。若热深聚于胃，舌上黄苔而燥，口渴饮水，人参白虎汤。内实不大便者，调胃承气下之。若火极似水，舌黑而燥，渴饮水浆者，大承气下之，若未可下，只宜小柴胡合白虎。凡阴极水来刑火者，亦生黑苔也，凡苔滑而不燥不涩，不渴，脉沉微，足冷者，急宜四逆汤温之；舌上燥裂，或赤涩、或肿，烦渴，表里俱热，欲饮水数升者，人参白虎汤。大抵舌乃心苗，象离而色红，黑者、紫黑者，水来刑火，多难治矣。

（士材）邪热甚则苔黑而芒刺，不热、不渴、苔黑而有津为寒。夏月黑苔多可治，冬月黑苔多难治。黑苔刮不去，复生刺裂者，死。凡舌硬、舌肿、舌卷、舌短、舌强者，十救一二。舌缩、神昏、脉脱者，死。阴阳易，舌出数寸者，死。扁鹊曰病人舌卷卵缩者死，病人汗出不流舌卷黑者死。又舌黑而苔滑，阴寒也；舌卷焦黑而燥，阳毒热深也；舌青而苔滑，阴毒冷极也。

（东垣）舌燥涩如杨梅刺者，用生姜切厚片，蘸蜜于舌上揩之，其刺立消，神效。下后病嗽，宜加五味子、麦冬。如舌上有滑苔，是胸中有寒，勿用之。胸有微寒，宜加辛热之剂立效。

（仁斋）薄荷蜜治舌上白苔干涩，语言不真，先以生姜片蘸蜜水揩洗，次用薄荷自然汁与白蜜等分调匀，传之良。

（节庵）舌苔不拘滑白黄黑，用井华水浸青布片洗净，次用生姜片时时刮擦之，苔自退去。

（士材）舌吐出者，糁冰片末即收。

杂　诊

察　色

凡看伤寒，必先察色，然后切脉、审证，参合以决死生吉凶，《内经》曰“声合五音，色合五行，声色符同，然后可以知五脏之病”①，《难经》曰“望而知之之谓神，闻而知之之谓圣”②。夫色有青黄赤白黑，皆见于面部皮肤之上，气有如乱丝乱发之状，皆隐于皮里。盖五脏有五色，六腑有六色，皆见于面，以应五行，相生吉，相克凶，滋荣者生，枯夭者死。自准头、年寿、命宫、法令、人中皆有气色，其滋润而明亮者吉，暗而枯燥者凶，再参以四时生克之理而通察之。准头者，鼻端；年寿者，准头以上至山根；命宫者，二眉之中，即印堂；法令者，颧之下，颊之前。

（仁斋）肝色青，其声呼；肺色白，其声哭；心色赤，其声笑；脾色黄，其声歌；肾色黑，其声呻，此五脏本音本色也。如青赤见于春，赤黄见于夏，黄白见于长夏，白黑见于秋，黑青见于冬，此四时相生之色也，吉；若肝病色青而白，心病色赤而黑，脾病色黄而青，肺病色白而赤，肾病色黑而黄，此五行相克之色也，难治矣。且五脏有热皆见于面，肝热左颊先赤，肺热右颊先赤，心热额先赤，脾热鼻先赤，肾热颐先赤。至于面黑者为阴寒，面青者为风寒，青而黑主寒、主痛，黄而白为湿、为热、为气不调，青而白为风为气滞、为寒痛。大抵黑气见于面者多凶，为病

① 声合五音……知五脏之病：语出《素问·脉要精微论》。

② 望而知之之谓神闻而知之之谓圣：语出《难经·六十一难》。

最重。若黑气暗中明，准头、年寿亮而滋润者生，黑而枯夭者死矣。

青色属木，主风、主寒、主痛，乃足厥阴肝之色也。凡面青、唇青者，阴极也。若舌卷、囊缩，急温之，如夹阴伤寒，小腹痛则面青也。《内经》“青如翠羽者生，青如草兹者死”①，青而红、青而黑相生者，生；青白而枯燥，相克乃死。凡脾病见青气多难治。

赤色属火，主热，乃手少阴心之色也，在伤寒见之，则有三阳一阴之分：如足太阳属寒水，本黑，热则红也。《经》曰：面色缘缘正赤者，阳气怫郁在表，汗不彻故也，当发其汗”②。若脉浮数，面热，汗不出者，面必红赤而光彩也，阳明病，面合赤色者，不可攻之③。谓表邪未解，不可攻里也。若阳明病内实，恶热不恶寒，或蒸蒸发热，潮热大便闭，谵语面赤者，可攻之；如表里俱热，口燥舌干饮水，脉洪，面赤者，宜人参白虎汤和之也；少阳病在半表半里，脉弦，面红者，小柴胡和之也；少阴病，下利清谷，里寒外热，面赤者，四逆加葱白汤，此阴寒内极，逼其浮火上行于面，故赤色非热也。又夹阴伤寒，虚阳泛上者亦面赤也，又烦躁，面赤，足冷，脉沉，不能饮水者，阴极也，宜温之。若久病虚人，午后两颧颊赤者，阴火也，不可作伤寒治之。又三阳之气皆会于头额，其有赤气，或赤肿大头类者，各就部分别之。《内经》“赤如鸡冠者生，如衃血者死”④，赤而青、赤而黄，相生，吉；赤而黑，相克，凶。准头、印堂有赤气，明润者，生；

① 青如翠羽者生青如草兹者死：语出《素问·五脏生成论》。
② 面色缘缘……当发其汗：语本《伤寒论·辨太阳病脉证并治中》。
③ 阳明病……不可攻之：语本《伤寒论·辨阳明病脉证并治》。
④ 赤如鸡冠者生如衃血者死：语出《素问·五脏生成论》。后三句同。

枯夭者，死。凡肺病见赤气者，难治。

黄色属土主湿，乃足太阴脾之色也。黄如橘子，明者，热也；如熏黄，暗者，湿也。《内经》“黄如蟹膏者生，如枳实者死”，黄而白、黄而红，相生，吉；黄而青，相克，凶。准头、年寿、印堂有黄气明润者，病退，有喜兆；枯燥而夭者，死。凡病欲愈者，目眦黄。长夏见黄白，吉；若青黑者，凶。

白色属肺金，主血气不足，乃手太阴肺之色也。伤寒面白无神者，发汗过多，或脱血所致。《内经》“白如脂膏者生，如枯骨者死”，白而黑、白而黄，相生，吉；白而赤，相克，凶。印堂、年寿白而光润，吉；白而枯夭，凶。凡肝病见白色则难治。

黑色属水，主寒、主痛，乃足少阴肾之色也，《内经》“黑如乌羽者生，如炭炱者死”，黑而白、黑而青，相生，吉；黑而黄，相克，凶。黑气自鱼尾相连入太阴者，死；自法令、人中入口者，死；耳目口鼻黑气枯夭者，死。凡心病见黑气者，难治。心病见黑气在头者，死。

察　目

（仁斋）凡目睛明，能识见者，可治；睛昏，不识人，或反目上视，或瞪目直视，或目睛正圆，或戴眼反折，或眼胞忽然陷下，皆不治。凡开目欲见人，阳证也；闭目不欲见人，阴证也。目中不了了，睛不和，热甚于内也。目疼痛者，阳明之热。目赤者，亦热甚也。目瞑者，必将衄血。目睛黄者，将发身黄。凡病欲愈，目眦黄，鼻准明，山根亮也。

察　鼻

（仁斋）鼻头色青，腹中痛，苦冷者，死。微黑者，水气。黄者，小便难。白者，气虚；赤者，肺热。鲜明者，有留饮。鼻孔干燥者，邪热在阳明肌肉之中，必衄血也。鼻孔干燥，色如烟煤，阳毒热深；鼻孔出冷气，滑而黑，阴毒冷极。鼻息鼾睡者，风温。鼻塞浊涕者，风热。鼻孔煽张者，肺风，肺绝而不治矣。

察口、唇、舌

（仁斋）凡口唇焦干为脾热，为邪在肌肉。焦而红，吉；焦而黑，凶。唇口俱赤肿者，热甚；唇口俱青黑者，冷极。口苦者，胆热；口甜者，脾热；口燥咽干者，肾热；口干舌燥而欲饮水者，阳明之热。口噤难言者，痉风。上焦有疮，狐虫食脏；下唇有疮，惑虫食肛。若蜃青舌卷，唇反吻青，环口黧黑，口张气直，开如鱼口，口唇颤摇不止，气出不返，皆不治矣。

（仁斋）凡舌鲜红，吉。青为冷，青而紫，为阴、为寒；赤而紫，为阳、为热；黑者，亢极，难治。舌苔白而滑，表有寒；黄而燥渴者，热盛；黑而燥渴者，亢极；若不燥渴，苔黑而滑者，为阴、为寒。舌卷而焦，黑而燥者，阳毒热极；青而苔滑者，阴毒冷极。舌肿胀，舌燥裂，舌芒刺，皆热极也。凡舌硬、舌强、舌短缩，神气昏乱，语言不清，皆死也。阴阳易，舌出数寸者，死。舌乃心之窍，属火，色红者，吉；黑者，水尅火，故难治。（《全生》）夏月舌苔黑燥渴者，时火与邪火内外相炎灼，故易生苔刺，未在必死之列，若冬月见，不治矣。

察　耳

（仁斋）凡耳轮红润者，生；或黄、或白、或黑、或青而枯燥者，死。薄而白，薄而黑，或焦燥如炭色，皆肾败，凶。耳聋，目中疼，皆少阳之热，可和解治之。若耳聋、舌卷、唇青，厥阴证也，难治矣。

察　身

（仁斋）凡病人身轻，能自转侧者，易治；体重不能转动者，难治。盖阴证则身重，必足冷而蜷卧，常好向壁闭目，不欲向明，懒见人也。阴毒宛如被杖之疼，身重如山，不能转侧；中湿、风、温，三阳合病，皆身重疼痛，不可转侧。大抵阳证皆身轻手足和暖也。又头重、视倾、天柱倒者，元气已败；伤寒至循衣摸床，两手撮空者，神已去而魂乱；身汗如油，喘而不休，形体不仁，乍静乍乱者，命绝。凡病人皮肤润泽者，生；枯燥者，死。

校注后记

《伤寒折衷》二十卷，林澜（1627—1691）撰。林澜，字观子，明末清初杭州医家。博览群书，释老玄道靡不精通。顺治初补诸生，后弃儒研医，或因抱病十载不愈，或因朝代更迭，满清主政，不能以孔孟之道致主救世以植人心，则以岐黄之术治病惠民以寿人身，故犹深究于医道，感伤寒病证之危急，叹仲景经旨之失传误传，历三十年，考辩医书数千卷，搜采历代《伤寒论》注释诸书，互相辩驳发明，汇编成《伤寒折衷》二十卷，收罗丰富，检讨各家，裁量辩驳，直言《伤寒论》的残缺、《注解伤寒论》的错误，主张寒温异治，变通经方。另著有《灵素合钞》十五卷。

1. 版本著录

《伤寒折衷》二十卷，依著者自序，前十二卷逐条注解《伤寒论》原文，为全书之经，后八卷统称《类证》，分症论治，为全书之纬。故《伤寒折衷》全书共二十卷，其中包括类证八卷，非《中国分省医籍考》载《伤寒折衷》十二卷；非《中国医籍考》载《伤寒折衷》十二卷、《伤寒类证》八卷；亦非《中国医籍通考》载《伤寒折衷》二十卷、《伤寒类证》八卷。

《伤寒折衷》刊刻于康熙十九年（1680），《中医图书联合目录》《中国医籍通考》载为官刻，但从序言到钤印，均未见官衙官署参与的痕迹，唯扉页有“本衙藏板”字样，而发端于这一时期的“本衙藏板”之“衙”与官府无关，另有家、宅之意；且“本衙藏板”下隐约有“志济堂衙藏”的钤印，据自序下题款“康熙乙卯岁仲夏上浣浙西莱庵道人林澜观子甫书于志济堂”可知志济堂为作者私家书房书斋，更可见此书不是官刻，而应是家刻本。

现存四部为同一版本，分藏于江西中医学院、上海中医药大学、河北中医学院和中国医学科学院图书馆。

2. 学术价值

（1）折衷经旨，锐意变通

林氏叹息仲景之书“一厄于残文断简，再厄于纵横变乱，三厄于穿凿诞妄”，又认识到古今气运、南北地宜有别，明确指出年深岁远，书有未尽未言之意，残编断简有误传失传之处，皆有待后贤发明与变通，“不知师仲景之妙者，犹无规矩准绳以为方圆平直者也；仅知师仲景，不能变通合宜者，犹索骥于图，锲剑于舟者也”。师古法，变经方，折衷经旨，博采众长，锐意变通。卷一至卷十二虽逐条注释《伤寒论》原文，但按方证分类，未仍《伤寒论》原文序列。卷十三《类证一》中为大量有论无方的条文补充了疗效卓著的时方。卷十九附方明确标定“变通桂枝汤六方”“变通麻黄汤四方”“变通大青龙汤四方”“变通葛根汤八方”“变通白虎汤十四方”“变通柴胡汤六方”“变通承气汤六方”“变通理中汤十一方”“变通四逆汤八方”“变通白通、通脉四逆汤十二方”“变通建中汤四方”“变通陷胸汤七方”“变通抵当汤三方”。“变通桂枝汤”中有王洁古的黄芪汤、陶节庵的疏邪实表汤；“变通麻黄汤四方”中有王洁古的川芎汤、陶节庵的升阳发表汤和羌活神术汤等。

（2）寒温异证，治法不同

卷一《序例篇》首列今通行本删除的“伤寒例篇”以明寒、温之异，“即病，寒尤未变，不离于表；不即病，郁久化热，自内而出，其治自不同矣”。卷十六《类证四》中列有温病、热病、风温、冬温、温毒、温疟、湿温、时疫等病证，先引吴仁斋、《医学启蒙》之言，指出温病解表法与伤寒不同，再引王宇泰之说，“伤寒即发于天令寒冷之时，寒邪在表，闭其腠理，故非辛甘温之剂不足以散之，此仲景桂枝、麻黄等汤之所以必用也；温病、热病，后发于天令煊热之时，怫热自内而达于外，郁其腠理，无寒在表，故非辛凉或苦寒或酸寒之剂不足以解之”，采各家之长，重申寒温之异。

（3）汇通百家，见解独到

精思深虑，发前人未发：桂枝汤补脾。葛根解肌，葛根汤为阳明经要药。邪自阳明经传入者谓之正阳阳明。少阳表里皆有，故治不可单寒单热；脾土阴阳俱备，故病亦且寒且热，是太阴绝类少阳。热入血室，男女皆有之证。三阴经证分次传阴经热证与即入阴经寒证。

慧眼独具，披沙沥金：引娄氏“伤寒为病，属内伤者十居八九”，引士材“伤寒言证不言病”，引复庵“六经皆能自受邪，各有中风、中寒证”。

（4）涵泳精进，治学严谨

《伤寒折衷》，考证历代医书159部，杂引诸子13家，附录考古未见书39部，参考同代医家70人，晨夕索研，呕心沥血，历二十六七年而成。“阳明中寒证”中吴茱萸汤证等数条，直言“最为难解，阙疑以待明者，未敢妄为穿凿”。

可见作者治学态度之严谨精诚，为后世楷模。

总书目

医经

基础理论

伤寒金匮

伤寒论类方
伤寒论特解
伤寒论集注（徐赤）
伤寒论集注（熊寿试）
伤寒微旨论
伤寒溯源集
订正医圣全集
伤寒启蒙集稿
伤寒尚论辨似
伤寒兼证析义
张卿子伤寒论
金匮要略正义
金匮要略直解
高注金匮要略
伤寒论大方图解
伤寒论辨证广注
伤寒活人指掌图
张仲景金匮要略
伤寒六书纂要辨疑
伤寒六经辨证治法
伤寒类书活人总括
张仲景伤寒原文点精
伤寒活人指掌补注辨疑

诊　　法

脉微
玉函经
外诊法
舌鉴辨正
医学辑要
脉义简摩
脉诀汇辨
脉学辑要
脉经直指
脉理正义
脉理存真
脉理宗经
脉镜须知
察病指南
崔真人脉诀
四诊脉鉴大全
删注脉诀规正
图注脉诀辨真
脉诀刊误集解
重订诊家直诀
人元脉影归指图说
脉诀指掌病式图说
脉学注释汇参证治

针灸推拿

针灸节要
针灸全生
针灸逢源
备急灸法
神灸经纶
传悟灵济录
小儿推拿广意
小儿推拿秘诀
太乙神针心法
杨敬斋针灸全书

本　草

药征
药鉴
药镜
本草汇
本草便
法古录
食品集
上医本草
山居本草
长沙药解
本经经释
本经疏证
本草分经
本草正义
本草汇笺
本草汇纂
本草发明
本草发挥
本草约言
本草求原
本草明览
本草详节
本草洞诠
本草真诠
本草通玄
本草集要
本草辑要
本草纂要
识病捷法
药性提要
药征续编
药性纂要
药品化义
药理近考
食物本草
食鉴本草
炮炙全书
分类草药性
本经序疏要
本经续疏证
本草经解要
青囊药性赋
分部本草妙用
本草二十四品
本草经疏辑要
本草乘雅半偈
生草药性备要
芷园臆草题药
类经证治本草
神农本草经赞
神农本经会通
神农本经校注
药性分类主治
艺林汇考饮食篇
本草纲目易知录
汤液本草经雅正
新刊药性要略大全

淑景堂改订注释寒热温平药性赋

方　　书

医便

卫生编

袖珍方

仁术便览

古方汇精

圣济总录

众妙仙方

李氏医鉴

医方丛话

医方约说

医方便览

乾坤生意

悬袖便方

救急易方

程氏释方

集古良方

摄生总论

摄生秘剖

辨症良方

活人心法（朱权）

卫生家宝方

见心斋药录

寿世简便集

医方大成论

医方考绳愆

鸡峰普济方

饲鹤亭集方

临症经验方

思济堂方书

济世碎金方

揣摩有得集

亟斋急应奇方

乾坤生意秘韫

简易普济良方

内外验方秘传

名方类证医书大全

新编南北经验医方大成

临证综合

医级

医悟

丹台玉案

玉机辨症

古今医诗

本草权度

弄丸心法

医林绳墨

医学碎金

医学粹精

医宗备要

医宗宝镜

医宗撮精

医经小学

医垒元戎

证治要义

松厓医径

扁鹊心书

素仙简要
慎斋遗书
折肱漫录
济众新编
丹溪心法附余
方氏脉症正宗
世医通变要法
医林绳墨大全
医林纂要探源
普济内外全书
医方一盘珠全集
医林口谱六治秘书

温　　病

伤暑论
温证指归
瘟疫发源
医寄伏阴论
温热论笺正
温热病指南集
寒瘟条辨摘要

内　　科

医镜
内科摘录
证因通考
解围元薮
燥气总论
医法征验录
医略十三篇
琅嬛青囊要
医林类证集要
林氏活人录汇编
罗太无口授三法
芷园素社痎疟论疏

女　　科

广生编
仁寿镜
树蕙编
女科指掌
女科撮要
广嗣全诀
广嗣要语
广嗣须知
孕育玄机
妇科玉尺
妇科百辨
妇科良方
妇科备考
妇科宝案
妇科指归
求嗣指源
坤元是保
坤中之要
祈嗣真诠
种子心法
济阴近编
济阴宝筏
秘传女科

秘珍济阴

黄氏女科

女科万金方

彤园妇人科

女科百效全书

叶氏女科证治

妇科秘兰全书

宋氏女科撮要

茅氏女科秘方

节斋公胎产医案

秘传内府经验女科

儿　　科

婴儿论

幼科折衷

幼科指归

全幼心鉴

保婴全方

保婴撮要

活幼口议

活幼心书

小儿病源方论

幼科医学指南

痘疹活幼心法

新刻幼科百效全书

补要袖珍小儿方论

儿科推拿摘要辨症指南

外　　科

大河外科

外科真诠

枕藏外科

外科明隐集

外科集验方

外证医案汇编

外科百效全书

外科活人定本

外科秘授著要

疮疡经验全书

外科心法真验指掌

片石居疡科治法辑要

伤　　科

正骨范

接骨全书

跌打大全

全身骨图考正

伤科方书六种

眼　　科

目经大成

目科捷径

眼科启明

眼科要旨

眼科阐微

眼科集成

眼科纂要

银海指南

明目神验方

银海精微补

咽喉口齿

养　　生

医案医话医论

养性轩临证医案

养新堂医论读本

祝茹穹先生医印

谦益斋外科医案

太医局诸科程文格

古今医家经论汇编

莲斋医意立斋案疏

医　史

医学读书志

医学读书附志

综　合

元汇医镜

平法寓言

寿芝医略

杏苑生春

医林正印

医法青篇

医学五则

医学汇函

医学集成（刘仕廉）

医学集成（傅滋）

医学辨害

医经允中

医钞类编

证治合参

宝命真诠

活人心法（刘以仁）

家藏蒙筌

心印绀珠经

雪潭居医约

嵩厓尊生书

医书汇参辑成

罗氏会约医镜

罗浩医书二种

景岳全书发挥

寿身小补家藏

胡文焕医书三种

铁如意轩医书四种

脉药联珠药性食物考

汉阳叶氏丛刻医集二种